临床诊疗指南

急诊医学分册

中华医学会 编著

人民卫生出版社

图书在版编目（CIP）数据

临床诊疗指南·急诊医学分册/中华医学会编著.
—北京：人民卫生出版社，2009.9
ISBN 978-7-117-11969-6

Ⅰ.临…　Ⅱ.中…　Ⅲ.①临床医学-指南②急
诊-临床医学-指南　Ⅳ.①R4-62②R459.7-62

中国版本图书馆 CIP 数据核字(2009)第 094340 号

人卫智网	www.ipmph.com	医学教育、学术、考试、健康，购书智慧智能综合服务平台
人卫官网	www.pmph.com	人卫官方资讯发布平台

临 床 诊 疗 指 南
急诊医学分册

编　　　著：中华医学会
出版发行：人民卫生出版社(中继线 010-59780011)
地　　　址：北京市朝阳区潘家园南里 19 号
邮　　　编：100021
E - mail：pmph @ pmph.com
购书热线：010-59787592　010-59787584　010-65264830
印　　　刷：北京盛通数码印刷有限公司
经　　　销：新华书店
开　　　本：787×1092　1/16　印张：36.25
字　　　数：670 千字
版　　　次：2009 年 9 月第 1 版　2024 年 10 月第 1 版第 14 次印刷
标准书号：ISBN 978-7-117-11969-6
定　　　价：67.00 元
打击盗版举报电话：010-59787491　E-mail：WQ @pmph.com
质量问题联系电话：010-59787234　E-mail：zhiliang @pmph.com

内 容 提 要

    由中华医学会急诊医学分会编写的《临床诊疗指南·急诊医学分册》是一部权威性的急诊医学临床诊疗指南书籍,是分会组织全国委员单位的专家通过近两年的编写和反复修改的作品。此分册分为院前急救,灾难医学,急诊症状,复苏,呼吸系统急危重病,心血管系统急危重病,消化系统急危重病,泌尿系统急危重病,血液系统急危重病,肿瘤急危重病,中枢神经系统急危重病,代谢内分泌急危重病,皮肤、五官急危重病,水、电解质及酸碱平衡失调,感染性疾病,理化因素、意外伤害,休克,创伤急救,妇科急诊,儿科急诊共20章。每章又分成若干节,内容包括本学科及其相关疾病,分概述、临床表现、诊断方法、治疗要点和处理方法及注意事项等进行编写,既有学科发展概述内容,也有当前技术特点,对临床疾病的急诊诊断治疗作了重点描述,其科学性、实用性和可操作性较强,对提高急诊医学临床有重要的指导意义,可供本学科及相关学科临床医师、护理人员及医疗行政管理人员等参照执行。

序

在卫生部的领导和财政部的支持下，中华医学会、中华口腔医学会和中华护理学会组织了 50 多个专科分会的医学专家和学者编写出版了这套《临床技术操作规范》与《临床诊疗指南》。这是我国医疗卫生工作中的一件具有里程碑意义的大事。我为此感到由衷的高兴，并表示热烈祝贺。

当前医学科学技术迅猛发展，新理论、新技术、新设备不断涌现，医学模式的转变，人口的老龄化，疾病谱的变化为临床医学提供了新的发展机遇，也带来新的挑战，对临床医务人员提出了新的更高的要求。《临床技术操作规范》与《临床诊疗指南》总结了我国医学专家多年的临床实践经验，凝聚了我国老、中、青三代医务人员的智慧，同时吸纳了循证医学证实了的医学科技进展。《临床技术操作规范》与《临床诊疗指南》的出版适应了当代发展的需求，将进一步指导和规范医务人员的诊断、治疗、护理等业务工作行为，有章可循。广大医务工作者要认真学习、执行《临床技术操作规范》和《临床诊疗指南》，为人民群众提供高质量的医疗服务。这必将对提高医疗质量，保障医疗安全发挥重大的作用。《临床技术操作规范》与《临床诊疗指南》的出版发行也为卫生行政部门加强医疗服务的监管提供了科学的依据。

编写《临床技术操作规范》与《临床诊疗指南》是一项艰巨浩大的工程。参加编写的专家来自全国各地，有已为我国医疗卫生事业做出重要贡献的老一辈专家，也有在医、教、研领域担当重任的中年学者，还有冉冉升起的医学新星。在编写过程中，专家们尽心尽责，严肃认真，保证了《临床技术操作规范》与《临床诊疗指南》的科学性和可操作性。我代表卫生部并以我个人的名义对中华医学会、中华口腔医学会、中华护理学会和各位编写专家表示衷心的感谢。

现代医学科技发展日新月异，循证医学成果推陈出新。《临床技术操作规范》与《临床诊疗指南》第一版难免存在不足。中华医学会、中华口腔医学会和中华护理学会要结合新成果和广大医务工作者对第一版提出的不足之处，对《临床技术操作规范》与《临床诊疗指南》定期修订，使其日臻完善。

卫生部部长

2008 年 12 月 2 日

序

在国家卫生部的重视和领导下，中华医学会组织编写的《临床诊疗指南》出版了。这是继《临床技术操作规范》出版后，我国医疗卫生管理界的又一项开创性的出版工程。这部旨在指导全国广大医务工作者临床诊疗行为的巨著的成功出版，是全国军地医疗卫生界数千名专家教授精诚合作的成果。我谨代表全军广大卫生人员，向为本书编写和出版工作付出辛勤劳动的军地医学专家、中华医学会和人民卫生出版社，致以崇高的敬意和衷心的感谢！

出版与《临床技术操作规范》相配套的《临床诊疗指南》，是加强医院科学化管理、保证正常医疗秩序、提高医疗工作质量的前提。随着当代医药科技的迅猛发展，信息技术、生物技术和其他高新技术在各领域的广泛应用，临床诊疗新理论、新技术、新方法不断涌现，医学学科之间、医学学科与人文社会学科之间也广泛相互渗透、影响，形成了一大批引人注目的医学新学科。同时，人口的老龄化、疾病谱的变化、全民卫生保健意识的不断增强，特别是随着国家医改的逐步深入，对广大医务工作者的临床诊疗技术和执业能力提出了更高的要求。学习新理论，掌握新技术，不断提高诊治水平，是军地广大医务人员所面临的共同任务，更是提高我国医疗事业整体水平的紧迫需要。

中华医学会组织编写的这部《临床诊疗指南》，全面、系统地介绍了医学科学的最新进展，既有科学可靠的临床诊断标准，又有优化先进的临床治疗方案，充分体现了科学性、先进性、权威性的有机统一，这部巨著的出版，对于加强军队医院科学化管理，保证正常医疗秩序，提高医疗工作质量，确保医疗安全，都具有重要的指导意义。我希望，军队各级医疗机构以及全体医疗工作者，在严格执行《临床技术操作规范》的同时，重视抓好《临床诊疗指南》的学习和使用。以一流的业务技术，一流的医疗质量，一流的服务水平，为广大患者提供更优质的服务，为繁荣我国军地卫生事业，不断做出更大的贡献。

总后勤部卫生部部长 张雁灵

2008 年 12 月

前　言

　　《临床诊疗指南》是由国家财政部支持、卫生部领导、中华医学会组织编写的指导全国临床医务人员诊断治疗行为的第一部医学学术巨著。

　　现代临床医疗工作随着信息技术、生物技术和其他高新技术的发展和应用，临床新技术不断涌现，各相关学科的专业分化和交叉更加明显，对疾病的预防、诊断、治疗和转归、康复的认识更加深入，推动着临床医疗事业日新月异的向前发展。尤其是近年发展起来的循证医学采用信息技术，经过大样本的分析研究，在取得充分可靠证据的基础上，提出科学可靠的诊疗方案，实现优化的临床诊断治疗。人类疾病纷繁复杂，病人的病情千变万化，探求疾病预防、诊断、治疗、转归、康复的规律，是对广大医务人员的挑战，更是面临着新的发展机遇。

　　随着我国社会主义市场经济和社会事业的协调发展，人民生活水平的不断提高，对医疗服务的质量和水平提出了愈来愈高的要求。医务人员必须具备全面的医学理论知识、熟练的医疗技术操作能力、丰富的临床实践经验和良好的医德；要不断更新知识和技术，提高临床诊断治疗水平才能胜任临床医疗工作；要在医疗过程中对每一个病人进行连续、严密的观察，及时准确地做出分析、判断和处理，提供规范化服务。

　　为了满足广大医务人员学习提高业务水平的需要，对医务人员临床诊断、治疗工作进行具体的指导，使诊疗行为有章可循、有据可依，以有利于提高医务人员的综合素质，提高医疗服务的质量，有利于加强医疗工作的管理，有利于提高人民群众的健康水平，制定符合我国国情的临床诊断治疗指南，成为我国医疗事业发展过程中的一件大事。正是基于这样的考虑，在国家财政部的支持下，卫生部委托中华医学会组织专家编写了《临床诊疗指南》。

　　自 2001 年开始，《临床诊疗指南》在卫生部的领导下，中华医学会牵头组织了中华口腔医学会和临床专业密切相关的 56 个专科分会，由数千名专家教授历经 4 年编写而成。《临床诊疗指南》内容丰富翔实，具有科学性、权威性、先进性、指导性的鲜明特点，供全国各级医疗机构及其医疗专业人员在临床医疗工作中参照使用。大家在实践中如发现有什么问题或意见和建议，希望能及时反馈给中华医学会，以便再版时进行修订。

　　《临床诊疗指南》按学科以分册的形式将陆续出版发行。

中 华 医 学 会

2004 年 9 月

临床诊疗指南

领导小组名单

组　长　陈竺

副组长　黄洁夫　王国强　马晓伟　陈啸宏　刘　谦　尹　力
　　　　张雁灵　陈新年　钟南山

成　员（以姓氏笔画为序）

巴德年	王正国	王　羽	王忠诚	王海燕	王澍寰
史轶蘩	白书忠	买买提明·牙生	刘彤华	刘　俊
刘雁飞	庄　辉	朱晓东	汤钊猷	祁国明	吴孟超
吴明江	吴咸中	张震康	李兰娟	李秀华	沈倍奋
邱贵兴	陆道培	陈可冀	陈洪铎	陈香美	金连弘
胡亚美	郝希山	郭应禄	顾玉东	高润霖	韩济生
韩晓明	戴建平	魏于全		

领导小组办公室

主　任　张宗久　韩晓明（兼）

副主任　赵明钢　姜永茂

临 床 诊 疗 指 南

编 辑 委 员 会 名 单

临床诊疗指南·急诊医学分册

编 写 说 明

急诊医学是近年兴起的一门以临床各专业急危重病，对其危重程度进行判断、评估及救治的学科。不单指急危重病患者而且包括突发公共事件的紧急医疗救援。其特点是以最少的临床数据资料，果断敏捷的决策，最简单有效的方法和措施对急危重病患者展开救治且 24 小时随时服务。随着社会进步及经济发展，人们对健康的要求越来越高，以及诸如地震、恐怖分子袭击等天灾人祸造成的成批伤病员需要紧急医疗救援。但遗憾的是目前我国还没有一本可指导急诊从业人员临床工作的用书。为了提高我国急诊医学诊疗水平，使急诊从业人员在临床工作中有章可循，在中华医学会的领导下，中华医学会急诊医学分会组织全国著名急诊医学专家，经过 2 年的辛勤工作，编写出这部较为权威、集中我国目前急诊医学最高水平的《临床诊疗指南·急诊医学分册》，以下简称《指南》。

本《指南》共计 20 章，包括院前急救与灾难医学、复苏、创伤、中毒、内外妇儿等各个临床专业急危重病，基本涵盖了急诊医学的各个方面，由于急诊医学涵盖面很广，涉及临床各个专业的方方面面，为了突出急诊救治的特点，在征求各个急诊医学专家意见的前提下，重点对临床表现、诊断要点、治疗方案和原则进行阐述。以期对我国急诊医学临床工作的提高提出指导性意见。在编写过程中尽力使本书既适合于大医院，又能适用于县市级医院并兼顾院前急救和基层医院；既要反映我国急诊医学诊疗救治水平，又包括临床其他专业已经行之有效、可资急诊借鉴的成熟的诊疗技术；既有一定权威性又具有临床实用性、操作性。我们希望这部《指南》能成为我国各类医院包括急救中心（站）急诊医师和全科医师的得力工具，指导和规范急诊医学的诊疗工作，保证医疗安全，也希望本《指南》成为各级医院管理部门对医疗机构实施质量监督管理的重要依据。

制定本《指南》仅是初次尝试，可借鉴的资料不是很多，且急诊医学包括范围很广，对书中项目选择、内容繁简等问题，有待于在实践中验证，真诚地希望广大读者关心支持本《指南》，提出改进意见，以便使其更加完善，更能适应我国急诊医学的实践与发展。

中华医学会急诊医学分会　主任委员
李春盛
2009 年 3 月

临床诊疗指南·急诊医学分册

编著者名单

主　编　李春盛　　教授　　　　首都医科大学附属北京朝阳医院
副主编　（以姓氏笔画为序）

刘中民	教授	上海市东方医院
沈　洪	教授	解放军总医院
赵兴吉	教授	重庆市急救医疗中心
黄子通	教授	中山大学附属第二医院

编　委　（以姓氏笔画为序）

干建新	副主任医师	《中华急诊医学》杂志社
于学忠	主任医师	北京协和医院
王秀洁	主任医师	哈尔滨医科大学第一临床医学院
公保才旦	主任医师	青海省急救中心
石汉文	教授	河北医科大学第二医院
吕传柱	主任医师	海南省人民医院
朱继红	主任医师	北京大学人民医院
任新生	主任医师	天津市泰达医院
刘　志	教授	中国医科大学附属一院
刘励军	主任医师	苏州大学附属第二医院
刘　健	主任医师	贵阳医学院附属医院
次旦群佩	副教授	西藏自治区急救中心
汤益民	主任医师	新疆兵团总医院
孙树杰	教授	大连医科大学附属二院
苏　磊	主任医师	广州军区广州总医院
杜立峰	教授	西安交通大学医学院二附院
杨立山	副教授	宁夏医学院附属医院
杨兴易	教授	第二军医大学长征医院

目　录

第一章 院前急救

第一节 急救医学系统中急诊科的作用

一、目 的

急救医学系统（EMSS）主要是应对地震、水灾、火灾、重大交通事故、楼房倒塌、爆炸等灾难事故造成的群体伤员的紧急医疗救治。分三个阶段：

1. 院前急救
2. 院内急救
3. 康复

二、EMSS 组织结构

（一）指挥系统

院长——全面指挥。

（二）协调系统

医务处——协调医疗抢救各个科室的支持，如各临床科室、辅助科室、手术室、物资供应以及安置伤病员顺利住院等医疗保障。

（三）抢救组

1. 组长　急诊科主任。指挥协调抢救、决定收容，全权负责诊断救治方案，决定伤员治疗的轻重缓急次序，组织会诊，负责向医疗机构行政部门汇报，以求得相关科室的支援。

2. 主治医师（A 班）　协助组长负责危重病员的救治，可代组长履行职责。

3. 住院医师（B、C 班）　高年资及低年资各若干人。参加抢救全过程。高年资者全面评价伤员，协助主治医师进行急救性操作，如深静脉穿刺、书写病历、重点胸腹检查。低年资者做股动脉穿刺抽血、放置导尿管、骨折固定、伤口包扎、小清创缝合。

4. 麻醉/急诊医师　负责清理气道、气管插管、人工通气上呼吸机、头颈神经系统检查、下胃管。

5. 抢救护士 主管心电、血压监测、输液、报生命体征（血压、呼吸、脉搏）。

6. 记录护士 记录生命体征、抢救过程、化验结果。

7. 巡回护士 供应抢救物品，配合各种操作。

8. 化验技术员 取血、尿等标本、查血型及取血、电解质、血气分析等。

9. 放射科技术员 拍X线片，需做CT者在医师陪伴下到CT室做胸、腹、头部CT检查。

10. 血库人员 保证供血。

11. 保卫人员 由保安担任，维持抢救现场秩序，阻止无关人员围观，保证伤员进入急诊室后在院内运行的迅速安全。

（四）抢救设备

心电除颤仪、监护仪、呼吸机、简易呼吸复苏器、直接喉镜、各种大小的气管内导管、吸引器和胃肠减压器、中心静脉压监测装置、氧气源、深静脉穿刺装置、各种消毒急救手术包、各种急救药品及用品和各种液体及急救血浆代用品、无影手术灯、手电筒，以及摄像机记录抢救过程。

（五）抢救场地

医院急诊内、外抢救室，大批伤员可在急诊大厅。

（六）物资供应及保障

平车、床、抢救物资、水、电等。

（七）辅助科室

手术室、血库、CT室、化验室、B超室、X线室。

（八）支援临床科室

脑外科、胸外科、骨科、普外科、烧伤整形科、泌尿外科、血管外科二线医师。

（九）通信及急诊呼叫系统

1. 院外呼叫系统 事故地点与医院联络或120急救系统与医院急诊科联络。

2. 院内呼叫系统 急诊科与院医务部指挥协调部门联络以及各支持系统的联络：辅助科室、临床科室。

3. 科内呼叫系统 急诊科本科内的呼叫联络。

三、急诊科抢救预案

院内抢救重视三个环节：急诊室、加强监护室、手术室。

（一）急诊室

主要任务是对伤员进行初期评价、复苏及二期评价。

1. 初期评价

(1) 气道与颈椎：气道是否通畅，颈椎有无损伤。

(2) 呼吸：有无呼吸道梗阻，注意张力性气胸、开放性气胸及肺挫伤的连枷胸。当伤员进入急诊室，迅速脱去其衣服，先回答几个问题。

1) 伤员有无呼吸停止及气道阻塞。

2) 伤员有无呼吸困难？程度如何？用口或鼻呼吸？有无哮鸣音？有无端坐呼吸？辅助呼吸肌参加呼吸？

3) 伤员清醒否？有无误吸的可能？

4) 两侧胸壁是否对称？有无胸壁活动受限和反常呼吸？有无皮下气肿？

5) 胸部有无伤口、擦伤、瘀斑及范围，有无吸吮性伤口？

处理：

1) 开放气道，吸氧。

2) 呼吸频率＞35 次/分或呼吸困难、要及时气管插管。如严重颌面伤、气道异物时应行气管切开术或环甲膜穿刺术。如气道开通仍不能缓解呼吸困难，应考虑气胸、血气胸，应行胸腔穿刺、证实后做闭式引流。

3) 循环：根据脉搏、肤色、毛细血管再充盈试验估计血压和组织灌注情况。如颈静脉怒张，考虑气胸、心包填塞、心脏挫伤、心肌梗死或空气栓塞。

颈静脉塌陷为低血容量休克。尽快控制出血止血，用大量敷料加压包扎止血。对骨盆骨折及下肢骨折可使用抗休克裤止血。

正确评价休克程度：

1) 血压：失血达 20％血压开始下降，失血达 30％血压 60～80mmHg；失血达 40％血压 30～50mmHg。

2) 脉搏：比血压敏感，如＞120 次/分考虑血容量不足。

3) 皮肤：血容量不足，四肢发凉，出汗。

4) 尿量：尽早留置导尿管，15 分钟观察尿量一次，＜30ml/h 血容量不足。

5) 意识状态：烦躁不安不合作是血容量不足的表现。

(3) 中枢神经系统检查：迅速评价伤员的意识水平、瞳孔大小及反应。用 AVPU 法：①A：伤员是否清醒？②V：伤员对语言有无反应？③P：对疼痛有无反应？④U：有无任何反应？

使用 GCS 评分法更有意义。

(4) 充分暴露伤员：全面评价伤员的伤情，应脱去甚至剪去其衣服。

2. 复苏

(1) 吸氧。

(2) 建立静脉通道：至少 2 条大口径（16 号以上）针头或尽快行深静脉置

管,同时取血查血型、配血、血常规、生化、血气分析检查。平衡液快速输入。输血先考虑同型血,再用经交叉配合的 O 型血,紧急可直接输入 O 型血。

（3）评价复苏效果:呼吸频率、脉搏、血压、脉压、血气分析、尿量等,定期记录比较评价复苏效果。

（4）抗休克裤应用:主要用于下肢、下腹部、骨盆伤,使用时充气到维持伤员血压在一定水平上。

（5）心电监测:及时发现心律失常并处理。

（6）留置导尿管和胃肠减压管:便于复苏时观察尿量和防止误吸。如阴囊血肿摸不到前列腺不应插入导尿管,如筛板骨折不应插胃管以免误入颅腔。

3. 二期评价 经初期评价和复苏后伤员病情趋于稳定,应继续进行二期评价:从头到足全面检查:包括头、颌面、颈椎、胸腹、四肢、直肠及神经系统等。

（1）颌面部外伤:只要无呼吸道阻塞等紧急情况,留待伤后 7～10 天处理。

（2）颈部伤员戴头盔者,只要没有呼吸困难应先拍颈椎侧位片,后卸头盔,以免加重脊髓损伤。

（3）直肠指诊不应忽视:可检查肠腔出血、前列腺位置、骨盆骨折、直肠壁的完整及肛门括约肌。

（4）腹腔灌洗:适合于中枢神经系统损伤而昏迷者合并药物和酒精中毒神志不清,合并下胸部肋骨骨折或骨盆骨折时,当腹部体征不易肯定,应行腹腔灌洗,以明确诊断。

（5）四肢骨折:应注意检查四肢远端动脉搏动(足背动脉、桡动脉),早期诊断大血管损伤。

（6）神经系统检查重视意识水平动态观察,定期 GCS 评分,估计病情进展及预后。

4. 病史采集 要简明扼要,重点 AMPLE。

A:过敏史:过敏性药物。

M:用药史:伤后用止痛镇静药。

P:过去史:心、肺、肝、肾、脑等病史及手术史。

L:进食史:伤前进食情况。

E:受伤经过:事故种类及受伤机制。

5. 受伤机制的分析

（1）闭合性损伤:以汽车事故为例。①前方暴力时发现方向盘弯曲或挡风玻璃破碎考虑颈椎骨折、连枷胸、心脏挫伤、肝脾破裂及髋关节后脱位。②侧方暴力时:常引起对侧颈部扭伤、连枷胸、肝脾破裂。③后方暴力时:常引起颈部损伤,如典型的甩鞭损伤。④弹射伤常引起多发伤、颈椎骨折。

（2）贯通伤：火器伤和刃器伤。

(二) 加强监护室（ICU）

主要任务是维持生命器官的功能，以争取时间对原发创伤进行特异性治疗。首要的是支持通气和氧合功能，防止循环衰竭和休克，即首先纠正威胁生命的生理紊乱而不是医治创伤本身。

1. 对暂无急诊手术指征的严重外伤患者，严密观察病情变化，随时准备进行抢救手术。

2. 对手术后的伤员要密切注意伤情变化和脏器功能及营养支持。

3. 对心肺复苏后或病情危重不适手术者，先抢救生命，稳定生命体征，为手术创造条件。

(三) 手术室

适于手术抢救的伤病员立即送手术室进行急诊手术抢救。

急诊抢救室工作流程（ACLS）：适用于所有进入急诊室抢救的患者。

1. 初步评估 ABCD，目的是判断患者是否已死亡。

A（airway）　　　　　打开呼吸道。

B（breathing）　　　　检查有无呼吸，如无开始通气。

C（circulation）　　　检查有无颈动脉搏动，如无则心脏按压。

D（defibrillation）　　判断是否 VT/VF，如是即行电除颤。

2. 再次评估 ABCD，目的是在原来的基础上做更深入的评估与治疗。

A（airway）：进一步的呼吸道控制，气管插管。

B（breathing）：评估通气是否足够，提供正压通气。

C（circulation）：建立静脉通道，输液，给药。

D（differential diagnosis）：找出病因。

3. 如患者无心脏停止，按照以下步骤进行。

（1）O_2/IV/monitor/fluid：建立静脉通道，吸氧，心电监护，输液。

（2）BP/RR/PR/T/SaO_2：监测生命体征变化，血压、呼吸、脉搏、体温、血氧饱和度。

（3）rate/volume/pump/resistance：如血压低，按照此程序予以评估，先看心率，如快，加快输液量，如血压仍不升，心脏是否有问题，以及血管阻力问题，考虑用升压药。

（4）抽血标本，进行血气、血生化、血常规检查及 X 线片或 CT、心电图、B 超检查。

第二节 生命体征评估

【概述】

生命体征是评价生命活动存在与否及其质量的指标，是用来判断患者的病情轻重和危急程度的指征，是机体内在活动的反映，是衡量机体状况的可靠指标，生命体征包括体温、脉搏、呼吸和血压等，是体格检查时必须检查的项目。

【临床表现】

生命体征正常范围为：

1. 体温 正常口腔温度为 $36.3\sim37.2℃$，腋下温度比口腔低 $0.2\sim0.4℃$，直肠温度比口腔高 $0.5℃$ 左右。正常人的体温在 24 小时内略有波动，一般情况下不超过 $1℃$。生理情况下，早晨略低，下午或运动和进食后稍高。老年人体温略低，妇女在经期前或妊娠时略高。

2. 脉搏 成人每分钟 $60\sim100$ 次。女性稍快于男性，儿童快于成人。老年人可慢至 $55\sim75$ 次/分，新生儿可快至 $120\sim140$ 次/分。

3. 呼吸 成人 $16\sim20$ 次/分，儿童 $30\sim40$ 次/分，儿童的呼吸随年龄的增长而减少，逐渐到成人的水平。呼吸率与脉率之比约为 $1:4$。正常人的呼吸幅度应是深浅适度。

4. 血压 正常成人收缩压为 $90\sim140mmHg$，舒张压为 $60\sim90mmHg$。脉压为 $30\sim40mmHg$。在 40 岁以后，收缩压可随年龄增长而升高。新生儿收缩压为 $50\sim60mmHg$，舒张压为 $30\sim40mmHg$。

5. 正常瞳孔在一般光线下直径为 $2\sim4mm$，两侧等圆、等大。瞳孔反射有对光反射、集合反射。

【诊断要点】

1. 体温的异常

（1）体温升高：低热：口腔温度在 $37.5\sim37.9℃$；中等热：口腔温度在 $38.0\sim38.9℃$；高热：口腔温度在 $39.0\sim41.0℃$；超高热：口腔温度在 $41.0℃$。体温升高多见于肺结核、细菌性痢疾、支气管肺炎、脑炎、疟疾、甲状腺功能亢进、中暑、流感以及外伤感染等。

（2）体温低于正常：见于休克、大出血、慢性消耗性疾病、年老体弱、甲状腺功能低下、重度营养不良、在低温环境中暴露过久等。

2. 脉搏的异常 当心功能不全、休克、高热、严重的贫血和疼痛、甲状腺危象、心肌炎，以及阿托品等药物中毒时，心率和脉搏显著加快。当颅内压增高、完全性房室传导阻滞时，脉搏减慢。在一般情况下心率与脉搏是一致的，但在心房颤动、频发性期前收缩等心律失常时,脉搏会少于心率,称为短绌脉。脉搏消失(即无脉):多见于重度休克、多发性大动脉炎、闭塞性脉管炎、重度昏迷患者等。

3. 血压的异常 血压(指肱动脉压)是衡量心血管功能的重要指标之一。当收缩压和舒张压均低于正常值下限(80/60mmHg)时,应考虑可能为急性周围循环衰竭、心肌梗死、心脏衰竭、急性心包填塞等。当高血压脑病或颅内压增高时,血压常在200/120mmHg以上。如出现高血压,但其他脏器无症状,属原发性高血压病;如由肾血管疾病、肾炎、肾上腺皮质肿瘤、颅内压增高、糖尿病、动脉粥样硬化性心脏病、高脂血症、高钠血症、饮酒、吸烟等引起的高血压,属继发性高血压病。临界性高血压:是指收缩压140～160mmHg,舒张压90～95mmHg而言的。低血压:是指收缩压≤90mmHg,舒张压≤60mmHg,多见于休克、心肌梗死、心功能不全、肾上腺皮质功能减退、严重脱水、心力衰竭、低钠血症等。

4. 呼吸的异常

(1) 呼吸增快(>24次/分):正常人见于情绪激动、运动、进食、气温增高。异常者见于高热、肺炎、哮喘、心力衰竭、贫血等。呼吸减慢(<10次/分):见于颅内压增高,颅内肿瘤,麻醉剂、镇静剂使用过量,胸膜炎等。

(2) 呼吸深度的改变:深而大的呼吸为严重的代谢性酸中毒、糖尿病酮症酸中毒、尿毒症时的酸中毒;呼吸浅见于药物使用过量、肺气肿、电解质紊乱等。

(3) 呼吸节律的改变:潮式呼吸:见于重症脑缺氧、缺血,严重心脏病,尿毒症晚期等患者。点头样呼吸:见于濒死状态。间歇呼吸:见于脑炎、脑膜炎、颅内压增高、干性胸膜炎、胸膜恶性肿瘤、肋骨骨折、剧烈疼痛时。叹气样呼吸:见于神经症、精神紧张患忧郁症的患者。正常人的呼吸幅度应是深浅适度。

5. 正常瞳孔在一般光线下直径为2～4mm,两侧等圆、等大。吗啡、有机磷和水合氯醛等中毒时,瞳孔缩小;麻黄碱、阿托品等中毒时,瞳孔散大;脑肿瘤或结核性脑膜炎等颅内疾病,双侧瞳孔大小不等。而双侧瞳孔散大对光反应消失是病危濒死的征象。瞳孔反射有对光反射、集合反射。在病理情况下,大脑功能障碍可使集合反射迟钝或消失。中脑病损时,对光反射障碍而集合反射正常。

6. 角膜反射是指角膜受刺激,引起眨眼的一种反射,主要反映脑桥的功能状态。患者垂危时,角膜反射减弱,病变已侵犯脑桥,即将侵犯延髓,为生命临终的预兆。

【治疗方案及原则】

1. 正确进行体温评估、体温测量,及时对体温过高、体温过低患者采取治疗措施。

2. 正确进行脉搏的评估、脉搏测量,正确区分异常脉搏。

3. 正确进行血压的评估、正确实施血压测量,及时对高血压、低血压患者采取治疗措施。

4. 正确进行呼吸的评估,正确实施呼吸测量、正确区分异常呼吸;保持呼吸道畅通,及时进行呼吸支持。

【处置】

1. **体温测量方法** 测量时间一般为 5～10 分钟,腋下测量时间长些。

(1) 口测法:先用 75% 酒精消毒体温表,放在舌下,紧闭口唇,放置 5 分钟后拿出来读数,正常值为 36.3～37.2℃。此法禁用于神志不清患者和婴幼儿。嘱患者不能用牙咬体温计,只能上下唇唚紧,不能讲话,防止咬断体温计和脱出。

(2) 腋测法:此法不易发生交叉感染,是测量体温最常用的方法。擦干腋窝汗液,将体温表的水银端放于腋窝顶部,用上臂将体温表夹紧,嘱患者不能乱动,10 分钟后读数,正常值为 36～37℃。

(3) 肛测法:多用于昏迷患者或小儿。患者仰卧位,将肛表头部用油类润滑后,慢慢插入肛门,深达肛表的 1/2 为止,放置 3 分钟后读数,正常值为 36.5～37.7℃。

2. **脉搏的计数法** 检查脉搏通常用两侧桡动脉。

(1) 直接测法:最常选用桡动脉搏动处。先让患者安静休息 5～10 分钟,手平放在适当位置,坐卧均可。检查者将右手示指、中指、无名指并齐按在患者手腕段的桡动脉处,压力大小以能清楚感到动脉搏动为宜,数一分钟的脉搏数。在桡动脉不便测脉搏时,也可采用以下动脉:颈动脉位于气管与胸锁乳突肌之间。肱动脉位于臂内侧肱二头肌内侧沟处。股动脉位于大腿上端,腹股沟中点稍下方的一个强大的搏动点。

(2) 间接测法:用脉搏描记仪和血压脉搏监护仪等测量。具体使用方法参看仪器说明书脉搏的计数法。

3. **呼吸计数法** 呼吸的计数可观察患者胸腹部的起伏次数,一吸一呼为一次呼吸;或用棉絮放在鼻孔处观察吹动的次数,数 1 分钟的棉絮摆动次数是多少次即每分钟呼吸的次数。

4. **血压测量法**

(1) 直接测量法:经皮穿刺将导管由周围动脉送至主动脉,导管末端接监护测压系统,显示血压值,属有创测量法。

(2) 间接测量法:即袖带加压法,使用血压计测量,血压计分汞柱式、弹簧式和电子血压计;该测量法简便易行,但易受外界影响。

【注意事项】

1. 医护人员一旦遇到重症病患者,首先应作生命体征检查。生命体征就是用来判断患者的病情轻重和危急程度的指征。

2. 医护人员应全面了解生命体征的意义、准确地掌握患者的生命体征的变化,以便及时地采取措施进行救治。

3. 急救人员对生命体征认真观察,迅速做出正确判断,有利于发现疾病的危重程度和采取针对性的抢救措施。

生命体征的观察内容:观察呼吸的频率、节律及深浅;脉搏的强弱、节律;血压的高低,脉压的变化;皮肤的色泽、温度等。用心电监护仪监测心率、心律、心脏功能、血氧饱和度、血压。如有呼吸变慢,不齐,出现潮式呼吸或三凹征;脉搏缓慢,细弱;血压增高或降低、脉压增大等情况,提示病情危重,及时采取对应措施。

4. 急救处置的正确与否,关系到患者的生命和病情的变化,所以必须态度认真、方法正确、操作规范、关心患者,冷静、沉着、迅速地采取急救措施。

第三节 基础生命支持

【概述】

基础生命支持(basic life support,BLS)是由一系列连续性评估和急救(急救,包括检查和治疗的一切行动)组成,包括识别突发心脏骤停(SCA)、心脏事件、卒中和气道梗阻的表现;心肺复苏(CPR);使用体外自动除颤仪(AED)除颤;通过有效的呼吸管理、通气、人工循环给机体组织暂时的氧供;及时地应用增强氧传输的设备及药物,如通气装置、氧及肾上腺素等,从而迅速恢复循环和呼吸,维持重要器官氧和血液的供应,维持基本生命活动。儿童基本生命支持包括预防、基本心肺复苏、及时送至急诊医学服务系统。

【临床表现】

心脏、呼吸骤停的临床表现:突然意识丧失,面色发绀,大动脉搏动消失,心音消失,不能测出血压,自主呼吸消失,双侧瞳孔散大、对光反射消失,大小便失禁。心电图检查呈心电静止。

【诊断要点】

正确判断病情,其具体检查顺序如下:

1. 检查神志 可以大声呼喊患者,轻摇患者肩膀(须注意患者有无颈椎受伤,不可剧烈摇晃伤员)。如果患者毫无反应称为意识丧失,预示着病情严重。此时要保持患者呼吸道畅通,谨防窒息。

2. 检查呼吸 判断患者有无自主呼吸,在保持患者呼吸道通畅的情况下,首先可以观察胸壁有无上下起伏活动,也可将手掌心或耳朵贴在患者的鼻腔或口腔前,观察有无气流进出,或者用一薄纸片、棉花丝或一丝餐巾纸放在患者的鼻腔或口腔前,看看是否随呼吸来回摆动。以上方法检查,如无迹象的话,可以初步判定呼吸已经停止,必须马上做人工呼吸抢救,根据具体情况判断呼吸停止的主要原因。

3. 观察脉搏、心跳 手腕部的桡动脉,颈部的颈动脉,大腿根部的股动脉是最容易触摸到脉搏跳动的地方。一般以手指触摸脉搏即可知道心跳次数。用示指和中指轻轻地触及患者手腕桡侧的动脉,如果感觉不清楚,可以触摸患者颈动脉。如果脉搏和心跳消失,要马上做胸外心脏按压进行抢救。

4. 检查瞳孔 正常人两眼的瞳孔等圆、等大,在光照下迅速缩小。对于有颅脑损伤或病情危重的患者,双侧瞳孔可呈现一大一小或散大的状态,对光反射迟钝或消失。

5. 做现场心电图检查。

【治疗方案及原则】

BLS是心脏、呼吸骤停时的现场应急措施,主要任务是迅速有效地恢复生命重要器官(特别是心脏和脑)的氧合血液灌注。其任务主要为 ABC:A(airway)保持呼吸道通畅,B(breathing)进行人工呼吸,C(circulation)建立人工循环。

1. 人工呼吸和心脏按压是初期复苏的主要措施。

(1) 最初处理(第一个 ABCD):A:开放气道;B:正压通气,气囊面罩给氧(推荐吸入纯氧);C:胸外按压(频率为 100 次/分);D:除颤[使用自动体外除颤器(AED)或传统除颤器]。

(2) 第二阶段处理(第二个 ABCD):A:气管内插管;B:评估通气是否充分,正压通气;C:建立静脉通道输注液体及药物:肾上腺素 1mg,静脉注射,每 3~5 分钟重复一次。抗心律失常药物,如胺碘酮、利多卡因;D:鉴别诊断,确定特殊治疗,可逆转的病因。

2. 抢救措施及原则

(1) 呼吸:畅通呼吸道,清除口腔内异物。建立人工气道,气管插管。人工通气:口对口人工呼吸,简易呼吸器,机械通气,氧疗。

(2) 心脏:常用胸外心脏按压,必要时开胸心脏按压,无心电监护下可盲目除颤。

(3) 药物:在静脉通道建立之前,可行气管内给药。视情况给予给药通道:外周静脉,中心静脉,骨髓通道。气管内给药:约静脉给药的 2~2.5 倍加 5~10ml 蒸馏水或生理盐水稀释。药物:利多卡因、阿托品、肾上腺素、纳洛酮、血管加压素、胺碘酮等。无脉性心脏猝死给药时间:在检查心律后立即行 CPR 时给药;或在 CPR 期间除颤充电时给药,或在释放电击后行 CPR 时给药。

【处置】

成人 BLS 流程：

1. 发现患者突然意识丧失，迅速判断是否心脏骤停，置患者于硬板上呈复苏体位，触颈动脉搏动消失，立即右手拳击患者胸骨中点一次，触颈动脉是否有搏动。

2. 开放气道 压额举颌法，下颌前推法（易造成颈椎移位，且不可充分开放气道）。

3. 检查呼吸 <10 秒，耳听、眼看，切不可用听诊器。对于呼吸停止的无意识患者，用 5～10 秒（<10 秒）检查是否存在呼吸，如无呼吸，先进行 2 次人工呼吸后立即开始胸外按压。所有人工呼吸（无论口对口、口对面罩、球囊对面罩或球囊对高级气道），有或无氧通气均应持续吹气 1 秒以上。通气以见到胸廓起伏为度，避免迅速而强力的人工呼吸而导致过度通气。

4. 胸外按压 注意按压的部位、深度、姿势、方式，按压部位的快速判断：两乳头之间；按压：通气为 30：2，连续 5 个周期，按压后手掌维持在正确位置，按压尽量减少中断（<10 秒）。心肺复苏最重要是有效的胸部按压，按压要有力且快速（100 次/分），按压间歇要求胸廓恢复完全。每次评估复苏效果要按压 2 分钟后检查一次脉搏。要有力地按压（push hard）。要使胸壁下陷 4～5cm，婴儿为胸廓的 1/3～1/2。快速按压（push fast）。按压人每 2 分钟轮换，保证按压质量。

5. 除颤 由于室颤或无脉性室速导致的心跳骤停需立即使用 AED，但对无目击者或求救时间超过 4 分钟的室颤或无脉性室速患者，急诊医师在使用 AED 前应行 5 组（约 2 分钟）的 CPR。双相除颤器首次除颤成功率达 90%，如对室颤或无脉性室速患者首次电击无效，则继续进行胸部按压；即使除颤有效，抢救人员也要继续进行 5 组 CPR，因为多数患者在除颤后仍不能马上恢复有效的组织灌注。首次电击能量 150～200J（具有双相波）或 120J（直线双相波），单相波用 360J。儿童首次电击能量 2J/kg，逐渐加大到 4J/kg。

6. 检查循环（<10 秒） 在 CPR 5 个周期后进行（<10 秒）；查颈动脉的搏动；寻找搏动征象。

7. 解除气道异物梗阻 当患者有发绀、呼吸困难、无反应，立即提供 CPR；如果见到口腔异物，立即清除，保持呼吸通道畅通。

8. 建立静脉通道 视情况给予给药通道，进行药物治疗。

9. 建立高级呼吸通道。如已有人工气道（如气管插管、食管气管联合式导管）并且有两人进行 CPR，则每分钟通气 8～10 次。

【注意事项】

1. CPR 的并发症 肋骨骨折、胸骨骨折、肋骨与肋软骨脱离、气胸、血胸、肺挫伤、肝脾撕裂以及脂肪栓塞等。

2. 电击前、后均应作 CPR；用低于正常潮气量及呼吸频率，可以使通气/血流比正常等。

3. 在 CPR 和除颤之后再建立静脉通道，药物治疗和高级呼吸通路。

4. 单人复苏(婴儿到成人)时按压/通气比为 30：2；双人复苏时，成人为 30：2，对婴儿和儿童仍使用 15：2，其原因是婴儿和儿童多因窒息发生心脏骤停，通气获益程度高于按压。

5. 在人工呼吸时，胸外按压不应停止，强调有效的心脏按压的重要性，每次按压后胸廓完全弹回，保证松开的时间与按下基本相同。按压中尽量减少中断，如中断应尽量少于 10 秒。当两人以上的急救人员在场时，每 2 分钟或每 5 个 CPR 循环后，急救人员应当轮换按压者，以防止按压者疲劳，按压质量下降。

6. 在 CPR 过程中不应该搬动患者。

7. 如急救人员不熟悉电除颤的特定能量，建议使用默认能量 200J，目击成人心搏骤停现场有 AED，应尽快使用 AED，现场有两位以上急救人员者，用 AED 以前，一位应行 CPR，另一位打开 AED 开关和粘贴 AED 电极，并在仪器分析患者心律前，另一人继续行 CPR。

8. 医务人员必须掌握心肺复苏的基本技能。

9. BLS 开始迟早和心跳呼吸恢复直接影响 CPR 成败，也与出现并发症的轻重多寡密切相关。

第四节 人工气道及管理、氧疗

【概述】

人工气道是指将导管经鼻或口插入气管或气管切开所建立的气体通道，用以辅助通气及治疗肺部疾病为保证气道通畅而在生理气道与空气或其他气源间建立的有效连接。此环节开展得好坏直接关系到心肺复苏、脑血管意外、严重中毒、多发伤等患者的抢救成功率。人工气道的种类：简易人工气道：口咽、鼻咽通气管，气管内插管(经口、经鼻)，气管切开置管。

人工气道是重要的抢救治疗措施，人工气道的建立和科学的管理是患者重要脏器的功能保障和救治能否取得成功的重要环节。

氧疗是指将氧气以多种形式作用于患者局部或全身，从而达到提高血氧饱和度和动脉氧分压，改善损伤组织的供血、供氧，恢复组织有氧代谢的功能并加速创面愈合的目的。氧疗是使用氧气来纠正缺氧的一种治疗方法。

【临床表现】

1. 临床上需要建立紧急人工气道的常见危重病症包括深昏迷、呼吸衰竭或呼吸停止、心搏骤停、严重气道痉挛、气道异物梗阻、镇静剂或麻醉剂作用、颅脑及颈部外伤、误吸或有误吸危险、意外拔管、大量难以控制的上呼吸道出血、急性上呼吸道梗阻等。建立人工气道无绝对禁忌证,关键在于选择最合适的方法。

2. 缺氧的临床表现　患者出现心悸、胸闷、气促、发绀。

【诊断要点】

1. 建立人工气道的主要目的

(1) 预防和解除呼吸道梗阻,保证呼吸道的通畅。

(2) 对于意识不清、尤其昏迷的患者可预防呕吐物和口鼻腔分泌物的误吸入肺。

(3) 便于呼吸道分泌物的吸引清除。

(4) 为机械通气提供封闭的通道。

2. 呼吸道梗阻的常见原因

(1) 上呼吸道:舌后坠、异物梗塞、分泌物梗塞、喉痉挛、咽喉水肿。

(2) 下呼吸道:咳嗽反射消失、异物梗塞、分泌物梗塞、出血、肺炎、肿瘤、慢性阻塞性肺疾病、支气管痉挛。

3. 氧疗的适应证　单纯低氧血症、单纯低氧血症伴二氧化碳潴留。

【治疗方案及原则】

1. 气道管理不当是危重病患者死亡的主要原因之一。气道管理的基本目的是:保证通气氧合,气道开放,气管保护和灌洗。

2. 熟练掌握危重病患者的气道管理技术　如掌握在环境要求、呼吸机管路系统的消毒、气道的湿化、吸痰的时机及方法、气囊的压力、导管的安全等方面的技术。预防和熟练处理人工气道并发症。

3. 控制性氧疗是指吸氧浓度根据患者情况严格进行控制。非控制性氧疗是指氧浓度无法严格控制。临床上多采用非控制性氧疗;非控制性氧疗的方式包括鼻导管给氧法、鼻塞给氧法、面罩给氧法;控制性氧疗是指吸入气含氧浓度在 24%～35% 之间,特别适用于呼吸调节功能异常伴有二氧化碳潴留者,可避免高浓度给氧所导致的呼吸抑制。

【处置】

1. 呼吸道是气体进出肺的必经之道,保持呼吸道通畅是进行有效通气的前提,常用紧急建立人工气道方法有:

(1) 手法开放通道:患者取仰卧位,双手平放于身体两侧。操作者站在患者头前,双手示指放在患者下颌角处,向前向上将下颌角提起,使患者的下牙槽平面高于上牙槽平面。

（2）口咽通气管：口咽通气管通常由橡胶或塑料制成，亦可用其他弹性材料制成。口咽通气管的插入方法有两种：舌拉钩或压舌板法和反向插入法。舌拉钩或压舌板法指在舌拉钩或压舌板协助下将口咽通气管插入正确的位置，是临床插入口咽通气管的最常用方法。

（3）鼻咽通气管：是用于解除从鼻至下咽段的呼吸道梗阻。由于其对咽喉部的刺激性较口咽通气管小，因而清醒、半清醒和浅麻醉患者更易耐受。鼻咽通气管常由塑料或软橡胶制成。

（4）面罩加简易呼吸器通气：面罩是可将通气环路中气体输送至患者肺部的一种呼吸道管理器械，通常由橡胶或塑料制成。由主体、面部密封圈和接口组成。适应于没有反流误吸危险的患者，为短时间手术进行吸入麻醉；气管插管前给氧（去氮）；初期复苏时，进行辅助或控制通气。优点是简便快捷无创。操作技术包括放置面罩和维持气道通畅。面罩可引起口、下颌骨、眼或鼻周围软组织压伤。呼吸道不通畅时可引起喉痉挛或呕吐误吸。

（5）喉罩导气管（LMA）：喉罩由通气密封罩和通气导管组成，1 号用于体重 6.5kg 以下小儿，2 号用于 6.5～25kg 体重的小儿，3 号用于小儿或小体重的成人（＞25kg），4 号用于正常成人。喉罩可经口插入至喉的后方，然后通过气囊充气封闭声门。正压通气可验证其位置是否适当，当气道压超过 1.47～1.96kPa（15～20cmH$_2$O）时，通常有漏气。当气管不能显露时，喉罩能建立通气道，也可用于引导放置气管内导管（直径 6mm 的气管内导管能通过 3 号或 4 号喉罩）。喉罩不能防止反流或肺误吸，需在表面麻醉或全身麻醉下放置。

（6）联合导气管又称食管气管双腔气道：食管气管联合导气管（ETC）简称联合导气管。ETC 特别适用于医院内外的急诊抢救，择期手术中则特别适用于气管插管困难或禁忌采用气管插管以及有寰枢关节半脱位患者。尤适用于解剖学异常所致困难气道的患者。在 ETC 应用中注意：由于应用 ETC 时，因无法进行气管内吸引不主张长期应用，故在患者病情稳定或条件许可的情况下，应尽早更换成气管导管。

（7）经口气管插管术：最经典最常用的插管方法，是快速建立可靠人工气道的方法。经口直视下气管插管的关键在于用喉镜暴露声门。

（8）经鼻气管插管术：①盲探经鼻气管插管：在经口途径有困难时应首先考虑经鼻途径。禁忌证或相对禁忌证主要包括呼吸停止；严重鼻或颌面骨折；凝血功能障碍；鼻或鼻咽部梗阻；颅底骨折。②明视经鼻气管插管：气管导管通过鼻腔方法同盲插，声门暴露方法基本同明视经口插管法。当导管通过鼻腔后，用左手持喉镜显露声门，右手继续推进导管进入声门，如有困难，可用插管钳夹持导管前端送入声门。检查确认导管位置并固定。

（9）逆行气管插管术：指先行环甲膜穿刺，将导丝经环甲膜送入气管，通过喉部，到达口咽部，由口腔或鼻腔引出，再将气管导管沿导丝插入气管。清醒、麻醉患者均可实施。

（10）环甲膜切开术：需要经验、技巧及特殊器械。环甲膜切开造口术的优点：比气管切开造口术快；安全，很少由于外科技术失误，对于不常操作的人相对容易；对纵隔干扰小；对体位要求相对低；在急诊及 ICU 经常使用。

适应证：①无法经口或经鼻插管，或插管失败；②严重面部创伤；③口咽部梗阻，如水肿、感染、腐蚀、过敏、吸入性损伤、异物、肿块等；④人工气道可能需要维持一周以上。

禁忌证：①小于 10 岁；②喉挤压伤；③喉肿瘤；④声门下狭窄；⑤进展性血肿；⑥凝血功能障碍；⑦未经培训或经验技巧不足。

（11）环甲膜/气管穿刺扩张造口置管术：适应证和禁忌证同环甲膜切开造口术，对外科技术水平要求较低，有专用套装。

（12）纤维支气管镜引导气管插管：纤维支气管镜在人工气道建立及管理上有很多不可替代的优越性。具体为：

1）检查气道，明确引起气道急症的原因。

2）放置双腔支气管导管，用于分侧肺通气。

3）肺泡灌洗并作病原学检查。

4）用于困难气道插管。

5）成功率高，损伤小，安全性高。

（13）经皮扩张气管切开术：适宜于在择期条件下使用，需紧急呼吸道控制的患者，不能触及环甲软骨的患者及小儿患者是此种方法的禁忌证。

2. 作好人工气道管理是降低死亡率，提高疗效的重要环节。

（1）人工气道的固定：人工气道建立后，首先确认气管导管的位置。由于患者随时存在脱管的危险，对经口气管插管、气管切开置管必须采取有效的固定措施。

（2）气囊的管理：气囊的充盈度：气管导管均采用低压高容气囊，充气后囊内压多不超过 $25cmH_2O$，不易造成气管黏膜损伤。充气程度以气囊有弹性，不需要气囊定期放气，可有效地防止通气时泄气和管壁受压坏死。常采用有双套囊的导管，交替使用可以减少气管黏膜局部压迫。气囊漏气判断：如果机械通气的过程中气道压力过低，在排出体外段气道漏气后即应考虑气囊破裂，此时患者往往有明显的喉鸣。

（3）人工气道的湿化：建立人工气道以后，呼吸道加湿、加温功能丧失，纤毛运动功能减弱,造成分泌物排出不畅。因此,进行呼吸道湿化非常重要。恒温湿化、雾化吸入和气管内滴入是最常用的湿化方法。湿化装置温度设置在 $32\sim37℃$,气体相对湿度 $95\%\sim100\%$,24 小时湿化液量至少 250ml。

雾化吸入及给药:雾化吸入通过文丘里效应将药物水溶液雾化成 $5\sim10\mu m$ 微滴送入气道后在局部发挥药物作用。使用恒温湿化器配合间断以压缩气源为动力雾化吸入,是使用呼吸机时的最佳湿化方法。

(4) 人工鼻又称温-湿交换过滤器:其作用原理是,当气体呼出时,呼出气内的热量和水分保留下来,吸气时气体经过人工鼻,热量和水分被带入气道内。人工鼻对细菌有一定的过滤作用,能降低管路被细菌污染的危险性。

(5) 吸痰:人工气道建立后,吸痰是一项极为重要的护理,对保持气道通畅,改善通气和控制感染极为重要。吸痰的次数视分泌物多少而定,原则上要保持呼吸道通畅。操作时动作应准确、轻柔、敏捷。吸痰方式:电动吸引器吸痰法,注射器吸痰法,中心吸引装置吸痰法。吸引负压要求为 $10.7\sim16.0$kPa($80\sim120$mmHg)。

吸痰管及吸痰时机的选择:适时吸痰,每次均须更换无菌吸痰管。每次吸痰不宜超过 $10\sim15$ 秒,吸痰前后给予 $2\sim3$ 分钟纯氧吸氧。

(6) 气管导管的拔除:拔管前应做好患者的解释工作,取得患者的配合。拔管前 $0.5\sim1$ 小时静脉应用地塞米松 5mg。充分清除口咽部和气管内的分泌物,吸高浓度氧气数分钟,在吸气期拔出导管。气管切开导管拔出后,局部可用蝶形胶布固定,无需缝合,数日后创口愈合。

3. 气管切开或气管插管内给氧 用直径 1mm 的给氧管放入导管内 $3\sim6$cm 供氧,流量为 $1\sim3$L/min。

【注意事项】

1. 首先要保持呼吸道畅通,谨防窒息。气道管理技术是危重病医学医师必须掌握的基本技能之一,在危重病患者救治过程中发挥作用。

2. 氧疗注意事项 避免长时间、高浓度吸氧,防止氧中毒;加强氧疗用品的消毒,尽量使用一次性用品,防止火灾。氧疗的副作用:二氧化碳潴留、肺泡萎陷、肺不张,氧中毒;婴儿接受氧疗时,高浓度氧气会导致其失明。

3. 在气道管理中,除人工气道导管与气囊管理外,气道湿化、排痰和氧疗是三个重要环节,它们相互影响。注意呼吸道清理,当气管导管或气管切开导管内有痰痂形成,或气囊破裂漏气时,应及时更换导管。$1\sim2$ 周更换一次。

4. 防止意外脱管、人工气道阻塞、气管黏膜坏死、出血等常见并发症的发生。

第五节 控制出血及休克处理

【概述】

当血液(主要指红细胞)从血管或心脏外出至组织间隙、体腔内或身体外面,称为出血,流入(进入)体腔或组织间隙的为内出血,流出体外称外出血。控制出血是采取各种止血方法、紧急措施抢救出血伤员,防止因大出血引起休克甚至死亡,达到快速、有效、安全的止血目的,它对挽救伤员生命具有特殊意义。

休克是指机体受到强烈致病因素侵袭,有效循环血量锐减、全身脏器组织中的微循环灌流不足、细胞缺氧所致的一种危急的临床综合征。

【临床表现】

1. 急性出血是外伤后早期致死的主要原因,因此血液是维持生命的重要物质保障。成人的血液约占自身体重的8%,外伤出血时,当失血量达到总血量的20%以上时,出现明显的休克症状。当失血量达到总血量的40%时,就有生命危险。

2. 休克 常为大失血所致的临床表现,有神志淡漠、烦躁不安、反应迟钝、口唇青紫、皮肤湿冷、脉搏细弱或摸不到,心率加快、血压下降、血色素降低、尿量减少、中心静脉压下降;在无严重外出血可见时必须考虑胸、腹内脏的损伤,骨盆骨折、四肢长骨骨折等。

【诊断要点】

1. 休克诊断要点

(1) 神志:烦躁不安,表情淡漠,意识模糊,甚至昏迷。

(2) 皮肤:苍白,湿冷,口唇及肢端发绀。

(3) 呼吸:浅快,微弱。

(4) 脉搏:细速,口渴,尿量<20ml/h。

(5) 收缩压降至90mmHg以下,脉压<20mmHg。

2. 判断出血的性质对抢救具有一定的指导意义。

出血的特点:按损伤的血管性质分类:①动脉出血:血色鲜红,血液由伤口向体外喷射,危险性大。②静脉出血:血色暗红,血液不停地流出。③毛细血管出血:血色鲜红,血液从整个创面渗出,危险性小。

出血的种类:根据出血部位的不同分类:①外出血:由皮肤损伤向体外流出血液,能够看见出血情况。②内出血:深部组织和内脏损伤,血液由破裂的血管流入组织或脏器、体腔内,从体表看不见出血。

【治疗方案及原则】

抢救措施：

1. 一般措施 平卧少搬动，保持安静，保暖。

2. 保持呼吸道通畅，用鼻导管或面罩给氧。

3. 特别护理 尽早建立静脉通道，必要时深静脉置管，血流动力学监测。

4. 升压药 多巴胺 20～80mg 加入 100ml 液体中静脉滴注，必要时加用间羟胺 10～20mg。

5. 扩容剂 用葡萄糖苷，706 代血浆，羟乙基淀粉 200/0.5 氯化钠注射液（贺斯），输血。

6. 病因治疗 低血容量性休克：输血或贺斯静脉滴注，必要时手术止血。

7. 纠正酸中毒 5％碳酸氢钠 100～200ml 静脉滴注，根据血气结果调节用量。

8. 纠正低血压 在以上治疗的基础上，若血压仍不稳定，选用血管扩张剂，如酚妥拉明 10～20mg，加入 100ml 液体中静脉滴注，硝普钠 50～100mg 加入 250～500ml 液体中静脉滴注，硝酸甘油 10mg 加入 250～500ml 液体中静脉滴注，小于 14 滴/分。

9. 防治并发症 防治肾衰竭、ARDS、MODS、MOF 等并发症。

休克抢救程序：

1. 维护重要脏器供血供氧 畅通气道，双鼻管输氧，以流量 2～4L/min 为宜，必要时建立人工气道；体位：头与双下肢均抬高 20°左右，对严重休克的患者应去枕平卧位；开放静脉通道或双条静脉通道；低温者保暖，高热者物理降温。

2. 迅速病因治疗 创伤性：止痛、包扎、固定，内脏破裂及早探查；失血、低血容量性：扩容（先平衡液后糖液）、输血、中分子葡萄糖苷、血浆、白蛋白等。

3. 严密观察病情，及时而详细地记录病情变化。

4. 完善各种辅助检查。

5. 补足血容量，纠正酸中毒，改善脏器灌注。

【处置】

1. 止血 在创伤中主要因大出血而引起休克，控制出血量是创伤性休克急救处理的紧急措施，成年人出血量超过 800～1000ml 就可引起休克，危及生命。控制出血有六种有效止血方法。

（1）压迫止血法：针对小的创口出血。需用生理盐水冲洗消毒患部，然后覆盖多层消毒纱布用绷带扎紧包扎。

（2）指压止血法：只适用于头面颈部及四肢的动脉出血急救，注意压迫时间不能过长。

头顶部出血：在伤侧耳前，对准下颌耳屏上前方 1.5cm 处，用拇指压迫颞浅动脉。

头颈部出血：四个手指并拢对准颈部胸锁乳突肌中段内侧，将颈总动脉压向颈椎。注意不能同时压迫两侧颈总动脉，以免造成脑缺血坏死。压迫时间也不能太久，以免造成危险。

上臂出血：一手抬高患肢，另一手四个手指对准上臂中段内侧压迫肱动脉。

手掌出血：将患肢抬高，用两手拇指分别压迫手腕部的尺、桡动脉。

大腿出血：在腹股沟中稍下方，用双手拇指向后用力压股动脉。

足部出血：用两手拇指分别压迫足背动脉和内踝与跟腱之间的胫后动脉。

（3）指屈肢加垫止血法：当前臂或小腿出血时，可在肘窝、膝窝内放以纱布垫、棉花团或毛巾、衣服等物品，屈曲关节，用三角巾作"8"字形固定。但骨折或关节脱位者不能使用。

（4）橡皮止血带止血：常用的止血带是三尺左右长的橡皮管。注意使用止血带要加垫，不要直接扎在皮肤上。每隔 45 分钟放松止血带 2～3 分钟，放松时慢慢用指压法代替。上止血带的部位在上臂上 1/3 处、大腿中上段，操作时要注意使用的材料、止血带的松紧程度、标记时间等问题。

（5）绞紧止血法：把三角巾折成带形，打一个活结，取一根小棒穿在带子外侧绞紧，将绞紧后的小棒插在活结小圈内固定。

（6）填塞止血法：将消毒的纱布、棉垫、急救包填塞、压迫在创口内，外用绷带、三角巾包扎，松紧度以达到止血为宜。

2. 迅速扩充血容量　抢救休克的患者首要措施是补充血容量。输液的部位应选择表浅、较粗的静脉。加快输液速度。一般需同时开放两条静脉，一条作扩容，给予少量生理盐液，以备输血或输平衡液，既能扩张细胞外液，又能兼补血容量和电解质，降低肾衰竭的发生等优点，还可输一定量的低分子葡萄糖苷或 706 代血浆等胶体液，用于维持胶体渗透压、扩容、疏通循环、增加心肌收缩力，起到抗休克的作用；另一条则为及时输入各种抢救药品，达到增加有效循环量的目的。

3. 保持呼吸道通畅，迅速清除口腔及呼吸道内分泌物及异物，遇有喉头水肿或昏迷患者舌后坠可用舌钳夹出。必要时立即进行气管插管，给予氧气吸入，及时改善缺氧状态。

4. 及早发现休克早期症状　要严密观察患者神志与表情。严密观察脉搏与血压的变化是抢救休克的关键。大部分休克患者均伴有呼吸频率及幅度代偿增加，当出现呼吸加深加快或变浅不规则，并出现鼻翼扇动，提示病情恶化，应严密观察及时处理。严格监测中心静脉压、尿量极为重要。体温：休克患者体温一般偏低,如患者突然体温升高表示有其他感染,要及时处理。

5. 加强基础护理 室温保持在18～20℃,温度太高会增加组织的代谢率,从而增加氧气的消耗量,维持适当的舒适,减少不必要的活动,让患者充分休息。

【注意事项】

1. 避免搬运或刺激而加重休克甚至延误抢救时机。抢救创伤性休克时,要体现果断、迅速的特点。在救治中及时有效、争分夺秒地实行各项治疗,并及早发现休克的早期症状,是创伤性休克抢救成功的关键,同时还需注意预防其他并发症。应迅速建立两条静脉通道,静脉选择近心端穿刺,对穿刺另一条则可及时输入各种抢救药品。

2. 大量输液的同时,应监测中心静脉压,若中心静脉压在1.47～1.96kPa,提示血容量过多或心脏排血量较明显减少,有发生肺水肿的危险,应立即减少其输血、输液量,酌情考虑快速使用洋地黄制剂等措施。当中心静脉压<0.49kPa时,提示血容量不足,应快速补充血容量,加快输液速度。

3. 多数创伤性失血患者同时伴有多处损伤,骨折、腹部脏器破裂等,需及时手术止血及清创等。对需手术的患者,应在抗休克的同时,做好必需的术前准备,休克患者应给予保暖,避免受寒,以免加重休克。

4. 休克患者应用心血管活性药,应从低浓度慢速开始,每5分钟监测一次血压,待血压稳定后改为每15～30分钟监测一次,并按药物浓度严格掌握输液速度,使血压维持在稳定状况。在用药同时严格防止液体外溢,以免造成局部组织坏死。

第六节　软组织伤害及包扎

【概述】

软组织伤害主要是指人体皮肤、皮下组织、肌肉、关节遭受外来暴力撞击、强力扭转或牵拉压迫等原因引起的损伤。其主要症状是疼痛、肿胀和功能障碍。

包扎是指用绷带、三角巾、止血带等物品,直接敷在伤口或结扎某一部位的处理措施。

【临床表现】

1. 闭合性软组织伤害 软组织损伤的一种。受钝力作用,肌肉猛烈收缩,关节活动超越正常范围或劳损等引起。损伤无裂口常见有:①挫伤;②肌肉拉伤;③关节韧带拉伤;④滑囊炎:有急性和慢性损伤两种。

2. 开放性软组织伤害 包括割伤、刺伤和撕裂伤。割伤、刺伤是锐器导致的软组织损伤;撕裂伤是外力所致的软组织撕裂,伴外出血,伤口周围有挫裂。

3. 运动过程中发生的各种损伤。其损伤部位与运动项目以及专项技术特点有关。如体操运动员受伤部位多是腕、肩及腰部,与体操动作中的支撑、转肩、跳跃、翻腾等技术有关。网球肘多发生于网球运动员与标枪运动员。损伤的主要原因是:训练水平不够,身体素质差,动作不正确,缺乏自我保护能力;运动前不做准备活动或准备活动不充分,身体状态不佳,缺乏适应环境的训练,以及教学、竞赛工作组织不当。运动损伤中急性多于慢性,急性损伤治疗不当、不及时或过早参加训练等可使其转化为慢性损伤。

【诊断要点】

1. 凡机体组织受外力直接或间接作用,如跌打、撞击、钝挫、挤压等而引起损伤、局部肿胀、疼痛、青紫淤斑、功能障碍以及皮肤破损、出血的挫伤者。

2. 凡因受外来的直接或间接暴力,使皮肤、皮下组织、肌肉损伤,完整性遭破坏,伴出血者(包括挫伤、割伤、撕裂伤、刺伤、压轧伤等)。

3. 检查

(1) 损伤部位与健侧对比出现肿胀者。

(2) 损伤局部疼痛、压痛、出现不同程度的功能障碍。

(3) 由于肿胀疼痛,损伤肢体处于保护性位置上。

(4) 外伤出血(毛细血管、静脉或小动脉出血)。

【治疗方案及原则】

1. 加强局部治疗,改善伤部代谢,消除水肿,防止深痕粘连与收缩。

2. 包扎的目的

(1) 包扎时施加压力,可起到止血作用。

(2) 扶托受伤的肢体,使患者减少痛苦,尽量保持安静。

(3) 保护伤口免受污染。

(4) 固定伤口的敷料和夹板。

3. 包扎的要求

(1) 包扎的动作要轻、快、准、牢。避免碰触伤口,以免增加伤员的疼痛,出血和感染。

(2) 对充分暴露的伤口,要尽可能地先用无菌敷料覆盖伤口,再进行包扎。

(3) 不要在伤口上打结,以免压迫伤口而增加痛苦。

4. 包扎不可过紧或过松,以防滑脱或压迫神经和血管,影响远端血液循环。如是四肢,要露出指(趾)末端,以便随时观察肢端血液循环情况。

【处置】

包扎技术:快速、准确地将伤口用自粘贴、尼龙网套、纱布、绷带、三角巾或其他现场可以利用的布料等包扎,是外伤救护的重要环节。它可以起到快速止血、保护伤口、防止污染，减轻疼痛的作用，它也同样适用于肩、肘、膝关节、踝关节的包扎。

1. 螺旋包扎法 适用于四肢部位的包扎，对于前臂及小腿，由于肢体上下粗细不等，采用螺旋反折包扎，效果会更好。

2. "8"字包扎法 在关节弯曲的上、下两方，先将绷带由下而上缠绕；再由上而下成"8"字形来回缠绕。多用于肘、膝、腕、踝、肩、髋等关节处。

3. 回反包扎法 此法为一系列的反折，第一周常在中央，以后各周分向左右，直到伤口全部包盖后，再作环形包扎固定。常用于头部和断肢包扎。

4. 三角巾包扎

（1）头顶帽式包扎：适用于头部外伤的伤员。

（2）肩部包扎：适用于肩部有外伤的伤员。

（3）胸背部包扎：适用于前胸或后背有外伤的伤员。

（4）腹部包扎：适用于腹部或臀部有外伤的伤员。

（5）手（足）部包扎：适用于手或足有外伤的伤员，包扎时一定要将指（趾）分开。

（6）膝关节包扎：同样适用于肘关节的包扎，比绷带包扎更省时，包扎面积大且牢固。

5. 特殊伤的处理

（1）颅脑伤：颅脑损伤脑组织膨出时，可用保鲜膜、软质的敷料盖住伤口，再用干净碗扣住脑组织，然后包扎固定，伤员取仰卧位，头偏向一侧，保持气道通畅。

（2）开放性气胸：应立即封闭伤口，防止空气继续进入胸腔，用不透气的保鲜膜、塑料袋等敷料盖住伤口，再垫上纱布、毛巾包扎，伤员取半卧位。

（3）异物插入：无论异物插入眼球还是插入身体其他部位，严禁将异物拔除，应将异物固定好，再进行包扎。

【注意事项】

1. 对于特殊伤的处理，要掌握好救护原则，不增加伤员的损伤及痛苦，严密观察伤员的生命体征（意识、呼吸、心跳、血压）。

2. 伤后24小时是急性软组织损伤处理最关键的时期。软组织损伤通常伴有血管的损伤，因此损伤组织周围血液淤积，并压迫相邻组织，从而引起组织缺氧，进一步加重损伤。损伤愈合期间，组织肿胀，压力增高，可引起疼痛，导致肌肉痉挛和废用。因此，损伤早期应尽量减少损伤部位的出血。

3. 抬高患肢可减少损伤部位的血流，并促进局部静脉和淋巴回流。

4. 各种包扎方法，均要求达到包扎完后有良好的松紧度和固定，并注意无菌操作。

第七节　肌肉损伤、脱臼及骨折处理

【概述】

肌肉损伤：因创伤所致的患处肌肉疼痛、肿胀，皮下有瘀斑及瞬间运动困难。患处肌肉活动时疼痛加剧，严重者伴有韧带断裂。它包括肌肉拉伤和肌肉挫伤。前者指肌纤维撕裂而致的损伤，主要由于运动过度或热身不足造成，可根据疼痛程度知道受伤的轻重；后者止于身体局部受到钝器打击而引起的肌组织损伤。肌肉损伤多能活动，活动时疼痛加剧。

脱臼又称关节脱位，即组成关节各骨的关节面失去正常的对合关系。脱臼通常会造成韧带的拉扯或撕伤，严重者会合并骨折和血管、神经损伤。青壮年多见，上肢多见，脱臼时活动不能。

骨折即骨骼的完整性或连续性中断。有五大成因：直接暴力、间接暴力、肌拉力、劳损、骨病。

【临床表现】

肌肉损伤：局部疼痛、肿胀、压痛，重复受伤动作时，肌肉损伤处疼痛加重。当肌肉完全断裂时，还可能听到断裂声，或摸到凹陷处。患处能动。

脱臼：有外伤史，患处局部疼痛、肿胀、关节处肿大、明显畸形，轻微活动或者着力都会有剧烈的疼痛感，而使活动不能。弹性固定和关节盂空虚是特有体征。若脱臼的骨骼压迫神经，会造成脱臼关节以下的肢体麻木；若压迫到血管，脱臼以下关节肢体摸不到动脉搏动且发紫。

骨折：局部表现有：①专有体征：畸形，反常活动、骨擦音/感。②其他：局部疼痛与压痛、局部肿胀与瘀斑、功能障碍。严重者可有全身表现：休克和发热。

【诊断要点】

肌肉损伤：病因＋临床表现。

脱臼：病因＋临床表现。

必要时 X 线检查，对确定程度、并发症等有重要作用。

骨折：

1. 剧烈的疼痛　由于骨折处的尖端刺伤周围组织的血管、神经，活动时骨折局部剧烈疼痛，并有明显压痛、肿胀。

2. 畸形　骨折部位在肌肉的作用下，形态改变，如成角、旋转、肢体缩短等。

3. 骨摩擦音及骨摩擦感　骨折断端相互碰触时出现的声音和感觉。严禁有意去做此项检查。

4. 功能障碍　骨的支撑、运动、保护等功能受到影响或完全丧失。

X线检查对确定骨折类型及选择治疗方式很有帮助,经常要拍照侧位与纵轴位象。

【治疗方案及原则】

肌肉损伤:出现痛感应立即停止运动,并在痛点冷敷处理。敷上冰块或冷毛巾,保持30分钟,以使小血管收缩,减少局部充血、水肿。切忌搓揉及热敷。轻度损伤不需特殊处理,经冷敷处理24小时后可用活血化瘀酊剂,局部可用伤湿止痛膏贴上,在伤后第一天予以冷敷,第二天热敷。约一周后可吸收消失。较重的挫伤可用云南白药加白酒调敷伤处并包扎,隔日换药一次,每日2~3次,加理疗。

脱臼:原则:复位、固定、功能锻炼。复位,分手法复位与切开复位。固定,复位后将关节固定在稳定的位置上,一般2~3周。固定期间起即要针对性逐步进行主动运动。

骨折:骨折治疗原则:复位、固定、功能锻炼、内外用药。

对开放性骨折,不可用手回纳,以免引起骨髓炎,应用消毒纱布对伤口作初步包扎、止血后,再用平木板固定送医院处理。骨折后肢体不稳定,容易移动,会加重损伤和剧烈疼痛,可找木板、塑料板等将肢体骨折部位的上下两个关节固定起来。如一时找不到外固定的材料,骨折在上肢者,可屈曲肘关节固定于躯干上;骨折在下肢者,可伸直腿足,固定于对侧的肢体上。怀疑脊柱有骨折者,需尽快卧在门板或担架上,躯干四周用衣服、被单等垫好,不致移动,不能抬伤者头部,这样会引起伤者脊髓损伤或发生截瘫。昏迷者应俯卧,头转向一侧,以免呕吐时将呕吐物吸入肺内。怀疑颈椎骨折时,需在头颈两侧置一枕头或扶持患者头颈部,不使其在运输途中发生晃动。

【处置】

首先为避免病患再度跌倒受伤,应帮助其坐下或躺下,检查是否有其他伤处,并检查远端脉搏,让病患安静,温暖并防止休克。

肌肉损伤:轻度损伤不需特殊处理。中度以上损伤立即停止运动,亦可用绷带包扎,限制关节活动。头24~48小时冷敷处理,每次10~20分钟;敷上冰块或冷毛巾,保持30分钟,以使小血管收缩,减少局部充血、水肿。早期切忌搓揉及热敷。局部可用伤湿止痛膏贴上,在伤后第一天予以冷敷,第二天热敷。约一周后可吸收消失。较重的挫伤可用云南白药加白酒调敷伤处并包扎,隔日换药一次,每日2~3次,加理疗。内服药:口服七厘散、云南白药等。肌肉拉伤的处理:

(一) 立即处理

1. 休息,在3天内尽量不要活动,如果有必要,可用石膏固定。

2. 冰敷,标准做法是冰敷 15 分钟间隔 30 分钟。

3. 加压包扎。

4. 抬高患肢。

5. 3 天内可用消炎镇痛药口服。

6. 等长训练,即肌肉收缩但不产生运动,以疼痛为界限。

(二) 3 天后处理

1. 拉伸受伤肌肉,从每次伸展 10 秒逐渐延长至每次 1 分钟,以疼痛为界限。

2. 逐步恢复运动,但在 3 周后才能恢复全部活动。

3. 局部热敷或和冷敷交替使用。

脱臼:基本与骨折相同。一旦发生脱臼,应嘱患者保持安静、不要活动,更不可揉搓脱臼部位。如脱臼部位在肩部,可把患者肘部弯成直角,再用三角巾把前臂和肘部托起,挂在颈上,再用一条宽带缠过脑部,在对侧脑作结。如脱臼部位在髋部,则应立即让患者躺在软卧上送往医院。固定脱臼部位是减轻疼痛最佳的方法,另用冰敷减少患处疼痛及肿胀。如在病患可以忍痛下,立即给予复位是可取的。

骨折急救:

1. 一般处理 凡有骨折可疑者,均按骨折处理。先快速了解伤情,首要抢救生命,处理休克、通畅气道等。

2. 伤口包扎 止血,防止再感染。

3. 固定 最重要。无条件时,不可轻易试行复位。固定目的:避免搬运时移动而致再损伤;止痛、防休克;便于搬运和运输。

4. 快速运往医院。

【注意事项】

大多数严重情况是骨折、脱臼、挫伤的复合症状。任何状况下,都要严格遵守下列的注意事项。第一,没有固定的情况下不可随意搬动伤员。第二,要把患部抬高。第三,急救时冷敷患部。减少患部内出血或淋巴液的渗出现象。

骨折临时固定的注意事项:

1. 如为开放性骨折,必须先止血、再包扎、最后再进行骨折固定,此顺序绝不可颠倒。

2. 下肢或脊柱骨折,应就地固定,尽量不要移动伤员。

3. 四肢骨折固定时,应先固定骨折的近端,后固定骨折的远端。如固定顺序相反,可导致骨折再度移位。夹板必须扶托整个伤肢,骨折上下两端的关节均必须固定住。绷带、三角巾不要绑扎在骨折处。

4. 夹板等固定材料不能与皮肤直接接触，要用棉垫、衣物等柔软物垫好，尤其骨突部位及夹板两端更要垫好。

5. 固定四肢骨折时应露出指（趾）端，以随时观察血液循环情况，如有苍白、发绀、发冷、麻木等表现，应立刻松开重新固定，以免造成肢体缺血、坏死。

6. 夹板尽量选择平直和有一定韧性的。厚实的树皮用衬衣包裹是比较好的选择。坚韧，质轻，容易塑型。当然，固定是第一要务，切不可为了寻找较好的夹板而耽误第一处置时间。

脊椎骨折的发生有可能是单纯性骨折、移位，但也有可能造成严重的脊髓损伤，伤害程度不同应有不同程度的处理。

脊柱骨折一定注意要平行地搬运患者，头部骨折注意生命体征，头侧移向一边，防止呕吐物窒息气道。必要时固定舌头防止舌后坠，用手帕卷成条塞在上下牙之间一角。

第八节　创伤处理

【概述】

随着社会生产建设和交通事业日益发达，创伤发生率有增高趋势。在和平时期以重大灾害或事故等生产和交通性创伤为主。

【处置】

较重和重症创伤应从现场着手急救。

首要的则是抢救生命。在处理复杂的伤情时，应优先解决危及生命和其他紧急的问题。

急救治疗创伤的目的是修复损伤的组织器官和恢复生理功能。

例如，骨盆骨折合并尿道损伤和休克时，处理的顺序应是先抗休克，其次处理尿道损伤，然后行骨盆牵引固定。必须优先抢救的急症有：心搏骤停、窒息、大出血、开放性气胸、休克、腹部内脏脱出等。

抢救危重伤者生命的基本措施可概括为"ABC"的支持，即 airway（气道）、breathing（呼吸）和 circulation（循环）的支持。表 1-1 列出急救的初步措施和紧急手术。

（一）　一般处理

1. 体位和局部制动较重的创伤后伤员卧床休息，所取的体位应利于呼吸运动和保持伤处静脉血回流（减轻水肿），如半卧位利于呼吸、垫高受伤的下肢可减轻肿胀。受伤的局部应适当制动，可缓解疼痛，且利于组织修复。有骨折、血管损伤、神经损伤、肌腱损伤等，更重视制动。制动可选用绷带、夹板、石膏、支架等。

表 1-1　重症创伤的急救

	初步处理	急症室处理
气道	头部侧向,抬起下颌,口咽吸引,用口咽通气管	经口/鼻气管插管,气管切开或环甲膜切开
呼吸	口对口呼吸,呼吸面罩及手法加压给氧	气管插管接呼吸机支持呼吸
循环	制止心脏出血,抬高下肢,扩休克裤使用;胸外心脏按压,静脉肾上腺素注射	输液、输血,电除颤,心脏按压,胺碘酮
颅脑伤	口咽通气管,给氧	气管插管,给氧,脱水剂注射
颈椎伤	颈部长短夹板/硬领	颅骨钳牵引
胸部伤	开放性气胸伤口闭塞;张力性气胸穿刺排气;连枷胸肋骨骨折胸壁固定;心包填塞穿刺抽血	心包切开缝合心肌伤口;连枷胸肋骨骨折使用骨牵引/气管插管接呼吸机
腹部伤	内脏脱出伤口覆盖包扎	腹腔大出血开腹止血(钳夹、堵塞),胃肠减压,输液、输血
骨折	外固定	

2. 预防和治疗感染　凡有开放性创伤,均必须重视感染的防治。腹内、胸内组织器官受损的闭合性创伤,也需防治感染。伤口的清洁、清创术处理和闭合伤的手术处理,必须及早施行。污染较多和组织破坏较重者需选用抗生素,并用破伤风抗毒血清等。

3. 维持体液平衡和营养代谢　伤后有口渴和尿少提示体液不足,应及时检查和输液补充。较重的伤员更可有酸碱失衡和电解质紊乱,均需予以调整。较重的创伤可造成机体静息能量消耗增加和分解代谢加速,导致体质消耗、组织修复迟滞和免疫功能降低,容易出现并发症。因此,如果伤后患者不能经口进食和消化食物,就应选用要素饮食或静脉营养法。

4. 镇痛镇静和心理治疗　选用药物镇痛镇静,使伤员可以安静休息和恢复生活起居。但成年伤员主诉疼痛可能含精神因素,不应一律给予麻醉镇痛药,要防止影响伤情判别和用药的副作用。心理治疗也很重要,由于伤员可有恐惧、焦虑等,个别可发生伤后精神病。适当进行心理治疗,使伤员配合治疗,利于康复。

(二) 闭合性创伤处理

1. 小范围软组织挫伤伤后早期可用局部冷敷,以减少组织出血。继而可用温敷和理疗,以利炎症消退。还可选用中药(以活血化瘀药为主)外敷和内服,以缓解疼痛和促使肿胀消退。

2. 骨折和脱位先行复位,继用各种固定方法制动,直至骨折初步愈合和脱位关节周围组织修复。一部分骨折需手术复位和固定。

3. 胸腔和腹腔的器官损伤大多需行紧急手术处理,因为并发细菌污染、出血、消化液漏出等,延迟处理势将造成严重的不良结果。血气胸可先行穿刺或加以引流。较轻的腹内器官损伤、无明显腹膜炎者,可暂予支持疗法,密切观察。

4. 头部伤头皮血肿先加压包扎,待血肿液化后可穿刺吸液,继续加压包扎。脑震荡和脑挫伤,需用脱水剂以防治颅内压增高症,意识障碍者还应用头部降温法。颅内血肿和颅内压增高症用脱水等疗法无效,则需手术处理。

5. 其他　如挤压伤、冲击伤等各需相应的治疗。

(三) 开放性创伤处理

1. 清洁伤口通常是指"无菌手术"(如甲状腺切除术、腹股沟疝修补术等)的切口,缝合后一般都达到一期愈合。意外创伤的伤口难免有程度不等的污染,但经过处理后可能使其污染减少、甚至变成清洁伤口,可以当即缝合。

2. 污染伤口　是指污染有细菌,但尚未发展成感染的伤口。一般认为伤后8小时以内处理的伤口属于此类。但伤口污染变成感染,不仅仅与处理时间相关。如伤口污染严重或细菌毒性强,在 4~6 小时即可变成感染,已不宜按污染伤口处理。而头面部伤口,因其局部血液循环良好,伤后 12 小时或更多时间仍可按污染伤口处理。其他部位的伤口,如果污染较少、失活组织不多(如刀刃切伤)、伤后早期注射抗生素,伤后处理时间稍迟也仍可按污染伤口处理。

处理污染伤口的方法称为清创术,目的是使其转变成或接近于清洁伤口,当即缝合或延期缝合,争取达到一期愈合。

3. 感染伤口包括延迟处理的开放性创伤、脓肿切开、手术切口感染等,有渗出液、脓液、坏死组织等,周围皮肤常有红肿。伤口须经过换药逐渐达到二期(瘢痕组织)愈合。

4. 伤后的异物在原则上应取出。感染病灶内的异物尤其需要及早取出,使感染顺利治愈。伤口已愈合的异物,手术以前必须确定其部位和选择适当的手术途径,避免不必要的损伤。为了预防术后感染,可酌情用抗生素和破伤风抗毒血清。某些深部的异物或数量多、分散者,如果不至损及重要组织器官,可以保留和观察。

(四) 功能练习

功能练习是创伤治疗的一项重要措施,因为治疗既要达组织修复,又要恢复生理功能。典型的例证是骨折治疗。如果伤后单纯行骨折复位固定,忽视功能练习,骨折虽能修复连接,但可发生肌萎缩、僵硬等,明显影响伤肢运动功能。所以,骨折部位固定制动后,即应开始被动的肌按摩和主动的肌伸缩活动;待骨折初步愈合后,逐渐增加运动量,使肢体早日恢复功能。

机体各方面的结构与功能都存在密切的互相关系,结构的病损使其功能不全、而功能废用可使其结构萎缩。例如:胃肠外营养法使用较长久,胃肠道未被利用,其黏膜就可发生改变。因此,患者需要营养支持时应尽可能及早使用胃肠营养法。总之,创伤治疗过程中,在不干扰组织修复的前提下,积极进行功能练习,能促使伤员早日康复。

【注意事项】

1. 抢救积极,但不慌乱,保持镇定,工作有序。

2. 现场有多个伤员,组织人力协作。不可忽视沉默的伤员,因为他的伤情可能更为严重。

3. 防止抢救中再次损伤,例如移动伤员时制动不够,使骨折端损伤原未受伤的血管神经。

4. 防止医源性损害,例如输液过快过多引起肺水肿、输入不相容的血液引起溶血等。

第二章 灾难医学

第一节 总 论

概 述

一、灾害、灾难、灾难医学、灾难急救医学的定义

灾害:任何可能对公共安全和公共卫生造成实质性威胁的事件(引起设施破坏、经济严重损失、人员伤亡、人的健康状况及社会卫生服务条件恶化)。

灾难:世界卫生组织(WHO)对灾难的定义,当一个自然事件或人类引发的事件攻击社区/国家时,该社区/国家的能力是有限的,在需要外部援助时,该事件称为灾难。

灾害与灾难:当任何公共安全或公共卫生造成实质性威胁的灾害,超出了当地政府和(或)应急部门的应对能力时引致灾难。灾难是相对的,不同的社区/国家的应对能力不同,相同的灾害或突发公共事件对某些社区/国家可以构成灾难,但对另外一些社区/国家则可以不构成灾难。

灾难医学:是研究人为或自然灾难与人类生命和健康的关系、影响及其规律,探讨有效的医学救援和卫生防护的综合性学科。其涉及灾难、管理、心理、气象、地质、天文、水文、建筑等学科。

灾难急救医学:针对灾难时突发性的人员伤亡特点,确定灾前和灾期急救医学的任务、开展相关技术的研究。灾前建立院前急救、院内急诊、救治和康复的急救医疗服务体系,制定预案,组建医疗应急救援救治队伍,提高急救技能,配备各种适合现场医学急救的装备、器械、物品和药品,做好各项应急准备。灾难一旦发生,医疗急救和救治机构能立即有效地进行医疗救援和卫生防疫。

二、灾难、灾害事故分类与分级

(一) 灾难分类

1. **按性质分类** 气象灾难、海难、地质灾难、疫病灾难、环境灾难、交通灾

难、社会灾难等。

2. 按原因分类　自然灾难和人为灾难。

（二）灾难的分级

我国的灾难分级为五个等级。

微灾（E级）：死亡10人以下或损失10万元以下。

小灾（D级）：死亡10人至百人或损失10万至百万元。

中灾（C级）：死亡百人至千人或损失百万至千万元。

大灾（B级）：死亡千人至万人或损失千万至亿元。

巨灾（A级）：死亡万人以上或损失亿元以上。

（三）自然灾害的分类

我国根据灾害成区把自然灾害分为五类：

1. 气象灾害和洪水。

2. 海洋灾害与海岸带灾害。

3. 地质灾害和地震灾害。

4. 农业、林业病虫害。

5. 人为自然灾害。

三、灾难的特点

目前，世界上主要灾难事件前五位是：事故、洪水、暴风雨、流行病和地震。亚太地区87.6%的灾难由5种危害造成：重大事故、暴风雨、洪水、地震和流行病。WHO统计1980～2000年，全世界有300万人受害，8亿人受影响，财产损失超过230亿美元。

灾难创伤的卫生影响：

1. 灾后第一周，95%的发病和死亡原因是由于创伤。

2. 在亚太地区，72%的灾难创伤受害者（死亡和伤员）少于50人，60%的创伤只需要简单的急救。

3. 95%的灾难死亡发生在受害者到达医院之前。

4. 72%的事件中没有达到一次处理50个伤亡的能力。这些灾难48%是由于重大事故造成（工业、交通和城市火灾）。

四、我国突发公共事件定义和分类

突发公共事件定义：突然发生，造成或者可能造成重大人员伤亡、财产损失、生态环境破坏和严重社会危害，危及公共安全的紧急事件（2006年1月《国家突发公共事件总体应急预案》）。

突发公共事件分类：自然灾害、事故灾难、公共卫生事件、社会安全事件。

五、突发公共事件医疗卫生救援事件分级

根据突发公共事件导致人员伤亡和健康危害情况将医疗卫生救援事件分为特别重大（Ⅰ级）、重大（Ⅱ级）、较大（Ⅲ级）和一般（Ⅳ级）。

1. 特别重大事件（Ⅰ级）

（1）一次事件出现特别重大人员伤亡，且危重人员多，或者核事故和突发放射事件、化学品泄漏事故导致大量人员伤亡，事件发生地省级人民政府或有关部门请求国家在医疗卫生救援工作上给予支持的突发公共事件。

（2）跨省（区、市）的有特别严重人员伤亡的突发公共事件。

（3）国务院及其有关部门确定的其他需要开展医疗卫生救援工作的特别重大突发公共事件。

2. 重大事件（Ⅱ级）

（1）一次事件出现重大人员伤亡。其中，死亡和危重病例超过 5 例的突发公共事件。

（2）跨市（地）的有严重人员伤亡的突发公共事件。

（3）省级人民政府及其有关部门确定的其他需要开展医疗卫生救援工作的重大突发公共事件。

3. 较大事件（Ⅲ级）

（1）一次事件出现较大人员伤亡。其中，死亡和危重病例超过 3 例的突发公共事件。

（2）市（地）级人民政府及其有关部门确定的其他需要开展医疗卫生救援工作的较大突发公共事件。

4. 一般事件（Ⅳ级）

（1）一次事件出现一定数量人员伤亡。其中，死亡和危重病例超过 1 例的突发公共事件。

（2）县级人民政府及其有关部门确定的其他需要开展医疗卫生救援工作的一般突发公共事件。

灾难医疗救治工作的组织和准备

一、预　　案

（一）预案的概念

预案又称之为应急计划，是针对可能发生的重大事故或灾害，为保证迅速、

有序、有效地开展应急救援行动、减少伤亡和损失而预先制订的有关方案或计划。

（二）预案的分类

完善的预案体系一般有总体预案、专项预案和现场预案。

1. 总体预案 主要为应急目标、原则、应急组织结构及职责，行动的整体要求等。根据《国家突发公共事件医疗卫生救援应急预案》要求，各级医疗卫生行政部门、急救中心和综合性医院等救援医疗机构应制定一个总体预案。

2. 专项预案 是总预案的子预案。一个专项预案针对一类灾难或事件，可对同类灾难或事件的不同现场应急起指导作用。如食物中毒预案有应对各种原因导致的食物中毒事件的应急要求，而交通事故应急专项预案应有各种交通事故的应急要求（包括城乡）。

3. 现场预案 是针对灾难或事件的现场制定，应有较强的针对性、指导性和可操作性。一般同一类灾难或事件要制定一个现场预案，并组织演练。

附：《国家突发公共事件医疗卫生救援应急预案》

国家突发公共事件医疗卫生救援应急预案

1 总则

1.1 编制目的

保障自然灾害、事故灾难、公共卫生、社会安全事件等突发公共事件（以下简称突发公共事件）发生后，各项医疗卫生救援工作迅速、高效、有序地进行，提高卫生部门应对各类突发公共事件的应急反应能力和医疗卫生救援水平，最大限度地减少人员伤亡和健康危害，保障人民群众身体健康和生命安全，维护社会稳定。

1.2 编制依据

依据《中华人民共和国传染病防治法》、《中华人民共和国食品卫生法》、《中华人民共和国职业病防治法》、《中华人民共和国放射性污染防治法》、《中华人民共和国安全生产法》以及《突发公共卫生事件应急条例》、《医疗机构管理条例》、《核电厂核事故应急管理条例》和《国家突发公共事件总体应急预案》，制定本预案。

1.3 适用范围

本预案适用于突发公共事件所导致的人员伤亡、健康危害的医疗卫生救援工作。突发公共卫生事件应急工作按照《国家突发公共卫生事件应急预案》的有关规定执行。

1.4 工作原则

统一领导、分级负责；属地管理、明确职责；依靠科学、依法规范；反应及时、措施果断;整合资源、信息共享;平战结合、常备不懈;加强协作、公众参与。

2 医疗卫生救援的事件分级

根据突发公共事件导致人员伤亡和健康危害情况将医疗卫生救援事件分为特别重大（Ⅰ级）、重大（Ⅱ级）、较大（Ⅲ级）和一般（Ⅳ级）四级。

2.1 特别重大事件（Ⅰ级）

（1）一次事件出现特别重大人员伤亡，且危重人员多，或者核事故和突发放射事件、化学品泄漏事故导致大量人员伤亡，事件发生地省级人民政府或有关部门请求国家在医疗卫生救援工作上给予支持的突发公共事件。

（2）跨省（区、市）的有特别严重人员伤亡的突发公共事件。

（3）国务院及其有关部门确定的其他需要开展医疗卫生救援工作的特别重大突发公共事件。

2.2 重大事件（Ⅱ级）

（1）一次事件出现重大人员伤亡。其中，死亡和危重病例超过5例的突发公共事件。

（2）跨市（地）的有严重人员伤亡的突发公共事件。

（3）省级人民政府及其有关部门确定的其他需要开展医疗卫生救援工作的重大突发公共事件。

2.3 较大事件（Ⅲ级）

（1）一次事件出现较大人员伤亡。其中，死亡和危重病例超过3例的突发公共事件。

（2）市（地）级人民政府及其有关部门确定的其他需要开展医疗卫生救援工作的较大突发公共事件。

2.4 一般事件（Ⅳ级）

（1）一次事件出现一定数量人员伤亡。其中，死亡和危重病例超过1例的突发公共事件。

（2）县级人民政府及其有关部门确定的其他需要开展医疗卫生救援工作的一般突发公共事件。

3 医疗卫生救援组织体系

各级卫生行政部门要在同级人民政府或突发公共事件应急指挥机构的统一领导、指挥下，与有关部门密切配合、协调一致，共同应对突发公共事件，做好突发公共事件的医疗卫生救援工作。

医疗卫生救援组织机构包括：各级卫生行政部门成立的医疗卫生救援领导小组、专家组和医疗卫生救援机构［指各级各类医疗机构，包括医疗急救中心（站）、综合医院、专科医院、化学中毒和核辐射事故应急医疗救治专业机构、疾病预防控制机构和卫生监督机构]、现场医疗卫生救援指挥部。

3.1 医疗卫生救援领导小组

国务院卫生行政部门成立突发公共事件医疗卫生救援领导小组,领导、组织、协调、部署特别重大突发公共事件的医疗卫生救援工作。国务院卫生行政部门卫生应急办公室负责日常工作。

省、市(地)、县级卫生行政部门成立相应的突发公共事件医疗卫生救援领导小组,领导本行政区域内突发公共事件医疗卫生救援工作,承担各类突发公共事件医疗卫生救援的组织、协调任务,并指定机构负责日常工作。

3.2 专家组

各级卫生行政部门应组建专家组,对突发公共事件医疗卫生救援工作提供咨询建议、技术指导和支持。

3.3 医疗卫生救援机构

各级各类医疗机构承担突发公共事件的医疗卫生救援任务。其中,各级医疗急救中心（站）、化学中毒和核辐射事故应急医疗救治专业机构承担突发公共事件现场医疗卫生救援和伤员转送;各级疾病预防控制机构和卫生监督机构根据各自职能做好突发公共事件中的疾病预防控制和卫生监督工作。

3.4 现场医疗卫生救援指挥部

各级卫生行政部门根据实际工作需要在突发公共事件现场设立现场医疗卫生救援指挥部,统一指挥、协调现场医疗卫生救援工作。

4 医疗卫生救援应急响应和终止

4.1 医疗卫生救援应急分级响应

4.1.1 Ⅰ级响应

（1）Ⅰ级响应的启动:符合下列条件之一者,启动医疗卫生救援应急的Ⅰ级响应。

A. 发生特别重大突发公共事件,国务院启动国家突发公共事件总体应急预案。

B. 发生特别重大突发公共事件,国务院有关部门启动国家突发公共事件专项应急预案。

C. 其他符合医疗卫生救援特别重大事件（Ⅰ级）级别的突发公共事件。

（2）Ⅰ级响应行动:国务院卫生行政部门接到关于医疗卫生救援特别重大事件的有关指示、通报或报告后,应立即启动医疗卫生救援领导小组工作,组织专家对伤病员及救治情况进行综合评估,组织和协调医疗卫生救援机构开展现场医疗卫生救援,指导和协调落实医疗救治等措施,并根据需要及时派出专家和专业队伍支援地方,及时向国务院和国家相关突发公共事件应急指挥机构报告和反馈有关处理情况。凡属启动国家总体应急预案和专项应急预案的响应,医疗卫生救援领导小组按相关规定启动工作。

事件发生地的省(区、市)人民政府卫生行政部门在国务院卫生行政部门的指挥下,结合本行政区域的实际情况,组织、协调开展突发公共事件的医疗卫生救援。

4.1.2 Ⅱ级响应

(1) Ⅱ级响应的启动:符合下列条件之一者,启动医疗卫生救援应急的Ⅱ级响应。

A. 发生重大突发公共事件,省级人民政府启动省级突发公共事件应急预案。

B. 发生重大突发公共事件,省级有关部门启动省级突发公共事件专项应急预案。

C. 其他符合医疗卫生救援重大事件(Ⅱ级)级别的突发公共事件。

(2) Ⅱ级响应行动:省级卫生行政部门接到关于医疗卫生救援重大事件的有关指示、通报或报告后,应立即启动医疗卫生救援领导小组工作,组织专家对伤病员及救治情况进行综合评估。同时,迅速组织医疗卫生救援应急队伍和有关人员到达突发公共事件现场,组织开展医疗救治,并分析突发公共事件的发展趋势,提出应急处理工作建议,及时向本级人民政府和突发公共事件应急指挥机构报告有关处理情况。凡属启动省级应急预案和省级专项应急预案的响应,医疗卫生救援领导小组按相关规定启动工作。

国务院卫生行政部门对省级卫生行政部门负责的突发公共事件医疗卫生救援工作进行督导,根据需要和事件发生地省级人民政府和有关部门的请求,组织国家医疗卫生救援应急队伍和有关专家进行支援,并及时向有关省份通报情况。

4.1.3 Ⅲ级响应

(1) Ⅲ级响应的启动:符合下列条件之一者,启动医疗卫生救援应急的Ⅲ级响应。

A. 发生较大突发公共事件,市(地)级人民政府启动市(地)级突发公共事件应急预案。

B. 其他符合医疗卫生救援较大事件(Ⅲ级)级别的突发公共事件。

(2) Ⅲ级响应行动:市(地)级卫生行政部门接到关于医疗卫生救援较大事件的有关指示、通报或报告后,应立即启动医疗卫生救援领导小组工作,组织专家对伤病员及救治情况进行综合评估。同时,迅速组织开展现场医疗卫生救援工作,并及时向本级人民政府和突发公共事件应急指挥机构报告有关处理情况。

凡属启动市(地)级应急预案的响应,医疗卫生救援领导小组按相关规定启动工作。

省级卫生行政部门接到医疗卫生救援较大事件报告后,要对事件发生地突发公共事件医疗卫生救援工作进行督导,必要时组织专家提供技术指导和支持,并适时向本省(区、市)有关地区发出通报。

4.1.4 Ⅳ级响应

(1)Ⅳ级响应的启动:符合下列条件之一者,启动医疗卫生救援应急的Ⅳ级响应。

A. 发生一般突发公共事件,县级人民政府启动县级突发公共事件应急预案。

B. 其他符合医疗卫生救援一般事件(Ⅳ级)级别的突发公共事件。

(2)Ⅳ级响应行动:县级卫生行政部门接到关于医疗卫生救援一般事件的有关指示、通报或报告后,应立即启动医疗卫生救援领导小组工作,组织医疗卫生救援机构开展突发公共事件的现场处理工作,组织专家对伤病员及救治情况进行调查、确认和评估,同时向本级人民政府和突发公共事件应急指挥机构报告有关处理情况。凡属启动县级应急预案的响应,医疗卫生救援领导小组按相关规定启动工作。

市(地)级卫生行政部门在必要时应当快速组织专家对突发公共事件医疗卫生救援进行技术指导。

4.2 现场医疗卫生救援及指挥

医疗卫生救援应急队伍在接到救援指令后要及时赶赴现场,并根据现场情况全力开展医疗卫生救援工作。在实施医疗卫生救援的过程中,既要积极开展救治,又要注重自我防护,确保安全。

为了及时、准确掌握现场情况,做好现场医疗卫生救援指挥工作,使医疗卫生救援工作紧张有序地进行,有关卫生行政部门应在事发现场设置现场医疗卫生救援指挥部,主要或分管领导同志要亲临现场,靠前指挥,减少中间环节,提高决策效率,加快抢救进程。现场医疗卫生救援指挥部要接受突发公共事件现场处置指挥机构的领导,加强与现场各救援部门的沟通与协调。

4.2.1 现场抢救

到达现场的医疗卫生救援应急队伍,要迅速将伤员转送出危险区,本着"先救命后治伤、先救重后救轻"的原则开展工作,按照国际统一的标准对伤病员进行检伤分类,分别用绿、黄、红、黑四种颜色,对轻、重、危重伤病员和死亡人员作出标志(分类标记用塑料材料制成腕带),扣系在伤病员或死亡人员的手腕或脚踝部位,以便后续救治辨认或采取相应的措施。

4.2.2 转送伤员

当现场环境处于危险或在伤病员情况允许时,要尽快将伤病员转送并做好以下工作:

(1)对已经检伤分类待送的伤病员进行复检。对有活动性大出血或转运途中有生命危险的急危重症者,应就地先予抢救、治疗,做必要的处理后再进行监护下转运。

(2)认真填写转运卡提交接纳的医疗机构,并报现场医疗卫生救援指挥部汇总。

(3)在转运中,医护人员必须在医疗仓内密切观察伤病员病情变化,并确保治疗持续进行。

(4)在转运过程中要科学搬运,避免造成二次损伤。

(5)合理分流伤病员或按现场医疗卫生救援指挥部指定的地点转送,任何医疗机构不得以任何理由拒诊、拒收伤病员。

4.3 疾病预防控制和卫生监督工作

突发公共事件发生后,有关卫生行政部门要根据情况组织疾病预防控制和卫生监督等有关专业机构和人员,开展卫生学调查和评价、卫生执法监督,采取有效的预防控制措施,防止各类突发公共事件造成的次生或衍生突发公共卫生事件的发生,确保大灾之后无大疫。

4.4 信息报告和发布

医疗急救中心(站)和其他医疗机构接到突发公共事件的报告后,在迅速开展应急医疗卫生救援工作的同时,立即将人员伤亡、抢救等情况报告现场医疗卫生救援指挥部或当地卫生行政部门。

现场医疗卫生救援指挥部、承担医疗卫生救援任务的医疗机构要每日向上级卫生行政部门报告伤病员情况、医疗救治进展等,重要情况要随时报告。有关卫生行政部门要及时向本级人民政府和突发公共事件应急指挥机构报告有关情况。

各级卫生行政部门要认真做好突发公共事件医疗卫生救援信息发布工作。

4.5 医疗卫生救援应急响应的终止

突发公共事件现场医疗卫生救援工作完成,伤病员在医疗机构得到救治,经本级人民政府或同级突发公共事件应急指挥机构批准,或经同级卫生行政部门批准,医疗卫生救援领导小组可宣布医疗卫生救援应急响应终止,并将医疗卫生救援应急响应终止的信息报告上级卫生行政部门。

5 医疗卫生救援的保障

突发公共事件应急医疗卫生救援机构和队伍的建设,是国家突发公共卫生事件预防控制体系建设的重要组成部分,各级卫生行政部门应遵循"平战结合、常备不懈"的原则,加强突发公共事件医疗卫生救援工作的组织和队伍建设,组建医疗卫生救援应急队伍,制订各种医疗卫生救援应急技术方案,保证突发公共事件医疗卫生救援工作的顺利开展。

5.1 信息系统

在充分利用现有资源的基础上建设医疗救治信息网络,实现医疗机构与卫生行政部门之间,以及卫生行政部门与相关部门间的信息共享。

5.2 急救机构

各直辖市、省会城市可根据服务人口和医疗救治的需求,建立一个相应规模的医疗急救中心(站),并完善急救网络。每个市(地)、县(市)可依托综合力量较强的医疗机构建立急救机构。

5.3 化学中毒与核辐射医疗救治机构

按照"平战结合"的原则,依托专业防治机构或综合医院建立化学中毒医疗救治和核辐射应急医疗救治专业机构,依托实力较强的综合医院建立化学中毒、核辐射应急医疗救治专业科室。

5.4 医疗卫生救援应急队伍

各级卫生行政部门组建综合性医疗卫生救援应急队伍,并根据需要建立特殊专业医疗卫生救援应急队伍。

各级卫生行政部门要保证医疗卫生救援工作队伍的稳定,严格管理,定期开展培训和演练,提高应急救治能力。

医疗卫生救援演练需要公众参与的,必须报经本级人民政府同意。

5.5 物资储备

卫生行政部门提出医疗卫生救援应急药品、医疗器械、设备、快速检测器材和试剂、卫生防护用品等物资的储备计划建议。发展改革部门负责组织应急物资的生产、储备和调运,保证供应,维护市场秩序,保持物价稳定。应急储备物资使用后要及时补充。

5.6 医疗卫生救援经费

财政部门负责安排应由政府承担的突发公共事件医疗卫生救援所必需的经费,并做好经费使用情况监督工作。

自然灾害导致的人员伤亡,各级财政按照有关规定承担医疗救治费用或给予补助。

安全生产事故引起的人员伤亡,事故发生单位应向医疗急救中心(站)或相关医疗机构支付医疗卫生救援过程中发生的费用,有关部门应负责督促落实。

社会安全突发事件中发生的人员伤亡,由有关部门确定的责任单位或责任人承担医疗救治费用,有关部门应负责督促落实。各级财政可根据有关政策规定或本级人民政府的决定对医疗救治费用给予补助。

各类保险机构要按照有关规定对参加人身、医疗、健康等保险的伤亡人员,做好理赔工作。

5.7 医疗卫生救援的交通运输保障

各级医疗卫生救援应急队伍要根据实际工作需要配备救护车辆、交通工具和通信设备。

铁路、交通、民航、公安(交通管理)等有关部门,要保证医疗卫生救援人员和物资运输的优先安排、优先调度、优先放行,确保运输安全畅通。情况特别紧急时,对现场及相关通道实行交通管制,开设应急救援"绿色通道",保证医疗卫生救援工作的顺利开展。

5.8 其他保障

公安机关负责维护突发公共事件现场治安秩序,保证现场医疗卫生救援工作的顺利进行。

科技部门制订突发公共事件医疗卫生救援应急技术研究方案,组织科研力量开展医疗卫生救援应急技术科研攻关,统一协调、解决检测技术及药物研发和应用中的科技问题。

海关负责突发公共事件医疗卫生救援急需进口特殊药品、试剂、器材的优先通关验放工作。

食品药品监管部门负责突发公共事件医疗卫生救援药品、医疗器械和设备的监督管理,参与组织特殊药品的研发和生产,并组织对特殊药品进口的审批。

红十字会按照《中国红十字会总会自然灾害与突发公共事件应急预案》,负责组织群众开展现场自救和互救,做好相关工作。并根据突发公共事件的具体情况,向国内外发出呼吁,依法接受国内外组织和个人的捐赠,提供急需的人道主义援助。

总后卫生部负责组织军队有关医疗卫生技术人员和力量,支持和配合突发公共事件医疗卫生救援工作。

6 医疗卫生救援的公众参与

各级卫生行政部门要做好突发公共事件医疗卫生救援知识普及的组织工作;中央和地方广播、电视、报刊、互联网等媒体要扩大对社会公众的宣传教育;各部门、企事业单位、社会团体要加强对所属人员的宣传教育;各医疗卫生机构要做好宣传资料的提供和师资培训工作。在广泛普及医疗卫生救援知识的基础上逐步组建以公安干警、企事业单位安全员和卫生员为骨干的群众性救助网络，经过培训和演练提高其自救、互救能力。

7 附则

7.1 责任与奖惩

突发公共事件医疗卫生救援工作实行责任制和责任追究制。

各级卫生行政部门，对突发公共事件医疗卫生救援工作作出贡献的先进集体和个人要给予表彰和奖励。对失职、渎职的有关责任人，要依据有关规定严肃追究责任，构成犯罪的，依法追究刑事责任。

7.2 预案制定与修订

本预案由国务院卫生行政部门组织制定并报国务院审批发布。各地区可结合实际制定本地区的突发公共事件医疗卫生救援应急预案。

本预案定期进行评审，根据突发公共事件医疗卫生救援实施过程中发现的问题及时进行修订和补充。

7.3 预案实施时间

本预案自印发之日起实施。

二、组织与队伍

(一)组织体系

由医疗卫生救援领导小组、专家组和医疗卫生救援机构组成灾难应急医疗救治体系，在各级人民政府或灾难应急指挥机构以及各级卫生行政部门的统一领导、指挥下，与有关部门密切配合，协调一致，共同应对灾害事故，做好医疗卫生救援工作。

1. 医疗卫生救援领导小组 由各级相应的卫生行政部门组成，领导本行政区域内灾难医疗卫生救援工作，按照灾难医疗卫生应急预案，立即组织医疗救治，会同有关部门对灾难发生原因、涉及人群、地域范围、危害程度、影响和发展趋势等进行调查研究，科学分析，报告情况，提出防治规范和工作指引，采取控制和预防措施。

2. 专家组 对灾难医疗卫生救援工作提供咨询和建议、技术指导和支持。

3. 医疗卫生救援机构 由急救中心、综合医院、专科医院、化学中毒应急医疗救治专业机构、核辐射事故应急医疗救治专业机构、疾病预防控制机构和卫生监督机构、现场医疗卫生救援指挥部组成。分别负责灾难事故现场急救、转运和重症伤病员途中监护，开展灾难现场调查、监测检验、处置，灾难中的疾病控制和卫生监督工作。

4. 现场医疗卫生救援指挥部 统一指挥、协调现场医疗卫生救援工作。

（二）医疗卫生救援队伍

1. 急救中心（120 急救中心） 负责接警，要及时掌握灾难事故现场的伤亡及救援情况，组织调度急救网络医院和医疗救援队伍参加现场医疗救护，落实伤病员后送等工作。在紧急状态下，急救中心（120）接受本级卫生行政部门授权，具有指挥、协调本行政区域内医疗急救资源的职能。必要时，可以与公安（110）、消防（119）等应急系统联合行动，实施灾难事故的紧急救援。

2. 院前急救队伍 日常负责院前急救工作，在发生灾难事故时，由急救中心（120）按照就近调度的原则派出，赶赴现场参加医疗救护。这支队伍由于是24 小时备勤，以就近调度的原则派出，往往是灾难应急救治的首发队伍。最先到达现场的急救医师尽快组织对伤病员进行检伤分类，并按国际惯例将伤病员按病情的危重、重症、轻症、死亡，分别以红色、黄色、绿色、黑色标志。在检伤分类的基础上，陆续到达现场参加抢救工作的医务人员按照"先救命、后治病，先重后轻、先急后缓"的原则，立即救治红色标志的伤病员，次优先救治黄色标志的伤病员，然后治疗绿色标志的伤病员。黑色标志的死亡伤病员安置在停尸区域。当伤病员较多时，应在现场设立现场医疗救护站，悬挂明显标志。现场医疗救护站设初检分类区、危重症伤员处理区、轻症伤病员接收区、急救车待命区、伤病员转送区和临时停尸区，对不同级别（标志）的伤病员分区、分级进行处理。伤病员在现场经初步处置后，按照"先重后轻、先急后缓"的原则，送医院进行进一步救治。

3. 灾难事故医疗救援专业队伍 大型综合性医院、专科医院、疾病预防控制中心等医疗机构根据其专业特色组建综合性医疗救援队、生物恐怖袭击事件医疗卫生救援队伍、化学中毒医疗救援队伍、核辐射医疗救援队伍、精神卫生救援队伍。在发生严重灾难事故、出现大批伤病员时，综合性医疗救援队作为后续队伍增援现场的医疗救护工作。专业医疗救援队开展专项医疗卫生救援工作，如现场采样、监测、评估、消毒和卫生处理以及开展灾难事故的精神卫生紧急救援，对高危人群进行心理危机干预等（图 2-1）。

（三）医疗卫生救援队伍装备

1. 院前急救队、综合性医疗救援队配置常用的急救设备，包括急救车、供氧设备、开放气道设备、简易呼吸机、心脏除颤仪、多功能监护仪、开放静脉和输液装置、包扎和止血用品、各种外固定器材、简易手术包、担架、常用急救药品等。

2. 专业急救队根据各自的工作要求配备仪器和设备。

3. 进入事故现场的医护人员（包括现场医疗卫生救援指挥部人员）配置

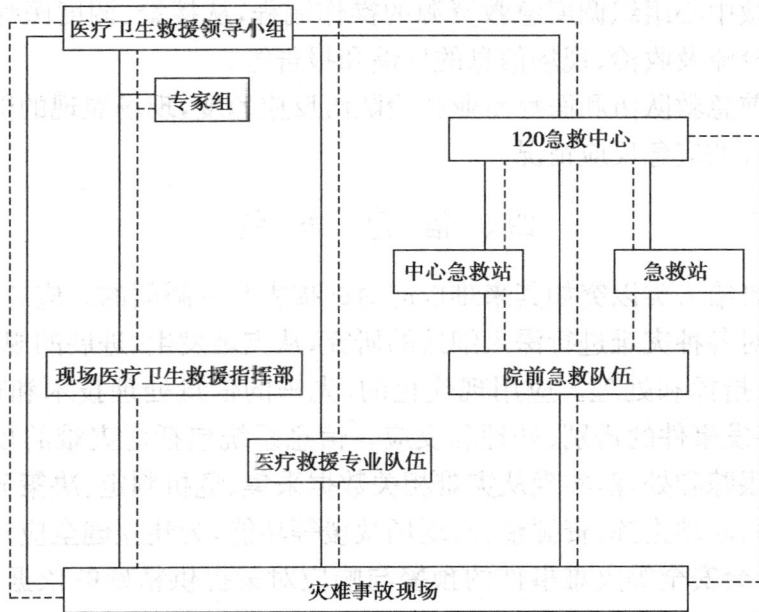

图 2-1 灾难事故紧急医疗救援结构图(实线是单向指挥,
虚线为双向通信)

防护装备要根据灾难事故的原因及专业救治要求配备个人防护用品。一般防护用品包括用于防水的雨具,保护头部的钢盔,防生物、化学中毒的一般级别的防护服、防毒面罩和过滤罐、目镜、靴子等。重型防护装备包括高级别的防化服等。

三、日 常 演 练

为了提高灾难事故医疗救治能力,应定期组织演练,全面检查应急救治体系的反应速度、组织协调和现场救治能力。

(一) 组织工作

综合演练由政府行政部门组织开展,如由同级政府组织,由公安、消防、卫生、交通、通信、煤气、电力、环保、气象等各部门参与的城市综合演练,还有卫生行政部门组织的医疗卫生应急救援演练。

(二) 制订医疗卫生救援演练方案

1. 决定演练的方式 表演性、沙盘操作或模拟真实的检测性演练。

2. 设计灾难事故的场景、规模、人员伤亡数量和程度。

3. 设计具体考核指标,进行现场模拟考核。

(1) 指挥员及急救人员能否明确各自的职责和任务,现场指挥如何根据预案进行组织和指挥等。

（2）急救中心组织调度急救资源的操作流程，从接警、调度医疗急救队伍、落实伤病员分流及收治、现场信息的反馈和报告等。

（3）院前急救队伍和医疗专业救治队伍反应速度，现场展现的能力和水平。

（4）医院的应急反应情况。

四、信 息 系 统

突发灾难给人类以突如其来难以应对的损害是一瞬间的。应急预案就是应用信息系统对各种灾难进行深入细致的研究，从灾难发生、进展的规律中掌握瞬间应对、应急指挥和处理。应用现代化的、先进的信息处理技术和现代管理手段，实现对突发事件的辨别、处理和反应。信息系统包括对灾难的预警，对全过程处置进行跟踪和处理，实现从灾难相关数据采集、危机判定、决策分析，指令发布、实时沟通、联动指挥、资源整合、现场救援等功能，为建立健全应对自然灾害、事故灾难、社会安全等灾难事件的预警与响应对策提供精确的依据。使灾难医疗救治工作形成准备充分，组织有序，统一指挥，院内、外协调，反应灵敏，救治有方，减少死亡，提高受害伤员生命质量。

（一）灾难救援信息系统作用与功能

1. 信息系统是综合运用计算机技术、网络技术和通信技术，与各级政府和相关应急部门、如 120、110、119、122 和各级卫生行政部门、医院、CDC，构建信息共享平台，形成高效、快速、通畅的信息网络系统，收集、整理、分析，沟通信息，提高减灾质量的灾难医疗救治信息系统，以提高医疗救治、科学决策以及突发灾难的应急指挥能力。

2. 各部门建立救援联通通信信息系统，互通和共享现场救援信息，120、110、119、122 通过联动的通信系统共享平台，建立畅通的信息沟通机制。主要是把电子地理信息系统、全球定位系统、无线数据通信系统、视频监控系统与灾难现场医疗救治相结合。各应急联动部门可以同时监控到城市各条道路、路口、各大商场、飞机场、火车站、地铁站内和各出口的情况，可对各煤矿、化工厂、核电站、危险品厂周围实时监控。一旦突发事件发生，可及时、快速、准确地掌握灾难损害和人员伤亡情况，迅速展开联动救援。

3. 医疗救治信息系统是突发灾难应急机制和反应能力的重要组成部分。该系统采用平战结合的运行管理模式，正常情况下，对辖区的日常医疗卫生信息进行常规管理，为各级政府、各区域应急救援机构、医疗机构提供各种信息。系统应具有各类公共卫生数据库、数据传输、预警预报、减灾预案、医疗救治、医疗服务、院前急救、指挥调度、视频监测、视频会议、信息发布、远程培训、远程医疗、专家咨询指导等功能。在紧急医疗救援机构和疾病预防控制机构利用系统系统更好地发挥对灾难事件监测预警的作用实现早发现、早报告、早处置、早减灾的作用。

在突发灾难事件时，医疗救治信息系统对区域医疗资源统一指挥、统一调度，使救援工作迅速有序、准确高效开展，最大限度发挥有限的医疗卫生资源作用，减少伤亡。

（二）医疗救治信息管理系统的构成

在省地市级急救中心建立医疗救治信息系统，各省市急救中心要与辖区的卫生行政管理部门信息网络相连接，要和辖区的省市内的医疗机构网络对接，使院前、院内救治信息系统与疾病控制、卫生监督和血液中心联网，实现动态掌握各医院主要专科、急诊、ICU、床位占有、大型医疗设备、救治专家和救治队伍、救治物资和药品等数据的情况。建立平时和战时医疗卫生机构患者收治、床位、救治专业队伍流动、医疗工作动态等情况的报告制度，保证战时在线调度指挥的实施。

1. 急救中心要和各急救分站、站点或网络医院、救护车建立有线、无线语音通信系统，计算机网络系统，卫星定位及车载系统，数字录音录时系统，电子地理信息系统（电子地图 GIS）、视频监控系统，互联网信息发布系统，领导决策指挥系统，专家指导咨询系统，远程联网数据管理系统等。

2. 现场通信指挥、视频信息系统。指挥车要具有现场采集各种信息，智能分析、视频摄录、远程图像传输、语音、数据同步反馈、各种灾难医疗救治预案、灾难损害救治检索等。要配有现场指挥员、医学专家坐席。

现场救援人员佩戴即时语音耳麦，随时与现场指挥员报告现场实地情况，伤病员现状，有无疑难问题、需否增援、需否专家指导、处置后患者去向等。救护车上摄像头进行视频采集，随时将现场及救治情况及时传输给现场指挥车，传输到急救指挥中心，中心指挥大厅的领导和专家将会不间断地监控整个救援过程，随时发布指导意见和指令。

3. 规范化、标准化的现场医疗救治信息系统。车载信息终端事先输入了各种灾难伤员的规范、标准的救治常规和流程。院前急救医师只要通过车载信息终端查询，就能了解各种中毒伤害主要表现，对应的解毒药物和基本的现场救治指导。

4. 医疗救治预案管理系统，指导急救医师灾难医疗救治。现场医师根据伤员伤、病情和症状体征按标准化表格病历输入并传输到救治信息管理系统，系统自动提供针对性的现场救治指导方案。

五、物资储备

现代灾难医疗救援管理中,急救物资储备是有效应对灾难事故,开展紧急救援工作必不可少的条件。现场应急设施、设备、救治药品和医疗器械等物资需要通过配备标准计划储备,根据需要进行调整和专人管理,保证较高的应急能力和水平。

(一) 分类储备

救援物资按基本物资和专用物资进行分类储备。

1. **基本物资** 主要有通信办公装备、交通工具、照明装备和安全防护装备等。

2. **专用物资** 主要有医疗急救器械和急救药品,特殊的急救药品和装备也应按标准合理储备。

(二) 储备标准

医疗救援机构的急救物资储备,应根据各自承担的救援任务和救援要求制定标准和配备。WHO 编制了紧急卫生材料包标准(A 清单和 B 清单)和临床设备清单(C 清单)标准。

(三) 现场工作装备

1. **通信办公装备** 对讲机、GPS(全球定位系统)、救援地区地图、笔记本电脑(含办公软件)、电池、录音笔、数码摄像机、数码相机、手持扩音器、其他办公用品(含纸、笔等)。

2. **医疗急救装备** 急救箱(含听诊器、血压计、叩诊锤、镊子、砂轮、体温计、剪刀、压舌板等急救必需品)、复苏箱(含口咽通气管、喉镜、简易呼吸器、气管插管、牙垫)、除颤起搏器、心脏按压泵、吸引器、骨折固定器、颈托、清创缝合包、换药包、导尿包、气管切开包、静脉切开包、骨科器械包、胸科器械包、颅脑外科器械包、妇产科手术器械包、五官科检查器械箱、烧伤包、血管吻合器、呼吸机、多参数生理监护仪、心电图机、高压消毒器、小型医用纯水装置、运血箱、医用冰箱、系列担架等。

3. **个体防护装备** 防护服(根据现场情况选择 A、B、C、D 级)、防护眼睛/眼罩/护目镜、复合膜防护手套、防切割手套、乳胶手套、防护鞋/防护靴、防护鞋套、医用防护口罩(或同等级别口罩)、呼吸防护器(过滤式、携气式)、救生衣、救生圈等。

4. **核和放射事故现场处理个人专用装备** 自读式计量计、积累计量计、铅眼镜、铅脖套、铅围裙、铅手套等。

5. **救援车** 指挥车、通信照明车、分诊车、物资储备车、监护型救护车、转运车。

6. 现场其他必备物品

（1）分区标识如警示带和警示线（普通和荧光）、各种警告提示标识、检伤标识等。

（2）急救服装：应按职责不同制定不同颜色并有反光标识。

（3）急救帐篷：应有现场急救指挥帐篷，红、黄、绿三种颜色的简易伤员分类急救帐篷。

7. 现场检测、检验装备

（1）共用采样设备：冰箱、液氮罐、骨髓采样包、真空试管（抗凝、不抗凝）、试管架、碘伏、止血带、注射器、酒精灯、鼻（咽、肛）拭子、无菌棉签、各种采集样品（尿液、粪便、唾液、痰液、呕吐物和其他体液和分泌物、组织、指甲、毛发、衣物、口罩、饰品以及气体、水、土壤、动植物等）的器具、设备、容器及固定保存液，蚊蝇及鼠等病媒生物捕捉保存装备、样品保温箱/保温瓶、标记笔、不干胶标签、透明胶带等。

（2）常用传染病现场诊断设备：显微镜（普通、荧光、暗视野）酶标仪、生物安全柜等。

（3）常见传染病快速诊断试剂。

（4）常见化学中毒现场检测处理设备：毒物查询系统、气体监测仪、化学法毒物快速检测箱（常见毒物、药物、战剂的化学法或简单仪器分析）、其他便携毒物检测仪器、洗眼器、洗胃机、重伤员皮肤洗消装置等。

（5）核和放射现场检测设备：场所辐射监测仪、多用途 γ/β 巡测仪、β/γ 表面污染检测仪、α/β 表面污染检测仪、中子当量仪、野外 γ 谱仪、数据收集系统、放射剂量估算软件等。

（6）常用消杀器械：手动消毒器、超低容量喷雾器、电动/燃油喷雾器、烟雾发生器、干粉喷雾器、洗消架等。

8. 现场生活及后勤保障装备

（1）生活保障装备：帐篷、蚊帐、工具设备（镐、铁锹、尼龙绳等）、暖风机、电扇、发电机、防水配电盘、电线、防水接线板、车用逆变电源（12～220V）、储水和净水装置、折叠床（桌、椅）、塑料布（可做雨具）、照明设备、炊具组套、主副食品等。

（2）个人生活用品：救援队队服、工作服、通用防护服、遮阳帽、救援鞋/靴、背囊、身份识别牌、药盒、手电筒或头灯、驱蚊剂、防晒霜、野战饭盒（含勺、筷）、脸盆、睡袋、毛毯、毛巾被等。

9. 常用应急药物储备清单(表 2-1)

表 2-1 卫生应急基本物资储备参考目录

种　类	名　　称	型号/规格
个人防护	防护服(ABCD 四级)	符合 GB19082-2003《医用一次性防护服技术要求》
	防护眼镜/眼罩	符合 ANSI-Z87.1:1989 标准
	医用防护口罩	符合 GB19083-2003《医用防护口罩技术要求》
	N95 口罩或 FFP3 口罩	符合 NIOSH/EN 标准
	呼吸防护器(过滤式)	符合 GB2890/GB2891/GB2892 或 NIOSH/EN 标准
	呼吸防护器(携气式)	符合 GB2890/GB2891/GB2892 或 NIOSH/EN 标准
	滤罐或过滤盒	符合 NIOSH/EN 标准
	重装化学防护服	TK660
	普通化学防护服	BR150
	铅防护服	DEMRON(0.35 铅当量)
	数字式个人剂量仪	NRY
医用器材	口咽通气管	普通
	喉镜	普通
	气管导管(各种规格)	普通
	注射器(各种规格)	普通
	输液皮条	普通
	加压输液袋	普通
	担架	普通
	胸穿包	普通
	胸腔闭式引流瓶	普通
	导尿包	普通
	普通气管切开包	普通
	经皮气管切开包	普通
	深静脉穿刺包	普通
	清创缝合包	普通
	心包穿刺包	普通
	绷带	普通
	夹板(各种规格)	普通

续表

种 类	名 称	型号/规格
医用器材	止血带	普通
	电动高压止血带	普通
	氧气瓶	普通
	氧气面罩	普通
	鼻导管	普通
	骨科器械包	普通
医疗急救装备	呼吸机	德尔格 oxylog 2000
	监护仪	PHILIPS MP20
	除颤起搏器	PHLIPS M3535A
	心肺复苏器	萨博 1007
	输液泵	ATOM-P600
	B超	sonosite180
	临时人工起搏器	meditromic-5348x4
	心电图机	福田 FX7202
	简易呼吸器	JH-11
	洗胃机	SC-2
	血气分析仪	I-stat
后勤保障装备	"动中通"微波数字多载波电视监控系统	MV-2000
	消杀专用应急箱	(根据处置不同事件配置)
	采样专用应急箱	(根据处置不同事件配置)
	流调专用应急箱	(根据处置不同事件配置)
	笔记本电脑(无线上网)	普通
	数码照相机	普通
	对讲机	普通
	录音笔	普通
	手持扩音器	普通
	分区警示带	普通
	警示标识	普通
	身份识别牌	统一标识(卫生应急)
	帐篷	统一标识(卫生应急)
	防水电源接线板	普通

种 类	名 称	型号/规格
后勤保障装备	发电机	普通
	车载逆变电源	普通
	照明设备	普通
现场采样设备	便携式生物样品运输箱	Dometic
	采样管(含采样液)	50ml
	负压采血管(抗凝)	5ml
	负压采血管(非抗凝)	5ml
	现场水样采集及分析套装	套
	水质细菌采样器	套
现场检测试剂和设备	DNA 提取试剂盒	100 人份/盒
	RNA 提取试剂盒	100 人份/盒
	感染性腹泻病原检测鉴定试剂盒	25 人份/盒
	禽流感检测试剂盒	50 人份/套
	禽流感荧光定量 PCR 试剂盒	50 人份/盒
	呼吸道病原抗体检测试剂盒	50 人份/盒
	DIESSE 抗体检测试剂盒	20 人份/盒
	金葡菌科玛嘉显色培养基	1000ml
	沙门菌科玛嘉显色培养基	1000ml
	VIDAS SLM 试剂条	SLM
	VIDAS LMO2 试剂条	LMO2
	敌敌畏	固体(纯度≥99%)
	速灭磷	固体(纯度≥99%)
	久效磷	固体(纯度≥99%)
	甲拌磷	固体(纯度≥98%)
	巴胺磷	固体(纯度≥99%)
	二嗪磷	固体(纯度≥98%)
	乙嘧硫磷	固体(纯度≥97%)
	甲基嘧啶磷	固体(纯度≥99%)
	甲基对硫磷	固体(纯度≥99%)
	稻瘟净	固体(纯度≥99%)
	水胺硫磷	固体(纯度≥99%)

续表

种　类	名　称	型号/规格
现场检测试剂和设备	氧化喹硫磷	固体(纯度≥99%)
	稻丰散	固体(纯度≥99.6%)
	甲喹硫磷	固体(纯度≥99.6%)
	克线磷	固体(纯度≥99.9%)
	碘依可酯	固体(纯度≥95%)
	乐果	固体(纯度≥99%)
	喹硫磷	固体(纯度≥98%)
	对硫磷	固体(纯度≥99%)
	杀螟硫磷	固体(纯度≥98%)
	马拉硫磷	固体(纯度≥99%)
	甲胺磷	固体(纯度≥99%)
	卡巴立	固体(纯度≥99%)
	林旦(4种)	固体(纯度≥99%)
	滴滴碘(4种)	固体(纯度≥99%)
	敌杀死	固体(纯度≥99%)
	羟化四甲胺	固体(纯度≥99%)
	食品安全快速检测箱	S-2型
	水质理化快速检测箱	ET88
	水质细菌快速检测箱	ET88
消杀器械和药品	背负式喷雾器	superma 712201
	电动/燃油喷雾器	RS5B
	烟雾发生器	金鹰2601
	超低容量喷雾器	WDT-A
	大功达悬浮剂	10%,1kg/瓶
	环卫乐杀虫乳油	12%,1kg/瓶
	顺风杀虫微乳剂	10%,1kg/瓶
	过氧乙酸	18%/kg
	次氯酸钠消毒液	瓶
中毒救治药品	20%依地酸钙钠注射液	5ml:1g×5支/盒
	二巯丙磺钠注射液	2ml:125mg×10支/盒
	亚甲蓝注射液	2ml:20mg×5支/盒

种 类	名 称	型号/规格
中毒救治药品	注射用硫代硫酸钠	0.64g/瓶
	氯解磷定注射液	2ml：0.5g×10/盒
	药用炭（口服）	1kg/袋
	乙酰胺	5ml：2.5g×10支/盒
	3%亚硝酸钠	10ml：0.3g×10支/盒
	神经毒急救自动注射针	2ml：0.5g×10/盒
	85号预防片	0.25g×50粒/瓶
	85号注射液	2ml：0.5g×10/盒
	抗氰急救自动注射针	2ml：0.5g×10/盒
	抗氰胶囊	4粒/瓶
	10%4-DMAP注射液	2ml：200mg×10支/盒
	二巯基丁二酸胶囊	0.25g×50粒/瓶
	7911复方注射液	2ml×10支/盒
	解毕灵片	2.5mg×10片/瓶
	抗烟剂	1ml/支×10支/盒
	西甲硅油乳剂	1ml/支×10支/盒
	5%二巯丙醇软膏	10g/只
	3%二巯丙醇眼膏	3g/只
	胆碱酯酶测定盒	1ml/支×10支/盒
	军用毒剂消毒手套	100只/盒
	85型检水检毒盒	1ml/支×10支/盒
	"523"片	10mg×30片/瓶
	"500"注射液	1ml：10mg×10支
	"408"片	100mg×45片/瓶
	碘化钾片	100mg×100片/瓶
	海藻多糖颗粒	10g×12袋/盒
	普鲁士兰胶囊	330mg×90粒/瓶
	促排灵注射液	500mg×5支/盒
普通抢救药品	哌替啶	50mg/支
	吗啡	10mg/支
	纳洛酮	1mg/支

续表

种类	名称	型号/规格
普通抢救药品	地西泮	10mg/支
	盐酸肾上腺素	1mg/支
	多巴胺	20mg/支
	多巴酚丁胺	20mg/支
	间羟胺	10mg/支
	硝酸甘油	5mg/支
	硝普钠	50mg/支
	阿托品	0.5mg/支
	毛花苷丙	0.4mg/支
	利多卡因	100mg/支
	呋塞米	20mg/支
	20%甘露醇	250ml/瓶
	地塞米松	5mg/支
	异丙嗪	25mg/支
	氨茶碱	0.25mg/支
	甲泼尼龙	40mg/支
	10%氯化钾注射液	10ml/支
	50%葡萄糖注射液	20ml/支
	10%葡萄糖酸钙	10ml/支
	羟乙基淀粉200/0.5 氯化钠注射液	500ml/瓶
	琥珀酰明胶	500ml/瓶
	5%碳酸氢钠	250ml/瓶
传染病救治药品	磷酸奥司他韦胶囊	25mg/胶囊
	氯喹	0.25g/片
	伯氨喹	13.2mg/片
	双氢青蒿素	20mg/片
	左氧氟沙星	0.2g/片
常备疫苗和血清	A+C流脑疫苗	0.5ml/(支·人份)
	白喉抗毒素	1000IU/瓶
	炭疽疫苗	人份
	流感疫苗	人份

　　以上所列出的装备用品仅供参考,各地根据当地实际、现场具体情况和需求酌情调整(参照国家应急救援队伍基本装备)

（1）抗生素类

（2）抗寄生虫药

（3）解热镇痛药和镇痛药

（4）麻醉及辅助药

（5）镇静和抗过敏药

（6）心血管系统和抢救药

（7）呼吸系统药

（8）消化系统药

（9）泌尿系统药

（10）血液系统药

（11）激素及内分泌药

（12）维生素

（13）调节水、电解质平衡药

10.专科用药

（1）解毒药

（2）消毒、杀虫、灭鼠药

（3）常备疫苗及血液制品

（4）抗辐射及去污染药物

灾难现场医疗急救

一、信息处理原则

突发的灾难现场情况复杂，经常是断电、无水或空气中散发着毒气，环境极端恶劣，伤病员伤害的原因、病种、数量、程度各异，急救人员及现场指挥到达现场后，大量的现场、伤亡、救治需求等信息，需要现场救援人员、指挥员与急救中心处理与分析，只有及时掌握各方面的信息情况，通过急救中心的医疗救治信息系统对现场救援信息的及时性、准确性、有效性和科学性管理，才能快速组织和开展有效的救援行动。灾难事件中，现场救援信息处理必须与救援行动同步，基本原则如下。

（一）初步判断、迅速报告

当突发事件重大伤亡发生后，120急救调度指挥中心的有线、无线电话及对讲等通信系统，在第一时间接到各方面的呼救和要求紧急救援的信息后，应在短时间内了解事发地点、时间、事件性质、伤亡人数等主要信息，初步判断为重大伤亡的灾难性事件时，要求迅速向医疗救援总指挥（应急预案指定）及有关部门、领导报告。

（二）启动预案、应急反应

120急救调度指挥中心，在第一时间报告的同时，按照应急预案要求，立即启动预案发出应急反应信息，紧急就近派出首批救援队伍和急救车辆。

（三）传达指令、准确调度

当接到确定为突发公共事件或灾难性事故信息后，120急救调度指挥中心将启动应急预案的信息和医疗救援总指挥的指令、迅速传达到现场急救指挥和各医疗卫生救援机构，通过信息指挥系统，准确调度现场救援行动。并向现场救援和医疗指挥提供各种事件应对救援的信息和数据。

（四）调派增援、协调联动

根据现场急救需要、现场指挥的意见和医疗救援总指挥的指令，及时调派增援急救资源，并与市应急救援有关部门互通信息，统一协调现场救援行动。

（五）了解现场、追踪事件

灾难现场信息，随着救援行动的开展不断更新，急救需求出车随着伤亡情况的确定而变化。因此，120急救调度指挥中心通过有线通信、无线通信、对讲、现场视频、卫星定位等信息系统动态实时了解和掌握全部救援信息，追踪事件的全过程，并进行信息存储处理。

（六）汇总分析、总结上报

急救中心医疗救治信息管理系统对事件救援关联信息通过正确操作，准确处理。从接受事件呼救开始，可分时段小结报告，为救援工作提供及时准确的各种现场信息，现场救援行动一旦结束，应立即对事件的所有信息进行汇总和分析，总结上报。

（七）救治信息、统一发布

灾难现场的任何信息都是社会和媒体关注的焦点。现场医疗救治信息的发布原则上是由医疗卫生行政部门统一对外发布，任何单位和个人未经上级同意不得向媒体和公众发布灾难事件的有关信息。突发公共卫生事件，可按预案和救治方案要求，向公众提供相应的防护和基本救治的咨询信息。

二、重大伤亡救治行动原则（现场救援程序）

（一）重大伤亡管理原则

重大伤亡事件发生时，按照预先建立资源调动、现场管理和医院接收的程序，通过指挥和管理把各层救护队伍和救治单位调动组织起来，进行现场快速分检、稳定、合理分流运送到适合的医疗救治机构。

(二) 资源利用原则

在重大伤亡人员的灾难现场,救援行动原则是以有限的资源救治最多的伤患者。

(三) 简单有效原则

经过灾难医学培训的专业急救人员,以有效的急救技术,应用现场简单的救援器材和设备,最大限度降低死亡,减少伤残。

三、紧急医疗救援指挥

重大伤亡的紧急医疗救援行动,在最高医疗指挥官的总指挥下,按照灾难紧急医疗救援预案和救援程序,在急救医疗调度、现场医疗指挥、控制、安全、检伤、医疗、转运和医院指挥部的各级指挥和协调下完成。

现场医疗救援程序(图 2-2)。

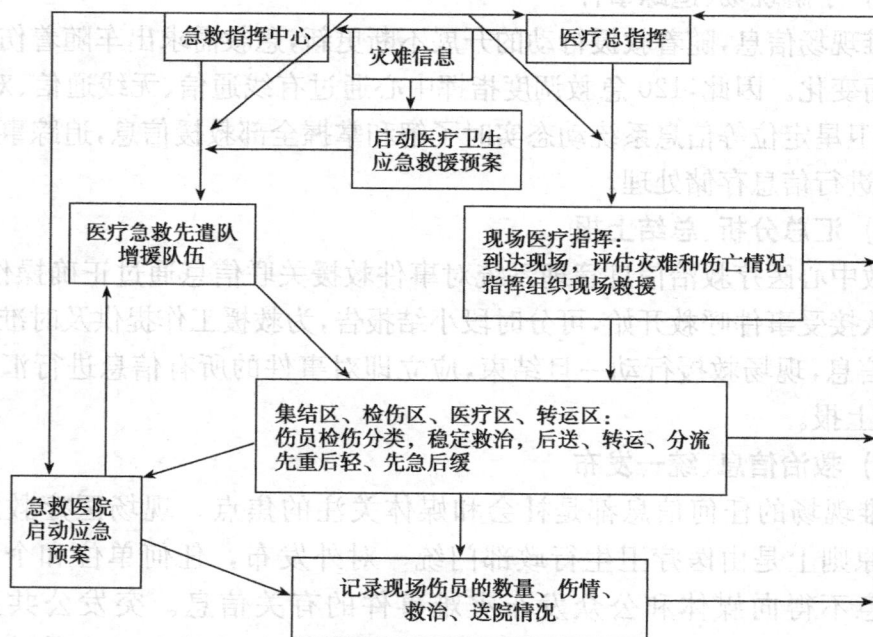

图 2-2 现场医疗救援程序流程图

医疗总指挥从急救调度指挥中心值班调度员、现场第一反应者中尽可能获得关于事件和伤亡情况的信息,初步预测事件的性质、严重程度,确定救援地点,评估所需的资源,启动和运行预案。指挥过程包括:立即调派先遣医疗急救队(快速反应队),根据现场初步检伤情况,医疗总指挥任命各级指挥员,调动适当的资源。现场医疗指挥官、医疗安全官、检伤官,医疗官负责现场集结区、分检区、稳定救治区和分流转运区的组织管理、医疗安全、通道控制和资源安排等,并向最高医疗指挥官随时报告情况,提出资源调配和医院接收等意见,并确保医疗信息和通信系统通畅。现代化的紧急医疗救援的指挥和组织是通过急救中心的紧急救援指挥调度通信系统实现的。因此,紧急医疗救援指挥系统建设尤其重要。

四、医疗急救先遣队伍与增援队伍的组织

1. 医疗急救先遣队伍一般由当地急救中心/紧急救援中心组织和派遣,以最快速度抵达现场,负责报告事件的现场信息、提出增援资源的初步意见,确定安全区域,开展检伤分类。医疗急救先遣队伍由受过灾难医学培训和参加各类突发公共事件演练的专业的急救医、护、驾人员组成,具备良好的分检能力,良好的通信装备。在边远地区应由最近的医院派出,有经验的急诊医师、护士、麻醉医师和外科医师组成的医疗急救先遣队;情况紧急时第一辆到达现场的救护车组人员承担医疗急救先遣队的任务。

2. 增援队伍的组织。根据灾难现场的信息,确定重大伤亡情况存在,最高医疗指挥官指令,由急救中心、医院及专业救治机构派出的医疗急救指挥员、专业医疗急救人员、有关专科专家、卫生防疫人员、职业救治专家等组成增援队伍,配备足够或尽可能多的急救资源。增援队伍主要负责现场急救的指挥组织协调,现场救治、分流、转运,必要时建立现场临时医疗所。

医疗安全官员制度

国际规范的重大伤亡事件管理系统,设立了现场医疗安全官制度。灾难事故救援中,医疗紧急救援预案一旦启动,必须严格执行医疗安全官制度。医疗安全官制度通过预案确定,由最高至疗官任命或现场医疗指挥官指定。

现场医疗官员的任务是:了解事件现场地点,与消防、公安等救援安全官员一起确定现场医疗区域(集结点、分检区、稳定救治区、分流转运通道等),要求公安、保安维护医疗区域的安全,严格限制医疗专业人员进入事故区或冲突区,控制医疗区现场,预防存在危险,保护伤病员和医疗救护人员。

灾难的现场救治

一、现 场 评 估

现场评估是重大伤亡事件管理的第一个程序,通过评估建立现场指挥和控制能力,尽快组织开展医疗救援工作。

(一)现场医疗指挥官负责

1. 事故类型、性质、严重性的评估。

2. 伤亡人员、影响人群的估计。

3. 现场的急救能力和急救资源需求的初步评估。

（二）医疗安全官负责

现场环境安全评估，确定和建立医疗区，判别是否要求急救人员采取防护措施，预防二次灾难的发生。

（三）医疗检伤官负责

集结区的伤员初步评估。

二、检 伤 分 类

灾难现场有众多伤患者时，只有少数伤患者需要立即送医院进行治疗，通过检伤分类能迅速鉴别需要立即稳定或手术的伤病员，在黄金小时内得到救治。检伤分类是重大灾难事故医疗救援的一个重要环节。检伤分类由医疗检伤官安排具有全面分诊技能的有经验的医护人员担任。紧急情况下由第一批到达现场的资历最高的急救医师、急诊医师或外科医师负责。

（一）伤检方式

1. 经典的伤员分检方式　鉴别需要立即转运到医院的伤患者和可延迟转运的伤患者，一般是先根据紧急程度，再根据生存的可能性。

2. 新型的伤员分检方式　根据紧急程度、生存可能性以及可用的医疗资源。

（二）检伤分类标识

采用国际标准的四色伤情分类卡。

红色：伤情危重，立即。需要稳定或手术治疗（救命手术），安排医护人员和抢救型救护车立即转送。

黄色：伤情重、较重，紧急。有生命危险，但可稍延迟救治，在红色之后转送。

绿色：伤情轻、较轻，可延迟或不需送院治疗，视情况安排转送。

黑色：死亡或不可救治的创伤。已死亡者安排在停尸区。

（三）快速伤情分检方法（表 2-2）

第一步：行动检查。能否行动：能行动→绿色；不能行动→第二步。

第二步：呼吸检查。确定气道通畅。没有呼吸→黑色；呼吸＞30 次/分→红色；呼吸＜30 次/分→第三步。

第三步：血液循环。桡动脉或毛细血管回流时间。无脉搏或毛细血管回流时间＞2 秒→红色；脉搏有力→第四步。

第四步：清醒程度。检查头颅是否受伤。能回答问题→绿色或黄色；不能回答问题→红色。

表 2-2 伤情判断参照表

颜色		伤情	紧急程度	比例
国际	国内			
红色（Ⅰ）	红色（Ⅰ）	气道阻塞 气胸伴呼吸困难 现场心脏骤停 严重大量出血 严重头颅损伤、昏迷伴瞳孔不等大 不稳定颈椎损伤 大面积严重烧伤 严重休克（任何原因） 开放性骨折、远端不能触及脉搏	立即稳定和转运	20%～25%
黄色（Ⅱ）	黄色（Ⅱ）	脊椎损伤 休克（任何原因） 中度失血 中度烧伤 大腿/骨盆骨折及复杂骨折 眼部创伤（有伤口） 生命体征不稳定的伤病员	红色撤离后转运	30%～35%
绿色（Ⅲ）	蓝色（Ⅲ）	轻度创伤和烧伤 轻度骨折 （无望的伤者，如果在现场救治结束时仍生存可在此时转运到医院）	现场处置或转送医院	30%～40%
黑色（0）	黑色（0）	死亡或不可能救治的创伤： 1. 伤亡者持续 20 分钟以上无脉搏或呼吸 2. 其伤情不可能在现场实施复苏 3. 烧焦或肢体残缺的尸体		

（四）检伤分类的层次

现场分检：从灾难现场或集结区的初检分类。

医疗分检：在现场救治区或医疗所入口，由医疗检伤员进行的第二次分检。

转运分检：在分流到医院前由医疗检伤官进行的第三次分检，把伤患者优先转运到适当的和做好接收准备的医疗机构。

急诊分检：伤员转运送达医院急诊大门时，由急诊医师或外科医师进行急诊分检。

（五）检伤分类行动要求

1. 紧急分检小组由 3 人组成，负责人由有经验的急诊医师、麻醉师、外科医师担任，助手由有经验的护士或急救员担任，登记员由护士或急救员担任。

2. 非紧急小组由 2～3 人组成，负责人由有经验的护士、急救员担任，助手由救护员担任，登记员可由助手或一般工作人员兼任。

分检区一般不进行治疗处理。

3. 每个分检小组配备一个检伤包,内有伤情识别卡、分检登记表、血压计、听诊器、手电筒、剪刀、止血带、三角巾、手套、口包、笔、通信工具。

(六)伤情识别卡图示(图 2-3)

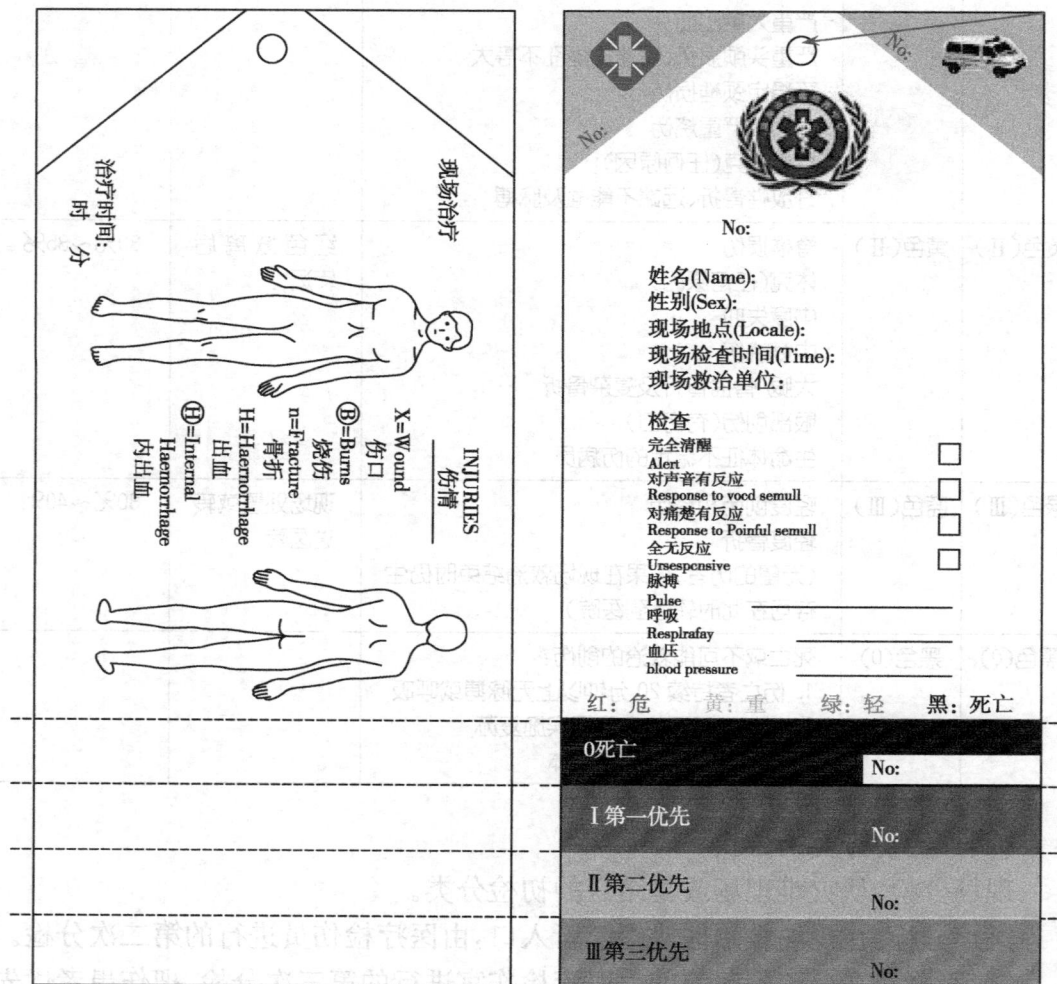

图 2-3 伤情识别卡图示

注:伤情识别卡上记录伤员的有关重要资料,如姓名、性别、年龄、现场地点,检伤时间,并可记录伤员的生命体征,主要伤情、受伤部位、损伤类型、致伤原因、扎止血带部位与时间,现场主要治疗等。正面负责检伤分类的医疗单位及检伤医师签名,背面现场治疗由处置医师简单记录

(七)伤情识别卡的应用

采用国际通用伤情识别卡,甄别每一个伤员,一边分类一边标记,同步完成,然后系在每一位伤员身体的醒目部位(如胸前、手上)直到抵达最后的医疗救治

机构。注:如现场没有检伤分类卡,可用不易脱色的笔或唇膏,在伤员身上明显的部位(手背或衣襟上)写Ⅰ、Ⅱ、Ⅲ、0以作检伤分类识别。

Ⅰ代表红色,立即。

Ⅱ代表黄色,紧急。

Ⅲ代表绿色,轻。

0代表黑色,死亡。

(八) 检伤分类的现场登记和统计

通过现场登记和统计,准确计算伤亡人数,准确了解伤情程度(轻、重伤员数),准确掌握伤员后送去向与分流人数;有条不紊地展开现场救治和后送,及时、有效地组织调度医疗增援力量,及时、准确地向上级部门汇报伤情。

(九) 检伤分类的技术问题

允许轻伤重判。现场急救由于时间紧迫、情况复杂、条件有限等院前急救的特殊性,为避免将重伤员误判成轻伤,导致延误救治而造成严重后果,允许在现场将一定数量的轻伤员评判为重伤,即容许出现假阳性"重伤员"。

三、现 场 救 治

(一) 治疗区医护安排

1. 为保证重大伤亡现场伤病员的救治应与检伤分类同时进行,在红色和黄色伤员救治区各配备一名紧急治疗管理员(由有经验的急救医师或护士担任),负责红色或黄色救治区的供应、通信、协调和管理。

2. 红色治疗组4人 组长(麻醉师或急救、急诊医师)、助手(急救医师或护士)、护士、担架员。

3. 黄色治疗组3人 组长(麻醉科或急诊科护士)、助手(护士或急救员)、担架员。

4. 绿色治疗组3人 组长(有经验的护士或急救员)、助手(护士或急救员)、担架员。

5. 转运区治疗组3人 组长(有经验的护士或急救员)、助手(车管员或急救员)。

(二) 治疗区设备

紧急治疗区要求最少用于25个红、黄色伤病员的基本急救设备和物品,非紧急治疗区30～50个绿色伤员的设备和物品。

1. 紧急治疗区设备要求

(1) 治疗区标志:红色、黄色。

(2) 灯光设施。

（3）凳子、毯子。

（4）担架。

（5）医疗文书设备。

（6）血压计/听诊器/手电筒/手套。

（7）红色、黄色急救包。

（8）气道管理设备：氧气、气管插管包、气管切开包、胸腔引流包、通气袋、吸引器、呼吸器。

（9）心血管设备：输液器、液体、治疗休克药物、休克裤、复苏器、心电图、心电监护仪、除颤仪。

（10）外科包：敷料、三角巾、绷带、保护膜、缝合包、手套、防腐剂、夹板、颈托。

（11）其他：电池、发电机、专用灯、帐篷等。

2. 非紧急治疗区设备要求

（1）灯光设备。

（2）包扎：敷料、三角巾、绷带、保护膜。

（3）夹板。

（4）医疗文书设备。

（5）血压计、听诊器、手电筒、手套。

（三）转运区设备要求

1. 灯光

2. 担架

3. 医疗文书设备

4. 血压计、听诊器、手电筒、手套

（四）现场救治基本技术

1. 伤情评估 初步评估：

（1）现场环境是否安全，是否可以开展救护。

（2）了解受害原因或致伤因子。

（3）开放气道、保护颈椎。

（4）判断意识。

（5）检查呼吸、循环体征。

（6）快速全身检查。

（7）伤情分类、填伤情卡。

再次评估：在主要伤情稳定处置前或后，尤其是红色、黄色伤病员。

（1）检查意识和重要生命体征。

（2）进行仔细地全身检查。

（3）再次判断伤情，按伤情变化调整颜色。

（4）了解伤害、解救或处置过程、既往病史等。

（5）转运前评估重复进行（1）～（3）。

全身快速检查：应用于现场有大量伤者或情况紧急时，要求检查医师在30秒内完成。检查顺序：头、颈、胸、腹、脊椎、背、双下肢、双上肢。在检查过程中对严重的损伤要给予紧急处理。如：清理口腔阻塞物、活动性动脉出血的止血等。

脉搏与血压评估（表2-3），现场急救资源不足或情况紧急时可根据脉搏检查估计血压。

表2-3 脉搏与血压评估

脉搏搏动部位	血压（收缩压）
桡动脉	80mmHg
股动脉	70mmHg
颈动脉	60mmHg

昏迷程度的评估（表2-4），通过伤病员对声音、疼痛等刺激的反应进行判断，可采用格拉斯哥昏迷程度指数进行评估。

表2-4 昏迷程度的评估

睁眼反应 （eye opening response）		语言反应 （verbal response）		运动反应（motor response）	
自动张眼	4分	正确有条理	5分	服从指示作动作	6分
需要声音刺激	3分	交谈有错	4分	能认知疼痛刺激位置及作出抗拒	5分
需要痛觉刺激	2分	语言零乱	3分	对疼痛刺激作出退缩反应	4分
对任何刺激均无反应	1分	只有呻吟声	2分	因疼痛刺激而屈曲身体	3分
		没有声音	1分	对疼痛刺激肢体呈强直反应	2分
				对任何刺激均无反应	1分

三部分的得分相加，>8分者预后较好，<8分以下者预后较差，<5分者死亡率较高

格拉斯哥昏迷程度指数（Glasgow coma scale，CCS）是根据患者眼睛、语言以及运动对刺激的不同反应给予评分，从而对患者的意识状态进行判断。

三个部分的分数相加昏迷指数总分满分为15分，最低为3分。一般认为7分以下可判断为昏迷，分数越低昏迷越深。头部外伤病患的昏迷指数，13～15分病情为轻度；9～12分为中度；8分或更低是严重头部外伤。

2. 气道管理

（1）开放气道：对意识不清和呼吸道阻塞伤病员的首要处理。

1）检查确定伤病员是否有颈椎损伤。

2）检查口腔及清理分泌物，摘除活动义齿。

3）没有颈椎损伤者采用按额提颏法开放气道。

4）颈椎损伤者采用抬颏推颌法开放气道。

5）放置适合的口咽管保持气道通畅。

（2）给氧：对休克、昏迷、中毒、呼吸困难等，现场有条件者给予充分氧疗，能明显改善伤病员的预后。

（3）人工呼吸：主要在现场心肺复苏时采用。有口对口、口对鼻、口对面膜或面罩、气囊面罩等人工呼吸方式。医护人员应尽可能采用口对面罩或气囊面罩方式，前者要求面罩配备单向活瓣以排放患者呼出气，后者广泛应用于国内外EMS的院外抢救。

（4）气管插管

1）气管插管指征（院外抢救）：对不能有效通气的昏迷患者急救者不能给昏迷者提供侵入性较小的通气方法时，患者无能力保护自身气道如昏迷、心脏骤停，需要长期机械通气。

2）气管插管优点：防止异物吸入气道，促进通气与供氧，便于气管与支气管吸引，提供给药途径，预防胃膨胀，能较快地进行胸外按压。

3）并发症：损伤——牙、舌、唇、黏膜、声门、气管；插入食管；呕吐和吸入性疾病；高血压和心律失常。

（5）气管切开：对合并颌面部、口腔严重损伤的深昏迷或心脏骤停者，需建立人工气道但无法进行气管插管者可行紧急气管切开，维持呼吸。

（6）机械通气：在建立人工气道的前提下进行机械通气治疗，维持正常的动脉 PaO_2、$PaCO_2$。

适应证：心肺脑复苏未恢复自主有效呼吸，各种原因导致的急性呼吸功能不全等。

3. 心脏骤停的现场救治　各种原因的严重伤害和打击，均可能导致伤病员突然心脏骤停，呼吸停止。在灾难事故现场，医护急救人员作为第一目击者，对心脏骤停者应及时进行现场心肺复苏。

心肺复苏术（cardio pulmonary resuscitation，CPR）：成人基本生命支持 BLSD 步骤如下：

1）了解心脏骤停的原因。常见原因有心源性猝死和非心源性猝死（电击、溺水、急性中毒、过敏、意外伤害等）。对中毒、严重创伤大出血进行紧急处理。

2）迅速判断意识、脉搏（颈动脉）。

3）检查呼吸、清理口腔异物。

4）开放气道［按额抬颏、提颏推颌（颈椎损伤者）放置口咽管］。

5）人工呼吸（气囊面罩正压通气，每次通气潮气量 800～1000ml，通气时间大于 1 秒,可见胸部有效抬起)。

6)胸外按压(双乳头连线胸骨处,每次按压胸骨下陷 4～5cm 并让胸廓充分回复,频率 100 次/分,每次按压可触及颈动脉搏动)。

7)胸外按压与人工呼吸操作(采用 2005 CPR 国际指南):每胸外按压 30 次,人工呼吸 2 次,2 分钟连续进行 5 个循环,初次评估在 CPR 2 分钟后,每 2 分钟更换胸外按压施救者。

8)CPR 2 分钟后呼吸、脉搏、心电检查。

9)VF、VT 给予除颤一次(双相波 150～200J、单相波 360J)。

成人高级生命支持 ACLS 步骤:

1)除颤后立即 CPR。

2)建立静脉通道。

3)建立人工气道(气管插管),人工或机械通气,10～12 次/分,潮气量 400～600ml。

4)持续胸外按压,100 次/分,每 2 分钟更换按压者。

5)抢救药物的应用(复苏药物、抗心律失常药物):静脉、必要时气管用药。

6)心电监护(持续 VF、VT 可再次进行除颤)。

7)病因治疗:5H(低血量,低血氧,酸中毒,钾、镁及代谢异常、低体温)、5T〔药物过量,中毒,心包填塞,张力性气胸,血栓(ACS、肺动脉栓塞)〕。

终止复苏指征:

1)现场危险需立即转移。

2)脑死亡:复苏抢救 30 分钟以上机体无任何抢救有效征象。

3)现场大批伤员而急救资源严重不足。

4. 抗休克处理 灾难事故中,95％的伤害和死亡原因是创伤,休克是创伤的严重并发症和现场死亡的主要原因之一。休克发生的原因主要有出血、疼痛、中毒等(表 2-5)。

表 2-5 休克程度与临床表现

检 查	轻度休克	中度休克	重度休克
神志	清醒、紧张或痛苦	烦躁不安或表情淡漠	反应迟钝,不清甚者昏迷
口唇、皮肤	正常或苍白	苍白	苍白或灰紫
皮温	正常	凉	冰凉
脉搏	<100 次/分、较有力	>100 次/分	快、弱或不清
毛细血管充盈时间	稍延长	明显延长	显著延长
失血、失液量估计	<800ml	800～1600ml	>1600ml

（1）休克的快速判断：现场成批伤员时要求检查判断快速、准确，抢救及时，可应用休克快速判断检查方法。

具体方法：

1）观察脸和唇色、神志。

2）摸脉搏、四肢皮温。

3）检查骨折和伤口、部位、大小和出血情况。

4）脸色苍白、脉搏＞100 次/分者可按休克处理。

（2）休克的现场救治

1）及时止血：出血性休克者，查明出血原因和部位，采取相应的止血技术（如手压、填塞、加压包扎、止血带及手术止血等方法）。

2）止痛镇静：伤口或创面剧烈疼痛可加重休克，可适时应用止痛剂，呼吸困难者慎用；躁动者应用镇静剂。

3）气道管理、维持呼吸：开放气道，昏迷者头置侧位，及时清理口鼻腔的呕吐物、痰液血液等阻塞物，有舌后坠者放置口咽管，必要时气管插管，保持呼吸道通畅；有条件者常规给氧。

4）开放静脉通道，快速补液。首选晶体液：平衡液、生理盐水、葡萄糖溶液。严重大出血休克者，在有条件时尽快补充胶体液：全血、血浆、706 代血浆或葡萄糖苷等。

5）血管活性药物的应用。对濒死的出血性休克，在开放静脉通道大量输液的同时可应用多巴胺 20mg 加入 5％葡萄糖溶液 200ml 中滴注，滴速 100～125ng/min，使血压维持收缩压在 90mmHg。

5. 止血

（1）指压止血法：急救者用手指在出血伤口的近心端经皮肤向骨面按压，使血管闭合，达到控制其供血区的出血。指压止血法主要用于事故现场、战伤救护，是动脉出血紧急情况时的一种常用的、临时的应急止血方法。只用于短时间控制动脉出血，尽快改用其他止血方法，不可持久应用。指压动脉止血法可与其他止血方法配合应用，为其他止血实施创造条件。常用的止血压迫点有：颞动脉、颌外动脉、颈动脉、锁骨下动脉、肱动脉、桡动脉、股动脉、指动脉。

1）头顶部出血按压颞动脉。

2）头颈部出血按压颈总动脉（紧急时使用，易引起心搏骤停，不得同时压迫双侧）。

3）面部出血按压颌外动脉。

4）上肢出血按压桡动脉、肱动脉、锁骨下动脉（肩、腋部出血）。

5）下肢出血按压足背动脉、腘动脉、股动脉。

（2）包扎止血法：加压包扎止血是控制四肢、体表出血的最简便、有效、应用最多的方法。用无菌敷料填塞及覆盖伤口，再以三角巾或绷带加压包扎至止血，以停止出血为度。用于一般伤口静脉、毛细血管、小动脉出血。伤口有碎骨片时禁用此法，以免加重损伤。

（3）填塞止血法：用于肌肉、骨折端等渗血。先以纱块、棉垫等紧紧填塞于伤口内，再以三角巾、绷带等加压包扎，压力以止血即可。本止血法多用于伤口较深、出血严重时；也可用于不能采用指压法或止血带止血的出血部位，但止血不够彻底，易感染。

（4）止血带止血法：止血带止血法是四肢较大动脉出血用其他止血方法无效时的紧急抢救手段。若使用不当可发生肢体缺血、坏死，甚至急性肾衰竭等严重并发症。

注意事项：

1）只用于四肢有大的血管撕裂出血，伤员挂红色标志，优先快速转运。

2）止血带不能直接结扎在皮肤上，应以毛巾、三角巾衬垫后再扎止血带，橡皮管缚扎时应垫上 1～2 层布。不能用绳索、电线、铁丝作止血带缚扎。

3）上止血带的部位在伤口的近心端。上肢大动脉出血在上臂的上 1/3 处，避免损伤中 1/3 以下的桡神经。前臂和小腿紧急时也可上止血带。

4）记录上止血带时间，一般不超过 3 小时，连续阻断血流时间不得超过 1 小时，每 50 分钟放松止血带 1～2 分钟。

5）止血带的压力：上肢 250～300mmHg，下肢 400～500mmHg。也可用血压计加压止血，止血带位置在伤口的近心端，应接近伤口，气压加至伤口刚好止血即可。

6）松止血带前要先输液或输血，准备好止血钳等器械，以备需要时进行钳夹止血。

7）禁用/慎用止血带止血情况：需行断肢（指）再植。严重挤压伤肢体，伤口远端肢体严重缺血，有动脉硬化症、糖尿病、慢性肾病等伤肢。

（5）钳夹止血法：对开放性骨折等可见动脉血管的伤口，可立即用止血钳止血后再包扎伤口及固定。注意避免损伤神经和正常血管。

6. 外伤包扎 现场外伤包扎的目的：保护伤口、止血、固定伤肢的敷料和夹板，减轻疼痛。

伤口包扎要求：暴露伤口检查伤情，注意保护，避免再次污染，应采用无菌或清洁的包扎材料，全部覆盖伤口，包扎的松紧适度，打结避免在伤口处或坐卧受压的地方。现场大批伤员的外伤包扎，主要应用三角巾、敷料和绷带。

三角巾：三角巾易制作、易携带、易掌握，可应用于任何部位的伤口包扎；固定夹板、敷料比绷带效果好,还可替作止血带使用。在大批伤员时,三角巾的多种用途和包扎方法能快速应用于不同伤口的包扎、止血、固定等。三角巾包扎方法多种多样,不同的部位、不同的伤情,有不同的止血、包扎、固定方法,通过练习可熟练掌握。

绷带:绷带使用方便,一般多应用于四肢和头部外伤。其包扎基本方法有:环绕法、螺旋法、"8"字法、螺旋折转法等。

外伤包扎的注意事项:

(1) 包扎四肢时应将指(趾)端外露,便于观察血液循环。

(2) 出血伤口先用棉垫纱块全部覆盖后,再加压包扎。

(3) 绷带包扎的每一圈应覆盖前一圈的 1/2～2/3,不在伤口和受压处打结。

(4) 在肢体的骨隆、凹陷、关节处应垫衬棉垫再行包扎。

其他包扎材料:现场紧急情况包扎材料不足或缺少时,可用其他材料替代,如干净的毛巾、棉布的床单衣服等,将其剪成三角巾、绷带样即可作包扎用。

7. 固定　灾难和重大伤亡事件伤员现场抢救,为避免创伤后再损伤,对较大的骨折(怀疑)、关节伤、大面积软组织损伤的伤员均要求作固定,以便在救治、搬运转送过程及伤员自身活动时不会造成继发损伤。

处理原则:

(1) 脊椎损伤固定:凡是颈部受伤(怀疑)首先上硬颈托固定颈部,脊椎损伤(怀疑)的伤员在上躯干夹板、脊柱板或铲式担架时,正确采用伤员的整体侧翻法,并上头颈部固定器,以保护颈椎脊柱(也可用沙袋代替),尽可能避免进一步的损伤。脊柱合并胸、腹部损伤时,应先处理胸、腹部损伤再处理脊柱损伤。

(2) 四肢、关节损伤固定:四肢骨折、关节伤采用夹板固定;上肢骨折可用三角巾作大手挂或在躯干包扎固定,下肢骨折可与另侧健肢包扎固定,要求露出指、趾端以便观察血运。骨折固定范围要包括损伤部的邻近关节,注意避免损伤血管及神经。

(3) 骨盆骨折固定:骨盆骨折常会引起大量出血,发生腹膜后大血肿。用两条三角巾或宽绷带将骨盆做环形包扎固定,把结打在中央,(如用腹带固定效果更好);双腿膝、踝间加软垫后,用三角巾分别包扎双腿固定并稍抬高。也可用宽腰围或腹带包扎固定。

(4) 多肢体多部位骨折固定:对较大的、移位的、不稳定的、危及血管神经先固定和包扎,有条件的最好根据伤情选用:全身充气固定垫、躯干或肢体充气夹板固定。注意先重后轻,先易后难。

四、伤病员的转运

（一）大批伤病员转运准备

1. 现场医疗总指挥指定一名负责伤病员转运的医疗官和转运治疗组。

2. 初步统计红色、黄色、绿色的伤病员人数，确定立即转送的伤病员数。

3. 通知急救中心（急救医疗机构）快速调度救护车，车辆类型和数量、装备要求、医护要求。

4. 通知接收医院（如伤员数量和伤情、时间安排），确认接收的能力和要求的空间，如床位、抢救床、手术床及其他抢救安排等要求。

（二）转运安排

1. 现场医疗官确认转送的伤病员，通知转运治疗组和转运救护车。

2. 转运治疗组接到通知后，对伤病员进行转运前的检伤、评估和转运登记。检查：脉搏、呼吸、血压、通气、止血、伤口包扎和固定情况、设备安全、伤情卡等，如伤情表现有变化立即报告医疗官。

3. 转运原则　先急后缓、先重后轻。伤情十分严重或不稳定者应暂缓转送，如：尚未得到有效止血、包扎、骨折固定的、有活动性出血的、呼吸道阻塞未解决的、脊柱损伤未进行有效固定的、化学烧伤未彻底洗消的、现场需要心肺复苏等伤病员。需要送院治疗的绿色伤员待全部重伤员转运后安排。

五、伤病员分流和医院收治原则

（一）伤员分流原则

1. 大量伤病员的分流，现场医疗指挥官必须严格控制伤病员分流撤离的速度和接收的医院，避免接收医院无法承受。

2. 首批到达现场的医疗官要阻止自发伤病员撤离，因无序的转运不安全，并危及伤病员的生命。

（二）伤员分流的条件

1. 伤病员处于稳定状态。

2. 有适于转运的救护装备。

3. 确定已通知了接收医院并已准备接收。

4. 有最佳转运车辆、交通工具，有医护人员或陪护人员。

（三）转运、分流通道管理

1. 现场医疗指挥与急救中心调度室、医院、转运车辆必须建立无线通信联系。

2. 转运医疗官和急救中心调度必须了解每辆救护车的动态和位置。

3. 救护车到达现场，必须停在指定的等候区、单向通道进出。所有车辆头向出口,尾向集结区。

4.救护车司机只服从现场医疗官指令,不得离开车辆,在待命和转运时不得关闭无线通信。

5.救护车在到达现场或医院前5分钟,司机必须通知现场医疗官或医院急诊科。

6.伤病员从现场转运至集结区-分检区-现场医疗区-转运区-医院的每个环节,通道如传送带单向循环,各个环节不交叉,转运资源(担架、车辆、人员)在各个循环重复搬运和转送伤员,直到全部救援行动结束。

7.伤病员单向分层循环传送(搬运、转运)流程(图2-4)

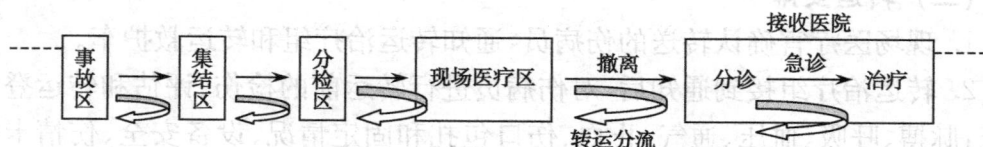

图2-4 伤病员单向分层循环传送(搬运、转运)流程图

六、灾难医疗急救后勤保障原则

《灾害事故医疗救援工作管理方法》要求,各级政府卫生行政部门要制定医疗救援预案;要建立数支救灾队,并配备一定数量的急救医疗药械,由医疗队所在单位保管,定期更换。

1.“平战结合、常备不懈” 是灾难急救医疗后勤保障的总体原则。

2.职责管理原则 按照总体预案和专项预案的要求,卫生行政部门提出医疗卫生救援应急药品、医疗器械、设备、快速检测器材和试剂、卫生防护用品等物资的储备计划或建议;医疗紧急救中心和急救医院制订灾难医疗急救后勤保障的需求计划和管理制度,定期检查和调整。

3.分类储备原则 医疗救援机构应根据现场预案的要求,进行应急后勤物资、装备的分类储备,要明确和具体到:型号、功能、数量、期限、位置、何人负责等。应急物品和救灾物品应分类管理,并有明确的分类标志,专人负责信息管理,以保证所有后勤应急集中指挥、统一调配、及时出动。

灾难医学心理干预

一、概 述

灾难发生前、发生时和发生后,人群心理可能会产生一系列的变化,灾难发生后易出现焦躁、抑郁、冷漠、敌意甚至精神分裂,反应过于强烈的人在灾难发生时可表现恐慌、绝望、濒死,甚至精神休克等一系列灾难心理综合征。

灾难心理学是研究人们在灾难处境中出现的极端情况和情绪、心理反应。

灾难医学心理干预是指运用医学心理学的方法,采取明确有效的措施解决个体和群体的心理危机,使症状得到立刻缓解或消失,从而使受创伤的心理功能恢复到危机前的水平,重新适应社会和生活,并提高个体应对危机的能力,以预防未来心理危机的发生。

二、灾难心理反应和表现

突发性灾难/创伤事件给人的心理感受:突然发生、异乎寻常,危及生命或身体,让人感到强烈的恐慌和孤立无援。经历灾难事件后的反应:强烈的恐惧、无助感,发呆、麻木、对亲人和环境有陌生感,可怕情景在脑海里不断闪现,胆小、做噩梦、失眠,否认、回避人和事物、抑郁、暴躁,有自杀行为等。

1. 灾难发生时幸存者应激反应

(1) 情绪症状:一般表现为焦虑、愤怒、恐惧、抑郁等不良情绪。

(2) 突发的灾难,个体会产生较强的应激反应,从而对应激源的认识就会产生妨碍甚至歪曲,导致认知障碍,主要表现在以下几个方面:

感知觉障碍:常见的有感觉过敏、感觉减退、错觉、幻觉等。

思维障碍:具体表现为思维奔逸、思维迟缓、思维贫乏、思维散漫、破裂性思维、病理性象征性思维、各种妄想、强迫观念和超价观念等症状。

应激障碍:主要是心理与行为的异常反应,大多数人在时间和症状表现上与受到的精神刺激密切相关。

其他精神障碍:可以出现急性反应精神病的表现,如幻觉、妄想、情感障碍、某些怪异行为等,可以随着应激源的减弱或消除而逐渐消失。

2. 灾难后特殊人群的心理应激特点   灾难发生后,不同人群如直接当事人、遇难者家属、伤者家属,其心理应激反应与受伤害的程度是不同的。

(1) 直接当事人的心理应激特点

心理反应:处于焦虑、烦躁、紧张不安、无法放松的状态,容易发怒、易激惹、过分敏感和警觉、情绪低落。

生理反应:可出现不同程度的生理反应,消化系统可有恶心、呕吐、食欲减退、消化不良,呼吸系统可有呼吸困难、胸闷气短甚至哮喘,心血管系统可有心慌、头晕、头痛、血压升高,其他系统的生理反应还可有失眠、多梦易醒、肌肉紧张、疲乏无力甚至虚弱状态等。

(2) 伤者家属、遇难者家属主要表现担忧、焦急不安、感觉负担加重、悲哀、居丧障碍、抑郁症等。

（3）儿童的心理应激特点：由于儿童的自我保护能力和自我调节能力较差，所以在遇到灾难或事故时，常常处于麻木、无助、茫然不知所措的状态，不知道如何进行自我保护。在发生事件数小时后，开始出现恐惧、喊叫、痛哭，应激源的情景在脑海中反复出现，伴有怕见人、做噩梦、梦中惊醒等表现。若在短时间内不能缓解，随着时间的延长，可逐渐出现不同类型的应激相关障碍。若不能得到及时救治和干预，则对其今后的人格发展、认知方式和行为方式都会产生严重的影响。

3. 灾难救援人员应激反应和表现　救援人员在灾区的救援工作环境恶劣，物资短缺，工作时间长，并且要面对各种伤亡现场的惨状，残缺的尸体、倒塌的房屋等各种刺激场面的强烈冲击，在高度压力下救援人员无法休息、心身疲惫。他们为伤亡者的境遇感到悲伤、忧郁、麻木，会产生负疚感、罪恶感，甚至心理精神崩溃或无法自控。

三、灾难医学心理支持与干预

灾难/创伤性事件造成的心理障碍和创伤后果有：急性应激障碍（事件后1个月内），创伤后应激障碍（事件后1个月以上），过度依赖酒精、药物，性格改变。因此，当严重的心理或行为反应出现时，对受害人应该进行医学心理干预。

1. 心理干预的对象和方式　心理干预的对象一般包括直接当事人、遇难者和受伤者的家属，以及一线的救助人员，如参与救援人员、医疗救治人员、善后服务人员。

心理干预的方式包括现场干预、电话干预、网络干预等形式，其中，现场干预的效果最好。

现场干预措施：尽快脱离现场、不要过多目击现场，提供物质帮助和安全的场所，不要过多问受害人经历。

2. 心理治疗

（1）早期心理治疗重点放在稳定受害者的情绪上，帮助他们采取应对机制和解决问题的方法重新获得灾难前的心理平衡状态。

（2）对于受害者的危机状态已经缓解，情绪基本稳定，心理干预人员应该帮助受害者充分认识到，他的思维结构中存在着非理性和自我否定的认知思维，通过改变这种错误认知，重新获得理性的和自我肯定的思维，就能使受害者获得对生活中出现的危机的控制。

（3）灾后心理恢复阶段，重点帮助个体调动自己内部心理资源，并能够利用环境资源和社会支持系统，帮助自己解决当前面临的问题心理社会转变模式。

（4）社会支持干预：社会支持系统主要涉及社会组织机构、单位、家庭、亲友、社区等。积极调动这些社会资源，给予最大限度地支持，对于帮助个体摆脱困扰，消除负性情绪，尽早恢复到危机前状态，具有重要意义。

（5）救援人员的心理支持和干预：灾前，救援人员在接受专业的救灾训练同时必须接受心理方面的训练；灾区救援工作人员应配备专业的医学心理专业医师，随时为救援人员提供心理疏导和支持；灾后，由专业心理辅导师进行指导，心理支持和必要的干预。

对救援人员的心理干预方法：满足物质需要，心理支持、关心和小组干预，定时轮班换岗，定时评估精神状态，及时撤离现场。

事 件 总 结

一、基 本 情 况

1. 事故发生的时间、地点、伤亡人数及灾害事故的种类。

2. 伤病亡人员的姓名、性别、年龄、致伤病亡原因（如有外籍人员需要报国籍）。

3. 对伤病人员采取的主要措施及投入的医疗资源。

4. 转运伤病员的情况。

5. 急需解决的卫生问题。

6. 卫生资源受损情况。

二、现场处置情况

（一）组织体系是否运行良好

主要包括：领导机构、办事机构、工作机构、地方机构和专家组。

（二）运行机制是否健全并能良好运行

1. 预测与预警（预警级别和发布）是否及时和有效。

2. 应急处置（信息报告、先期处置、应急响应、应急结束）是否科学得当。

3. 恢复与重建（善后处置、调查与评估、恢复重建）计划是否实施。

4. 信息发布是否及时。

（三）应急保障是否有力

1. 人力、财力、物资保障情况。

2. 基本生活、医疗卫生、交通运输、通信保障情况。

3. 治安维护和人员防护情况。

4. 公共设施和科技支撑情况。

三、结论和效果

1. 应急预案是否完整。
2. 报告及时性、完整性、准确性如何。
3. 方案的可行性如何。
4. 流程的可操作性如何。
5. 灾害调查处置总结报告是否科学。
6. 应急工作人员适应和处置能力是否有效。

四、建议和措施

1. 不断完善各类应急预案体系并组织应对灾难的演练，提高应对能力。
2. 及时报告各类灾难相关信息，进一步提高网络报告质量。
3. 逐步规范灾难的信息传递、事件判定和分级分类处置流程。开展救灾防病和灾难现场的调查和效果评价。
4. 认真开展灾难的应急培训和演练，提高各级疾病预防控制中心的应急处置能力与技术业务水平。
5. 做好应急的各项物资准备。

第二节 各 论

自 然 灾 难

一、气 象 灾 难

（一）洪涝水灾

【概述】

"水灾"如果是指因水而发的灾害，那么就是泛指水体运动过程所形成的灾害。由于降水过程的时间和空间分布不均匀，可能导致某些地域因水而灾（水灾害）。一个地区在一段时间里降水太多了，超过了当地的承受能力，就可能形成洪涝灾害；相反，降水太少了，就可能出现旱灾。严格地说，水灾（水灾害）应包括洪涝灾害和旱灾。而我们习惯上称的"水灾"，仅指洪涝灾害。我国气候属于典型的大陆季风气候，是造成大范围旱涝的根本原因。

【事故伤害特点】

洪涝水灾的祸患，有明显的阶段性：洪水暴发瞬间的原生灾害，以及水灾之后的由水灾引起的次生灾害。

【主要伤害表现】

1. 原生灾害 洪涝水灾直接对人的伤害,主要是淹溺、浸泡、受寒、断粮饥饿、建筑物倒塌砸伤、应激性心理-精神损伤等。受洪水淹溺,可能被泥沙活活掩埋,或呛入异物(泥沙、水草等)致人窒息,吸入大量河水,能致肺水肿、血液稀释、电解质紊乱,甚至可因心功能、肺功能、肾衰竭,缺氧、脑水肿等,导致死亡。

大批建筑物冲毁,可造成人员伤亡,尤以颅脑损伤、脊柱脊髓损伤、骨折、出血、挤压伤、休克多见。洪水漫溢,人畜粪便及腐败的尸体污染水源。

2. 次生灾害 常见次生灾害有:火灾、电击伤、冻伤、中毒、灾后瘟疫,以及由于社会秩序混乱所致的伤害。洪水冲垮家园,灾民流离失所,聚居于简陋拥挤的帐篷,因烤火取暖或炊事失慎,容易引发火灾,造成人员伤亡。天气寒冷,没有取暖设备的帐篷,可致人冻伤。野外生活,易遭受蚊虫侵袭,导致虫媒体传染病(如乙脑等)的发生与流行。在水中的带电电缆、倒坍电杆上的电线,会使人遭到电击而受伤。被洪水浸泡而外溢,冲入水源或污染食物的农药、毒物和放射性物质,可致人中毒,甚至危及生命。暴发洪水之后,环境破坏尤为严重,常暴发瘟疫(流行传染病)。

【现场救援】

分阶段分层次重点抓好各项预防控制措施,搞好各项卫生防疫工作。

【处理原则】

医疗救援人员到达后,对受伤人员要及时进行伤检,并根据灾区现场的医疗力量、伤病员数量、伤病种类、伤情轻重缓急,做好各类救治与后送转院工作。

【注意事项】

洪水暴发后,重点要做好灾区的饮水卫生、食品卫生、环境卫生、消毒、杀虫灭鼠工作,预防控制各类传染病的发生。

(二)旱灾

【概述】

旱灾,通常是由久不降雨或降水不足,河道干涸,田地龟裂,造成庄稼歉收或绝收所致的灾害。旱灾主要由于气象原因所致,但过度放牧,乱砍滥伐,使森林草场退化,水土流失,水源枯竭,以及上流截流过量,也能造成干旱这一人为自然灾害。

【事故伤害特点】

旱灾虽不像地震、洪水、台风、火灾等灾害那样,直接威胁生命安危,但长期、大面积的严重旱灾,会引起大面积人群的粮食、饮用水短缺,营养严重缺乏,健康状况急剧下降,加之灾期灾后生活环境恶化,食品饮水卫生没有保证,容易引发各种疾病尤其传染性疾病的暴发流行,使灾情更为严重。

【主要伤害表现】

旱灾引发的主要疾病是饥饿、营养性疾病、食源性疾病、中暑以及各类传染病。

【现场救援】

救援工作除一般的救灾、济民、安抚工作外,重点是解决饥饱、营养,搞好饮水卫生与水质监测、食品卫生、处理食物中毒、预防控制生物媒介疾病,加强人畜粪便、垃圾、尸体的处理等卫生防疫工作,防止食源性疾病和各类传染病。

【处理原则】

根据灾区现场的患者数量、伤病种类、病情轻重缓急,做好各类救治与后送转院工作。

【注意事项】

在旱灾区从事工作时,注意个人防护,加强个人防暑措施。

(三)暴风雪、寒流与雪崩

【概述】

我国位于北半球,受北方冷空气南下影响常遭受暴风雪、大雪、雨雪、寒流的袭击,造成农作物冻害,庄稼歉收或绝收,将人冻伤或冻死。山坡积雪或因负载过度、或因雪层剪切(常因滑雪、雪从树上或悬崖上坠落所致)、或因震动(常由响雷、高速飞行物的冲击波、爆炸、地震等因素诱发)、或因温度突然改变(晴朗天气突然乌云密布、寒冬突然转暖、融化的雪水渗入等)也可引发雪崩,暴风雪、寒流与雪崩主要发生在北方,有明显的局限性、季节性。

【事故伤害特点】

1. 强暴风雪可以摧毁建筑、交通、电讯设备,砸伤人畜。

2. 暴风雪、寒流、雪崩形成的持续严寒,可使工农业生产、交通运输及人民生活遭受破坏,对于那些没有足够防寒准备或设备的野外作业人员,可导致伤亡。探险队、登山运动队、运输队及野战部队如在野外遭遇暴风雪、雪崩或陷落深雪等困境时,发生集体冻伤的事故并不少见。冻伤主要发生在四肢,尤以足部最多。此外,耳、鼻、脸面也是冻伤多发部位,严重冻伤可起水疱、变黑、局部坏死甚至脱落。

3. 反复的"冻结-融化-再冻结",对机体的损伤往往是无法救治的。寒冷不仅使人产生剧烈颤抖,还可耗竭人的能量;体温过低,可导致循环障碍、失去知觉,甚至冻僵,致人死亡。

【主要伤害表现】

主要是因严寒引起的冻伤、冻僵、冻昏迷和冻死。

【现场救援】

除暴风雪十分强烈时,会摧毁建筑、交通、电话设备,砸伤、压伤人畜,除需要类似地震、风灾等的紧急医疗外伤救援外,最需要的紧急救援是提供御寒防冻的衣被和设备,以及正确救治冻伤的科学技术。

【处理原则】

1. 救援人员尽快到达现场,及时施救,尽量地减轻冻伤伤情。

2. 冻伤患者积极救治,采取34℃左右的温水迅速复温,将伤员送到避风处或帐篷内,用34℃左右的温水作旋流式浸浴使结冻部位迅速复温和恢复循环,促进冻伤康复与痊愈。

【注意事项】

注意做好个人防寒,尽量保持衣服干燥。雪地光线非常强烈,长时间在雪地行走或活动,容易致雪盲症,应该戴墨色眼镜预防雪盲症。

（四）冰雹灾

【概述】

冰雹是从强积雨云层中降落到地面的冰球或冰块。雹块大小是决定是否造成灾难和灾难大小的要素。直径1～2cm的小冰雹,下得时间不长,一般构不成灾害;直径3～5cm的冰雹,就会造成灾害。最大的冰雹,直径16～18cm,重达3kg,其落地速度可达30～60m/s,可直接致人死亡。

【事故伤害特点】

严重雹灾对农业、畜牧业、交通运输业等,会造成重大经济损失,从而对人的心理精神,给予重大打击,导致心理-精神障碍或心身疾病。

【主要伤害表现】

冰雹能给人的生命安全带来直接威胁,主要是由于受砸而致外伤(砸伤)。砸伤头部的比例较大,可致颅骨骨折和颅脑闭合伤,此外,擦伤、挫伤、淤血等也很常见。

【现场救援】

医疗救援的重点是及时抢救伤员。

【处理原则】

根据致伤部位,及时采取有效的救治措施。

【注意事项】

野外作业人员遭遇严重冰雹灾,又不能及时脱离困境时,有可能造成冻伤。此时的救援工作,应该是包括:救困、脱险、医治、输送等综合性的措施。

（五）风（台风）灾

【概述】

在热带和副热带海洋上，随着气象的变化，经常发生急速旋转并向前移动的空气涡旋称为热带气旋。当涡旋中心风力达 6～7 级，风速达 10.8～17.1m/s 时，称为热带低压；中心风力达 8～9 级，风速达 17.2～24.4m/s 时，称为热带风暴；中心风力达 10～11 级，风速达 24.5～32.6m/s 时，称为强热带风暴；中心风力达 12 级或以上时，称为台风。

【事故伤害特点】

1. 原生灾害 遭强台风袭击时，狂风大作，房屋、建筑、广告招牌、电杆、电缆被刮倒，房顶、汽车、行人、牲畜被卷走，直接引起人员伤亡。伴随台风而来的是暴雨，使河水暴涨，造成水灾。

2. 次生灾害 狂风掀倒电线电缆，造成停电、停水、电讯中断、生产受影响。恶劣天气，影响飞机和车船运行，导致交通中断，运输受阻，人民生活以及工农业生产遭受严重影响。海水倒灌，良田被毁，农业歉收；雨水导致泥沙淤积土地劣质，甚至引发泥石流，严重时能将整个村庄城镇夷为乱石沙滩。

【主要伤害表现】

主要为颅脑外伤、脊柱脊髓损伤、多发骨折、多脏器损伤、出血等。

【现场救援】

来势凶猛，范围广，破坏力强，致人伤害严重，伤病种类繁多复杂，医疗救援要求紧迫，同时需要排险、救困、洗消、防爆等综合救援。风灾常伴发洪涝水灾，对生活、生产、生态环境破坏严重，卫生救援的任务紧迫而繁重。风灾期间的卫生救援，主张立即恢复水源，进行饮水消毒，保证食品卫生，做好饮水与食品的卫生监督，杜绝食源性疾病和肠道传染病。

【处理原则】

医疗救援，主要是对砸伤、压伤、摔伤、淹溺、外伤、出血、骨折等进行抢救。医疗救援人员到达后，对受伤人员要及时进行伤检，并根据灾区现场的医疗力量、伤病员数量、伤病种类、伤情轻重缓急，做好各类救治与后送转院工作。

【注意事项】

加强疾病监测报告工作，组织医疗卫生人员深入灾区巡回医疗，开展健康教育。

（六）沙尘暴

【概述】

沙尘暴的成因与滥伐森林，破坏植被，水土流失，土地沙漠化，沙土地裸露，气候干燥，生态环境恶化有关。一旦风暴发作，即可形成飞沙走石，狂沙弥天，天昏地暗,伸手难见五指的沙尘暴天气。

【事故伤害特点】

沙尘暴不仅能像所有风暴一样摧毁建筑、电讯、交通设施,砸伤人畜,还能污染空气损害健康,人畜吸入尘沙可致呼吸道疾病,诱发哮喘,甚至令人窒息。严重沙尘暴卷起又落下的沙土,能将人畜掩埋;昏暗的天日,能令人迷路失踪,造成各种意外伤害。

【主要伤害表现】

主要表现为窒息、哮喘、呼吸道疾病和相关外伤。

【现场救援】

主要是搞好环境卫生,控制扬尘,必要时应喷水抑尘。

【处理原则】

抢救窒息、哮喘、呼吸道疾病和相关外伤。

【注意事项】

医护人员在进行野外救援时,需注意做好个人防尘措施。

二、地 质 灾 害

(一) 地震

【概述】

地震是地球内部缓慢积累的能量突然释放而引起的地表震动。地震造成的灾害是突发性自然灾害,不论是发达国家还是发展中国家都面临着地震这样突发性灾害的严峻挑战。我国是世界上地震最频繁、灾害损失最为严重的国家之一。面对严峻的地震灾害形势,我们对此必须高度重视,将地震灾害纳入医疗救援的主要任务之一。根据《中国地震局系统地震应急预案》,地震等级划分为:有感地震:是指公众普遍感觉到但没有造成损害的地震;一般破坏性地震:是指发生 5.0～6.0 级地震;或造成数人至数十人死亡;严重破坏性地震:是指发生 6.0～7.0 级地震;或造成数十人至数百人死亡;强烈破坏性地震:是指造成特大损失的严重破坏性地震即指发生 7 级以上地震,或者灾情速报死亡人数超过 1000 人的地震。

【事故伤害特点】

地震对人体的主要伤害:可分为两大类型,一为直接伤害,发生于地震初期,主要是建筑物破坏造成的人体机械性损伤以及心理创伤;二为继发伤害,主要包括水灾、海啸——淹溺、火灾——烧伤、毒物泄漏——中毒、放射物泄漏——辐射伤、山崩、滑坡——机械性损伤、恐怖景象——心理精神疾患、生活环境破坏——脱水、饥饿、瘟疫等。

【主要伤害表现】

主要表现有：①软组织伤、擦伤。②颅脑外伤。③开放性或闭合性骨折。④内脏破裂。⑤体表或内脏出血。⑥挤压综合征。⑦窒息等。以多发伤表现多见。面部伤导致的颅脑伤和窒息死亡率最高；四肢损伤发生率最高；腹部损伤相对较少；脊柱的原发损伤以及搬运不当造成的继发损伤是导致截瘫的主要原因。损伤种类主要为骨折、软组织伤、挤压综合征、窒息、休克等。受伤部位和受伤种类因地震发生的强度、地区、时间、建筑物主要类型、救援条件不同各有差异。

【现场救援】

各级卫生行政部门接到关于地震灾害的指示、通报或报告后，应立即调集紧急医疗救援中心（急救中心）和邻近医疗机构救治队伍，尽快到达现场开展医疗卫生应急救援工作。根据救援需要，再相继调集现场调查处理组、专业应急救治队伍和其他医疗机构赶赴现场开展医疗卫生救援，必要时请求上级卫生行政部门援助。

1. 现场指挥 各级卫生行政部门应在事发地区设置医疗卫生救援现场指挥所，指定卫生部门负责人以最快速度赶赴现场，协调指挥现场医疗卫生救援工作。医疗卫生救援现场指挥所的职责：组织医疗卫生救援队伍赴现场开展紧急救援工作；根据救援需要，调集后续救援力量；确定收治伤员的医疗机构，安排重症伤员的转送；做好现场信息收集，保证通信畅通，及时上报现场医疗卫生救援情况；协调相关部门做好医疗卫生救援保障工作。

2. 救援措施 根据伤情迅速进行检伤分类并做出标志，大量伤员救援时间较长时；对已检伤分类的伤员进行复检，根据不同伤情迅速给予伤员现场急救处理，发现有呼吸、心搏骤停、窒息、活动性大出血、休克等危急重症患者立即进行就地抢救和治疗，维持患者基本生命体征。严重心理创伤者给予心理干预。

3. 监护转送 转送伤员应做到及时、迅速、合理分流并按指定的地点转送。

【处理原则】

按照"先救命、后救伤，先救重、后救轻"的原则进行伤员现场急救；防止次生、衍生事件发生，并及时向上级政府报告。现场救援力量不足时，应及时报告上级卫生行政部门，由上级卫生行政部门迅速调集救援力量给予支援。

【注意事项】

伤员搬运、转送过程中，要做到继续维持救治措施，密切观察病情变化并及时救治，避免造成二次损伤。地震发生后，当地疾病控制中心应立即派出防疫队赶赴现场，对饮用水源和食品及时进行检查和监测，防止和控制传染病的暴发流行，并及时制定控制疫情发生的措施，必要时进行预防接种，做到大灾后无大疫。

（二）泥石流

【概述】

泥石流是由暴雨、冰雪融水、江河泄洪等激水流冲带大量泥沙石块等固体物质形成的洪流，多产生于山区，是一种对生态环境、人类生活造成严重破坏的地质灾难。

【事故伤害特点】

泥石流的地质和灾害特征：形成泥石流必须具备三个基本条件：①山高沟深，便于集水积物的地形地貌。②具有丰富的沙、石等松散固体物质。③突发的暴雨、冰雪融水、江河泄洪等激流水源。泥石流灾害的特征有：①随激流水源的发生和停止具有突发性和一过性。②因其成分由水、黏土、沙砾、大小不等的石块等组成，各种成分的比例不同，造成灾害的破坏具有多相性和不均质性。③由于泥石流的激流水源多由暴雨和冰雪融化产生，泥石流具有与暴雨、冰川消融相伴随的季节性和周期性，大多发生于每年的 6～9 月份。人类对自然界的开发促使泥石流的发生呈增多趋势，山区的植被破坏、森林砍伐、矿山开采直接和间接为泥石流的形成创造了条件；全球气候变暖，冰川消融加快，导致冰川泥石流爆发增多。在我国，云南北部山区、川西地区、陕南山区、甘肃南部山区、辽东南山地以及西藏喜马拉雅山地等，是泥石流多发地区。

【主要伤害表现】

泥石流造成的人身伤害主要是呼吸道梗阻窒息、挤压伤、骨折等创伤。

【现场救援】

救治的首要措施是根据伤情迅速进行检伤分类并做出标志，迅速清除口、鼻腔及大气道内的阻塞物，保持气道通畅；创伤患者中的开放性损伤，要注意清洗伤口，避免继发感染。大量伤员救援时间较长时，对已检伤分类的伤员进行复检，根据不同伤情迅速给予伤员现场急救处理，发现有呼吸心搏骤停、窒息、活动性大出血、休克等危急重症患者立即进行就地抢救和治疗，维持患者基本生命体征。严重心理创伤者给予心理干预。转送伤员应做到及时、迅速、合理分流并按指定的地点转送。

【处理原则】

按照"先救命、后救伤，先救重、后救轻"的原则进行伤员现场急救；防止次生、衍生事件发生，并及时向上级政府报告。现场救援力量不足时，应及时报告上级卫生行政部门，由上级卫生行政部门迅速调集救援力量给予支援。

【注意事项】

伤员搬运、转送过程中，要做到继续维持救治措施，密切观察病情变化并及时救治，避免造成二次损伤；除去湿冷衣服，注意保暖。

（三）火灾

【概述】

火灾是自然发生的或人为造成的。有森林火灾、工厂火灾、油库火灾、烟花爆竹引起的火灾、民用建筑物火灾、地铁火灾、铁路火灾、核电站火灾等。它给人类带来的危害十分严重，使人们的生命安全受到极大的威胁。因此，快速、合理、规范的现场救治显得非常重要。

【事故伤害特点】

1. 事故发生突然，多数人缺乏自救知识，因此加重了损伤的严重程度。

2. 若是爆炸所致，伤情复杂，多伴复合伤。

3. 现场救治受限，急救人员较难到达事故发生地救治。

【主要伤害表现】

①表皮红斑状，干燥、烧灼感，即Ⅰ度烧伤。②局部红肿，大小不等的水疱，内含淡黄色液体，伤及表皮的生长层，真皮乳头层，即浅Ⅱ度烧伤。如伤至皮肤的真皮层，介于浅Ⅱ度到Ⅲ度之间，去疱皮后，创面红白相间，痛觉迟钝，即深Ⅱ度烧伤。③创面呈蜡白或焦黄色、炭化，痛觉消失，局部皮层凝固性坏死形成焦痂，伤及真皮层甚至达到皮下，肌肉或骨骼，即Ⅲ度烧伤。④呼吸困难、咳出炭末痰，肺部可闻及哮鸣音，面、颈及口鼻周常有深度烧伤，声音嘶哑，即吸入性损伤。⑤心率增快，脉搏细弱，心音低弱，脉压小，血压下降，呼吸浅快，尿量减少，口渴难忍，烦躁不安，肢端凉，血液浓缩，低血钠、低蛋白、酸中毒，即烧伤休克。

【现场救援】

①迅速脱离现场，将伤员转移到安全地带，脱去燃烧衣物，小面积烧伤立即用清水连续冲洗或浸泡。②保持呼吸道通畅，严重的吸入性损伤伴有呼吸道梗阻时，应立即行气管切开或环甲膜穿刺。③保护受伤部位，用干净敷料或布类保护，或行简单包扎。④大面积严重烧伤患者，尽快建立静脉通道补液，并尽快送到就近有能力救治的医院。一般烧伤患者可口服少量盐水，不能喝白开水或糖水。⑤镇静止痛，疼痛剧烈给予哌替啶、吗啡止痛或用苯巴比妥、地西泮镇静。⑥合并伤处理，如有大出血、开放性气胸、骨折等，应予相应急救措施。

【处理原则】

①烧伤面积在29%以下的Ⅱ度烧伤患者，随时转送。②烧伤面积在30%～49%的Ⅱ～Ⅲ度烧伤患者，应该在8小时内送到指定医院。③烧伤面积在50%以上的Ⅱ～Ⅲ度烧伤患者，应该在4小时内送到指定医院或就地抗休克，使病情相对稳定后，在伤后24小时内再行转送。④烧伤面积在70%以上Ⅱ～Ⅲ度烧伤患者，应该在伤后1～2小时送到附近指定医院或就地积极抗休克处理，待休克控制后，于伤后48小时内转送。

【注意事项】

烧伤面积在 10％ 以上的 Ⅱ～Ⅲ 度烧伤患者转送时应注意：首先要建立通畅的静脉输液通道；保持呼吸道通畅，重度吸入性损伤患者要行气管切开；留置导管，保持尿管通畅，定时观察尿量和尿颜色；转送途中车速不宜过快，避免颠簸，若长途转送，最好选择飞机；冬季转送，应注意患者保暖。

三、事 故 灾 难

（一）公路交通事故

【概述】

公路交通事故指机动车、非机动车在行驶中发生翻车、撞车、紧急刹车等交通事故。造成开车人、乘车人及路上行人伤亡。公路交通事故多是由人为因素造成的灾难。

【事故伤害特点】

公路交通事故人群伤害的特点是：外出活动频繁的人受伤害的概率大，多以青壮年为主，驾龄在三年以下驾驶员肇事比例较大，机动车交通发达地区肇事伤亡发生率高。

由于公路交通事故的突发性，复杂隐蔽性、伤情严重、伤势复杂；多发伤复合伤普遍；早期死亡率高；现场能否及时、正确地救护决定伤情的转归。乘车人员受车辆紧急制动的惯性作用，身体遭受捶击，或被抛向车外造成撞击伤、摔伤。车辆外形受猛烈撞击结构变形，或车辆翻车，造成乘车人各部位受到挤压碰撞，穿刺或多发伤。车辆肇事后发生着火、爆炸、化学品泄漏造成乘车人员被烧伤、中毒、炸伤等复合伤。被撞人员伤害特点：被撞人员瞬间遭受撞伤、摔伤、碾压伤，造成全身组织挫伤、骨折及实质内脏破裂出血。以头、胸、上下肢伤为常见。致死原因主要是颅脑损伤（占 23.3％）及合并的胸腹部损伤。

【主要伤害表现】

创伤轻重程度不同，其表现不尽相同。①全身表现：头部创伤出现神志变化，严重者出现昏迷。面颈部外伤，注意气道阻塞窒息。胸部、腹部及四肢创伤因严重失血引起失血性休克。②局部表现：疼痛程度与受伤范围和轻重有关，活动时加剧，制动后减轻。肿胀为受伤部位出血或渗出所致，部位较浅可出现皮下淤血或血肿。组织疏松部位肿胀显著。功能障碍因疼痛限制运动和组织结构破坏所致。组织损伤受伤部位可有伤口或创面。内脏损伤功能障碍，如胸部创伤呼吸困难等。

【现场救援】

当受伤人员被变形转向挤压、燃烧、爆炸身体受到伤害时，先由消防工程人员将伤员从车内救出。医护人员快速到达现场。对伤员进行及时正确地急救。现场急救分脱离险区、检伤分类、医疗急救、后送四个步骤。①脱离危险环境：发生车辆事故后，可能继发车辆着火、爆炸、被撞建筑物倒塌，交通秩序紊乱继发交通事故等。医护人员必须快速将伤员转移至较安全地带抢救。疑有脊椎伤置颈托固定。搬运时应将伤员头颈与躯体保持同一轴线位。放置在铲式架上。②检伤分类（见总论有关章节）。③现场急救：对呼吸心搏骤停伤员立即给予心肺复苏；对可能危及伤员生命的大出血、窒息或呼吸困难、创伤性休克、血气胸等给予优先处理；对伤员受伤部位和伤口止血、包扎、固定，正确地搬运、防止伤情加重。④后送伤员：伤员必须在给予相应处理后转送，运送途中严密观察病情变化，根据伤情决定后送医院，不能为寻求大医院而延误抢救时机。

【处理原则】

先脱离险境后抢救、先复苏生命后对症、先救重伤后处理轻伤、先抢救再后送。

【注意事项】

被压车轮下或被挤压在变形车内的伤员，不能拽拉伤者的肢体，以防止伤害伤者的神经或血管；伤者神志不清时要认真检查，避免因假死而放弃抢救；出现大批重伤员时，要以能挽救更多人生命为原则，注意不要把有限急救资源集中在单个危重伤员身上。

（二）铁路交通事故

【概述】

铁路交通事故是指火车与其他车辆碰撞发生的事故以及铁路路外人员伤亡事故。铁路路外人员伤亡事故即指非岗位执行任务的铁路职工和未持有效乘车凭证的旅客伤亡事故。凡在铁路列车运行和调车作业中发生火车撞轧行人，与其他车辆碰撞等情况，导致人员伤亡均为路外人员伤亡事故。

【事故伤害特点】

①突发性强、人群密集、灾情严重、伤员人数多。铁路运输速度快，事故往往在瞬间发生。铁路交通事故发生后，死伤往往达几十人甚至数百人。②现场混乱、救治困难。事故现场一般较易混乱，铁路交通事故瞬间可能出现较多伤员，需要同时救护。但由于要保护事发现场，导致现场一般较为混乱，给救治带来了一定困难。列车在运行中发生事故是无法选择地点和环境的，事故、环境千变万化，给救援造成了想象不到的困难。③火车行驶速度快，质量大、刹车距离长，外表面凹凸不平，因此火车直接撞击、碾压或牵挂均可造成人体严重损伤。依受伤原因可将火车创伤分为直接、间接、集群性3种。当列车正面冲突、被追尾、列车颠覆或与其他载人车辆相撞时导致的人员伤亡为集群性火车撞伤。据统计，间

接伤最多,直接伤其次,群体伤最少。火车高速行驶时≥60km/h,在车体两旁可形成负压区,高速动车组的速度达 200km/h 时,离火车 2m 以内人员容易被吸引而发生碾压伤或撞击伤。

【主要伤害表现】

火车创伤主要是碾压伤、撞击伤和摔伤,人体撞击行驶火车中的突出部位,可引起挫裂伤,特别是严重的开放性颅脑伤,火车撞伤人体后,常将人甩出一段距离,造成摔伤,如脑挫伤、骨折、内脏破裂伤等。铁路事故可按照两个方面进行分类,一是非人员性的,即事故类型、等级、性质及程度;二是人员伤亡情况即人员伤亡的程度、性质等。人员伤亡按伤情可分为:①轻度伤员:皮肤裂伤、一般性创伤、腰肌扭伤、Ⅰ度烧伤、轻度脑震荡等,这类伤员经一般性处理后,如无特殊情况,可送普通医院观察 24 小时。②重度伤员:单纯性骨折、Ⅱ度烧伤、一般挤压伤、口、眼、鼻、耳损伤,中度脑震荡。心、脑、肺、肾功能未受到明显损伤,无危害生命的体征。现场一般处理后原则上送医院继续治疗。③危重伤员:严重创伤、颅脑损伤、昏迷、多发性骨折、内脏破裂大出血、创伤性休克、大面积Ⅱ度及Ⅲ度烧伤、毁灭性肢体损伤、张力性气胸、心脏损伤。这类伤员应尽最大努力在现场抢救。④濒危伤员:广泛严重的颅脑损伤,多发性损伤伴有大出血、心脏严重挫伤,肺组织大面积挫伤,呼吸心跳停止已数分钟等。这类伤员应立即采取措施进行抢救。但是因人力、物力和救活的伤员错过了对有希望伤员的抢救机会,造成死亡,是不应该的。

【现场救援】

由事故发生地的地方卫生行政部门及急救中心具体实施,当地医疗单位参加并接受伤员。如遇到重大灾难,抢救复杂,持续时间长,现场要设救护组、抢救组、现场处置组、分类后送组、收容组和后勤组。①救护组:在现场直接救护伤员,组成人员包括工程救险人员、医疗救护人员和伤员搬运人员及志愿人员。检伤官应迅速判断受伤人员情况分送抢救组、处置组及收容组。对濒危伤员及呼吸心跳停止的伤员要边送边抢救。救护组要负责现场清理,搜寻伤员,确保现场受伤人员全部无遗漏地得到急救后送。②抢救组:抢救组要由有抢救经验的医务人员组成。主要对危重伤员做初步处置,进行心肺复苏,建立有效肺通气,开通输液通道,抗休克,包扎伤口,止血,骨折的临时固定。并做好记录,病情稍稳定后交后送组继续处理。抢救无效死亡的送收容组。③现场处置组:主要担负轻伤员的处理。④后勤组:保证抢救所需的药品和器材、负责联络,调动运输工具。⑤转送组:一般由救护车护送,必要时使用飞机、轮船等。各医疗单位调度车辆要及时,在途中要随时监测患者的情况。并详细记录。⑥收容组:负责接收、辨认、登记、保管财务,登记死亡人员的情况。

目前国际较流行的做法是给患者做个简单的分类,一目了然,较为实用。例如红色代表需要紧急救治的,黄色代表稍后可以处理的,绿色代表后送的,黑色代表死亡患者。特殊伤员的急救包括:①心肺脑复苏:对呼吸心跳停止的伤员,要立即进行心肺脑复苏。②抗休克:休克以失血性为最常见,补充血容量是主要措施。通过多条大的静脉通道快速输入大量液体,休克好转后迅速后送。③离断肢体的处理:现场急救包括止血、包扎、保存断肢和迅速转送。不完全性断肢应注意将肢体用木板固定;完全性断肢的离断肢体,可将离断的肢体用无菌敷料或清洁布类包好,无需作任何处理,连同患者一起迅速送往医院即可。④各分类重症创伤的救治如表1-1。

【处理原则】

先脱离险境后抢救、先复苏生命后对症、先救重伤后处理轻伤、先抢救再后送。

【注意事项】

被压车轮下或被挤压在变形车内的伤员,不能拽拉伤者的肢体,以防止伤害伤者的神经或血管;伤者神志不清时要认真检查,避免因假死而放弃抢救;出现大批重伤员时,要以能挽救更多人生命为原则,注意不要把有限急救资源集中在单个危重伤员身上。

(三)水上交通事故

【概述】

水上交通事故指舰船在海洋、江河上,发生碰撞、触礁或海战、爆炸、火灾等灾难,造成人员伤亡。

【事故伤害特点】

水上伤亡事故因发生在水面上、伤亡事故有其特殊性。①远离海岸,对伤员的救助及转运困难,我国船舶存在医师和药品配备不到位,自救互救知识培训普及不足。②水上事故除了造成人员机体创伤、烧伤、弹片伤外,人员落水后,搜救困难,死亡率高。③发生水上事故时,人员弃船求生,造成溺水、溺毙、浸泡低体温,晕船、饥饿、恐慌等。

【主要伤害表现】

①舰船发生碰撞、触碰,海战时发生爆炸、火灾、船载化学品泄漏等,造成人员身体被撞伤挤压伤、爆炸枪击伤、烧伤及中毒。伤员表现为神志不清、昏迷、呼吸困难或窒息,血压下降、大出血等。受伤局部可出现疼痛肿胀、伤口大出血,伴随功能障碍。②落水的表现:落水人员溺水发生溺毙;因浸泡时间过长造成低体温,出现意识障碍;由于暴晒或缺乏淡水食物而衰竭。

【现场救援】

①海上搜救:海上搜救由当地出动直升机、救援船,动用救援器材、展开海上

救援。②医护人员对成批伤员应检伤分类,根据轻重缓急确定现场急救和后送顺序,使垂危伤员得到优先处理,全部伤员分级救治。③优先抢救危重伤员,控制休克窒息、大出血和脏器严重伤害。医疗船应对内出血患者施行控制性手术。④对溺水者处置:首先清除口、鼻腔内异物,迅速进行倒水动作以倒出呼吸道及胃内积水。⑤初步伤情控制后、立即组织后送。⑥对体温过低(低于30℃)者给予温水(35~45℃)或全身裹热毛巾升温,脱水者给予口服饮料静脉输入等渗糖盐水。

【处理原则】

先发现先救、后发现后救;先救单人、后救集体;先救重伤员、后救轻伤员、最后打捞死者;先抢救、再后送。

【注意事项】

防范危险品和化学品伤害,进入现场应穿戴全套防护服和呼吸器,防止在低洼逆风处处置伤员;要加强与现场有关部门协助与联系;与陆地保持通信联系;抓紧对伤病员的后送工作,不要在船上停留过长时间。

(四) 航空交通事故

【概述】

航空事故是指航空器在空中或地面发生的所有人员伤亡和物资损失。航空事故造成空难的主要原因:恐怖事件、劫机、航空器故障、气象、航空飞行表演等。

我国民航部颁发的民用航空地面事故等级如下:①一般事故:造成人员重伤;②重大事故:死亡3人以下(含);③特重大事故:死亡4人以上(含)。

【事故伤害特点】

①突发性,难以预测;②爆发性,大量伤亡;③灾难性,死亡率高、伤残重;④空难发生在起飞、着陆、滑行阶段最多,占65.3%;⑤失事地点以机场及附近最多;⑥火灾型空难较非火灾型空难伤亡严重。

【主要伤害表现】

空难事故损伤主要是减速、火、碰撞、飞来物品击中、窒息所致。主要伤害表现有:①严重的、多发和复合性创伤。创伤部位主要有头部、脊柱、下肢、内脏等。②烧伤多合并创伤性损伤。③吸入性灼伤。飞机起火后产生大量氮化物,幸存者吸入氮氧化物中毒,严重者窒息,12~24小时发病,易死亡。

【现场救援】

①在机场地面或附近发生的空难救援:立即启动机场应急救援计划,报告事件信息,消防救援人员迅速到达现场,灭火、搜索和救援;机场急救中心或第一批到达的医疗救援队,在安全区域确定集结区、分检区、医疗区和转运区。当地卫生部门、急救中心和急救医院启动医疗卫生救援应急预案,立即派出现场急救医疗队和接收医院做好收治抢救准备。②机场外救援。如空难失事地点在山区或

交通不便的农村,因救援困难,生存机会不大,主要依靠当地政府和医疗机构组织搜救,如有幸存者,迅速送往医院进一步救治。

【处理原则】

现场救援原则:事故现场先抢后救,检伤后先救命后治伤,先保肢体后保功能,快速转运先重后轻,垂危伤员就地就近抢救。

【注意事项】

①空难事故的现场救护工作,涉及多个救援部门,要求机场急救中心与医疗部门反应迅速,分工责任明确,密切配合和协调。②在机场地面或附近发生的空难,严格执行医疗安全官制度,确保现场救治区域的安全,避免发生二次灾难。③如空难发生在海域按海难事件救援。④妥善处理遇难者尸体和残骸,保存遗物。⑤做好现场救援和医院救治的全部记录和登记。

(五) 爆炸事故

【概述】

爆炸事故发生原因复杂,常见原因有生产、储存、运输、使用易燃易爆物品的设施不符合安全要求,违规作业,爆炸恐怖事件等。

【事故伤害特点】

1. **突发性伤害** 爆炸发生突然,时间短,杀伤性强,恐怖事件多在公众场所,现场伤害的人群多数没有时间疏散、逃跑或自救、抢救。

2. **伤情复杂、复合伤为主** 爆炸事故现场多在易燃易爆物品的生产、储存和使用场所,往往由爆炸引起燃烧,或由燃烧引起爆炸,因此,伤员的伤情复杂,致伤因素两种或多种并相互加强,加重损伤,多表现为复合伤。

3. **潜在再次事故危险性** 爆炸现场仍有尚未爆炸的爆炸物品,极易因救援、调查人员的移动、撞击、吸烟等,引发再次爆炸;炸毁的建筑物再次倒塌;爆炸后的封闭空间存在毒气;现场电气设备仍然带电等,存在二次事故发生的危险。

【主要伤害表现】

由于引发爆炸物品的品种、性能、数量和人体与爆炸源距离以及现场条件的不同,爆炸对人体造成的伤害特征多种多样。

1. 爆炸伤按性状可分为炸碎伤、炸裂伤、炸烧伤、超压伤、弹片伤、抛射伤、抛坠伤、摔伤、压伤、踩伤等。通常在一个受伤人体上会出现多种炸伤。

2. 爆炸时的物体冲击和燃烧最易导致冲烧毒复合伤、冲毒复合伤。

3. 肺部是爆炸事故最易损伤的器官。

4. 伤员伤情复杂、严重,并发症多,死亡率高。

【现场救援】

发生爆炸事故后,应在消除继续发生燃烧爆炸危害因素的基础上,迅速将火源附近易燃易爆物品转移到安全地点,切断电源。在迅速控制火灾蔓延的同时,将伤害人员从危险区抢救到安全地点,及时对伤员的不同伤情进行紧急救护。

【处理原则】

1. 首批到达现场的救护人员,立即在安全区域开展伤情分类,对严重的伤员进行初步急救处理,及时向急救中心或当地卫生部门报告现场情况,提出增援建议。

2. 对脱离爆炸现场的伤员,立即阻断致伤因素(热力、火焰、毒气等),如烧伤伤员,必须迅速将伤者与高温热环境或物体隔离,并进行及时有效的初步处理。

3. 及早、全面和多次伤情检查评估,根据伤情分类、优先救治原则,按现场判断→伤检→分类救治→后送→途中监护的程序开展现场医疗救援。

4. 对严重复合伤、烧伤、休克、中毒的伤员,在现场给予积极救治,根据现场急救和最近医院的抢救条件决定后送的安排,原则上是先稳定,再后送,就近送,送到有条件抢救的医院。

【注意事项】

1. 爆炸事故突发,现场死伤率高,场面混乱,现场医疗救援必须服从现场指挥,统一行动,注意保护救援人员和伤员的安全。

2. 由于致伤机制复杂,现场伤亡情况往往比估计严重,增援的急救医疗队应配备有经验的急诊科、创伤科和麻醉科的医师和护士,救护车要多准备严重创伤的抢救装备和药物,以利现场急救和伤员转送途中的监护。

3. 爆炸伤的伤员伤情复杂,常常会因明显的外伤掩盖了内脏损伤,或忽略了体表无明显的外伤而有内脏损伤的外轻内重的伤员。现场检伤应由有经验的创伤科、急诊科医师共同完成,对所有伤员严格按照现场首检进行伤情分类,现场紧急救治或初步处置后进行第二次伤情评估分类,转送前要求护送的医师进行第三次伤情评估,并在途中密切观察生命体征变化,避免因漏诊误诊造成延误抢救时机。

(六)矿井事故

【概述】

矿井事故指矿产开采过程中发生导致群体人员伤亡的各种事故。在我国,矿井事故中以煤矿事故为主。常见类型有瓦斯爆炸、冒顶塌方、矿井水灾等。

1. 瓦斯爆炸

【概述】

瓦斯是井下采矿过程中产生的各种有害气体的总称,主要成分是甲烷(CH_4),还有一氧化碳(CO)、硫化氢(H_2S)、二氧化氮(NO_2)等。瓦斯爆炸指在矿井下采煤过程中,煤的完整性被破坏,透气性增加,甲烷(CH_4)从煤体中释放出来,浓度达到 5%～14%时,有氧情况下,遇火花发生的爆炸事故。

【事故伤害特点】

瓦斯爆炸对人身伤害的特点是:处于爆炸源附近者,主要被高温和高压冲击波所伤;远离爆炸源者,主要为 CO 为主的有毒气体中毒和缺氧窒息。

【主要伤害表现】

瓦斯爆炸造成人身伤害的主要表现有:①高温,爆炸瞬间温度可达 1650～1850℃,对人身造成严重烧伤;②高压,爆炸后空气压力平均为爆炸前的 9 倍,冲击波可直接伤害人体、破坏井道和设备并间接伤害人体;③产生大量 CO 毒气,导致人员中毒。

【现场救援】

主要包括以下几方面措施:①扑灭矿井火源,建立有效通风,排除有毒气体;②对矿井毒气等指标严密监控下,佩戴防毒等安全防护器材将伤病员搬出矿井;③在地面空气新鲜处,根据不同伤情迅速给予伤员现场急救处理,监护转送医院。

【处理原则】

①消除致伤因素:脱离致伤环境,扑灭染身火焰,脱去染火衣服。②判定伤情及紧急处置:正压给氧;气道烧伤、梗阻者建立人工气道通气给氧;休克者建立静脉通道补充血容量;心跳、呼吸骤停者心肺复苏;疼痛剧烈者镇静止痛;合并机械性创伤者酌情予以包扎、止血、固定。③用清洁敷料、被单、衣服覆盖保护创面,寒冷环境注意保暖。④迅速监护转送专科医院。

【注意事项】

搬动伤员避免继发损伤;转送途中避免颠簸,汽车转送时伤员头向车尾方向,避免加重大脑缺血、缺氧。

2. 冒顶塌方

【概述】

冒顶塌方指采矿过程中,矿井岩石稳定性差或安全防护措施不当等原因,致使矿井顶部垮落下塌造成的人身伤害事故。

【事故伤害特点】

对人身伤害主要有各类机械性创伤和填埋窒息。

【主要伤害表现】

主要表现有:①软组织伤、擦伤。②颅脑外伤。③开放性或闭合性骨折。④内脏破裂。⑤体表或内脏出血。⑥挤压综合征。⑦窒息等。以多发伤表现多见。

【现场救援】

主要包括以下几方面措施:①对矿井安全严密监控并采取有效防护措施后,

佩戴安全防护器材将伤员搬出矿井,搬运过程应避免继发损伤;②在地面空气新鲜处,根据不同伤情迅速给予伤员现场急救处理,监护转送医院。

【处理原则】

①判定伤情及救治顺序:先救命,后治伤;先重伤,后轻伤顺序紧急救治。②紧急处置:正压给氧;心跳、呼吸骤停者心肺复苏;意识不清者上颈托;气道损伤或呼吸衰竭者建立人工气道通气给氧;休克者建立静脉通道补充血容量、给予急救药物;疼痛剧烈者镇静止痛;各类机械性创伤酌情予以包扎、止血、固定。③紧急处置后迅速监护转送医院。

【注意事项】

搬动伤员避免继发损伤;井下黑暗环境滞留过久返回地面时,注意保护眼睛,避免强光造成视力损害;转送途中避免颠簸。

3. 矿井水灾

【概述】

矿井水灾指采矿过程中,因自然或人为水源突发、大量灌入矿井,造成井下群体人员伤亡的灾难。

【事故伤害特点】

我国矿井水灾按其水源来源分为三类,地面洪水、含水层水和井下老窑水(包括旧井巷积水)。前两种水灾主要导致人身淹溺、窒息性伤害;后者除前类伤害外,因含有大量硫化氢(H_2S)、二氧化氮(NO_2)、二氧化硫(SO_2)、甲烷(CH_4)、二氧化碳(CO_2)等有毒气体,可引起毒气中毒;被积水围困在封闭井巷中的人员受缺氧、饥饿损害;水流冲击以及继发塌方导致的各类创伤。

【主要伤害表现】

主要表现有:①淹溺。②窒息。③有毒气体中毒。④各类创伤。⑤缺氧及多脏器功能衰竭。

【现场救援】

主要包括以下几方面措施:①指导井下人员应及时报告地面管理部门,有组织地按照规定逃避路线迅速撤离矿井,来不及撤离者应在独头山或位置较高的井巷躲避;②根据矿井的具体情况,迅速封堵水源和疏引、抽出矿井积水;③救护人员佩戴安全防护器材将伤员搬出矿井;④在地面空气新鲜处,根据不同伤情迅速给予伤员现场急救处理,监护转送医院。

【处理原则】

①判定伤情及救治顺序:先救命,后治伤;先重伤,后轻伤顺序紧急救治。②紧急处置:淹溺者清除呼吸道杂物、积水,脱去湿水衣服,干燥被单或衣服保暖;正压给氧;心跳、呼吸骤停者心肺复苏;气道损伤或呼吸衰竭者建立人工气道

通气给氧;休克者建立静脉通道补液、给予急救药物;合并各类机械性创伤酌情予以包扎、止血、固定。③紧急处置后迅速监护转送医院。

【注意事项】

搬动伤员避免继发损伤;井下黑暗环境滞留过久返回地面时,注意保护眼睛,避免强光造成视力损害;转送途中避免颠簸。

(七) 井喷事故

【概述】

在石油及天然气开采过程中井喷是指含有大量有毒物质的油和气体由地下喷出,管道阀门失控所导致的一种伤害。重庆开县的 2003 年"12.23 特大井喷事故"即为代表。

【事故伤害特点】

井喷导致人身伤害的特点是:高浓度的硫化氢气体造成人体眼部化学性损伤,急性化学性角膜结膜炎,以及甲烷和一氧化碳吸入共同导致肺和大脑的损伤,表现为急性窒息,肺水肿和脑水肿,严重者昏迷,甚至猝死。

【主要伤害表现】

井喷造成人体伤害的主要表现有:①轻度中毒患者双眼红肿、疼痛、流泪、视物模糊,主要为硫化氢造成眼部化学性损害;②中度中毒患者在眼部损害的基础上,合并在肺内大量有毒气体吸入,造成急性肺损害、肺水肿,表现有气促,呼吸困难,低氧血症。检查可发现肺部有湿啰音及实变体征;③重度中毒患者表现为意识障碍、昏迷、抽搐,甚至休克,极其严重者猝死,原因为窒息、脑水肿、脑疝。次生的伤害有跌伤,原有肺部疾病加重等。

【现场救援】

主要包括以下几个方面:①设立安全区,根据情况在井喷中心外 3~5km 外设立安置点,安置受灾人群;②在安置点设立医疗点,有效地筛选中毒患者;③轻度中毒患者现场处置,给予局麻药品点眼后,充分清水冲洗,继之抗生素眼液及激素眼膏应用;④中度及重度患者,迅速向医院转运,途中注意生命体征支持和监护;⑤特重患者应早期向有条件进行高压氧治疗及更高级医院转送,以期更高的救治率。

【处理原则】

①按照病情分类,及时准确筛查患者;②根据灾情组织足够的医疗队和充足的后勤保障物资;③中毒患者每天三次巡查,病情动态表可显示治疗效果,中重度伤员多在井喷中心附近和下风区集中,有定位表现;④根据中毒程度和人数组织足够的医务人员,临时医疗点应有资深医务人员指导工作,按程序处理;⑤重度患者去留原则上要有专家决定;⑥转诊途中应有监护及心肺支持手段;⑦脑水

肿患者应注意充分脱水及早期脑复苏治疗。

【注意事项】

中毒人群中老人和儿童患者尤其要注意筛查,危重患者通过专家会诊动态观察;群体中毒强调规则有效的救护方案;统一后勤保障和医疗队派遣,注重患者有序转运至医院治疗。

四、突发公共卫生事件

(一) 传染病

【概述】

传染病(communicable diseases)是由病原微生物(病毒、立克次体、细菌、螺旋体等)和寄生虫(原虫或蠕虫)感染人体后产生的有传染性的疾病。两者都属于感染性疾病(infectious diseases),但感染性疾病不一定有传染性,其中有传染性的疾病才称为传染病。

传染病报告制度是早期发现传染病的重要措施,必须严格遵守。根据《中华人民共和国传染病防治法》及其实施细则,将法定传染病分为甲、乙、丙三类。

甲类传染病是指鼠疫、霍乱。

乙类传染病是指传染性非典型肺炎(SARS)、艾滋病、病毒性肝炎、脊髓灰质炎、人感染高致病性禽流感、麻疹、流行性出血热、狂犬病、流行性乙型脑炎、登革热、炭疽、细菌性和阿米巴性痢疾、肺结核、伤寒和副伤寒、流行性脑脊髓膜炎、百日咳、白喉、新生儿破伤风、猩红热、布鲁菌病、淋病、梅毒、钩端螺旋体病、血吸虫病、疟疾。

丙类传染病是指流行性感冒、流行性腮腺炎、风疹、急性出血性结膜炎、麻风病、流行性和地方性斑疹伤寒、黑热病、包虫病、丝虫病,除霍乱、细菌性和阿米巴性痢疾、伤寒和副伤寒以外的感染性腹泻病。

上述规定以外的其他传染病,根据其暴发、流行情况和危害程度,需要列入乙类、丙类传染病的,由国务院卫生行政部门决定并予以公布。

对乙类传染病中传染性非典型肺炎、炭疽中的肺炭疽和人感染高致病性禽流感,采取本法所称甲类传染病的预防、控制措施。其他乙类传染病和突发原因不明的传染病需要采取本法所称甲类传染病的预防、控制措施的,由国务院卫生行政部门及时报经国务院批准后予以公布、实施。

【传染病的诊断】

正确的早期诊断是有效治疗的先决条件,又是早期隔离患者所必需的。传染病的诊断要综合分析下列三个方面的资料。

1. 临床资料 全面而准确的临床资料来源于详尽的病史和全面的体格检

查。起病方式有鉴别意义,必须加以注意。热型及伴随症状、腹泻、头痛、黄疸等症状都要从鉴别诊断的角度来加以描述。进行体格检查时不要忽略有诊断意义的体征如玫瑰疹、焦痂、腓肠肌压痛、科普利克斑等。

急救第一现场如发现疑是法定传染病病例应立即按照规定上报,同时医护人员要采取必要的防护措施。现场可根据相关症状和体征初步判定疾病种类(表 2-6)。

表 2-6 按临床综合征划分的疾病特征

各类综合征及其特征			病原体	参考疾病
1. 无特征性皮疹的发热 突然或逐渐发病,伴有发热、头痛、肌肉和关节痛;偶尔有胃肠道症状;无确切定位,偶尔有多淋巴结肿大;可能再发和复发	1.1	所有气候	病毒	节肢动物传播的病毒热、流行性肌痛
			细菌	布鲁菌病、钩端螺旋体病、非肺炎性军团病
			立克次体	战壕热
			寄生虫	旋毛虫病
	1.2	温暖气候或季节	病毒	登革热、裂谷热、白蛉热
			细菌	回归热
			寄生虫	急性血吸虫病、疟疾
			无	中暑
2. 有特征性皮疹的发热 起病伴有发热和全身症状;全身性皮疹(斑疹、丘疹、疱疹、脓疱疹)或皮疹定位在皮肤和(或)黏膜的某些部位;假如是出血性的,见综合征 3	2.1	一般性皮疹(斑疹或紫癜)	病毒	肠道病毒发热疹,传染性红斑,麻疹,幼儿急疹,风疹
			细菌	脑膜炎菌血症,鼠咬伤,猩红热,中毒性休克综合征(由金黄色葡萄球菌引起)伤寒、副伤寒
			立克次体	斑疹热群(南欧斑疹热,洛杉矶斑疹热);斑疹伤寒(地方性、流行性)恙虫病
	2.2	一般性皮疹(疱疹或脓疱疹)	病毒	猴痘,天花,水痘
			立克次体	立克次体痘
	2.3	局部性红斑(任何部位)	病毒	肠道病毒泡状胃炎伴有皮疹,疱疹病毒齿龈炎,痘病毒局部皮肤感染
			细菌	皮肤炭疽,慢性游走性红斑(由 burgdorferi 螺旋体引起)
			寄生虫	麦地那虫病

续表

各类综合征及其特征		病原体	参考疾病
3. 发热伴出血 起病伴有发热和全身症状;3~5天后的第二阶段伴有皮肤出血(淤斑、瘀点、穿刺有分泌物),内出血(阴道出血、呕血,柏油样便,血尿),偶尔有黄疸,有或无末梢休克综合征	3.1 蚊虫传播	病毒	登革热,黄热病,西尼罗河病毒,基孔肯亚出血热
		寄生虫	恶性疟疾
	3.2 蜱传播	病毒	克里米亚-刚果出血热,基萨那森林热,鄂木斯克出血热
	3.3 啮齿动物传播	病毒	肾综合征出血热,阿根廷玻利维亚出血热,拉沙热
	3.4 病媒不明	病毒	埃博拉及马尔堡病毒病
4. 发热伴淋巴结肿大 起病伴有发热和全身症状;化脓性或非化脓性,局部或全身性腺体肿大	4.1 全身性淋巴结肿大	病毒	艾滋病
		寄生虫	丝虫病,内脏利什曼病,弓形虫病
		立克次体	巴尔通体病
	4.2 后邻性淋巴结肿大	病毒	γ-疱疹病毒性单核细胞增多症
		细菌	腺鼠疫,土拉伦斯菌病
		寄生虫	非洲虫病,美洲虫病
5. 发热伴神经系统表现偶尔发病,伴有发热和全身症状,脑膜炎体征,脑炎,麻痹	5.1 瘫痪	病毒	肠道病毒性脑脊髓炎,脊髓灰质炎
	5.2 脑膜炎	病毒	淋巴细胞性脉络丛脑膜炎,病毒性脑膜炎,腮腺炎
		细菌	流行性脑脊髓膜炎,嗜血杆菌脑膜炎
		寄生虫	血管圆线虫病
	5.3 脑炎	病毒	节肢动物传播的病毒性脑炎,其他脑炎,狂犬病
		细菌	李斯特菌病
		真菌	新型隐球菌病
	5.4 由各种致病因子引起的脑膜脑炎		
6. 发热伴呼吸道症状 疲劳、咳嗽、胸痛、呼吸困难;脓痰或血痰	6.1 上呼吸道(喉、气管、支气管)	病毒	急性病毒性咽炎,急性病毒性鼻炎,肠道病毒性淋巴结咽炎,肠道病毒性水疱状咽炎,喉气管支气管炎
		细菌	白喉、百日咳,链球菌性咽炎
		病毒或细菌	支气管炎
	6.2 下呼吸道(细支气管,肺泡)	病毒	流感,病毒性肺炎,Q热(立克次体),SARS,人禽流感

各类综合征及其特征		病原体	参 考 疾 病
		细菌	肺炭疽,细支气管炎,军团菌病,类鼻疽,饲鸟病,肺鼠疫,细菌性肺炎,霉浆菌属引起的肺炎,肺结核病
		真菌	球孢子菌病,组织胞浆病
		支原体,衣原体,真菌或寄生虫等引起的肺炎	
7. 发热伴胃肠道症状伴有神经系统的体征和症状(见综合征5)或伴有皮疹(见综合征2)(注:食物中毒可能无发热)	7.1 腹泻	病毒	急性病毒性胃肠炎(轮状病毒、Norwalk病毒、星状病毒、杯状病毒等)
		细菌	霍乱弧菌性肠炎、沙门菌病,小肠弯曲菌肠炎,耶尔森菌小肠结肠炎,致泻性大肠杆菌肠炎
		寄生虫	寄生虫引起的腹泻
	7.2 痢疾	细菌	肠炭疽(罕见),志贺菌痢疾
		寄生虫	阿米巴痢疾
	7.3 其他	寄生虫	异尖线虫病
8. 发热伴黄疸 初期伴有全身性症状(见综合征1),但也可能没有黄疸;若是出血性的,见综合征3		病毒	甲型病毒性肝炎,乙型病毒性肝炎,丙、戊型病毒性肝炎,未分型病毒性肝炎
9. 非发热性疾病 有以上综合征的一些体征和症状,但不发热	9.2 神经系统疾病		吉兰-巴雷综合征,Reye综合征,破伤风
	9.3 呼吸系统疾病		肺吸虫病
	9.4 胃肠道疾病		结肠袋纤毛虫病,毛细血管炎,霍乱(流行性霍乱弧菌O群),华支睾吸虫病,姜片虫病,贾第鞭毛虫病,肠道血吸虫病
	9.5 由下列原因引起的食物中毒		蜡样芽孢杆菌,肉毒杆菌,产气荚膜杆菌,毒物、副溶血性弧菌
	9.6 黄疸		片吸虫病
	9.7 结合膜炎		急性细菌性结合膜炎,腺病毒结合膜炎,衣原体结合膜炎,肠道病毒出血性结合膜炎
	9.8 泌尿道疾病		泌尿道血吸虫病

2. 流行病学资料 流行病学资料在传染病的诊断中占有重要的地位。由于某些传染病在发病年龄、职业、季节及地区方面有高度选择性,考虑诊断时必须取得有关流行病学资料作为参考。预防接种史和过去病史有助于了解患者免疫状况,当地或同一集体中传染病发生情况也有助于诊断。

3. 实验室检查及其他检查 实验室检查对传染病的诊断具有特殊的意义,因为病原体的检出和分离培养可直接确定诊断,而免疫学检查亦可提供重要根据。对许多传染病来说,一般实验室检查对早期诊断也有很大帮助。

【传染病的治疗原则】

鉴于传染病对人群和社会危害较大,因此,尚未明确感染性疾病是否具有传染性之前应按传染病进行救治。一旦发现传染病,应在坚持日常预防控制措施的基础上,采取启动紧急预案,严格落实和检查各项预防控制措施。

1. 发热伴呼吸道症状

(1) 呼吸道隔离:呼吸道症状突出的疾病,应该进行呼吸道隔离。疑为传染性非典型肺炎、对人感染高致病性禽流感或其他经呼吸道传播的严重传染病患者,实行指定医院隔离制度。

(2) 病原治疗

1) 抗菌治疗:根据临床表现及常规实验室检查,初步分析为细菌感染或在严重病毒感染基础上继发细菌感染时,应给予抗菌药物治疗。在使用抗菌药物前应进行痰涂片、细菌培养及药物敏感试验等。

2) 抗病毒药物:根据临床表现及常规实验室检查提示为病毒感染时,早期可考虑抗病毒药物的使用。

(3) 一般治疗及病情观察:卧床休息,避免用力咳嗽。维持水电解质酸碱平衡。密切观察体温、呼吸、肺部体征等变化,如有呼吸困难应给予鼻导管持续吸氧,必要时面罩吸氧,一般吸氧浓度为($1\sim3L/min$),监测血氧饱和度、复查胸片等。

(4) 对症治疗:高热时给予物理降温(酒精擦浴、冷敷等)必要时使用解热镇痛药物(小儿不宜使用水杨酸类解热镇痛药物)。酌情使用祛痰药物,如出现严重呼吸功能衰竭,应及时采用呼吸机辅助呼吸。有心、脑、肾、肝损害时及时给予相应治疗;出现休克者应及时给予扩容、纠正酸中毒等抗休克处理。

2. 发热伴消化道症状

(1) 消化道隔离:消化道症状突出的疾病应按消化道隔离,疑为霍乱或其他经消化道传播的严重传染病应严格隔离,其排泄物应彻底消毒。

(2) 病原治疗:疑为细菌感染,参照伴呼吸道症状疾病的抗菌药物治疗。

（3）一般治疗与病情观察：卧床休息。密切观察体温、呕吐及腹泻情况、大便性状。严重腹泻者应观察脉搏、尿量、血压等变化。

（4）对症治疗：水与电解质丢失明显者，应静脉补电解质和补液治疗。一般不宜使用止泻药物，高热时给予物理降温。出现心、脑、肺、肾损害，应积极给予相应的治疗。出现休克或弥散性血管内凝血（DIC）应及时给予相应抢救。

3. 发热伴神经系统症状

（1）隔离患者：如疑为流行性脑脊髓膜炎等呼吸道传染疾病，应进行呼吸道隔离；如疑为中毒型菌痢等消化道传染病，应进行消化道隔离；如考虑流行性乙型脑炎或脑型疟疾等虫媒传染病，应以灭蚊防蚊为重点切断传播途径。

（2）病原治疗：疑为细菌感染，参照伴呼吸道症状疾病的抗菌药物治疗原则。如考虑普通型流脑首选青霉素或磺胺嘧啶，暴发型流脑选用头孢三嗪或其他敏感抗菌药。

（3）一般治疗与病情观察：卧床休息。维持水、电解质酸碱平衡。密切观察体温、意识、瞳孔、呼吸和血压等变化。酌情腰穿，了解脑脊液外观、压力情况，进行常规、生化及病原学检查。

（4）对症治疗：及时用 20％甘露醇、地塞米松（10～20mg/d）等行脱水治疗。高热时给予物理降温。休克者给予抗休克治疗；弥散性血管内凝血（DIC）者及时给予抗凝治疗。

4. 发热伴皮疹

（1）患者隔离：如疑为麻疹、流行性脑脊髓膜炎、猩红热、水痘、风疹等呼吸道传染病，进行呼吸道隔离；如疑为伤寒等消化道传染病，给予消化道隔离；以发热伴出血性发疹为主考虑为人感染猪链球菌病等是否可以人传染给人尚未明确的疾病，也应注意适当隔离。

（2）病原治疗：考虑为细菌感染，参照伴呼吸道症状疾病的抗菌药物。

（3）一般治疗与病情观察：维持水、电解质与酸碱平衡。密切观察体温、皮疹及皮下出血斑变化；如神经系统损害明显，还应注意观察神志、瞳孔、呼吸情况。

（4）对症治疗：高热时给予物理降温，必要时可要用亚冬眠疗法。伴有惊厥或抽搐注射地西泮（10mg）镇静，伴颅内压力增高时，及时用 20％甘露醇、地塞米松（10～20mg/d）等行脱水治疗。

5. 发热伴肝或肾功能损害

（1）患者隔离：如疑为伤寒等消化道传染病，应进行消化道隔离；如考虑恶性疟疾等虫媒传染病，应以灭蚊防蚊为重点切断传播途径；如考虑为肾综合征出血热等动物传播疾病也应注意适当隔离；如疑为埃博拉出血热等新发传染疾病，应严格隔离至体温正常后 7 天或病后 21 天。

（2）病原治疗：疑为败血症、伤寒等细菌感染，参照伴呼吸道症状疾病的抗菌药物。

（3）一般治疗与病情观察：卧床休息。维持水、电解质酸碱平衡。酌情观察体温血压等变化。进行血常规、生化及尿常规等检查。

（4）对症治疗：高热时给予物理降温。必要时可要用亚冬眠疗法。

6. 发热伴心脏损害

（1）患者隔离：根据可疑的传播途径，酌情采取呼吸道隔离、消化道隔离或其他相应的隔离措施。

（2）病原治疗：疑为败血症伴心肌损害等细菌感染。参照伴呼吸道症状疾病的抗菌药物治疗原则。如考虑病毒感染或病毒性心肌炎，一般不宜用抗病毒药物。

（3）一般治疗与病情观察：卧床休息。维持水、电解质酸碱平衡。密切观察体温、脉搏、血压等变化。酌情进行血常规、尿常规、生化、心肌酶学及心电图等检查。

（4）对症治疗：高热时给予物理降温。出现心功能不全，应使用强心剂，限制液体入量，减轻心脏前后负荷等。

7. 发热伴其他症状

（1）患者隔离：根据可疑的传播途径，酌情采取相应的隔离措施。

（2）病原治疗：疑为细菌感染，参照伴呼吸道症状疾病的抗菌药物治疗原则。如考虑为淋巴结结核给予抗结核治疗；考虑为利什曼病应给予锑剂治疗等。

（3）一般治疗与病情观察：卧床休息。维持水、电解质酸碱平衡。观察体温、淋巴结、肝脾等变化。酌情进行血常规、尿常规、生化或淋巴结活检等。

（4）对症治疗：高热时给予物理降温。明确心、脑、肾、肺、肝损害时，积极给予相应治疗；出现休克者应及时给予扩容、纠正酸中毒等抗休克处理。

【切断传播途径】

对于消化道传染病、虫媒传染病以及许多寄生虫病来说，切断传播途径通常是起主导作用的预防措施，而其中又以爱国卫生运动和除四害（老鼠、臭虫、苍蝇、蚊子）为中心的一般卫生措施为重点。

消毒是切断传播途径的重要措施。广义的消毒包括消灭传播媒介（即杀虫措施）在内，狭义的消毒是指消灭污染环境的病原体而言。消毒有疫源地消毒（包括随时消毒与终末消毒）及预防性消毒两大类。消毒方法有物理消毒法和化学消毒法两种。

转运传染病患者的急救车应在每次执行任务后进行紫外线消毒、化学消毒剂消毒,在转运多人次传染病患者时必须按照传染病消毒管理办法由专人进行消毒程序的记录和监督。

【传染病防护】

一级防护:适用于发热门(急)诊的医务人员。要穿工作服、隔离衣,戴工作帽和棉纱口罩。

二级防护:适用于进入隔离留观室和专门病区的医务人员,必须戴加厚棉纱口罩;穿工作服、隔离衣、鞋套,戴手套、工作帽。对患者实施近距离操作时,戴防护眼镜。

三级防护:适用于为患者实施吸痰、气管切开和气管插管的医务人员。除二级防护外,还应当加戴全面型呼吸防护器(符合 N95 或 FFP2 级标准的滤料)。

【传染病患者的转运】

(1) 接到转运传染病患者或疑是传染病患者的命令在最短的时间里作好防护,使用独立医疗舱负压救护车。

(2) 携带传染病患者转诊单、必要的检查治疗抢救设备、氧气、呼吸机等。

(3) 接诊患者记录患者的生命体征、进行交接签字。

(4) 途中保持患者生命体征平稳、呼吸道通畅、静脉输液通路通畅、保持治疗体位、情况允许时对患者进行必要的心理治疗干预。

(5) 到达指定医院后和接诊医师交接患者情况,进行交接签字。

(6) 结束任务,医护人员和车辆进入消毒程序,医师、护士、驾驶员严格按照顺序脱去防护服。

(7) 填写患者信息,进行信息报告。

(二) 中毒

【概述】

有毒化学物质进入人体,达到中毒量而产生损害的全身性疾病叫做中毒。引起中毒的化学物质称毒物。毒物根据来源和用途分为:①工业性毒物;②药物;③农药;④有毒动植物。有关细菌引起的食物中毒,本节的目的在于了解毒物如何进入人体,以及进入人体后产生危害的规律。掌握和运用这些规律,可以指导早期诊断和现场治疗。

中毒可分为急性和慢性两大类,主要由接触毒物的毒性、剂量和时间决定。短时间内吸收超限量毒物可引起急性中毒,发病急骤,症状严重,变化迅速,如不积极治疗,可危及生命。因此,诊断要准确而及时;治疗要迅速而有效。长时间吸收小量毒物可引起慢性中毒,起病较缓,病程较长,缺乏中毒的特异性诊断指标,容易误诊、漏诊。因此,要仔细查体和认真询问病史。

常见中毒原因:

1. 职业性中毒在生产过程中,有些原料、中间产物、成品是有毒的。如果不注意劳动保护,在生产过程中与有毒物质密切接触可发生中毒。在保管、使用、运输方面,如不遵守安全防护制度,也可能发生中毒。

2. 生活性中毒在误食、意外接触有毒物质、用药过量、自杀或谋害等情况下,过量毒物进入人体,都可引起中毒。

影响毒物作用的因素与毒物的理化性质和个体的易感性密切相关。

【诊断原则】

下述情况应考虑中毒:发病急,临床表现不能用其他已知疾病解释。生产、生活环境内有刺激性气味。用患者剩余食物、呕吐物喂食动物或用其提取液进行动物接种,引起类似发病。一群体中有多人同时发病,应考虑中毒可能。若健康人,进食后数分钟至一小时,突然发生恶心、呕吐、腹痛、腹泻等症状;或除胃肠道症状外,还有发绀、血压升高或下降、脉搏突然增快或减慢、呼吸困难,甚至神经系统功能障碍;或突然出现发绀、呕吐、昏迷、惊厥、呼吸困难、休克而原因不明者,均需考虑中毒的可能性。在集体进餐后不久,同时发病的,首先需考虑中毒。

应根据临床表现作相应的鉴别诊断。尤其对昏迷患者应作快速的"AEIOU-TIPS"鉴别诊断,如脑血管意外(apoplexy)、癫痫(epilepsy)、胰岛素休克(insuline)、阿片剂中毒(opiate)、尿毒症(uremia)、外伤(trauma)、感染(infection)、精神病(psychiatric),物理因素(physical)所致疾病如高温中暑、晕厥(syncope)和休克(shock)等。以便作系统全面的鉴别,作出急性中毒的判断。确定毒物的种类及品种。首先应确定毒物是否为腐蚀剂或汽油、煤油、机油等石油制品,然后再进一步确定毒物的具体种类和品种。询问病史,了解患者接触毒物的机会。①根据发病季节考虑常见中毒原因,如夏季多发生食物中毒。②根据地区推测可能的中毒原因,如南方省区农村易发生野生植物中毒。③根据职业特点,如化工厂工人易于得到本厂具有的化工原料、产品。④了解患者家中有哪些药物及家用化学品。观察周围环境对知情者进行详细调查。根据临床表现及毒物的毒作用特点,判断毒物种类和品种。各种毒物都有其特殊的毒理学特征和毒作用规律,对不同的器官有不同的亲和力,因而临床上可出现相应的综合征。根据患者呼出气或呕吐物的气味、皮肤黏膜颜色、面容、瞳孔、体温及出汗情况、心肺脑肝肾等重要脏器受损的主要表现,可判断毒物的种类及品种。如误服腐蚀剂者口腔红肿,糜烂、溃疡、疼痛、咽喉水肿、剧烈恶心、呕吐,腹痛甚至呕血;误服甲拌磷者胃内容物及呼出气有明显蒜臭味、大汗淋漓、面色苍白、瞳孔缩小、流涎、肌束颤动、肺水肿等。

【治疗原则】

1. 现场抢救 现场抢救是抢救工作的关键之一。正确的现场抢救为进一步治疗赢得时间打下基础。

（1）有毒气体中毒：迅速安全将接触者救出有毒环境，移到上风向空气新鲜处。注意呼吸道通畅、保温。给吸入氧气有利于稀释吸入的毒气，并有促使毒气排出的作用。

维持生命体征，如呼吸、心搏骤停立即进行心肺脑复苏。

注意事项：①进入含有高浓度的毒物，如硫化氢、一氧化碳、二氧化碳、氰化物等，或空气中氧浓度大幅度降低的现场抢救患者，必须有防护措施。否则会造成更多人中毒、死亡。如佩戴有效的过滤式防毒面具或供氧式面具，系好安全带等，向现场环境内送风，并有人监视及指挥。②进行口对口人工呼吸时，施术者避免吸入患者呼出的毒气，以免施术者中毒，尤其是急性硫化氢中毒时。建议急救人员使用口咽导管。③应同时有人做好现场环境处理，防止毒物继续扩散。

（2）**皮肤污染毒物**：迅速脱去污染的衣着。以大量流动清水彻底冲洗污染皮肤。必要时可反复冲洗。可利用各种方法如淋浴、清水冲洗以稀释或清除毒物，阻止继续损伤皮肤或经皮吸收。

1）冲洗液一般可采用清水，忌用热水，不强调用中和剂，切勿因等待配制中和剂而贻误时间。

2）冲洗时勿疏忽头皮、会阴及皱褶等部位。

3）特殊毒物如苯酚、黄磷、氧化钙（生石灰）等，需特殊处理，可参阅各论有关品种。

（3）**眼部污染毒物**

1）眼部接触具有刺激性、腐蚀性的气态、液态、固态化学物，应立即用流动自来水或生理盐水冲洗，至少 10 分钟，这是减少组织受损最重要的措施。

2）也可将面部浸入面盆清水内，拉开眼睑，摆动头部，以达到清除作用。

（4）**经口服毒物者催吐**：口服吐根糖浆 10～15ml，再饮水 200ml，半小时内可呕吐。必要时可再服一次。此药催吐效果好，一般无不良反应。催吐时应防止呕吐物吸入肺部（取坐位，上身前俯）。服腐蚀性化学物时忌催吐。

阿扑吗啡催吐快，效果好，但昏迷、抽搐、心血管疾患、肝病、婴幼儿、孕妇、老年人以及口服鸦片类毒物者忌用。

（5）**现场抢救的重要性及注意事项**：按照急诊医学的抢救原则，任何急性、危重疾病，现场抢救都至关重要。现场急救、医院急诊室诊治和各监护病房等部门应有机联系起来，任何一个环节必须做到快速反应以达到高质量抢救的目的。

现场抢救中,对患者要加强观察,重点是维持生命体征,有抽搐时立即进行药物控制,清醒患者注意安静休息,体力活动或精神紧张都可以加重病情。

1)现场抢救的基础建立在平时的训练和具备必要的抢救设备,因此可能发生急性中毒的企业及单位应根据具体情况,对职工进行自救互救的培训,置备必要的现场抢救设备及药物。

2)现场抢救的同时通知医院准备进一步抢救。在送医院途中要有医护人员陪同,继续进行必要的抢救,并做好病情变化的记录。

3)如多人中毒应按照突发公共卫生事件应急预案要求履行报告程序、报告内容。预先通知接诊医院组织抢救小组准备会诊、准备特效解毒药物等。

2. 清除病因

(1)彻底清除未被吸收的毒物

1)洗胃:注意事项:口服毒物者,无论现场是否已进行催吐,都需立即进行洗胃;有些毒物如有机磷、粉末颗粒状态毒物或其毒作用可减少胃肠蠕动的,都使毒物在胃内潴留时间较长,超过 6 小时仍应洗胃;常用的洗胃器有 SC 系列自动型洗胃机、电动负压吸引器、漏斗式洗胃器等,可选择使用。插入胃管后,先抽出内容物,留作毒物鉴定;再灌注洗胃液。要反复灌洗,以尽可能彻底清除毒物,但洗胃时间不宜过长,一般在半小时内完成。每次灌注洗胃液 500ml 左右,不宜过多,以免引起胃扩张或将毒物冲入肠内,更易吸收。洗胃液一般可用清水,有些毒物可按其理化性质选用针对性洗胃液,但不必过多强调,以免为配制洗胃液而耽误洗胃时间。操作要规范化,防止发生胃出血、胃穿孔、吸入性肺炎等。危重病患者如休克、抽搐者,洗胃前应先予纠正、控制;昏迷者可在气管插管同时进行洗胃。洗胃时必须同时进行其他抢救治疗措施。急性口服中毒危重病例,有时可考虑施行胃造瘘洗胃术。禁忌证:呼吸、循环功能衰竭,口服腐蚀剂。

2)吸附剂的应用:①药用炭:药用炭具有颗粒小、含大量小孔、表面积大的特点,有强有力的吸附作用,可吸附很多毒物如巴比妥类、吗啡类、三环类抗抑郁药、毒蕈等,对阻止毒物吸收有效。用量成人为 50g,儿童减量,置于水中成混悬液,口服或胃管灌入,之后再吸出,可反复多次,也可在洗胃后再置 30g 于胃中。②口服百草枯,以 15%～30%漂白土液体、1%皂土液体或药用炭吸附,效果较好。③褐藻酸钠对锶等金属有特殊亲和力。能与锶络合,阻止锶的吸收。用法为口服 20%褐藻酸钠糖浆。

3)"沉淀"疗法:采用药物使胃肠内的毒物成为不溶性物质,以防止其继续吸收:如硫酸钠作用于氯化钡、碳酸钡,使成为不溶性的硫酸钡。普鲁士蓝(Prussian blue)用于铊化合物,铊可置换普鲁士蓝的钾,形成不溶的铊盐。氟化物如氢氟酸等吸收后,可给予葡萄糖酸钙,使钙与氟化物结合成不溶性氟化钙;

且可纠正中毒所致的低钙血症。葡萄糖酸钙也可和乙二醇、乙二酸(草酸)结合成草酸钙,阻止其吸收。

4) 导泻:导泻可促使肠腔内残留毒物排出,常用硫酸镁、硫酸钠口服或洗胃后由胃管内注入。近年用山梨醇或甘露醇导泻,作用快、维持时间较长,且不被药用炭吸附。

5) 灌肠:对经直肠吸收的毒物最为适用,亦用于清除误用毒物灌肠或从肛门内纳入毒物等。

(2) 尽快排出已吸收的毒物 目的是缩短毒物作用时间,以减轻中毒程度。可根据毒物的理化性质,毒物代谢动力学及病情等选择疗法。

利尿:很多毒物及其代谢物随尿排出。输入大量葡萄糖液,同时注射利尿剂,促使毒物排出,是传统抢救措施之一,但排毒效果不好,且快速、大量注入葡萄糖可诱发或加重肺水肿、脑水肿。患者有心、肾功能障碍时也不宜应用。

血液净化疗法:血液净化疗法是清除体内毒物及其代谢物的有效措施。常用技术有:

1) 血液透析(hemodialysis,HD):将患者血液和透析液同时引入透析器内,分别流经透析膜两侧,利用两者浓度梯度,进行物质交换作用如弥散、渗透、滤过等,以消除血液中毒物或其代谢物,同时可纠正水、电解质、酸碱失衡。HD 适用于清除水溶性强、不与血浆蛋白或血浆中其他成分结合的毒物,如甲酸、乙醇、乙二醇、异丙醇、乙醛、汞盐、砷、铁、钾、钡、四氯化碳、三氯乙烯及多种药物等。

2) 腹膜透析(peritoneal dialysis,PD):腹膜是一层生物性"半透膜",将透析液灌入腹腔,根据两侧溶质渗透浓度不同,清除血液中有害物质。清除小分子能力低于 HD,而清除中分子优于 HD。PD 方法简便,连续应用相对安全是其优点。能经 PD 透出的毒物有砷、铬、氨、溴、甲醇。乙醇、异丙醇、乙二醇、四氯化碳、三氯乙烯及多种药物等。中毒性溶血致急性肾功能障碍时也可应用。

3) 血液灌流(hemoperfusion,HP):是将血液直接流经体外具有广泛吸附效应物质,如药用炭、树脂、氧化淀粉等的装置,以吸附毒物,血液再回输体内,达到净化作用的目的。HP 对去除脂溶性或与蛋白质结合的物质效果较好,对甲醇、乙醇、苯酚、地西泮等催眠药及有机磷农药等有很高的亲和力,对毒鼠强、氟乙酸胺急性中毒疗效较 HD 好,亦试用于急性暴发性肝功能衰竭。药用炭对小分子物质如尿素的吸附效果较差。

4) 血液滤过(hemofiltration,HF):仿肾小球滤过的原理设计,用滤过性能良好的透析器,在跨膜压力作用下滤出血浆中的液体,达到清除的目的。其应用范围基本与 HD 相同,不能清除分子量小与蛋白结合力强的毒物,且费用昂贵,故不常用于透析毒物。

5) 血浆置换(plasma exchange,PE):将血液引入血浆交换装置,废弃大量血浆,同时回输大量新鲜血浆或血浆制品,以达到净化血液的目的。主要优点是能把血浆蛋白结合的毒物或药物,如洋地黄、三环类抗抑郁剂、百草枯等迅速彻底排出体外。PE 需消耗大量血浆和血浆制品,费用昂贵,限制了应用。

6) 其他:持续性动、静脉血液滤过和透析或 HD-HP 联合应用等已有应用报道。

7) 注意事项:①血液净化技术在急性中毒的救治中已取得良好的疗效,潜力很大,是值得深入研讨的课题;②是创伤性治疗技术,有一定的副作用,因此要严格掌握其适应证和禁忌证;③根据中毒品种、剂量、吸收毒物的时间、临床严重程度及潜在危险等全面考虑,如严重急性甲醇、毒鼠强、催眠药等化学物中毒,应及早应用;乙醇、有机磷杀虫剂、二醋吗啡等化学物中毒,都有较好的特异拮抗剂,因此一般不需采用血液净化技术,在特殊情况下也可考虑应用;有些毒物如急性百草枯中毒死亡率高,有报道用 HP 治疗,服农药后 15 分钟效果最好,服后12 小时仍有效。但服后 24 小时不能避免肺纤维化,故必须早期应用;④中毒毒物对肾脏有明显损害或中毒后已出现肾功能障碍时,可放宽血液净化的指征;⑤血液净化技术在急性中毒中应用尚不广泛,所得的疗效多为个案报告,缺少治疗前后血液中毒物浓度的对比值,也缺少对照组。今后,严密的治疗设计,为评价疗效提供依据。

（3）常用络合剂(chelating agent):能在体液 pH 条件下与体内多种金属离子起到结合作用,形成稳定的无毒或低毒水溶性络合物从尿中排出,起到解毒、促排作用。络合剂按其化学结构可分为两大类,即氨羧络合剂和硫剂络合剂。常用品种有:

1) 依地酸二钠钙(乙二胺四乙酸二钠钙,本品能与多种金属,特别是碱土系金属离子络合成稳定的水溶性的金属络合物。主要用于无机铅中毒的治疗,对排锰、镉也有一定效果。但对汞、有机铅中毒无效。

2) 二乙烯三胺五乙酸(促排灵)其解毒机制和药物动力学与 CaNa-EDTA相似,但与金属的络合能力较好。用于治疗铅、铁、锌、锰、钴等中毒。也适用于钚、镧、锶、钪、镅等放射性核素内污染。

3) 锌促排灵(ZnNa-DTPA):主要用于促排放射性核素污染。

4) 喹胺酸(螯合酸酚):是我国合成的一种多氨酸结构的络合剂:用于促排放射性物质,如铀、钍、钴、钚、钜,对铅、汞也有促排作用。

5) 羟乙基乙二胺三乙酸:促进体内铜、铁的排泄。

6) 二乙基二硫代氨基甲酸钠是二硫代氨基甲酸络合剂:与镍、铜、镉形成无毒的络合物由尿排出。

7) 去铁敏:主要用于急性硫酸亚铁中毒。

8) 二巯丁二酸酸钠:对锑、汞、铅、砷等中毒有明显效果,对铜、镉、钴、镍中毒也有一定疗效。

9) 二巯丁二酸酸钠:主要用于治疗铅中毒。亦可用于汞、砷中毒。

10) 二巯基丙碳酸钠:对急、慢性砷、汞中毒有显效,对铬、锑中毒也有疗效。

(4) 特效解毒剂:根据中毒机制,所研制的拮抗剂,以达到解毒及恢复损害的功能。不少毒物的特异解毒剂如高铁血红蛋白血症、急性有机磷农药、吗啡、二醋吗啡类、酒精、氰化物、碳酸钡、氯化钡、肼类化合物、杀鼠剂及氟乙酚胺等中毒,都有特效解毒剂,其中亚甲蓝用量在 $1\sim2mg/kg$ 时用于治疗 MHb,而剂量为 $50mg/kg$ 时有形成 MHb 作用,应用时绝不可混淆。

(5) 非特异拮抗剂:根据急性中毒发病和病程变化的机制以及因果关系转化、交替的特点,进行干预,使机体恢复稳态,取得疗效。很多化学物中毒的机制是化学物引起体内产生自由基,导致脂质过氧化,并可与生物大分子共价结合,耗竭还原型谷胱甘肽,以及破坏细胞内的自稳机制等,使机体受损。针对这些非特异性的发病机制及病理生理变化,给予拮抗剂,阻止或减轻其有害作用。所用的拮抗剂可称为非特异拮抗剂。常用有:

1) 肾上腺糖皮质激素,常用地塞米松、氢化可的松等,在中毒早期、足量、短程应用,并根据病情调整用药方案。

2) 自由基清除剂:很多毒物在体内以自由基形式存在,与组织相互作用,形成活性氧自由基,引起脂质过氧化,形成自由基链式反应,损伤细胞膜、酶,破坏细胞结构和功能。给予抗自由基药物,可清除自由基,阻断脂质过氧化自由基链式反应的进行,达到治疗目的。常用药物有还原型谷胱甘肽,N-乙酰半胱氨酸,辅酶 Q10,甘露醇,维生素 E,维生素 C。

3) 钙通道阻滞剂:细胞内钙离子的变化是细胞死亡的重要原因。临床上常用的药物有尼莫地平、维拉帕米、硝苯地平、利多氟嗪等。

(6) 合理氧疗:急性中毒时很多毒物可以引起机体缺氧,应急时纠正。

给氧方法:鼻导管、鼻塞、面罩等。在呼吸衰竭、中毒性肺水肿及中毒性急性呼吸窘迫综合征(ARDS)时可用机械正压通气、高频通气,高频正压通气等。近年来,反比通气、静脉内氧合器(IVOX)等已用于临床。肺外给氧:有光量子自血辐射治疗和注射用碳酸酰胺过氧化氢应用。

(7) 高压氧(HBO)治疗:HBO 治疗急性中毒的原理:HBO 能使机体增加血氧含量、氧分压及氧弥散能力,改善全身缺氧状况;HBO 可使脑血管收缩,脑血流量减少 $11\%\sim18\%$,因而可减轻脑水肿,改善脑缺氧;HBO 可使椎动脉血流量增加,因而激活酶系统和脑干的血液供应量增加,有利于昏迷患者的促醒及维持生命功能；HBO 可增强红细胞可变性，降低血液黏度，抑制血液凝固系统，取得改善微循环的作用；在 HBO 作用下，冠状动脉血流量虽减少，但血氧含量增加，心肌缺氧改善；肝血流量增多，增强肝细胞的代谢、解毒能力；对缺血肾也有一定保护作用。视网膜组织氧含量显著增加，但对视网膜血管有收缩作用。

1）HBO 治疗方法：一般采用压力 2～3ATA 下吸纯氧 60～80 分钟，中间间隙 10 分钟吸空气，每日 1～2 次，疗程视病情而定。

2）禁忌证：绝对禁忌证为气胸、纵隔气肿、颅内出血、急性百草枯中毒。相对禁忌证为严重肺部感染、高血压、急性中耳炎、急性鼻窦炎、高度近视和妊娠 3 个月内等。

3）在 HBO 治疗的同时必须根据病情采取综合治疗措施。危重病患者应由医护人员陪同入舱，随时采取必要的处理。HBO 的副作用有氧中毒、气压伤等，预防重点是重视规范操作。

（8）对症治疗：可解除毒物引起的主要病变，以控制病情发展，保护重要器官，促进受损器官恢复功能，并减轻各种症状，在毒物品种尚未明确前，对症治疗尤其是维持生命体征至关重要。毒物品种明确后，在应用特效解毒剂同时，对症治疗绝不可忽视。目前很多毒物尚无特效疗法，对症治疗是这一治疗中的重要措施。

（9）支持治疗：支持治疗从根本上提高机体免疫力，有利于减轻病情，恢复健康。根据病情予以药物或其他措施，其中营养疗法十分重要。近年来对危重病患者的营养支持研究很多，可根据病情、病期，制订营养补给方案。是有利于抢救的措施之一。

（10）特殊情况下的针对性措施：急性中毒病情复杂，在一些特殊情况下，应用不同于常规用药剂量及治疗技术等，以力争取得较好的效果。目前临床实践的有关报道，简述如下：

1）口服腐蚀性化学物后洗胃因洗胃不当可导致胃穿孔或大量出血等危害，故将洗胃列入禁忌证，但如不及时洗胃，又可使灼伤加重，瘢痕收缩，预后不良，建议对口服酸、碱早期、估计胃壁未穿透者予以洗胃。方法是禁用洗胃机，选择一适当粗细的洗胃软管、轻轻插入胃内，人工洗胃。先尽量吸尽胃内容物，再灌入牛奶或蛋清，再用无菌盐水或清水每次 500ml 反复洗胃至洗胃液无酸、碱气味为止。洗胃后留置一合适胃管，用以减压并及时吸出坏死组织，监测有无消化道出血和感染等征象。理论上认为酸、碱遇水会放热，用水洗胃将加重灼伤，但由于洗胃液迅速地排出，实际温度不会太高，洗胃后再给肾上腺糖皮质激素等综合治疗，取得较好疗效。

2）支气管肺泡灌洗术：呼吸道吸入液态毒物如煤油、柴油等，或有毒固体微粒，可早期应用支气管肺泡灌洗术促使排出，但对挥发性强的液态毒物无效。

（11）心理治疗：在急性中毒治疗期及恢复期，做患者、家属及患者所在单位领导人的思想、心理工作的重要意义，众所周知，除特殊情况下需要心理医师协助治疗外，一般由抢救组医护人员进行心理治疗更为切合实际。

【急性中毒抢救工作中注意事项】

1）当多人中毒发生时，医疗单位要根据客观需要及本身条件，成立抢救指挥组，妥善安排全面工作，分工负责抢救、后勤、联络与接待。后勤保证药物、抢救器材等供应；负责联系院内各科间配合及院外会诊等工作；负责接待患者单位人员、家属慰问及来采访等人员，介绍病情及抢救情况，听取要求及意见，这样可保证抢救工作不受干扰。

2）尽快明确毒物品种，了解其毒作用及中毒严重程度，必要时应立即查阅有关资料或进行咨询。

3）判断中毒严重程度，避免用药剂量不足或过量。例如急性有机磷农药中毒，误解阿托品用量"宁多不少"的意义，大量用药，以致造成阿托品中毒，或发生阿托品依赖情况；也有因一氧化碳接触反应，给予 HBO 治疗，结果造成人为紧张。

4）急性中毒抢救时，面临治疗药物多，插管多，患者在紧张不安的环境中生活，不利于控制病情。主持抢救者应根据病情，精选药物及其他措施，合理抢救治疗、争取时间。

5）创造良好的抢救环境，在抢救工作中出于对危重病患者的责任心，负责抢救者已无形中有重责在身的压力感。多次临床实践表明，有关组织、患者家属、抢救工作者必须对抢救工作有一共识，了解病情、治疗方案及可能的后果，以取得相互理解、信任，共同全力支持抢救，才能取得最好的治疗结果。

（三）核辐射

【概述】

核辐射灾难指放射性核素人为或意外向环境释放，造成自然环境和群体人身伤害的灾难性事件。此类灾难主要见于核武器袭击、核试验事故、放射源管理失控等情况。

核辐射灾难事故类型：①战时核武器袭击：1945 年，美国向日本广岛和长崎投放的两颗核弹，是人类历史上至今唯一的一次核武器袭击实例。②核武器意外和试验事故：包括核武器事故（载体爆炸，没有核反应）、化学爆炸（核反应）、核武器试验事故（风向预报失误等）。③大型核设施事故：如 1986 年前苏联切尔诺贝利核电站因违反操作规程引起的重大核事故。④放射源丢失事故：放射源流散到不了解其危害的人群中造成人身伤害。⑤辐射装置事故：分为职业性和医源性两类,前者指从事放射职业人员由于技术或人为原因超时、超量接触核辐射所致；后者指医师操作失误或设备故障使接受核素治疗的患者被超治疗量核素辐射所致。

核事故可按其性质、影响范围和后果严重程度进行分类。①按事故性质分类,通常可分为超剂量照射事故、放射性向环境排放事故、表面污染事故、放射源丢失或被窃事故、临界事故、爆炸事故、着火事故、运输事故等。所谓临界事故,是指核反应堆或在生产、加工裂变物质的化学操作过程中,在一定的条件下,达到或超过临界状态(当裂变物质在某处的积累足以使裂变链式反应能够持续进行时,就达到临界状态,链式反应不断增强趋于发散时叫做超临界状态),造成严重的射线照射和放射性污染。丢失放射源事故在照射事故中约占70%,其次是污染事故约占10%；就发生事故的部门来说,工业企业无损探伤工人发生的照射事故较多,医疗单位的放射源丢失事故和科研单位的污染事故发生率较高。在核工业部门,以爆炸事故和着火事故发生次数较多,损失也较严重。②按影响范围分类,国际原子能机构将事故按影响范围的大小分为四级:1级:影响局限于一个房间、一个实验室、一所房子等工作场所；2级:影响限于核设施范围之内；3级:影响达到核设施周围的地区；4级:影响超越国界,如《及早通报核事故公约》规定的情况。这个分类并不意味着影响范围限于单个建筑物的事故其严重程度一定比影响范围大的事故小。例如,一个钴-60源被卡住,暴露在外面,其后果可能比放射性物质撒落在大片地面上更严重；但是在后者那种场合,应急需用的人力、物力要比前者多得多。一般习惯上将核事故按影响范围分为核设施内事故和核设施外事故,核设施内事故指发生在核设施内,其影响所及仅限于设施内人员和财产；核设施外事故指发生在核设施内,但其影响波及设施外的人民群众和财产的事故,或者是发生在不属于核设施经营者所管辖地点的事故,例如放射性物质运输途中等。③按后果严重程度分类,目前国际上还没有将核事故按后果严重程度分类的统一标准。我国核工业企业现行的超剂量辐射事故分级方法:受照射部位为全身或器官(有效剂量当量)个人剂量当量(mSv)>5为一般,>25为较大,>100为重大；受照射部位为全身或器官(有效剂量当量)集体剂量当量(人、希)>0.10为一般,>0.5为较大,>2.0为重大。

【伤害特点】

1. 核武器损伤 核爆炸可产生四种杀伤因素,包括光辐射、冲击波、早期核辐射、放射性沾染。前三种为瞬时杀伤因素,后一种为延迟杀伤因素。瞬时杀伤因素对人体的损伤有:光辐射作用于人体皮肤可造成直接烧伤；冲击波动压和超压直接作用于人体可造成直接冲击伤,动压直接撞击人体或将人体抛掷撞击到硬物可造成骨折等创伤,超压的挤压作用可导致人体内脏破裂、出血等损伤;早期核辐射可导致人体不同程度的急性放射病,临床分为骨髓型、肠型和脑型。骨髓型表现为骨髓造血功能障碍、出血等,肠型表现为呕吐、腹泻等,脑型表现为共济失调、肢体震颤、抽搐等。早期落下灰导致的延迟杀伤通过以下三种方式作用于人体,造成相应损害:①γ射线全身外照射,对人体损害和早期核辐射引起的放射病相似;②皮肤沾染后受到β粒子的照射,造成皮肤β照射烧伤,有一定潜伏期,可损伤皮肤全层组织,暴露部位多见,表现有脱毛、红斑水疱、溃疡、坏死等;③食入污染食物、饮水及吸入污染空气引起的体内照射,造成迟发甲状腺等损害。核爆炸对人的杀伤效应具有三个特点:突然瞬间大量伤亡;杀伤破坏地域大;伤类、伤情复杂。

2. 核武器化学爆炸损伤 核武器化学爆炸引起的放射性危害来自三种核装料——钚(Pu)、铀(U)、氚(^{3}H)。其中钚危害最大,主要通过吸入或食入后体内照射所致;铀通过食入引起类似重金属化学毒性所致;氚在雨、雪、水或封闭空间经皮肤吸收入人体造成危害。

3. 大型核设施事故损伤 主要累及核设施工作人员及事故应急救援人员,设施区域外公众也可受一定影响。损伤类型包括烧伤、急性放射病为主的各种核武器损伤。

4. 放射源丢失事故所致的损伤 丢失的放射源对人体辐射有三种方式——全身或局部外照射、体表照射、体内照射,以前两种多见。此类核辐射损伤有以下特点:①由于放射源放置在受害者衣服或周围环境位置不同,全身照射剂量分布不均匀。②随放射源丢失被发现的时间迟早不同,对人体照射持续时间长短不一。持续照射所致的损伤效应,小于同一剂量一次照射所致的损伤效应。③由于放射源位置不同,对全身照射剂量分布不均匀,离放射源最近局部病变可能成为全身病变中最突出的表现。④体内摄入一定剂量放射源需尽快采取医疗措施,缩短核素半衰期,可减小对人体的损害。

5. 辐射装置事故所致的损伤 误入大型辐照室受过量核素照射多为一次性照射,全身受照剂量分布不均匀,多为辐射烧伤和急性放射病。医源性意外照射因照射剂量大大超过治疗量,导致照射局部放射损伤,如组织水肿、溃疡、坏死、纤维化以及功能障碍等表现。

6. 核辐射灾难对人群的心理损害 各种类型的核辐射,依其不同特点,都会对受害以及周围人群造成恐惧、绝望、压抑、不满等多种不同的心理伤害。

【主要伤害表现】
核武器损伤的主要类型如下:

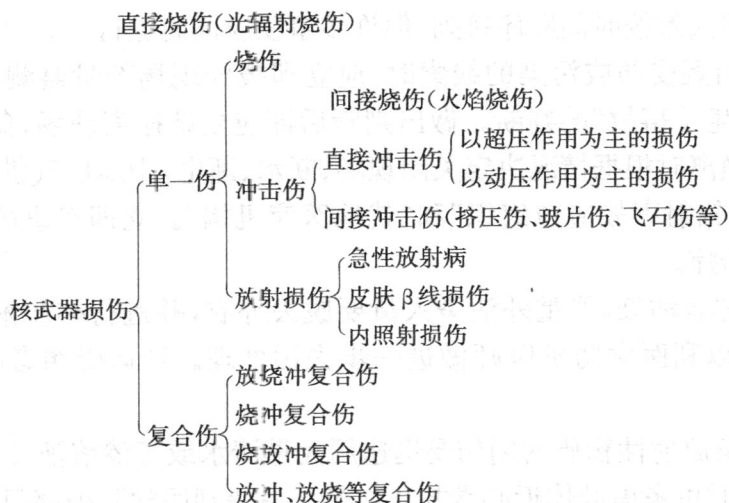

核武器损伤
- 单一伤
  - 烧伤
    - 直接烧伤(光辐射烧伤)
    - 间接烧伤(火焰烧伤)
  - 冲击伤
    - 直接冲击伤
      - 以超压作用为主的损伤
      - 以动压作用为主的损伤
    - 间接冲击伤(挤压伤、玻片伤、飞石伤等)
  - 放射损伤
    - 急性放射病
    - 皮肤β线损伤
    - 内照射损伤
- 复合伤
  - 放烧冲复合伤
  - 烧冲复合伤
  - 烧放冲复合伤
  - 放冲、放烧等复合伤

【现场救援】

一级医疗救治由核设施的医疗卫生机构组织医务人员和安防人员来实施。

1. 现场急救主要是发现和救出伤员,对伤员进行一级分类诊断,抢救需紧急处理的伤员。做到迅速有效,边发现边抢救,先重后轻。对可延迟处理者,经自救互救和初步除污染后迅速脱离现场。

2. 可延迟处理伤员的处理原则和一般程序。

(1) 进入急救站之前,全部伤员均需对体表、伤口作放射性污染测量,若超过污染控制水平,应及时去污直至低于控制水平。

(2) 考虑可能接受过量照射者,给予适当的抗放药。

(3) 询问病史、临床症状和作必要的临床检查,如有无皮肤红斑、检查血常规、淋巴细胞绝对计数并作好详尽的记录。

(4) 条件许可时采血做淋巴细胞染色体培养,留取各样生物样品为进一步诊断作参考依据。

(5) 对症状轻微的伤员、白细胞计数和淋巴细胞计数变化不明显的伤员不一定留诊观察,可在事故后 12、24、48 小时复查。

(6) 有明显症状如呕吐、皮肤明显水肿、白细胞计数明显升高或降低、淋巴细胞计数减少较明显的伤员,尽快送到二级医疗机构。

(7) 对内污染超过规定剂量限值的人员,应及时采取阻吸收和促排治疗。

概括起来,一级医疗机构的主要职责如下:①对威胁生命的损伤实施急救处理;②监测体表污染的范围和程序,并进行去污洗消;③初步确定人员的受照方式和类型,进行初步分类诊断;④判断是否有内污染,必要时促排;⑤尽可能收集、留取可供人员受照剂量估算的物品和生物样品;⑥酌情给予抗放药或阻吸收剂;⑦迅速组织转送伤员。

下述各项大致按时间顺序排列,但许多事项应同时进行,以争取时间。

1. 发现可疑受照或污染的线索时,应立即报告现场剂量监测人员,并迅速做出"是否发生了事故"的判断。做出判断后即应立即撤离现场,免受进一步照射和污染。撤离时根据情况决定关闭现场、断水、断电,中断供气供暖。

2. 通知"辐射事故应急组织"和"就地医疗机构"。立即对事故受害者进行抢救生命的治疗。

3. 检查体表沾染,严重外沾染人员要脱去外衣,并进行初步淋浴去污。标明残留污染,以利医学防护医师做进一步去污处理。转运受照者时,严禁污染扩散。

4. 对污染放射性物质的创伤要迅速用大量清水或等渗溶液冲洗创面,可促进出血,必要时可考虑肢体近心端扎止血带。尽快到医学防护部门请医师处理。

5. 收回并测读个人剂量计。询问事故受害者和有关人员。检查事故场所固定的剂量记录装置。对疑有内污染的人员收集其尿、粪便样品,待分析。

6. 迅速确定受照种类、放射性核素的性质和定量情况。对贯穿辐射照射者,要弄清:

(1) 照射源是什么?

(2) 受照者的准确位置。

(3) 确实的受照时间和持续时间。

(4) 是否佩带剂量计?什么剂量计?戴在那儿?

(5) 注意有无可供估算剂量的其他物品。

(6) 有什么症状?出现的时间和程度。

(7) 目前状况。

对污染人员要弄清:

(1) 体表污染核素的种类、部位和强度。

(2) 体表去污用药、方法和效果。

(3) 场所放射性气溶胶浓度和表面污染水平。

(4) 内污染核素的种类、化学状态和粒谱。

(5) 内污染的可能途径。

(6) 做鼻拭子取样,并测量。

(7) 收集供估算内污染量的尿、粪样品。

(8) 伤口做定量测量。

(9) 体表充分去污后,做全身计数测量。

(10) 大致定量地判断内污染情况,并决定是否开始治疗。

核辐射灾难的紧急防护措施:

（1）核武器袭击时的防护

1）对瞬间杀伤因素和早期落下灰的防护：核爆炸时不要直对强烈的视闪光，应迅速隐蔽到有一定厚度的遮挡物后面，以减少光辐射、早期核辐射和冲击波的损伤。光辐射、早期核辐射的时间在爆炸后数秒至数十秒，冲击波损伤发生在稍后数秒至数十秒。使早期核辐射强度减弱一半所需的物体厚度称为半减弱层。钢铁为 3.5cm，砖和土为 10～15cm，水为 30cm。见到爆炸闪光后，选择背面坡或有一定厚度的遮挡物后面，迅速脚朝爆心方位卧倒，可减小冲击波损伤。

2）早期落下灰在爆炸后数分钟开始落到地面。在此期间，应佩戴口罩，穿戴衣帽并扎紧袖口和裤口，关好门窗，遮盖好水、食物等防止被污染。

（2）大型核设施事故时的防护：首先应采取有效措施控制事故源。救援人员必须穿戴防护服，预防性服用可减轻放射损伤的药物，并监测接受核辐射剂量，必要时更换人员。隐蔽、撤离被污染区人员，封锁和处理污染区。被污染区人员服用碘片，每日服 0.1g，总量 1.0g，可使甲状腺被稳定碘饱和，阻止放射性碘沉积。

核辐射灾难的紧急医疗救护：对核武器伤员的医疗救治分为杀伤区抢救、早期救治和后续治疗三级，紧急医疗救护主要针对杀伤区的一级治疗。①紧急医疗救援人员服用碘化钾和抗放射病预防药，穿戴防护服和急救器材，在统一指挥下配合其他抢险救援人员进入杀伤区实施医疗救援。②有序进行检伤分类。③采取先重后轻、先里后外的原则，对烧伤、冲击伤、急性放射病等不同类型伤员采取现场急救处理（具体措施详见有关章节）。④在避开核沾染区，选择地形隐蔽、靠近水源、后送方便的地方，配合有关医疗机构，设立早期救治机构，包括洗消、抢救、手术、医疗保障、生活保障等分组，对伤员进行早期医疗处置。⑤适时监护、后送伤员到后方医院。

【处理原则】

1. 对体表放射性外污染的医学处理原则

（1）对受污染皮肤清除沾染的目的是尽可能清除掉放射性物质，把沾染水平降低到体表沾染控制水平以下，并防止放射性核素进入体内。

（2）首先要做正确、及时地洗消及清创处理。对健康皮肤要尽早使用事先准备好的去污剂进行洗消去污。

（3）对创口体表的及时去污和清创处理比对健康体表更为重要，伤口除沾染可与一般外科处理相结合，主要采用冲洗、扩创、清创，必要时可以用络合剂。

（4）应有必要的技术储备，设有去污洗消的设施设备和去污洗消盒、药盒。

2. 放射性核素内污染的医学处理原则

（1）收集好估算剂量用样品，尽早做分析测量，或全身整体测量估算出摄入量,以指导医学处理和对预后的估计。

（2）医学处理的目的是尽最大可能减少核素的内污染量,以防止或减少对机体的内照射,预防可能发生的远后效应。

（3）医学干预水平建议当摄入量低于年摄入量限值（1ALI）时,不考虑治疗;摄入量可能超过 2ALI 时,应估算摄入量,并考虑治疗。

（4）对内污染进行医学处理的主要措施为阻止或减少初始污染部位核素的吸收以及促进体内核素的排除。

（5）对污染严重的伤员,特别是有伤口的伤员,应采集血、尿、粪便标本进行化学分析,了解是否有内污染。

【注意事项】

报告有关当局,并对受照者及其家属做谨慎而必要的交代。对场所外事故,则要迅速进行环境监测、评价。按事先制订好的应急计划考虑对居民的防护处置和发布新闻等公共关系方面的事宜。

五、突发社会安全事件

（一）战伤

【概述】

战伤是指在战斗时被作战武器造成的损伤,作战武器主要包括常规作战武器、化学武器、核武器及生物性武器等。由于高科技武器装备的应用,现代战争已由过去单纯的地面作战改变为海-空、陆-空立体作战,大纵深突袭和机动作战法得以实现,部队作战向高速度、全天候发展,部队机动频率大大增加,现代立体战争的模式决定了救援医学必须具备快速反应能力。现代立体战争的爆发常具有突然性,与突然性相联系的就是作战行动的高速度、快节奏。由于高科技的发展、现代战争中充满了各种反应快、速度快、杀伤力高的兵力装备以及空中突击队、空降部队、战役机动部队的使用,多方向、多层次的攻击,加快了战争的进程与节奏。现代立体战争救援医学必须随军事行动作反应,保证军事快速反应的实现。

【伤害特点】

战伤伤(病)员数量骤增,伤类、伤情复杂,救治难度大。高技术常规兵器,尤其是精确制导武器的出现,使常规武器杀伤具有杀伤面大,组织毁损重,多发伤、多处伤及复合伤增加,休克发生率高的特点,出现了"反坦克导弹烧伤综合征"、"挫伤震荡综合征"、"毛细血管综合征-营养不良征"（微循环危象）等一些新的综合征,从而使救治难度加大。核、化、生武器威慑和新概念武器的使用,使立体战争救援医学更具复杂性。核、化、生武器威慑下的局部战争是现代战争的重要特点,这意味着立体战争在医学救援不仅要有常规战争的救援能力,同时还必须具备在核、化、生武器使用下的医学救援的技术方案、措施以及保障能力。新概念武器，如激光、微波、次声等武器的应用，出现大量以中枢神经系统损伤、中枢神经功能紊乱为特征的伤员，从而拓展了传统的医学救援的范围，使野战内科的救援作用突出。

【主要伤害表现】

上述特点决定了立体战争救援医学的复杂性。但战伤中最常见的仍是火器伤，也是战争中救治的主要对象。

【现场救援】

1. 伤员分类 成批的伤员必须按伤情的轻重缓急，确定救治和后送的次序。检伤分类要根据伤类、伤部、伤型、伤情和伤势，采用综合分类法将伤员分为四类：①有生命威胁的危重伤员；②立即手术可以挽救生命的伤员；③手术治疗可以推迟几小时的中等伤员；④包扎后可以归队服役的轻伤员。伤员分类用伤标和分类牌作为标志，挂在胸前醒目位置，使各级工作人员能迅速识别。伤标式样统一规定，用布条或塑料条制成，重伤用红色条，骨折用白色条，放射伤用蓝色条，传染病用黑色条，化学伤用黄色条。分类牌限于救治机构内部使用，表示治疗分类和后送分类，样式可由各单位自定，但应容易识别，以提高救治和后送的工作效率。

2. 战伤分级救治 战伤分级救治又称阶梯救治，分为战术后方（作战区）、战役后方和战略后方三级战伤救治网。战术后方救治机构指连、营、团、师各级救护单位，以及海军舰船、码头救护所和空军的两级救护站。连抢救组和营救护所，以及海、空军救护组、负责火线抢救，其主要任务是：①寻找火线上的伤员，做临时安置；②进行基本的急救处理，如止血、包扎、固定、防治窒息等；③对核辐射和化学毒剂作初步洗消；④准备安全后送。团和师的救护所负责早期治疗，其主要任务是：①从前方接回伤员继续进行急救，如输液、手术止血、清创术以及气管切开术等；②进行伤员分类工作；③负责留治1～2周内可治愈归队的伤员的救治；④派出专门人员参加核武器或化学毒剂的伤员救治工作。师救护所具备的设备和人员技术水平，能施行一部分颅脑、胸腔和腹部的手术处理，同时，根据需要可派出医疗队支援营、团救护所。战役后方救治机构指挥军、兵种和战区的医院和地方医院，分为两线负责伤员的治疗工作。一线医院靠近前沿，与师救护所保持衔接；二线医院设置在基地。这两线医院都具备基本完成战伤的治疗任务。战略后方救治机构指战略后方军队和地方的大型综合性医院，接收来自战役后方伤员的治疗工作。

【处理原则】

1. "先抢后救"，由于战伤是发生在火线环境的特定条件下，救治时必须将伤员及时转移到相对安全的地方,才能顺利地实施救治和防止避免再受伤。

2. 全面检查伤情,根据伤类、伤部、伤型、伤情和伤势,妥善作分类处理,遵照"先重后轻"的原则,优先救治重伤员。特别是大出血、休克、窒息、重要脏器严重损伤和功能衰竭的危急伤病员。

3. 对伤员做连续监护,在实施救治伤员时,必须有整体观念,竭尽全力救治伤员,包括心理治疗在内。

4. 需要手术处理的伤员,必须抓紧时间及早施行。

5. 救治伤员时要注意防治各种并发症,在后送伤员时必须有医疗防护。

【注意事项】

1. 战伤救治工作必须将伤员的救治和后送紧密结合,统一组织、统一指挥、统一规定和统一行动,努力减少伤员的致死和死亡,提高治愈率。

2. 救治人员必须树立全局观点,服从指挥,发扬勇敢机智和艰苦奋斗的作风,使伤员在最短时间内得到正确、及时的救治。

3. 为使大批伤员都能得到有效的救治,必须采取分级救治的办法,从前线到后方可以分为前方、中间、后方三个地带分别设立救治组织。

4. 对伤员实施快抢、快救和快送,要特别重视火线救治,优先救治重伤员,及时防治休克、急性呼吸衰竭等严重并发症,牢记一切火器伤都有原发的细菌污染。绝大多数火器伤口,需要及时进行初期外科处理。对后送伤员必须做到迅速和确保安全,要尽力克服困难,出色完成救治任务。

5. 根据战况、战术和后送条件,尽可能建立机动的专科治疗组织,前伸到接近早期治疗的地区,对伤员实施早期专科治疗。

6. 普及战伤救治的基本知识和技能,开展现场自救互救与军民结合救治工作的训练,按实战需要不断提高战伤救治工作水平。

(二) 生物袭击事件

【概述】

生物恐怖是恐怖分子基于某种政治目的,以传染病病原体或其产生的毒素作为恐怖袭击之战剂,通过一定的方式进行攻击,从而造成人群中传染病的爆发、流行或中毒,导致人的失能和死亡,以达到引起人心恐慌、社会动乱之目的和进行的罪恶活动。美国疾病控制预防中心将散播病毒、细菌以及其他毒素的故意行为定义为生物恐怖袭击。除了一般的空气悬雾状传播以外,食物、饮水或昆虫都有可能是生物武器的传播工具。生物战剂在战场上使用称生物战,而在恐怖活动中使用称生物恐怖。

生物战剂种类繁多,有细菌、病毒、立克次体、毒素等。天花病毒、炭疽杆菌、肉毒毒素、土拉弗郎西丝菌、出血热病毒(包括埃博拉病毒、马尔堡病毒、拉沙热病毒等)病毒类生物战剂占现有生物战剂的半数以上,在科技已经十分发达的今天,细菌战剂仍然是生物战剂中最常用、最重要的种类。

【事故特点】

1. 影响大、污染广 全世界大约有 1500 个左右的菌种库,生物袭击使用的多为活的病原体,污染范围广,因不易发现,所以侵入人体后至发病有一定的潜伏期。潜伏期如果不能及时发现恐怖事件,当出现大量典型病患者及人群受到危害时,会对社会安定和生命安全造成较大的甚至严重的影响。

2. 传染性广泛和危害持久 虽多数生物战剂不会立即造成杀伤作用等危害,但由于具有传染性,可造成继发的传播和持续的危害及恐慌。

3. 突发性、隐蔽性、难以防护 生物恐怖攻击方式突然、十分隐蔽,难以防护。特别是生物战剂气溶胶无色、无臭、看不见、摸不着,人们即使在充满战剂气溶胶的环境中活动,也无法察觉。袭击可能发生在任何时间、任何地点,要在第一时间进行预防和控制进行有效防护几乎是不可能的。

【主要伤害表现】

1. 影响公众心理,引发社会动荡。生物恐怖最大的危害是对人心理的巨大打击,对社会公共安全服务造成威胁,严重影响公众健康,引发社会动荡及动乱。

2. 传播与流行 生物战剂可通过多种异常的传播途径,引起人与人之间或人畜之间的传染,这是其他恐怖活动所没有的间接效果。

3. 伤害严重、危害持久 生物战剂可以通过消化道途径、皮肤途径和呼吸道途径侵入人体,可造成失能,可导致死亡,可造成流行,可造成持久危害。失能剂可引起受害者较重的症状,如发热、无力、局部或全身疼痛等,重者需要住院治疗,在一段时间内失去工作能力,病死率一般较低。致死生物剂引起症状严重、病死率高。

【现场救援】

1. 采取紧急卫生措施,限制人员流动,直接对患者被污染的部位进行清洁。传染病员一般就地隔离治疗,不要后送。特殊情况下需要后送时,应在严密防护条件下专人专车后送。

2. 进行病原体检验,及时明确诊断。发现烈性传染病要建立严格隔离、消毒制度。

3. 在病原体未查明前,应考虑使用广谱高效抗感染药。病原体查明后,按传染病常规治疗方法进行。

4. 报告与监测 生物恐怖袭击监测的两个主要目标是事件的早期检测以及疾病的追踪。

【防护措施】

在有疑似或确认生物恐怖事件发生的情况下,应根据可能的生物战剂种类有针对性地采取预防控制措施,努力减少污染的扩散和疾病的传播。具体措施包括加强疾病监测发现可疑病例、尽快查明事件的性质、积极隔离治疗患者、切断传播途径、密切接触者医学观察和药物预防、环境消毒等。同时要采取积极措施,做好恐怖事件处理人员的自我防护和保护工作。

1. 现场人员防护 现场救援工作人员的防护应根据危害的种类采取相应的措施。美国疾病预防控制中心将受到生物恐怖威胁的工作人员分成两大类:职业接触人员和潜在的职业暴露人员。

(1) 当生物制剂还未明确时,与患者有第一接触的警察、消防员、处理临床样品的实验室工作人员、卫生部门工作人员,都应该遵守标准防范措施,如:手套、防护服、脸罩、清洁等。一旦生物制剂的性质确定,则应与当地的卫生部门联系,咨询针对性的防护措施。

(2) 现场医疗救援车辆在转移患者时,除了采取上述措施以外,还应开启救护车的通风系统,使车内的空气得到最大限度地交换;对于通过空气传播的疾病,患者应该戴上外科口罩,可重复使用的呼吸器,如果需要还可使用氧气面具;运送不同疾病的患者,采取相应的呼吸保护措施。

(3) 现场指挥人员应该与当地的卫生和执法部门协商采取相应的防护方法。

2. 患者的清洁 直接对被污染的部位进行清洁,通常情况下需要洗澡清除污染。

3. 现场快速有效处置 在大规模护理的现场医疗所必须具有快速有效地鉴别、转移患者的能力,以便防止生物制剂的进一步扩散。

4. 环境问题 绝大多数生物制剂都对环境因素敏感,离开人体后不能存活很长时间,生物制剂对环境一般不构成威胁。

【注意事项】

1. 必须应用个人、集体防护器材。

2. 发热的患者和生物战引起的传染病患者都必须卧床休息。

3. 根据生物传染特点,随时注意掌握病情变化,及时给予对症治疗,包括急性心力衰竭、中毒性休克、急性肺水肿、电解质紊乱的处理,各种维生素的补充,以及吸痰、给氧、镇静、止痛等各种对症治疗。

(三) 化学恐怖事件

【概述】

化学恐怖是指一个集团或组织,应用化学物质的毒性特征,来胁迫、危害另一群人或普通公众,以达到其政治、军事目的而采取的暴力行为。化学恐怖事件的伤害,是一种或几种有毒有害化学物质释放,能在短期或较长时间内损害生命健康或危害环境。

【事故伤害特点】

化学毒物的大量排放,污染空气、水、地面或食物后,毒物可经呼吸道、消化道、皮肤或黏膜进入人体,引起群体中毒或死亡;有毒物质的释放也可导致火灾及爆炸,引起疾病、损伤、残疾或死亡。由于化学恐怖事件的突发性、灾害性及扩散迅速等特点,无自身防护能力的民众防范十分困难,如1995年的日本东京地铁沙林毒气事件。9·11事件以后,化学恐怖事件已成为国际安全的现实威胁。

【主要伤害表现】

1. 大批中毒伤病员出现,引起公众不安和焦虑情绪。

2. 化学中毒损害具有多样性。可表现为人体器官系统暂时性或永久性的功能性或器质性损害;急性或慢性中毒;不但影响受害人还可影响其后代;会致畸或致癌。

3. 不同的化学毒物、沾染途径不同,其中毒伤害表现变化很大。

神经毒剂中毒:轻者表现瞳孔缩小、头痛和胸部紧迫感,重者出现惊厥及呼吸衰竭。

窒息性毒剂中毒:肺水肿、窒息。

神经化学毒剂中毒:精神行为异常和活动能力障碍,失能表现。

皮肤糜烂性毒剂中毒:皮肤红斑、水疱、溃烂、坏死,吸收至体内后可造成全身中毒。

【现场救援】

1. 救援人员在行动前应对化学毒物中毒症状、体征及现场处置治疗详尽了解,并预先做好医疗防护措施。如防毒面具、皮肤防护器材、隔绝式防毒衣、防毒围巾、防护眼镜等。对进入神经性毒剂染毒区的救援人员要提前服用预防药。

2. 对没有创伤或只有轻度创伤体征,却表现严重的组织器官功能损害或失能的群伤群死,应首先考虑化学中毒事件。

3. 根据中毒症状采取针对性的现场急救。

神经性毒剂中毒者,注射神经毒剂急救针、阿托品、氯磷啶,皮肤沾染以大量清水冲洗,有伤口时,先清洗后止血包扎。

皮肤性毒剂:有条件时应针对性使用消毒剂,无消毒液时可用大量清水及肥皂彻底清洗。眼和中鼻黏膜染毒时用0.5%丁卡因滴眼后,用2%碳酸氢钠等缓和液清洗。

失能性毒剂:注射毒扁豆碱、新斯的明等。

窒息性毒剂:脱除衣物,注射20%乌洛托品、10%氯化钙以防止肺水肿。通过食物或饮用水致消化道中毒者,立即催吐、洗胃。

【处理原则】

为避免现场救治工作的混乱,应采取现场急救程序化的处理原则。救援步骤:除去伤员的染毒衣物,冲洗,共性处理,个性处理,后送医院。对严重中毒伤员应对症抢救治疗:保持呼吸道通畅,维持呼吸和循环功能,心搏骤停者给予现场心肺复苏术。

【注意事项】

1. 注意保护好伤病员的眼睛,不要遗漏对伤员眼睛的检查和处理。

2. 注意对伤员污染物的处理,防止发生继发性损害。对经口和呼吸道中毒的伤员进行人工呼吸时,要防止救援人员的中毒。

3. 做好伤员登记和交接。

(四) 群体性伤害事件

【概述】

群体性事件是指聚众共同实施的违反国家法律、法规、规章,扰乱社会秩序,危害公共安全,侵犯公民人身安全和公私财产安全的行为。这类由人民内部社会矛盾引发的群体性事件愈来愈多,而且往往聚集几十人、数百人乃至上千人,处置不当则造成不同程度的人员伤亡和财产损失,已成为严重影响当前社会稳定的十分突出的重要因素之一。医疗救护已越来越多地参与到群体性事件的联动处置当中。

【伤害特点】

1. **难以预知** 群体性事件是由人民内部矛盾引起,因矛盾的内容、指向和程度不同,因此当矛盾上升到一定高度被导火索而突然引发时,其发生的时间、地点、参与人数及可能持续的时间和受伤人数等很难预测。

2. **伤员众多、伤情复杂** 群体性事件一旦矛盾激化,发生殴斗、打砸等暴力行为,往往会导致大量人员受伤,伤病情轻重不一,错综复杂。

3. **秩序混乱、环境恶劣** 群体性事件通常聚集几十上百或上千人,参与者情绪冲动,现场秩序往往一片混乱,伤病员夹杂在人群中,有时甚至拒绝或被阻挠医疗救护,环境相当复杂恶劣。

4. **救治难度大、要求高** 由于上述等因素,群体性事件发生人员受伤或发病后,在充满火药味的矛盾冲突双方中对伤病员施行救护极其困难,有时医疗救护人员的人身安全甚至还会受到威胁。因此对现场医疗救护的要求很高,不仅需要先进的救护设备、救援人员个人防护装备,而且要求专业的救护人员不但应具有丰富的现场急救经验,熟练的专业急救技能,科学的施救与搬运技术等;更要求医疗救护人员具有高度的政治敏锐性、强烈的社会责任感,沉着镇定、临危不惧的心理素质,坚强的意志,快速反应的能力和救死扶伤的人道主义精神。

5. 伤害具有扩延性 群体性事件矛盾的复杂性决定了事件的反复性。当事件参与主体的问题得不到解决、愿望不能实现时,整个事件可能呈波浪式发展,造成人员伤害的数量、规模可能随之进一步扩大,在时间上也可能进一步延续。因此要求参与救援的医疗部门或单位在事态未充分平息前应时刻保持高度的警惕、并做好后续支援和救治的准备。

【主要伤害表现】

受伤种类以机械性外伤为主,也可因人群骚乱发生踩压窒息伤等。由于争执、推拉、殴斗、情绪激动,一些参与者(特别是中老年者)亦可诱发心脑血管疾病、哮喘等宿疾。

【现场救援】

1. 信息准确、积极响应 群体性事件信息的获得有如下几种途径:事件现场群众的直接呼救;来自110指挥中心或当地政府维护社会稳定办公室等系统;或来自上级卫生行政部门的紧急通知。紧急医疗救援中心或医疗急救中心(站)等医疗单位在第一时间内必须准确问清楚事件的发生地、伤病员人数及伤情、大致参与人数,根据灾情立即派出若干救护车赶赴现场。同时,接警员应及时向本中心、本单位或部门领导报告,中心领导应根据情况马上向当地卫生行政主管部门汇报,并启动相关预案,迅速准备后援力量,积极做好响应准备。第一批救护人员到达现场后,要尽快了解灾情,并立即向调度指挥中心及领导汇报情况、反馈信息。

2. 统一领导、协同救治 群体性事件的医疗救援,要在政府群体性事件处置领导小组的统一领导指挥下进行。根据灾情的需要,当地卫生行政部门和医疗急救中心应派出领导赴现场指挥、协调医疗救援工作。医疗救护人员到达现场后首先应与事件现场处置指挥人员取得联系,如果现场冲突激烈、秩序非常混乱,医疗救护要在公安、武警或交通等部门的介入、协同下进入现场实施对伤病员的救护。

3. 通信畅通、反应迅速 由于群体性事件的现场秩序一般比较混乱,因此参与现场医疗救援的人员应保持通信的畅通,最好配备无线耳麦对讲机,以保证信息灵准,指挥快捷,适时迅速地对伤病员实施医疗急救措施。

4. 紧急抢救、快速转运 群体性事件人员伤害现场的环境险恶,特别是在冲突局势未得到有效控制时。因此要对伤病员适时地进行紧急抢救。在现场,尤其是在医疗救护遭到拒绝或阻挠时,对伤病员不宜进行详细检查,要把握验伤重点,迅速对伤病情做出正确的判断,采取必要的救护措施后应尽快在其他部门的协同下用科学的搬运方法将伤病员撤离现场或人群,抬上救护车并关紧门窗,再做进一步检伤或急救处理,同时迅速驶离事发地,根据情况转运至就近或指定医院。

5. 合理分流、优先救治 群体性事件发生大批伤亡时,伤病员的转送应在卫生行政部门的统一安排下进行合理分流,分散收治,以免将事件转移至医院。接到收治通知的各医院急诊科,应对伤病员实行"先救治后费用"的优先原则,并将同时收治的伤病员作统一安排,分散收治不同的相关科室,以有利于医院的正常秩序和整个事件的解决。院前急救人员应详细记录伤者的基本情况,包括姓名、性别、年龄、诊疗情况等,到达医院后应与接受急诊科做好交接记录,完毕立即向调度指挥中心和领导汇报,准备接受新的指令。医院急诊科应详细记录好伤病员的相关情况,特别是伤病员的收治去向,并及时向院领导和卫生行政部门报告。

6. 平战结合、常备不懈 群体性事件发生后的医疗救援工作要做到有条不紊在于"平战结合"。一方面,有关医疗部门或单位应根据《国家突发公共事件医疗卫生救援应急预案》结合实际制定相关的切实可行的预案和相应的医疗救援应急领导、指挥机构;另一方面,应根据所制定的预案组织或参加相应的多部门协同参与的演练。平时,要加强对院前急救人员业务技能的培训和综合素质的提高,做好急救药品、物资、设备的储备,并保持性能良好。

【处理原则】

现场医疗急救人员应根据现场情况把握好"先抢后救,抢中有救;先救近后救远;先救命后救伤;先救重后救轻"的急救原则。

【注意事项】

1. 群体性事件是因人民内部矛盾而引发的,任何医疗救援人员都应当清楚自己的职责是实行人道主义的救死扶伤,切忌不可发表自己的评论和见解,以免卷入矛盾之中。

2. 参与现场救援的医疗救护人员应做到态度和蔼、语言亲切、操作熟练、反应敏捷。切忌语言生硬,以免激化矛盾。

3. 注意安全。如果急救人员到达现场后秩序混乱应十分小心,特别是在遭到拒绝或阻挠实施医疗救护时,应在公安、武警或其他维持秩序等人员的协同下方可进行。切忌贸然进入混乱的人群,否则医务人员不仅自己人身安全得不到保障,更有可能造成伤病员的再次伤害。

4. 保持联络,及时反馈。现场医疗急救人员要注意与现场医疗救援指挥领导或急救调度指挥中心时刻保持联系,并将现场情况、转送去向等及时向相关部门汇报,以便统一指挥和协调。

5. 及时、详细地做好病历记录,并做好伤病员的交接手续,以备查。

参 考 文 献

1. 张鸿祺,周国泰,张愈. 灾难医学. 北京:北京医科大学中国协和医科大学联合出版社,1993

2. 祁国明,齐小秋,吴明江,等. 灾害事故医疗卫生救援指南——救灾防病技能强化培训教材. 北京:华夏出版社,2003

3. 金鸿宾. 创伤学. 天津:天津科学技术出版社,2003

4. 香港医疗辅助队. 灾难医疗助理训练手册. 香港:香港政府物流服务署出版,2003

5. 王佩燕. 急诊医学. 全国高等医药院校医学类专科起点本科学历教育(专升本)教材. 北京:人民卫生出版社,2002

6. 陆一鸣. 急症与急救. 北京:人民卫生出版社,2001

7. 朱子扬,龚兆庆,汪国良. 中毒急救手册. 第 2 版. 上海:上海科学技术出版社,1999

8. 邵孝鉷,蒋朱明. 急诊医学. 上海:上海科学技术出版社,1992

9. PAHO/WHO. 建立重大伤亡管理系统. 王革新,译. PAHO/WHO 突发事件和灾难救济协作项目出版,2001

第三章 急诊症状

第一节 发 热

【概述】

当机体在致热原的作用下或体温中枢功能障碍时,产热增加,散热减少,体温升高超过正常范围,称为发热。人体温为 37.0℃,波动范围 36.2～37.2℃。口腔温度高于 37.3℃,肛温高于 37.6℃,或一日体温变动超过 1.2℃即为发热。发热既是患者的主诉,又是一个客观体征。由于发热的病因很多,几乎涉及全身每个系统,因此诊断较为困难。

【临床表现】

1. **寒战** 寒战是由于致热原急剧作用于机体所引起。寒战常见于败血症、大叶性肺炎、感染性心内膜炎、流行性脑膜炎、急性胆道感染、丹毒、间日疟与三日疟、回归热、急性肾盂肾炎、钩端螺旋体病等。

2. **面容** 伤寒病患者常表情淡漠;斑疹伤寒、恙虫病、肾综合征出血热病患者则常呈醉酒样面容。猩红热病患者有口唇周围明显苍白;麻疹病患者则呈现特殊的面容(结膜充血、眼睑水肿、畏光、眼分泌物增多等)。面容苍白见于急性白血病、恶性组织细胞病、再生障碍性贫血等;结核病患者虽无明显贫血而面容也显得苍白。发热伴有面部蝶形红斑是系统性红斑狼疮的特殊病征。口唇疱疹可见于大叶性肺炎、间日疟、流行性脑膜炎。

3. **皮疹** 可见于发疹性传染病、变态反应、血液病、结缔组织病等。原因一时未明的皮疹,还应考虑血液病皮疹的可能性,甚至可为首发的症状。出血性皮疹见于某些较严重的急性传染病、血液病及其他出血素质。常有皮肤出血点或夜间出现,特别是流行性脑膜炎的出血性皮疹,对提示早期诊断甚有帮助。皮肤及软组织的化脓病灶,常提示为脓毒症的来源或并发症。药物性皮炎常发生于药物治疗第 5～20 天之间,但一般以第 6～10 天为多。皮肤出现黄疸,往往提示肝胆道疾病、溶血性疾病或中毒性肝损害。

4. **淋巴结** 局限性淋巴结肿痛常提示局部急性炎症病变。全身性淋巴结肿大是泛发性淋巴组织病变或全身性感染的病征。

5. 眼、耳、鼻、口咽部　巩膜视诊有助于黄疸的早期发现。败血症、流行性脑膜炎、感染性心内膜炎患者可出现眼结膜瘀点，是有价值的诊断支持点之一。眼底检查可能有助于急性粟粒型结核、结核性脑膜炎、感染性心内膜炎、系统性红斑狼疮、白血病等疾病的诊断。

6. 呼吸系统　上呼吸道感染虽可能有高热，但常无呼吸困难，重症肺炎则常有呼吸困难，甚至鼻翼扇动。发热兼有胸部病征时，应作胸部 X 线检查。

7. 循环系统　伴有发热的心血管疾病可见于心内膜炎、心包炎、心肌炎、脏器血管梗塞(肺梗死、心肌梗死、脾梗死等)、血栓性静脉炎等疾病。

8. 消化系统　发热伴有明显腹痛要考虑胆囊炎、阑尾炎、胰腺炎、坏死性肠炎及急性腹膜炎等疾病。

9. 肝、脾大　发热伴有肝、脾大，应考虑造血器官疾病、急性与慢性传染病、结缔组织病、急性溶血等情况。

10. 泌尿生殖系统　对原因未明的发热须作尿常规检查。急性肾盂肾炎通常有膀胱刺激征、腰痛等症状提示诊断。

11. 肌肉与关节　发热伴有肌肉疼痛见于许多急性传染病、一般无特征性诊断意义。

12. 神经系统　发热伴有意识障碍或(及)脑膜刺激征，提示中枢神经系统损害，可由于中枢神经系统疾病、某些全身性疾病或中毒等所致。大面积脑梗死或出血、脑干病变累及体温调节中枢可导致中枢性高热。

许多疾病常有特殊的热型表现，对于诊断有提示意义。

稽留热：常持续在 40℃左右，1 日温差＜1℃。常见于伤寒、斑疹伤寒、大叶性肺炎等。

弛张热：亦常为高热，1 日温差 1～2℃以上。常见于风湿热、败血症、脓毒血症、肝脓肿、严重肺结核等。

间歇热：1 日间温差大，波动于正常与高热之间，呈反复发作过程。常见于疟疾、肾盂肾炎、淋巴瘤、布鲁菌病等。

波状热：见于布鲁菌病。

消耗热：热度波动幅度更大，在 4～5℃间，自高热降至正常以下。常见于败血症。

马鞍热：见于登革热。

回归热：体温骤然升至 39℃以上，持续数天后又骤然降至正常水平，高热期与无热期各持续若干天。常见于回归热、霍奇金病等。

不规则热：常见于风湿热、感染性心内膜炎、流感、阿米巴肝脓肿、肺结核、恶性肿瘤等。

【诊断要点】

发热病因复杂,可概括为感染、结缔组织病、血液病及恶性肿瘤四大类。全面的病史,反复、细致的查体有助于明确诊断。

辅助检查包括:全血细胞计数和形态观察、常规血生化学检测(LDH、胆色素、肝脏酶类)、尿常规(包括镜检)、血沉或 C 反应蛋白、风湿系列(包括抗核抗体、RF、ds-DNA 等)、肿瘤标志物系列(包括 CEA、AFP 等)、血培养(使用抗生素前)、病毒系列(血、各种体液标本中病毒特异性 IgM 和检测病毒抗原等)、巨细胞病毒、单纯疱疹病毒、呼吸道合胞病毒等、嗜异凝集抗体检测(年轻人或儿童)、结核菌素实验、HIV 抗体或病毒检测、X 线胸部平片、超声检查(心脏和腹部脏器)、腹部 CT、核素扫描、结合病史、查体及相应的辅助检查基本可明确发热的病因。

【治疗方案与原则】

急诊治疗原则:维持生命体征,主要针对原发病治疗,进行全面的体格检查并配合必要的辅助检查来确定发热的病因。当体温>40℃或发热导致中枢神经系统、心功能障碍等,则应积极解热。

具体措施:

一、病 因 治 疗

对各种感染性疾病除对症治疗外,还应用抗生素治疗。如有培养结果和药敏试验,可针对性运用抗生素治疗。非感染性发热应进行病因治疗。

二、退 热 治 疗

病因治疗可能对体温变化和其他临床征象形成干扰,掩盖基础疾病。故一般体温低于 39℃时不必退热治疗,高热惊厥的儿童及有心、肺、脑功能不全的患者例外。

1. 药物退热

(1) 首选对乙酰氨基酚:325~650mg,每 4~6 小时 1 次,最大剂量为 4g。忌用于有肝脏疾病或肝移植患者。严格掌握适应证和用法,避免肝脏损害。

(2) 次选阿司匹林:325~650mg,每 4 小时 1 次。注意对胃的刺激,避免出血。有加重哮喘和过敏反应的危险,特别是成人有哮喘和鼻息肉的病史。

(3) 布洛芬:400mg 每 4~6 小时 1 次,有阿司匹林过敏、溃疡、肾功能不全和出血性疾病的患者慎用。

2. 物理降温

(1) 在体温较高或运用药物降温效果不理想时运用,中暑、中枢性高热或严重肝病不能应用对乙酰氨基酚时采用本法。冰袋敷额头或其他部位、冰枕头部、酒精擦浴。

（2）用温热水擦浴,应避免寒战出现。中暑患者用冷水擦浴。

3. 其他措施还包括卧床休息,补充液体防止虚脱,纠正电解质紊乱,高热惊厥或谵妄患者可应用镇静剂。

【处置】

1. 积极治疗原发病,尽快明确病因,需进一步处理,应收入专科进行病因治疗。

2. 感染重,出现败血症、脓毒症、MODS 等威胁生命的疾患,应收入 ICU 治疗。

3. 怀疑传染性疾病应及时隔离患者。

【注意事项】

1. 对于发热患者,在积极明确病因的同时,要强调维持其生命体征的稳定,保证呼吸道通畅、维持有效的循环,防止解热后大量出汗导致的虚脱。

2. 患者用药后出现发热注意有无药物热。

第二节 头 痛

【概述】

头痛泛指头颅上半部即眉弓至枕下部范围的疼痛,是临床常见症状之一。引起头痛的病因较多,涉及颅内外神经、血管受压、扩张和破裂皆可发生头痛。及颅外的骨膜、头皮、面部皮肤血管、颈肌及中耳、牙髓、眶内组织等病变所引起的局限头痛。全身性疾病也可产生头痛。

【临床表现】

病因分类

（一）偏头痛

偏头痛及丛集性头痛。

（二）颅内疾病

1. **炎症性疾病** 脑膜炎、脑炎、脑脓肿、蛛网膜炎等。

2. 颅内肿瘤、寄生虫及肉芽肿。

3. 脑血管疾病。

4. **头颅外伤** 脑震荡、挫伤、硬脑膜外及硬脑膜内出血、颅脑外伤后慢性头痛（脑震荡后遗症）。

5. 颅内低压性头痛。

6. 头痛型癫痫、癫痫后头痛。

（三）颅腔邻近的病变

1. 头颅的骨膜炎。

2. 三叉神经痛、舌咽神经痛及枕神经痛。

3. 眼、耳、鼻、牙疾患（青光眼、屈光及调节障碍）。

4. 紧张性头痛。

（四）全身及躯体某些系统疾病

（五）神经功能性头痛

发病特征：

1. 起病急缓

（1）急性发作性：如急性感染（脑膜炎、脑炎等）、头部外伤、蛛网膜下腔出血、腰穿后头痛等。

（2）慢性进行性：颅内压增高及一些慢性毒血症的头痛，如颅内肿瘤、脓肿、硬膜下血肿、尿毒症、鼻窦炎及其他中毒状态。

2. 阵发性或持续性头痛呈周期性发作，每次发作历时数小时，亦有持续数日者。

（1）反复阵发痛：最有代表性者为偏头痛、丛集性头痛及头痛性癫痫。

（2）持续性头痛：疼痛位于两侧额枕或颜面部呈束箍样痛或胀痛，可发生于紧张性头痛、畸形性骨炎、颅骨慢性炎症、更年期综合征、脑震荡后遗症、神经功能性头痛等。

3. 颅外局部因素引起的头痛　如青光眼、虹膜炎、鼻窦炎、额窦炎、颅骨病变等。

4. 伴有的神经征象

（1）视乳头水肿者可发生于颅内占位等；伴有视野缺损者，多为视交叉病变或颞顶叶占位性病变；视神经萎缩可见于视神经炎、颅高压后。

（2）单侧动眼神经麻痹或伴有脑膜刺激征者，可见动脉瘤破裂、脑膜炎等。

（3）伴头、面部感觉减退者可因三叉神经痛、三叉神经炎、耳廓带状疱疹、枕大神经痛等引起。

（4）伴有偏瘫、偏身感觉减退、眼球偏斜、共济运动失调者，可发生于脑血管意外、脑炎、颅内占位性病变、头颅外伤等。

【诊断要点】

1. 结合病史、体征及辅助检查明确病因

（1）注意是否有发热，高热提示脑炎、脑膜炎、脑脓肿、中暑以及阿托品中毒等；低温多见于酒精中毒、镇静剂中毒等。

（2）眼球突出则为海绵窦血栓形成、颈动脉海绵窦瘘、动眼神经麻痹、眶内肿瘤等。

（3）眼部及颈部有杂音，则为颈动脉海绵窦瘘或颈动脉血栓形成。

（4）注意有无额部及耳廓部的带状疱疹，或留下的瘢痕、耳廓部带状疱疹，还可有眩晕、面瘫及三叉神经支配区感觉减退。

（5）神经压痛点，如三叉神经痛在眶上孔、眶下孔有压痛；枕大神经痛的压痛点是在乳突与第一颈椎的中点；枕小神经痛的压痛点位于胸锁乳突肌后上缘；均有助于三叉神经痛、枕神经痛等鉴别。颈动脉炎约半数者在浅颞动脉有触痛或血管搏动减弱。

（6）头部局部水肿，可见于鼻窦炎、颞动脉炎、颌关节炎、牙痛、头颅的骨膜炎、骨髓炎、蜂窝织炎等。

（7）有颈部活动受限伴疼痛者，如颈椎病、颈部肿块、枕大孔综合征等。

2. 实验室检查　脑脊液检查对颅内炎症及出血性病变有决定性价值。血管性疾病、颅内感染、颅内占位性病变可考虑做脑电图（EEG），经颅多普勒超声（TCD），脑成像检查（CT、MRI）或脑血管造影（DSA）、放射性核素脑扫描（SPECT）等。

【治疗方案及原则】

急诊治疗原则：

1. 治疗各种原发病，尽快明确病因。

2. 对症治疗则可使用除吗啡类以外的止痛药物，如各种解热止痛剂，可根据病情顿服或短期2～3次/天服用。

3. 也可针对头痛发生的机制进行，例如：

（1）纠正颅内压：如颅内压高者给以脱水、利尿剂；低颅压者，静脉给以低渗液等。

（2）收缩扩张的血管：如偏头痛发作时，及早使用麦角制剂。对非偏头痛类血管性头痛，则常用含有咖啡因的复方解热止痛药，如 APC、索米通、米格来宁等以改善血管张力。

（3）松弛收缩的肌肉：适用于肌收缩性头痛，如按摩、热疗、痛点普鲁卡因封闭等，或服用弱效安定剂如地西泮、甲丙氨酯等，既有助松弛肌肉，也有助于解除精神紧张。

（4）封闭罹患的颅表神经：适用于颅表神经痛。

（5）"更新"病变的脑脊液：如蛛网膜下腔出血后的剧烈头痛，可在病情平稳后颅压不高的情况下，酌情放出血性脑脊液5～10ml，或再注入等量氧气，以促使脑脊液的吸收"更新"，常可使头痛迅速缓解。此法也适用于浆液性脑膜炎的头痛。

4. 颈性偏头痛 颈椎牵引,同时服用扩张血管药或活血化瘀中药,并治疗并存的颈胸神经根炎。亦可试用星状神经节封闭。

5. 肌收缩性头痛 按摩、热敷、电兴奋疗法以及服用地西泮、甲丙氨酯片等肌肉松弛剂和镇静剂。也可在肌肉压痛点处用2%普鲁卡因1~2ml封闭。

6. 神经炎性头痛 除按神经炎原则治疗外,可在眶上切迹、"风池穴"等处用2%普鲁卡因0.5~1ml封闭,或一次用无水酒精0.5ml封闭。口服苯妥英钠或卡马西平。对颈椎增生引起的枕大神经痛应加用颈椎牵引。

【处置】

1. 积极治疗原发病,尽快明确病因,如需进一步处理,应收入专科进行病因治疗。

2. 生命体征不稳定的患者收入ICU抢救治疗。

【注意事项】

1. 大于50岁患者新发的头痛。

2. 特有的突然发作和暴发性特点的头痛。

3. 头痛的强度、频率、质量变化。

4. 与病灶神经功能损害、视乳头水肿或癫痫发作相关的头痛。

以上头痛提示有预后危险,密切观察病情变化,维持生命体征的稳定。

第三节 胸 痛

【概述】

胸痛是主观感觉胸部刺痛、锐痛、钝痛、闷痛或有东西压迫而表现紧闷压迫感,喘不过气。常伴有紧张、焦虑、恐惧感,是临床常见急诊症状之一。

因为胸痛发生机制复杂,可能不是一种疾病。因为真正的心脏病不一定表现典型胸痛,而非心因性胸痛也会表现为像心脏的问题。为此作为急诊医师要认真对待胸痛、仔细评估、进一步观察治疗,以减少危及生命的胸痛疾病的漏诊误诊。

【临床表现】

1. 严重威胁生命的胸痛常见于:①急性冠脉综合征(不稳定型心绞痛、ST段抬高Q波型心梗、ST段压低非Q波型心梗);②急性心包填塞;③主动脉夹层;④上腹部腹主动脉瘤破裂;⑤急性肺动脉栓塞;⑥张力性气胸。

这些疾病的共同特征:发病突然、胸痛剧烈(有糖尿病者可为无痛性,但伴有呼吸困难)、大汗、恶心呕吐、脉搏快或慢、血压升高或降低、呼吸窘迫感呼吸困难、神志不清、烦躁不安、恐惧、面色苍白、皮肤湿冷、少尿。初发胸痛如果没有上述生命体征变化,心电图检查亦正常者也应给以足够的重视,因为新发心绞痛可以没有任何生命体征变化,在心电图检查正常情况下,突然发生心性猝死。

(1) 胸主动脉夹层:胸痛突然发生呈撕裂样疼痛,伴有晕厥出汗恶心呕吐焦虑不安伴血压高或低,如发现脉搏缺失或异常肿块,要做尿潜血试验,有利于发现主动脉瘤或夹层,床旁 X 线胸片,患者病情稳定做胸腹部 CT 如有指征做盆腔CT。

(2) 张力性气胸:在用力后突发剧烈胸痛,发病局限于患侧,呈刀割或针刺样疼痛,伴呼吸困难或窘迫,大汗,查体可见患者胸部饱满,叩诊呈鼓音,听诊呼吸音多消失,气管向健侧移位,心率、呼吸快,颈静脉怒张,血压下降或休克,胸片可确定诊断。

(3) 心包填塞:典型为胸痛偶可有上腹痛,类似急腹症,卧位加剧,坐位前倾减轻,伴呼吸困难,呼吸快而浅,大汗,颈静脉怒张,血压低或休克,脉压减小或奇脉,心音遥远,心电图示低电压或 ST 段凹面向上抬高,或心电交替,胸片无帮助,无肺水肿。确诊最佳途径是床旁急诊超声检查,在极度危险病例心包穿刺可独立确诊并治疗心包填塞。

(4) 肺动脉栓塞:胸痛伴呼吸困难及气短、晕厥等休克表现,尤其伴有单侧或双侧不对称性下肢肿胀、疼痛等症状,心电图有右束支阻滞或 S1QⅢTⅢ 改变,X 线胸片示肺纹理稀疏,肺野局部浸润性阴影,肺不张;动脉血气、低氧血症、过度换气、血浆 D-二聚体升高,心脏超声示肺动脉压高或右心负荷过重,放射核素肺通气/灌注扫描,螺旋 CT 和电子束 CT 磁共振显像和肺动脉造影可确诊。

(5) 心肌梗死伴心源性休克:胸痛伴呼吸困难、咳嗽、发绀、颈静脉怒张、血压下降常见,如疼痛缓解而收缩压仍低于 80mmHg,烦躁不安,面色苍白,皮肤湿冷,脉速快,大汗,尿量少<20ml/小时,神志淡漠等,心电图有典型心肌梗死图形及心肌酶学变化(CK-MB、肌钙蛋白 I 升高),即可确诊。

2. 非威胁生命但较重的胸痛

(1) 二尖瓣脱垂:此种胸痛特征是反复非典型性胸痛伴二尖瓣反流性杂音或喀喇音,常伴有胸前区不适、胸闷、心悸,心电图示特异性 T 波异常,心脏超声确诊。

(2) 主动脉瓣狭窄和反流,典型表现三联征:心绞痛、晕厥和心力衰竭。主动脉瓣狭窄在右侧第 2 肋间隙听到递增-递减型收缩期杂音。主动脉瓣反流则是高调,吹风样递减的舒张期杂音,猝死的危险性高,超声心动图可以确定诊断。

(3) 胸膜炎与胸膜痛:年轻人居多,发病急,胸痛多伴有发热或与呼吸相关,胸痛多刺痛,偶可听到胸膜摩擦音,胸片可有少量胸腔积液伴或不伴小片的肺渗出影。

（4）肺部炎症：有受凉感染史，胸痛伴发热、寒战、咳嗽、深呼吸时加剧，肺部听诊有支气管呼吸音及啰音，白细胞增多，胸片可见片状致密影，即可确诊。

（5）纵隔气肿：胸骨后剧烈锐痛，向肩部放射，伴有呼吸困难，发绀，颈、前胸甚至面部皮下气肿，有捻发感，X线检查示纵隔增宽，本病常为食管穿孔所致。

（6）食管疾病：食管疾病例如食管炎，痉挛，功能失调和胃食管反流。食管源性胸痛的特征表现为：疼痛为烧灼性，常向胸骨放射，平躺加重而坐位缓解，吞咽可诱发，并且常在一次短暂剧痛后可持续几个小时，休息含硝酸甘油可以缓解并不能作为诊断目的而使用。在确定食管疾病致胸痛之前，必须明确地排除心脏疾病，因为心脏疾病更危险。确诊有赖内镜、造影、食管测压和 pH 测定。

（7）食管穿孔：食管破裂的特征是极度严重胸骨后疼痛，吞咽或呼吸加重，疼痛伴有胸片示纵隔气肿、气胸、肺炎或胸腔积液皮下组织有气体，近期有剧烈恶心呕吐或内镜检查病史，食管造影或食管镜即可确诊。

（8）神经疾病胸痛：见于颈、胸椎骨质增生，椎间盘变性后凸，及胸脊髓外肿瘤压迫神经根，呈烧灼样、闪电样胸痛，放射至肩及手部，活动颈肩部深吸气或打喷嚏及久卧加重，不典型病患者口含硝酸甘油可缓解。带状疱疹呈浅表性烧灼痛，亦可有深部位剧痛，出疹前难以诊断，但若胸痛局限于单侧，不超过中线，受损皮肤有节段性感觉减退可提示本病。

（9）肌肉、骨骼病引起的胸痛：如非化脓性肋软骨炎（Tietze 综合征）、肌痉挛及纤维质炎、肋间肌劳损、肋骨骨折等均可引起胸痛，其胸痛特点是局限、持续、部位确切，随呼吸及身体活动加重。

（10）精神性胸痛：表现多样，易变，短暂或持续，常诉心尖部疼痛，并用手指指示具体部位，自感呼吸困难，呈叹气样，但必须排除器质性疾病后方可确诊。

【诊断要点】

1. **危重指征** 胸痛患者凡表现面色苍白、出汗、发绀、呼吸困难及生命体征异常，不论病因如何均属危急状态。均需立即吸氧，心电监护，开放静脉。

2. **起病急骤** 患者起病后迅速达到高峰，持续性胸痛，往往提示胸腔脏器破裂，如主动脉夹层动脉瘤，气胸，食管破裂。

3. **胸痛伴有血流动力学异常** 低血压和（或）颈静脉怒张，提示致命性胸痛，如心包填塞，张力性气胸，急性心肌梗死，巨大肺动脉栓塞，主动脉夹层动脉瘤，主动脉瘤破裂，急性心力衰竭及大量心包积液。

4. **胸痛伴有呼吸困难** 见于气胸，纵隔气肿，胸膜炎，肺栓塞，肺动脉高压，心肌梗死，主动脉瓣病变，肺炎等。

5. **胸痛伴有腰背痛** 见于腹腰脏器疾病及主动脉夹层。

6. 胸痛伴有吸气加重　应考虑胸膜痛,胸膜炎,肺炎,肺梗死,气胸,纵隔气肿,食管穿孔,心包炎也有类似疼痛,偶见心肌梗死。

7. 胸痛伴吞咽加重　考虑食管、纵隔及心包疾病。

8. 胸痛伴深吸气打喷嚏加重　应考虑胸椎病变。

9. 胸痛伴特定体位缓解　心包炎-坐位及前倾位;二尖瓣脱垂-平卧位;肥厚性心肌病-蹲位;食管裂孔疝-立位。

10. 首次发病　应考虑急性心肌梗死,主动脉夹层动脉瘤,肺栓塞,气胸,食管破裂。

【治疗方案与原则】

1. 卧位、制动、吸氧、鼻导管或面罩给氧 4L/min。

2. 心电监测　血压、心率、脉搏血氧饱和度。

3. 抽血　查血常规:白细胞计数、N、Hb、PLT。血生化:血电解质、血糖、肝肾功能。心肌酶学:肌钙蛋白 I、CK-MB。动脉血气。

4. 心电图、床旁 X 线胸片。

5. 建立静脉通道　输生理盐水或乳酸林格液以保持静脉通道。

(1) 在 20~30 分钟内输入 300~500ml 液体以扩容,如无效果,无心力衰竭即可重复上述剂量。

(2) 在液体复苏基础上血压仍未升高,可用多巴胺升压。

(3) 疼痛伴呼吸困难:可 5~10 分钟静脉给吗啡 2~4mg,对吗啡有禁忌证者可用芬太尼止痛。

(4) 严重心动过缓(<40 次/分)静脉阿托品 0.5mg,可 3~5 分钟重复一次或静点多巴胺 5~12μg/(kg・min),如对多巴胺不敏感,可用肾上腺素 2~10μg/min 输入,或用异丙肾上腺素 2~4μg/min 速度持续输入,直至剂量 20μg/min 或选择临时起搏器。

(5) 严重心动过速(心率>180 次/分)立即电复律。

(6) 可用抗凝剂治疗:肝素或低分子肝素。

有左心衰者:

(1) 静点硝酸甘油 10μg/min 开始,每 3~5 分钟根据需要增加 5~10μg/min。

(2) 呋塞米:20mg 静脉注射。

(3) 吗啡:2~4mg 静脉注射。

(4) ACEI 类药:卡托普利 6.25mg 口服。

(5) 无创正压通气:CPAP。

(6) 正性肌力药:多巴酚丁胺 2.5~15μg/(kg・min)静脉泵入。

（7）住院：ICU 治疗。

（8）PCI 或搭桥治疗。

【处置】

1. 胸痛一定要安静，必要时用镇静剂、吸氧。

2. 立即查心电图。血常规，心肌酶，必要时查超声心动图或 CT。

3. 及时建立静脉通道便于给药。

4. 床旁放置心电除颤仪。

5. 请相关科室会诊。

【注意事项】

1. 对胸痛就诊患者要严谨认真对待，不得有半点马虎大意。

2. 特别是对经过一系列心电图、心肌酶、胸片、B超等检查仍不能明确诊断者，一定要留观，反复评估。

3. 对新发生的胸痛，特别是第一次发生胸痛的男性年龄 30～50 岁患者，更应引起注意，即使心肌酶心电图正常者也应重视，因为此类新发生心绞痛更易发生心性猝死。

4. 经过一系列检查仍不能明确诊断者，应及时请相关专业科室会诊。

5. 对即刻威胁生命胸痛，血流动力学不稳定者，一定要先稳定生命体征，积极处理再寻找原因。

6. 经过反复评估，经一系列检查仍未发现问题，家属要求回家或转院者，一定要有履行告知和签字手续。

7. 对明确诊断要送病房或导管室者要有医师陪护并监护。

8. 对胸痛诊断的思维是先想到危及生命的，其次是重的，再其次是一般的，但要注意潜在危及生命的因素。

9. 对特殊胸痛患者要注意随访有反馈，便于总结经验。

第四节 腹 痛

【概述】

腹痛是临床常见症状，起病急，病因复杂，病情多变，涉及专业广，诊断处理不当，常可造成恶果。腹痛是多种疾病的共同表现，可以是局部性腹痛，也可以是满腹性疼痛；可以来自局部器官的疾病，也可以来自远处器官的疾病。

【临床表现】

1. 腹痛的部位可以初步判定病变脏器。但许多内脏性疼痛常定位含糊。

2. 腹痛的程度在一定的意义上反映了病情的轻重。在老人，有时感觉迟钝。

3. 腹痛节律对诊断的提示作用较强,实质性脏器的病变多表现为持续性痛、中空脏器的病变则多表现为阵发性。而持续性疼痛伴阵发性加剧则多见于炎症与梗阻同时存在情况。

4. 伴随的症状 伴发热的提示为炎症性病变;伴吐泻的常为食物中毒或胃肠炎、仅伴腹泻的为肠道感染、伴呕吐可能为胃肠梗阻、胰腺炎;伴黄疸的提示胆道疾病;伴便血的可能是肠套叠、肠系膜血栓形成;伴血尿的可能是输尿管结石;伴腹胀的可能为肠梗阻;伴休克的多为内脏破裂出血、胃肠道穿孔并发腹膜炎等。而如上腹痛伴发热、咳嗽等则需考虑有肺炎的可能,上腹痛伴心律失常、血压下降的则心肌梗死亦需考虑。

【诊断要点】

1. 病史 包括饮食、疾病、服药、月经、异物接触环境因素等。

2. 伴随症状 寒战、高热、呼吸困难、气促、腹泻、黄疸、恶心、呕吐、血尿、冷汗、面色苍白。

3. 体检 压痛和腹壁紧张度增高的部位,血压变化,腹块,转移性浊音,气腹(X 线检查)。

【治疗方案及原则】

腹痛的一般治疗包括:

1. 禁食、输液、纠正水、电解质和酸碱平衡的紊乱。

2. 积极抢救休克。

3. 有胃肠梗阻者应予胃肠减压。

4. 应用广谱抗生素以预防和控制感染。

5. 可酌用解痉止痛剂,除非诊断已经明确,应禁用麻醉止痛剂。

6. 其他对症治疗。

【处置】

1. 急性期应认真查体,尤其注意腹部体征。

2. 急查血常规、生化、淀粉酶等。

3. 留取标准量的尿、便、血标本检测,尽快明确诊断。

4. B 超检查腹部器官及肠系膜淋巴结,必要时行心电图和 X 线(胸、腹)检查。

5. 病情重者实施重症监护,密切观察病情变化。

6. 及时处理和预防各种并发症。

7. 适当的对症治疗。

【注意事项】

1. 迅速、细致地询问病史、详细地进行体格检查,重视患者的生命体征。

2. 选择做一些辅助检查,综合全面的材料分析,及早明确诊断。

3. 动态观察病情变化,及时捕捉新的信息。

4. 查明病因,针对病因进行治疗。有些如绞窄性肠梗阻、胃肠道穿孔、坏死性胰腺炎、急性阑尾炎等尚应及时进行手术治疗。

第五节 呼吸困难

【概述】

呼吸困难(dyspnea)是指患者主观上感到空气不足,客观上表现为呼吸费力,严重时出现鼻翼扇动、发绀、端坐呼吸,辅助呼吸肌参与呼吸活动,并可有呼吸频率、深度与节律的异常。目前多认为:呼吸困难主要由于通气的需要量超过呼吸器官的通气能力所引起。

【临床表现】

1. 症状和体征

(1) 肺源性呼吸困难

吸气性呼吸困难:由于异物、炎症、水肿或肿瘤造成喉、气管、大支气管狭窄或梗阻,表现为显著的吸气性呼吸困难,伴有高调的吸气性哮鸣音,可出现吸气时胸骨上窝、锁骨上窝、肋间隙明显下陷,称为"三凹征"。

呼气性呼吸困难:由于肺组织弹性减弱或小气道痉挛所致,表现为呼气费力、呼气时间延长,常伴有哮鸣音。多见于支气管哮喘,COPD 急性发作等。

混合性呼吸困难:由于肺部疾病病变广泛,造成呼吸面积减少,换气功能降低所致,表现为呼吸频率增加,吸气和呼气均感到费力。COPD 急性发作、慢性呼吸衰竭等。

(2) 心源性呼吸困难

端坐呼吸:由于坐位减少静脉回心血量,从而减少肺淤血的程度,并利于膈肌活动,表现为仰卧位呼吸困难加重,患者被迫采取端坐呼吸位。

夜间阵发性呼吸困难:常见于左心功能不全患者,由于迷走神经兴奋性增加,使冠脉收缩,心肌供血不足,同时平卧位使静脉回心血量增加所致,表现为睡眠中感到呼吸困难,被迫坐起。重症者可出现发绀、哮鸣音、双肺啰音、心率加快、咯粉红色泡沫痰,称为"心源性哮喘"。

(3) 神经源性呼吸困难:由于脑外伤、脑血管病、脑炎等原因造成呼吸中枢受影响,表现为呼吸深慢,并出现呼吸节律改变。

(4) 中毒性呼吸困难:安眠药、吗啡等中毒时,呼吸中枢被抑制,表现为呼吸缓慢或潮式呼吸。酸中毒时酸性代谢产物强烈刺激呼吸中枢,表现为呼吸深而规则,可伴有鼾声,称为酸中毒大呼吸。

（5）血液性呼吸困难:由于重度贫血、高铁血红蛋白血症等造成红细胞携氧量减少,血氧含量降低,表现为呼吸慢而深,心率加快。

（6）精神性呼吸困难:由于情绪激动或紧张造成换气过度,出现呼吸性碱中毒,表现为呼吸频速和表浅,常伴有手足搐搦。

2. 实验室检查

（1）血气分析:呼吸困难最常用的检查,可以了解氧分压、二氧化碳分压的高低以及 pH 的情况,从而判断是否存在呼吸衰竭、呼吸衰竭的类型以及是否有酸中毒、酸中毒的类型。

（2）胸片:了解肺部病变程度和范围,明确是否存在感染、占位、气胸等情况。

（3）心电图:初步了解心脏情况,除外心肌梗死和心律失常。

（4）血常规:了解是否存在感染、贫血以及严重程度。

（5）尿常规:明确尿糖、尿酮体水平,除外糖尿病酮症酸中毒。

（6）肾功能:了解肾脏功能以及是否存在酸中毒。

3. 特殊检查

（1）肺功能、支气管镜:进一步明确肺源性呼吸困难的类型。

（2）肺放射性核素扫描、肺血管造影:确诊或除外肺血栓栓塞症。

（3）心脏彩超:了解心脏结构和心功能情况。

（4）颅脑 CT:明确颅内是否存在病变、病变性质及程度。

（5）药物浓度检查:明确是否存在药物中毒、中毒药物种类、药物浓度。

【诊断要点】

1. 详细询问病史

（1）既往有咳、痰、喘等类似发作史,与季节有关,考虑肺源性呼吸困难。

（2）既往有心脏病史,发作与活动有关,考虑心源性呼吸困难。

（3）有中枢神经系统病变者,考虑神经源性呼吸困难。

（4）既往有糖尿病史者,考虑中毒性呼吸困难。

（5）有明确服药史者考虑中毒性呼吸困难。

（6）既往有血液系统疾病史者,考虑血液性呼吸困难。

2. 明确呼吸功能不全和呼吸衰竭

（1）呼吸功能不全是指在静息状态下 $PaO_2 > 7.98kPa(60mmHg)$ 和（或）$PaCO_2 < 6.55kPa(50mmHg)$,运动后 $PaO_2 < 7.98kPa(60mmHg)$ 和（或）$PaCO_2 > 6.55kPa(50mmHg)$。

（2）呼吸衰竭是指在海平面大气压休息状态下,呼吸室内空气 $PaO_2 <$

$7.98kPa(60mmHg)$和(或)$PaCO_2 > 6.55kPa(50mmHg)$。分为Ⅰ型和Ⅱ型呼吸衰竭,Ⅰ型是指PaO_2下降而$PaCO_2$正常或降低,Ⅱ型是指PaO_2下降伴有$PaCO_2$升高。

【治疗方案及原则】

1. 严密监测病情变化,卧位或半坐位休息,保持呼吸道通畅。

2. 吸氧

(1) 一般情况可以鼻导管吸氧。

(2) Ⅰ型呼吸衰竭可以提高吸氧浓度,必要时应用文丘里面罩吸氧,氧浓度可达50%。

(3) Ⅱ型呼吸衰竭建议低流量($1 \sim 2L/min$)、低浓度($24\% \sim 28\%$)持续给氧,避免PaO_2升高。

3. 解除气管痉挛

(1) 肾上腺素能β_2受体兴奋剂:如沙丁胺醇、特布他林气雾剂等。

(2) 氨茶碱:口服给药,重症者可静脉给药,$0.25 \sim 0.5g/d$。

(3) 肾上腺皮质激素:短程、大量、静脉给药,地塞米松$10 \sim 20mg/d$。

4. 减轻心脏负荷

(1) 利尿剂:呋塞米$20 \sim 40mg$或依他尼酸钠$25 \sim 50mg$静脉给药。

(2) 硝酸甘油:静脉给药初始剂量为$5 \sim 10\mu g/min$,根据反应调整剂量。

(3) 硝普钠:初始剂量$50\mu g/min$,逐渐调整。

5. 呼吸兴奋剂 尼可刹米,$1.5 \sim 3.0g$溶于$500ml$溶液静脉给药。

6. 纠正酸碱失衡

(1) 呼吸性酸中毒:主要是改善通气状态,促进CO_2排出。

(2) 代谢性酸中毒:可给予5%碳酸氢钠静脉给药。

7. 呼吸机辅助呼吸 无创呼吸机或气管插管后呼吸机辅助呼吸。

8. 积极处理原发病。

【处置】

1. 呼吸困难患者均须留院观察,待症状改善后可离院门诊复查。

2. Ⅰ型和Ⅱ型呼吸衰竭患者需积极抢救,生命体征平稳后住院治疗。

3. 酸中毒患者应尽快纠正。

【注意】

1. 迅速判断并处理可能出现呼吸衰竭的患者。

2. Ⅱ型呼吸衰竭患者氧疗时注意PaO_2的变化,必要时应用呼吸机辅助呼吸。

3. 纠正酸碱失衡同时注意纠正电解质紊乱。

4. 处理呼吸困难的同时积极治疗原发病。

第六节 恶心和呕吐

【概述】

恶心和呕吐是临床上最常见的症状之一。恶心是一种特殊的主观感觉，表现为胃部不适和胀满感，常为呕吐的前奏，多伴有流涎与反复的吞咽动作；呕吐是一种胃的反射性强力收缩，通过胃、食管、口腔、膈肌和腹肌等部位的协同作用，能迫使胃内容物由胃、食管经口腔急速排出体外。恶心、呕吐可由多种不同的疾病和病理生理机制引起。两者可或不相互伴随。

【临床特征】

（一）中枢性呕吐

中枢性呕吐为突然发生的喷射状呕吐，吐前无恶心、吐后无不适，与进食和食物有关。中枢性呕吐常见于下列原因：

1. 颅内压增高 呕吐往往于头痛剧烈时出现，尤易发生于从卧位坐起时，见于脑炎、脑膜炎及脑肿瘤，常为喷射状。

2. 药物或毒素直接刺激呕吐中枢 如阿扑吗啡、尿毒症、糖尿病酮症酸中毒、低钠、低钾状态，以及妊娠引起的呕吐等均系直接作用于呕吐中枢而引起。

（二）精神性呕吐

多见于年轻女性，其发病常与精神因素有关，并伴有其他神经症症状，多无器质性病变。表现为食后即吐，吐前无明显的恶心动作，呕吐常不费力，吐量不多，本病往往是慢性顽固性呕吐，常不影响摄食和营养状况。条件反射性呕吐（如嗅到某种气体或看到某种食物而引起），也与精神因素有关。

（三）周围性呕吐

主要有以下几类：

1. 胃源性呕吐 当胃黏膜受到化学或机械性刺激（如急性胃炎、胃癌等）或胃过度充盈（幽门梗阻）时可发生呕吐。此种呕吐，常先有恶心、流涎等前驱症状，吐后觉胃部舒适或胃痛缓解，胃炎、胃癌患者呕吐多发生在食后不久，呕吐量不多；幽门梗阻患者呕吐常发生在进食 6～8 小时以上，可吐出发酵的前一餐至隔日的宿食，呕吐量较多。

2. 腹部疾病引起的反射性呕吐 各种急腹症如肠梗阻、腹膜炎、阑尾炎、胆道及胰腺疾病，因刺激迷走神经纤维引起反射性呕吐常有恶心。此种呕吐胃已排空，但呕吐动作仍不停止。

3. 周围感觉器官疾病引起反射性呕吐 如咽部或迷路遭受刺激时（急性迷

路炎、梅尼埃病),常易发生呕吐,后者多伴有眩晕、耳聋、耳鸣等。此外,心肌梗死也可引起呕吐。

【诊断要点】

(一) 病史

注意呕吐发生的时间、呕吐胃内容物的性质和量,以往有无同样发作史,与进食、饮酒、药物、精神刺激的关系。有无恶心、腹痛、腹泻与便秘,头晕、眩晕等症状。

妊娠呕吐常发生于清晨;胃源性呕吐常与进食、饮酒、服用药物等有关,常伴有恶心,呕吐后感轻松;呕吐物如为大量,提示幽门梗阻胃潴留或十二指肠淤滞;呕吐物含有大量胆汁者,说明有胆汁逆流入胃,常为较顽固性呕吐,可见于高位小肠梗阻、胆囊炎胆石症;呕吐物带有粪臭者,常见于小肠下段梗阻;腹腔疾病、心脏病、尿毒症、糖尿病酮症酸中毒、颅及至疾病或外伤等所致呕吐,常有相应的病史;与神经密切相关的呕吐,表现无恶心,进食后可立即发生,呕吐常不费力,每口吐出量不多,吐后可再进食,营养无明显改变属神经症性呕吐;嗅到不愉快的气味或看到厌食的食物而引起,也属神经症范畴;吐泻交替者,须注意食物中毒、霍乱或副霍乱、急性中毒等。呕吐伴高热者须注意急性感染;呕吐伴耳鸣、眩晕者,须注意迷路疾患、晕动病。

(二) 体格检查

注意血压、呼吸气味,腹部有无压痛、反跳痛,胃肠蠕动波与肠型、腹块、肠鸣音、振水音等。必要时做神经系统、前庭神经功能与眼科检查等。

(三) 实验室及其他检查

根据患者病情,可选择进行血常规、尿常规、尿酮体、血糖、电解质系列、血气分析、尿素氮、血和尿淀粉酶、脑脊液常规、呕吐液的毒理学分析等。

有指征时,做腹部 X 线透视或平片、胃肠钡餐造影、纤维胃十二指肠镜、心电图、腹部或脑部 B 型超声、CT 或磁共振、脑血管造影等。

【治疗方案与原则】

1. 胃肠道疾病 包括食管、胃、十二指肠直至空肠、回肠、结肠及直肠在内的任何部位的病变都有可能引起恶心、呕吐者,应注意寻找病因,如由梗阻导致者要解除梗阻,药物治疗仅对症。

2. 肝脏、胆道及胰腺疾病 是导致恶心、呕吐的常见病因之一。恶心、呕吐可能是急性病毒性肝炎的早期症状,常与食欲减退、厌油腻食物及上腹部饱胀同时出现,随着护肝治疗及适当的休息之后,恶心与呕吐可逐渐消失。呕吐也是胆道梗阻或绞痛常伴随的症状,只有当胆道梗阻或炎症消除之后,呕吐才会停止;急性胰腺炎时常伴随有恶心与呕吐症状,只有随着采用胃肠减压,减少胰液与胰酶的分泌等措施之后,呕吐才会逐步缓解或终止。

3. 中枢神经系统病变 均可引起颅内压力增高而导致恶心、呕吐。治疗的重要措施之一是应用降低颅内高压、减轻脑细胞水肿的药物治疗,脱水治疗后,不仅可改善呕吐的症状,更重要的是起到了保护或恢复脑细胞功能的作用。

4. 药物所致的呕吐 多种药物有引起恶心与呕吐的不良反应,一般而言,只要立即停止应用引起呕吐的药物,呕吐症状就会减轻直至消失,因此并不需要应用镇吐类药物。

5. 神经、精神因素所致的呕吐 对此类原因所致的呕吐,心理治疗是关键。

【处置】

1. 口服镇吐药如甲氧氯普胺5～10mg,每日3次或解痉剂如阿托品0.5～1.0mg,每日3次,或盐酸山莨菪碱5～10mg,每日3次,另外可加服镇静药物如地西泮2.5～5mg,每日3次口服。

2. 指压双腕内关穴可有一定止吐作用。

3. 针刺内关、中脘、足三里。

4. 呕吐剧烈时容易引起水电解质紊乱,要注意补液和补充电解质。

【注意事项】

1. 卧床休息,头应偏向一侧以防呕吐物误入呼吸道而发生窒息。

2. 呕吐频繁者应暂禁食。

3. 尽量食用清淡的、易消化的食物和饮料,如:豆奶、豆腐等,安排好最佳饮食时间,少食多餐,选择温的或凉的饮食。

第七节 腰 痛

【概述】

腰背部的组织,由外向内包括皮肤、皮下组织、肌肉、韧带、脊柱、肋骨、脊髓和脊髓膜等。上述任何一种组织的病变都可以引起腰背痛。内脏疾病也可以引起腰背痛,以腰背部邻近器官(如胸膜、肺、肾、胰、直肠、前列腺、子宫等)病变引起放射性腰痛者较为多见。常见的疾病如下:

【临床表现】

1. 脊柱骨折 明确的外伤史、骨折部位叩痛、脊柱可有后凹或侧凸畸形、活动障碍、X线检查是诊断本病的可靠方法。

2. 腰椎间盘脱出 本病的发生与外伤和劳损有密切关系,因此,负重扭伤后突然出现腰痛和一侧坐骨神经痛,二者同时并存或单独发生。多见先腰痛或腿痛,体征为腰椎侧弯,平腰或呈后凸状,脊柱运动受限,椎体棘间韧带、棘突旁压痛、放射痛,坐骨神经有压痛点、直腿抬高实验阳性等专科体征。

3. 脊柱肿瘤、脊柱转移癌 对年龄较大的坐骨神经痛的患者,要想到脊柱的恶性肿瘤转移或多发性骨髓瘤等。最常见的是前列腺癌,其次为甲状腺癌、乳腺癌、肾癌、肺癌等。临床表现为顽固性背痛和放射性神经根痛。特点是剧烈而呈持续性,休息、药物、理疗都不能使疼痛缓解。

4. 腰肌劳损 表现为慢性、间歇性或持续性腰肌肉周围酸痛,劳累时疼痛加重,休息时好转。压痛部位主要在髂后上棘的内侧,第 4、5 腰椎旁,伴肌肉痉挛,有时放射腿痛。可为急性扭伤后治疗不彻底所导致的后遗症,也可因持续弯腰劳动引起肌肉韧带撕裂和劳损所致。

5. 纤维组织炎 主要为肌膜、肌腱、韧带和脂肪组织内的纤维组织病变。寒冷、潮湿、过度疲劳、姿势不正或精神创伤可诱发。表现为腰背、颈、肩和胸部痉挛,肌肉痉挛和运动障碍,体检患部有局限性压痛。

6. 脊髓压迫症 特点为神经根激惹征,感觉及运动传导缓慢。表现为颈背痛或腰痛,沿一根或多根脊神经后根分布区域放射。根性疼痛产生持续而剧烈难忍的疼痛,可有束带感。

7. 急性脊髓炎 早期可发生腰背酸痛,疼痛部位相当于病损表面,1~2 天内可迅速发生完全性或不完全性截瘫和大小便障碍。

8. 脊神经根炎 特点是沿神经根分布区的刺激性放射性疼痛,相应的脊柱棘突或棘突旁有压痛,体位改变,疼痛加剧。

9. 带状疱疹 是一种病变感染性疾病。常骤然起病,疱疹出现前沿发生疱疹的神经径路部位有剧烈的神经痛,常见的肋间带状疱疹,有时波及腹、腰背部出现疼痛。

10. 肾脏病 常见的有肾盂肾炎、肾结石、肾结核、肾炎、肾积水、肾积脓等。

11. 胰腺病 急性胰腺炎的急性腹痛常向腰背部放射。

12. 溃疡病 穿透性溃疡往往有明显的背痛,但有的十二指肠球后溃疡虽非穿透性,但也可出现背部放射痛。

13. 腹膜后肿瘤 以恶性淋巴瘤为多,主要症状为腰背痛,或伴有腹痛与发热。

14. 妇科疾病 常见的原因有严重的子宫后倾后屈、慢性附件炎、痛经、宫颈癌和子宫癌等。特点除腰骶痛外同时伴下腹重坠感和压痛。

15. 慢性前列腺炎 腰痛伴会阴部不适感,尿道灼热感、尿频和神经功能紊乱症状。

16. 前列腺癌 腰痛伴排尿困难、尿频、尿潴留等。

17. 呼吸系统疾病 常见的有胸膜炎、胸膜增厚或粘连,肺结核与肺癌。特点背痛的同时伴呼吸系统症状和体征。

18. 心血管疾病　心绞痛的疼痛部位多见胸骨上、中段,偶尔向后放射至腰背部。

【诊断要点】

1. 病史　仔细询问起病形式,参考年龄、性别、职业等,慢性反复疼痛,是否急性发作,相关系统疾病的既往史。

2. 辅助检查　X线拍片、CT、磁共振及必要的腰椎穿刺或碘油造影,可明确脊柱病变的准确部位和病变性质。彩色超声、肾盂造影、CT 及相关的化验检查有助于腹腔、胸腔及腹膜后等病变的诊断。

【治疗方案与原则】

1. 限制活动　对于急性腰背痛,限制活动可以防止可能存在的骨折、软组织扭伤产生继发性损伤。同时也可以有效止痛。

2. 止痛　对没有发生明确的或严重病变的腰背痛患者,止痛是主要的治疗目的。方法有理疗、牵引、卧床、局部注射封闭、药物、围腰与支具等。

3. 康复训练　通过锻炼腰背部肌肉的功能,以保护脊柱并减轻脊柱的负荷。

【处置】

1. 先排除严重疾病,如骨折、肿瘤、感染等。

2. 分诊　根据病史、体征初步鉴别腰痛是由骨科疾病、神经内科、神经外科、内科及肿瘤科疾病导致,需要请有关科室会诊。

3. 相关的影像学检查和化验,以循证助诊。

4. 止痛　对于急性腰痛,短时间限制活动,给予理疗、热疗、口服止痛药物。

5. 症状重、复杂、暂时难以明确诊断,可收入留观病房进一步会诊、检查。

【注意事项】

1. 问病史　要问有无既往发作史、职业史、外伤史。

2. 疼痛发作时伴随症状、发作时与体位的关系。

3. 急诊检查一定要仔细、全面、系统。而专科情况的检查主要包括腰背部肌肉、骨骼、下肢和神经功能。

4. 对病情重、难以明确诊断的病例,首先要想到危重症,入住观察室,病情缓解后,请有关科室会诊,再转入专科诊治。

第八节　血　尿

【概述】

正常尿色呈黄色,主要由尿黄素所致。在生理状态下,尿色的深浅与尿量、尿反应、食物和药物有关。大量饮水，尿量增多，尿色淡黄或无色；尿量少，尿色深黄；酸性尿色深，碱性尿色浅；出现血尿为病理状态。尿液中含有较多的红细胞称为血尿。仅在显微镜下发现红细胞者为"镜下血尿"；肉眼能见尿呈"洗肉水"色或血样，称为"肉眼血尿"。

【临床表现】

1. 肾、输尿管结石　突发性肾区绞痛呈刀割样，向同侧会阴部、大腿内侧放射，伴不同程度的血尿。

2. 膀胱结石或尿道结石　特点耻骨上或会阴部钝痛或剧痛伴尿频、尿急、尿痛及终末血尿。此结石多由肾、输尿管结石下降而来的。

3. 肾盂肾炎　多为镜下血尿，常同时伴发热、腰痛和膀胱刺激症状。

4. 肾结核　伴不同程度的全身性结核中毒症状及肺结核或其他肺外结核病史。

5. 膀胱尿道炎　血尿多为终末血尿，重者可呈全程血尿，同时伴有明显膀胱刺激症状。

6. 前列腺炎　多为终末血尿。

7. 肾炎　IgA 肾病多见者、少年。病前大部有上呼吸道或消化道感染，于 2～3 天后出现肉眼血尿。急性或慢性肾炎均可出现血尿，常同时伴蛋白尿、高血压、水肿及肾功能损害等。

8. 肾肿瘤　肾癌血尿特点为无痛性全程血尿，量较少，呈间歇性，可伴有腰痛。膀胱肿瘤特点血尿为最常见和首发的主要症状，可呈持续性或间歇性，也可为终末血尿或全程血尿。可引起膀胱刺激症状。也可由于肿瘤或血块堵塞尿路而导致排尿困难，产生急性尿潴留。

9. 前列腺肿瘤　多见于老年人，多数出现排尿后，呈"终末血尿"可伴有排尿困难。

10. 先天性多囊肾　血尿轻重不一，多为间歇性。

11. 膀胱内子宫内膜异位症　子宫内膜异位于膀胱内黏膜所导致。以周期性血尿为主诉。

12. 泌尿系损伤　创伤出血而出现血尿。

13. 药物性血尿　磺胺类药物、汞、砷、抗凝剂、放射线、大量甘露醇、异物等可损害肾脏或膀胱，导致血尿。特点是血尿为短暂性。停药后可自愈。

14. 血液病　血小板减少性紫癜、过敏性紫癜、再障、白血病、血友病、恶性组织细胞病等可因血小板减少、毛细血管通透性增加或凝血机制障碍等因素引起血尿。

15. 感染性疾病　流行性脑膜炎、流行性出血热、猩红热、亚急性细菌性心内膜炎、钩端螺旋体病等均可引起血尿。多见严重感染病患者,原发病治愈后,血尿消失。

16. 结缔组织及变态反应性疾病 红斑狼疮性肾炎、结节性多动脉炎性肾病、皮肤炎性肾病、风湿性肾炎等,常损害肾脏产生血尿。患者全身性多系统受累是其特征。

17. 心血管疾病 高血压肾病时可出现镜下血尿,充血性心力衰竭也可因肾淤血出现镜下血尿。

18. 内分泌-代谢障碍性疾病 痛风肾可引起血尿,在血尿出现前多有反复发作的关节痛或皮下痛风结节等表现。

19. 尿路邻近器官疾病 急性阑尾炎可出现短暂的镜下血尿;女性盆腔炎也可引起血尿;直肠癌、结肠癌、宫颈癌、恶性肿瘤等均可侵犯泌尿系而引起血尿。

20. 运动后血尿 剧烈运动时肾脏血管床收缩,导致肾脏血流量减少,氧供暂时不足,肾小球毛细血管壁通透性增加,可引起轻度血尿。特点为休息后恢复正常。

21. "特发性"血尿 尚没查出血尿病因的一种情况,需定期随诊,以免忽略可能存在的器质性疾病。

【诊断要点】

1. 首先采集病史,细致体格检查,根据尿化验确定是否为血尿。

2. 根据临床表现,估计可能是哪类疾病。经初筛后,做必要辅助检查。

3. 特殊检查 尿液细菌学检查、膀胱镜检查、泌尿系检查(包括腹部平片、肾盂造影、膀胱造影)、放射性核素肾图、超声、肾动脉造影、CT、肾穿刺活检以及相关系统的检查如胸片、心脏彩超、腹腔彩超、骨穿、血液凝血象分析、血尿酸、免疫化验检查等。

【治疗方案及原则】

1. 排除如月经、痔疮等原因引起的假性血尿和一些药物引起的红颜色尿。

2. 明确血尿的性质、部位及原因。血尿病因多种多样,不同的疾病治疗不同,所以应在明确诊断的基础上制订合理的治疗方案。

3. 伴随症状的处置 对血尿伴发的剧烈绞痛、全身感染中毒症状、急慢性肾脏功能不全及一系列并发症应给予相应的治疗。

【处置】

1. 肾脏原发疾病所导致的肾小球性血尿由专科治疗,多采用活血化淤、糖皮质激素及免疫抑制剂联合应用。

2. 全身性疾病所导致的血尿,在治疗原发病的基础上进行肾脏保护性治疗。

3. 尿路邻近器官疾病如阑尾炎、盆腔炎、输卵管炎、直肠癌、结肠炎、卵巢恶性肿瘤引起的血尿,可通过抗感染、手术切除或放、化疗等病因治疗。

4. 对泌尿道结石、肿瘤、先天性疾病等外科因素所导致的血尿,经外科手术治疗方法而消除。如肾结石的手术治疗及碎石术。多囊肾引起的血尿可通过肾动脉栓塞术而减轻等。

5. 泌尿系感染引起的血尿,可根据尿细菌培养学检查,采用针对性抗感染治疗。

【注意事项】

1. 定真性血尿或假性血尿 首先排除月经、子宫、阴道出血或痔疮出血等污染尿液,其次排除甜菜尿、血红蛋白尿卟啉尿及药物色素等引起的假性血尿。

2. 确定血尿的来源、部位 根据症状及体征、尿常规分析及尿三杯实验。

3. 确定产生血尿的疾病 详细询问病史、家族史、服药史,根据年龄、性别、有无感染诱因、血尿特点、伴随症状及辅助检查,包括肾活检、影像学检查、腹腔镜检查等。

4. 初步确诊后,要转入专科治疗。

第九节 晕 厥

【概述】

晕厥是突然发生的、短暂的意识的丧失状态。是多种原因导致心排出量骤减、严重的低血压,一时性广泛性脑供血不足,导致大脑皮质高度抑制而突然发生短暂意识丧失的综合征。多数晕厥经过适当处理或不作任何处理,意识可自行恢复。预后良好,而当晕厥为一些严重疾病的首发症状时,则预后凶险,如心源性晕厥的死亡率可达 20%～30%。

【临床表现】

1. 特点

发作前期:患者常感兴奋、乏力、出汗、视物模糊、面色苍白、恶心、腹部不适等。心源性晕厥多无前驱症状。

发作期:轻者眩晕、恶心、重者突发意识丧失、甚至呼吸暂停、心脏停搏。特点是发作短暂,持续 1～2 秒。

发作后期:患者苏醒后,短时间处于意识浑浊状态,腹部不适、恶心、有倦意,甚至呕吐及括约肌失禁。

2. 常见晕厥的鉴别

(1) 血管迷走性晕厥:多见年轻、体弱多病的女性。明显诱因如精神因素:

学习、悲痛。躯体因素：感染、外伤、剧痛、饥饿。环境因素：闷热、拥挤、空气污浊、持久站立等。症状发作前常伴有短暂前驱表现如周身无力、疲乏、麻木、头晕、头痛、视物模糊、心悸、出汗及胃肠道反应等。

（2）颈动脉窦综合征：颈动脉窦反射过敏患者的一侧或双侧动脉窦受刺激后，引起的脉搏减慢、血压下降、导致晕厥，发作时多无先兆。常见的原因是颈动脉窦邻近的肿瘤或肿大的淋巴结、颈动脉体瘤、颈部外伤及手术压迫颈动脉窦、牵张颈动脉窦的动作如颈部突然转动、衣领过紧等。

（3）排尿性晕厥：多见于中、青年男性患者，多在排尿时候或排尿后发作。发作前多无前驱症状。

（4）咳嗽性晕厥：多见于中年以上的患者，可有 COPD 病史，或有慢性喉炎等。由于咳嗽时胸腔内压上升，回心血流受阻，心排出量降低，或者反射性地引起脑脊液压力上升，影响脑脊液循环，导致脑缺血而发生晕厥。

（5）直立性低血压性晕厥：常发生由卧位或蹲位突然起立或持续站立时。特点为血压骤然下降，意识短暂丧失。

（6）器械检查：包括气管镜、胃镜、肠镜、膀胱镜、腹腔镜等各种内镜和各种穿刺（如心包、胸腔、腹腔穿刺等），对相应部位感受器的刺激有时也诱发晕厥。

（7）病态窦房结综合征：表现窦性停搏、严重窦缓、窦房传导阻滞等脑缺血发生晕厥。临床常通过动态心电图、食管造影等确诊。

（8）严重的房室传导阻滞：可发生 AMI、电解质紊乱、应用药物不当、第二度房室传导阻滞或双束支阻滞等，甚至 VF，使心排出量骤减而发生晕厥。

（9）阵发性心动过速：包括室性和室上性两种，由于心排出量下降致脑血量可下降 $40\% \sim 75\%$，而引起严重循环、脑供血不足而发生晕厥。

（10）Q-T 间期延长性综合征：以晕厥为主要症状，伴有心电图 Q-T 间期延长。

（11）主动脉狭窄：左心室排血障碍，心输出量下降，发生脑缺血改变。体征：主动脉区可闻及收缩期杂音。心脏彩超可明确诊断。

（12）肥厚型、扩张型心肌病：典型的劳力型呼吸困难。心绞痛伴腹痛、晕厥和猝死。

（13）左心室黏液瘤：直立位如见晕厥或呼吸困难，二尖瓣区有呼吸性杂音，心脏彩超有特异性诊断价值。

（14）先心病：原发性肺动脉高压、严重肺动脉狭窄、法洛四联症活动后可出现晕厥，通过心脏彩超及选择性心血管造影可明确诊断。

（15）严重脑动脉硬化：晕厥发作时常伴有眩晕、乏力、呕吐及视觉障碍，是由于血管狭窄、脑部供血不足而引起的。

(16) 多发性动脉炎：为主动脉及主要分支的慢性进行性非特异性炎症。晕厥伴发热、体重下降、盗汗、关节痛等非特异性全身症状。

(17) 高血压急症：血压突然显著升高时，患者有头痛、呕吐、有时发生晕厥、抽搐等。

(18) 过度换气综合征：见于癔症发作，情绪波动时，出现呼吸频率加快及过度换气引起呼吸性碱中毒，呼吸性碱中毒可引起脑血流减少。

(19) 重度贫血：重度贫血患者可因为血液携带氧能力下降而导致用力时发生晕厥。

(20) 高原晕厥：发生于高海拔地区的平原人，因短暂缺氧而引起晕厥。

(21) 低血糖：可出现意识蒙眬、定向力和识别力丧失、嗜睡、多汗、昏迷、肢体强直性痉挛，甚至晕厥。

【诊断要点】

1. 询问相关病史　症状发作前是否有创伤、排尿及吞咽困难、痉挛恐惧、疲劳、情绪躁动、出血或颈动脉受到刺激等诱因；有无心脏疾患史、脑部疾患史、外伤史及家族史等。

2. 有无体位变化诱发原因及持续时间。

3. 伴随症状可出现面色苍白、抽搐、二便失禁、血压下降、出汗、恶心、乏力等。

4. 发作时的体征　短暂的意识丧失、血压下降、心率减慢及神经系统的定位体征等。

5. 辅助检查　各种心电图检查、X 线胸片、心脏彩超、食管彩超、脑血管影像学检查(DSA、MAR、TCD)及脑 CT、脑 MRI、脑电图检查、实验室检查及倾斜实验有助诊断。

【治疗原则】

1. 保持血流动力学稳定　立即平卧，抬高下肢以增加静脉回流，吸氧、开静脉通路，心电、血压监测、纠正各种心律失常、维持有效灌注压、作好心肺复苏准备、稳定机体内外环境。必要时补充血容量及血管活性药物的应用。

2. 积极治疗原发病、查找病因　通过病史、体格检查、生化检查、X 线胸片、心电图、动态心电图、彩色超声辅助诊断，必要时请有关科室会诊，进一步行电生理检查、直立倾斜实验、颈椎 X 线片、颈椎 CT、头部 CT、脑电图、磁共振等检查明确病因并与相应治疗。

3. 原发症的处理。

【处置】

1. 首先评估病情，筛选高危病患者，尽快明确病因。

2. 对可疑心源性晕厥者要立刻进入监护病房,监护生命体征、卧床、吸氧、建立静脉通道、纠正心律失常及对症治疗。向家属交代病情,必要时做床旁心脏彩超。

3. 对脑源性晕厥,在病情稳定时行脑 CI、MRI 或血管影像学检查、病情不稳定要入监护病房给予降颅压、吸氧及对症处置。

4. 对低危晕厥患者,需要留观及进行暂时留院观察,对症处置。

【注意事项】

1. 发作诱因、起病形式、相关病史及伴随症状。

2. 注意性别、年龄、有无特殊用药史、过敏史、既往发作史等。

3. 仔细查体,重点查心脑血管系统的体征。

4. 对高龄、可疑中、高危病患者或病情复杂患者要监护生命体征,预备监护室,尽可能做床旁理化检查。

5. 患者经急诊治疗缓解后,要指导下一步治疗方向,查病因,请有关专家会诊。

第十节　眩　晕

【概念】

眩晕是一种运动性或位置性幻觉,是机体对空间定位和重力关系体察能力的障碍,亦可认为是平衡障碍在大脑皮层产生的主观反映。大多数学者认为眩晕具有周围环境或自身的运动幻觉,包括:旋转感、滚翻感、倾倒感、摇摆感、上下浮沉感,同时伴有平衡障碍等感觉。眩晕是急诊常见就诊症状之一,以女性及中老年患者多见。与头昏、头晕不同,严格地说:头晕包括眩晕,而不能反过来将眩晕说成头晕。区别头晕与眩晕有重要的诊断意义。大部分病例为良性,但也可作为部分病例的神经系统症状和体征。

【临床表现】

一、分　类

1. **系统性眩晕**　前庭系统病变引起,是眩晕的主要病因。根据眩晕部位分为前庭周围性(真性)眩晕及前庭中枢性(假性)眩晕。

周围性眩晕:突发,持续时间短,常为数小时至数日,最多数周。眩晕多为旋转性呈上下左右摇晃感,眼震与眩晕程度一致。常有听觉障碍。倾倒常倒向眼震的慢相侧,与头位有一定关系。有恶心呕吐,面色苍白,血压改变等自主神经症状。一般没有中枢神经系统体征。前庭功能无反应或反应减弱。周围性眩晕症状重,但很少威胁生命。

中枢性眩晕:病情较重,有些病因可致命。常逐渐起病,呈持续性。持续时间较长,可数月以上。眩晕为旋转性、为固定物体向一侧运动感。眼震与眩晕程度可不一致。听觉障碍不明显。倾倒方向不一定,与头位无一定关系。自主神经症状不明显。中枢神经系统体征可阳性。前庭功能常为正常反应。

2. 非系统性眩晕 前庭系统以外的全身系统性疾病引起。头晕眼花或轻度站立不稳,无眩晕感和眼震。通常不伴恶心呕吐。伴随相应系统性疾病如眼部疾病、贫血或血液病、感染、心功能不全及神经功能失调等临床特点。

二、常见眩晕的鉴别

1. 良性位置性眩晕 最常见,可发病于任何年龄,50～60 岁妇女更多见。可能系老年退行性变或轻度头颅外伤导致耳石膜脱落进入并沉积于半窥管所致。患者头部处在一定的位置时出现眩晕和眼球震颤的症候群,持续时间短,1 分钟内消失,疲劳持续 1 日,发作数日或数周自行缓解,多数不伴耳鸣及听力减退可见于迷路。

Hallpike 试验有助于鉴别良性位置性眩晕和中枢性眩晕。Hallpike 试验方法:患者首先取仰首坐位,后转为仰卧位,头与床面成 30°～45°,重复同样动作 2 次以上,头转向健侧 45°,如周围性眩晕可出现向患耳不持续眼震。

2. 梅尼埃病 以发作性眩晕伴耳鸣、听力减退及眼球震颤为主要特点,严重时可伴恶心、呕吐、面色苍白和出汗,发作多短暂,很少超过 2 周。具有复发性特点。前庭功能试验呈减弱或迟钝,神经系统检查无异常。

3. 前庭神经元炎 在发热或上呼吸道感染后突然出现眩晕,伴恶心呕吐,一般无耳鸣及听力减退。持续时间较长,可达 6 周,痊愈后很少复发。

4. 迷路炎 多由中耳炎并发,症状同梅尼埃病,体检时发现鼓膜穿孔,有助于该病的诊断。

5. 内耳药物中毒 常由氨基糖苷类抗生素(如链霉素)、细胞毒性药物、奎尼丁和奎宁类药物中毒性损害所致。多为渐进性眩晕伴耳鸣、听力减退,常先有口周及四肢发麻。

6. 晕动病 见于晕船晕车等,常常伴有恶心、呕吐、面色苍白、出冷汗等,多无眼球震颤。以女性多见。

7. 听神经瘤 有些患者可出现类似梅尼埃病的眩晕。病情发展缓慢,常伴有单侧的耳鸣和听力下降,后期可有面瘫等脑神经症状。脑干诱发电位、内耳道 CT 或者 MRI 成像有助于该病的诊断。

8. 颈性眩晕 是由颈椎及相关软组织病变所引起的眩晕。如颈椎病、颈部外伤、炎症、椎间盘脱出及韧带损伤等。多伴有颈部疾病的表现如颈痛、手臂发麻、无力等。

9. **头部外伤后眩晕** 可因外伤直接伤及迷路或半窥管移位所致。迷路损伤时可突然发作眩晕,病情也可持续,常伴有恶性和呕吐,数周后缓解。创伤后眩晕可伴有颅底骨折。

10. **眩晕性癫痫** 眩晕可以是颞叶癫痫的唯一表现,也可以是一种先兆。特点是急性发作性旋转性眩晕,持续时间短,可有癫痫发作的其他表现,如意识丧失、抽搐等。脑电图检查显示颞区有局限性棘波灶。

11. **椎基底动脉供血不足** 系由于脑干短暂性缺血发作而导致眩晕,与脑血管病发病危险因素有关。眩晕发作突然,可持续数分钟或数小时,一般不超过 24 小时。可伴有局灶性脑干体征。与其他中枢性眩晕不同,椎动脉供血不足可由头部活动诱发。诊断有赖于颈椎 X 线片和经颅多普勒超声等检查。

12. **小脑出血和梗死** 特点为中等程度眩晕,伴或不伴有恶心和呕吐。呈现典型的躯干共济失调,Romberg 征阳性,蹒跚步态。出血患者伴有枕部剧烈头痛,严重者可出现意识障碍甚至昏迷,头颅 CT 及 MRI 可确诊。

13. **延髓背外侧综合征(Wallenberg 综合征)** 可引起眩晕,同时伴同侧面部麻木,角膜反射丧失 Horner 征和咽喉肌麻痹,并可伴对侧肢体痛觉和温度觉丧失。确诊有赖头颅 CT 和 MRI 检查。

14. **多发性硬化** 有眩晕者占 30%～50%,以眩晕发作为首发者占 5%～12%,为中枢性眩晕,应进行详细的神经系统检查(包括脑电图)。

15. **全身疾病性眩晕** 几乎各个系统疾病都可发生眩晕,以心血管疾病最常见。贫血、低血糖、体位性低血压、颈动脉综合征等也可引起眩晕。

【诊断要点】

1. **病史** 应详细了解眩晕的特点:发作的缓急,诱因和持续的时间,发作时能否站立或倾倒的方向,发作与头位和体位的关系。既往用药病史特别是具有耳毒性的药物如链霉素等以及易引起中枢损害的药物如镇静药和麻醉药,既往头部外伤史、眼耳部疾病史、心血管病史、内分泌代谢及血液病史。

2. **伴随症状** 主要是迷走神经激惹症状恶心、呕吐、出汗及面色苍白。特别要注意神经系统的伴随症状。

3. **体格检查** 包括生命指征,心脏和胸部检查,耳部及全面完整的神经系统查体。

4. **辅助检查** 心电图、X 线胸片、心脏彩超、头颅 CT 和 MRI、脑电图检查、前庭功能检查和听力检查以及化验检查。

【治疗原则】

1. 一般处理　急性发作者需卧床休息，避免声光刺激。频繁呕吐者除对症用药外还应补液，防止脱水，注意营养补充，纠正电解质紊乱及酸碱平衡，加强护理及心理治疗，消除患者恐惧心理。

2. 对于周围性眩晕患者主要是进行对症处理可给予抗胆碱如东莨菪碱、抗组胺药物如苯海拉明、钙离子拮抗剂及镇静剂。

药物治疗原则：应根据病情轻重、药物作用强弱、副作用大小的合理选择，避免多种同类药物同时应用，如氟桂利嗪与尼莫地平均为钙通道阻滞剂，重叠应用易引起药物超量，导致副作用增加。

3. 对中枢性眩晕患者主要是治疗原发疾病。

【处置】

1. 首先评估病情，应确定是否为眩晕，是周围性眩晕还是中枢性眩晕。

2. 对周围性眩晕患者要做好解释工作，缓解其紧张情绪，需要留观者可留院观察，予以对症治疗。

3. 对中枢性眩晕患者应请相关科室会诊，病情严重者应监测生命体征、卧床、吸氧、开放静脉并向家属交代病情。小脑出血属神经外科急症，应立即请专家会诊。

【注意事项】

1. 发作的诱因，起病的形式，相关病史及伴随症状。

2. 注意性别、年龄、有无特殊用药病史、药物过敏史及既往发作病史。对老年患者尤应注意全身性疾病和药物副作用。

3. 仔细查体重点注意耳鼻喉科和神经系统的体征。

4. 对危重患者要监护生命体征，尽量避免搬动患者。

5. 所有抗眩晕药物都有可能出现不良反应，如非周围性眩晕，这些药物反而会加重头晕症状。

第十一节　惊　厥

【概述】

全身或局部肌肉突然出现的强直性或阵发性痉挛，可伴有或不伴有意识障碍，称为惊厥。惊厥的病因很多，但共同的发病机制均是由于神经元的异常放电引起了大脑或脊髓功能的短暂障碍。

【临床表现】

常见惊厥的鉴别：

1. 癫痫发作 在呈惊厥的癫痫发作中,有多种发作形式:

(1) 全身强直-阵挛发作:发作初期有胸闷、眩晕、幻嗅、幻味或错觉等先兆,发作时突然出现意识丧失,全身肌肉强直倒地,双眼向上凝视,尖叫、喘鸣或呜咽声,呼吸暂停或青紫,汗、唾液和支气管分泌物增加,并可出现大小便失禁和跌伤。强直期持续 10～20 秒后发生全身阵挛性抽动,即骨骼肌痉挛和松弛交替出现,并有间断的呼吸声,持续 2～4 分钟后抽搐停止,呼吸首先恢复,肌肉松弛,进入昏睡。5～10 分钟后意识逐渐恢复,醒后感到头痛及全身酸痛,不能回忆发作情况。

(2) 单纯部分性运动发作:以一侧肢体或面部肌肉的阵挛性发作为特征,或自躯体某一部分开始向同侧其他部位扩展。意识一般不丧失。

(3) 肌阵挛性发作:特点是短促的不自主肌收缩。临床表现为点头、屈臂或突然整个身子屈曲而倒地,无明显意识丧失。发作持续 1～3 秒,一日内可多次发作。入睡或唤醒时发作更频繁,常伴发于大发作。

(4) 阵挛性发作:主要表现为意识丧失和反复的阵挛性抽动,无明确的肌强直。此型发作恢复较快。

(5) 强直性发作:发作时意识丧失伴全身骨骼肌强烈收缩痉挛,肢体伸直,头眼常转向一侧,常伴有自主神经症状如苍白、潮红、瞳孔扩大等。强直性躯干发作可引起头、颈和躯干伸展,甚至出现角弓反张。

2. 高热惊厥 为婴幼儿最常见的惊厥原因。多见于各种感染所致骤起高热的初期,主要类型为全身阵挛发作,高热消退后惊厥即可缓解,惊厥停止后意识即恢复常态。

3. 颅内感染 患者伴有高热、头痛、呕吐或昏迷,体格检查有颈强直或病理征阳性,可能由脑炎、脑膜炎或脑脓肿等颅内感染引起。

4. 脑肿瘤 有较长时间的头痛病史,进行性加重并伴呕吐,但不发热,有局部神经系统定位体征如肢体瘫痪,有视乳头水肿,可能有颅内肿瘤,行影像学检查有助明确诊断。

5. 脑外伤 有颅脑外伤病史者,可能有颅内出血或脑挫伤;外伤史较久者,可能为颅内瘢痕形成。

6. 脑血管病变 包括脑血管畸形、严重脑动脉硬化、高血压脑病、脑梗死、脑出血、蛛网膜下腔出血、脑血管炎等。是由严重的脑缺血或缺氧引起晕厥和(或)惊厥,类似癫痫发作。惊厥的形态主要表现为角弓反张,伴有零星的阵挛性痉挛,多在上肢和面部。

7. 子痫 见于重度妊娠高血压综合征,发生于妊娠晚期。患者伴有高血压、水肿、蛋白尿。发作前有头痛、头晕、眼花、呕吐等先兆。发作时先有意识模糊、面部及颈项肌肉强直,继之全身肌肉强直收缩,历时 1～2 分钟后抽搐渐停,转入昏睡状态。

8. 心源性脑缺血 由于严重的低血压导致广泛性脑供血不足,出现意识丧失及肢体抽搐。见于 Adams-Stokes 综合征、直立性低血压、颈动脉窦综合征等。

9. 破伤风 破伤风杆菌的毒素侵袭神经系统的运动细胞而引起局部或全身的痉挛和阵发性抽搐。肌肉痉挛一般先从头部咀嚼肌开始,然后向面部其他肌肉、躯干和四肢等肌肉扩展,最后侵犯膈肌。临床表现为牙关紧闭、张口及咽下困难,呈苦笑面容,大汗、流涎,有排尿困难、角弓反张及呼吸困难等。光、声、轻触等刺激均可诱发强烈的阵发性痉挛,抽搐发作间歇期肌肉仍呈紧张强硬,但神志始终清楚。

10. 狂犬病 狂犬病毒侵犯中枢神经系统后发病。对声、光、风等刺激敏感,因咽喉肌痉挛而无法下咽。患者高度兴奋、躁动、恐怖、高热,重者全身肌肉阵发性抽搐,发作期神志始终清楚。最后呈弛缓性瘫痪,因呼吸衰竭和心力衰竭而迅速死亡。

11. 手足搐搦症(低钙惊厥) 因血清游离钙浓度降低,使神经肌肉兴奋性增高所致。手足搐搦发作时,严重的病例全身骨骼肌呈痉挛状态,可发生喉痉挛、支气管痉挛,引致哮喘、喉鸣、呼吸暂停,甚至窒息。多见于佝偻病、哺乳期妇女、甲状旁腺功能减退症及肾衰竭患者。

12. 低镁血症 症状和低血钙极相似,检测血清镁低于 0.4～0.6mmol/L。

13. 维生素 B_6 缺乏症 维生素 B_6 缺乏能影响脑内 γ-氨基丁酸(GABA)的合成,GABA 合成减少时,中枢神经系统会过度兴奋而致惊厥。维生素 B_6 治疗有效。

14. 尿毒症 毒素蓄积、低钠、低钙、高钾和水中毒等都可引起惊厥发作。肾病病史和血、尿化验可提供诊断。

15. 低血糖 患者久病体虚、饥饿、有糖尿病史或胰岛细胞瘤等。可出现意识不清、多汗、脉速等现象。测血糖低于 2.8mmol/L。

16. 代谢性酸中毒 见于肠瘘、严重腹泻、急性严重感染、休克、急性肾衰竭等疾病。常有呼吸加深加快、不安、呕吐、昏睡甚至昏迷。

17. 代谢性碱中毒 见于急性幽门梗阻、大量呕吐的患者。患者呼吸变浅,并可有昏睡现象。

18. 中毒 有化学物品、重金属接触史,或服药史(尤其是过量使用时)等。一氧化碳中毒、有机氯中毒、蛇毒中毒等引起的惊厥,多属危重状态。

19. 热痉挛 是中暑的一个类型。由于高温大量出汗引起体内氯化物丢失过多所致。表现为严重的肌痉挛伴有收缩痛，以四肢肌、咀嚼肌和腹肌多见，严重时膈肌和肋间肌也发生剧烈痉挛。

20. 过度换气综合征 焦虑状态和神经症患者，可能因主动的换气过度而产生口角和肢端的麻木或感觉异常，可伴有头晕和手足搐搦。

【诊断要点】

1. 病史 询问病史时注意下列几方面：发作前有无先兆；发作时肢体抽搐部位、顺序，有无意识丧失、外伤、大小便失禁；发作时间、持续时间；对环境的反应；发作后的表现等。针对不同对象，询问年龄、发作诱因、发作频率、病程长短、治疗经过、有关既往史、服药史、狗咬伤史、家族病史等。

2. 体格检查 详细的体格检查对确定惊厥的类别和明确病因很重要。有意识障碍者多为脑部器质性疾病；检查眼底有无视乳头水肿可了解有无颅内压增高；发作时瞳孔增大和对光反射消失见于各种原因引起的全身性惊厥发作；局限性神经功能缺失体征如偏瘫、感觉缺失、脑神经麻痹等有助于病变的定位，且可明确为颅内疾病引起。

3. 辅助检查 脑电图、脑脊液、影像学检查（脑血管造影、CT、MRI）、血生化、血尿常规、心电图等，有助诊断。

【治疗方案及原则】

1. 一般处理

（1）防止跌伤，让患者平卧于软床上，不强压其抽动的肢体以免骨折。

（2）避免咬伤舌头。

（3）取出义齿，防止下落入气管引起窒息。

（4）及时清除或吸出呕吐物、分泌物以防窒息，必要时气管切开进行人工呼吸。

（5）吸氧。

（6）注意水电解质平衡，及时补充所需液体。

2. 控制惊厥

（1）苯巴比妥钠 0.1～0.2g 肌内注射。

（2）10％水合氯醛溶液 20～30ml 灌肠或 10～15ml 口服。

（3）副醛 4ml 静脉注射或肌内注射，或 8ml 保留灌肠。

（4）异戊巴比妥钠 0.2～0.5g 以 2.5％～5％溶液缓慢静脉注射或 0.5g 肌内注射。

（5）25％硫酸镁 10ml 肌内注射，每 6～8 小时一次。

（6）以上处理无效时，可给予地西泮 10～20mg 静脉注射，如仍不能控制，可用地西泮 100～200mg 溶于葡萄糖溶液 500ml 中，缓慢静脉滴注。

3. 控制脑水肿,降低颅内压

(1) 20％甘露醇 250ml 快速静脉注射,每 6～8 小时一次。

(2) 地塞米松 10～15mg 或氢化可的松 200～300mg 溶于 10％葡萄糖溶液 500ml 中静脉滴注,每日一次。

(3) 呋塞米 20mg 肌内注射或缓慢静脉注射。

【处置】

1. 病情控制稳定的情况下,尽快行脑电图、脑脊液、影像学检查(脑血管造影、CT、MRI)以明确病因,并转到相关专业科室进行治疗。

2. 病情不稳定的情况下,要进入监护病房监测生命体征,继续止惊、降颅压等对症处理,同时努力查找病因,之后予相应治疗。

3. 低危患者留院观察治疗,予对症处理。

第十二节 昏 迷

【概述】

昏迷是最严重的意识障碍,表现为意识完全丧失,对内外界刺激不能做出有意识的反应,随意运动消失,生理反射减弱或消失,出现病理反射,是急诊科常见的急症之一。死亡率高,应及时作出判断和处理。

【临床表现】

1. 病因分类 分类方法很多,其中以颅内、外疾病昏迷病因分类最常用。

(1) 颅内疾病:①脑血管病:脑出血,大面积脑梗死,蛛网膜下腔出血,小脑梗死,脑干梗死等。②颅内占位性病变:脑肿瘤,脑囊肿等。③颅内感染:脑脓肿,脑膜炎,脑炎,结核性脑膜炎,脑寄生虫病等。④颅脑外伤:脑震荡,脑挫裂伤,颅内血肿等。⑤癫痫:全身性强直-痉挛性发作。

(2) 颅外疾病(全身性疾病):①代谢性脑病:如肝性脑病,肺性脑病,肾性脑病,糖尿病相关性昏迷,低血糖昏迷,胰性脑病,甲亢危象,垂体性昏迷,黏液水肿性昏迷,水电解质紊乱及酸碱平衡失调等。②中毒性脑病:如感染中毒性的中毒性菌痢、中毒性肺炎、流行性出血热、伤寒;药物中毒,农药中毒,有害气体中毒,金属中毒,动物及植物毒素中毒等。

2. 病情分级

(1) 浅昏迷:患者意识大部分丧失,无自主运动,对声、光刺激无反应,对疼痛刺激尚可出现痛苦表情或肢体退缩等防御反应,角膜反射、瞳孔对光反射、眼球运动、吞咽等脑干反射可存在,肢体可呈伸直性去脑强直,出现病理反射,呼吸、脉搏、血压等尚无显著改变。

（2）中度昏迷：对重度疼痛刺激可有反应，防御反射、角膜反射减弱，瞳孔对光反射迟钝，眼球无转动，呼吸、脉搏、血压等生命体征出现轻度变化。

（3）深昏迷：患者意识全部丧失，强刺激也不能唤醒。肢体常呈弛缓状态，无自主运动，深、浅反射均消失，偶有深反射亢进与病理反射出现，常有尿失禁、脉速、血压下降，呼吸频率与节律异常。

3. Glasgow 昏迷评分表（表 3-1）

表 3-1　Glasgow 昏迷评分表

睁眼反应	计分	语言反应	计分	运动反应	计分
自动睁眼	4	回答正确	5	按吩咐运作	6
呼唤睁眼	3	回答错误	4	刺激能定位	5
刺激睁眼	2	语无伦次	3	刺激时躲避	4
不能睁眼	1	仅有声叹	2	刺激时屈体	3
		不能言语	1	刺激时过伸	2
				肢体无活动	1

正常 15 分，8 分以下为昏迷，4～7 分的患者预后很差，3 分以下患者生存者罕见

4. 起病过程与病因的关系　急骤发病多半是意外原因所致，如中毒、外伤、低血糖等，也可见于慢性疾病的急性并发症，如急性脑血管病、阿-斯综合征等。渐进加重的昏迷，多见于中毒性或代谢性脑病，患者在意识障碍之前多伴有原发病的症状，如慢性肝、肺、肾病、糖尿病等。

5. 伴随症状

（1）体温：高热多见于重症感染，如肺炎、败血症、脑膜炎等；脑部病损侵及下丘脑体温调节中枢可出现高热，多见于脑出血；夏季患者高热至 41℃ 或以上，在高温环境下出现者须考虑中暑。体温过低可见于各种代谢性或中毒性昏迷。

（2）脉搏：脉搏显著减慢或消失提示阿-斯综合征。脉搏增快见于感染、颠茄类和吩噻嗪类等药物中毒等。

（3）呼吸：明显减慢见于吗啡类、巴比妥类等药物中毒所致的呼吸中枢抑制；脑出血时呼吸深而粗，出现鼾声；呼气带氨臭味见于尿毒症；呼气带烂苹果香味见于糖尿病酸中毒；酒精中毒时呼气带浓酒气味；有机磷中毒时呼气带大蒜气味。

（4）血压：严重高血压常见于高血压脑病、脑出血等。麻醉剂与安眠药中毒、内出血、革兰阴性杆菌败血症、慢性肾上腺皮质功能减退症等疾病时血压常有降低。

（5）皮肤：面色苍白见于休克、尿毒症昏迷；面色潮红见于酒精、颠茄类中毒、中暑等；口唇呈樱桃红色须注意一氧化碳中毒。

（6）脑膜刺激征：深昏迷时脑膜刺激征可不出现。蛛网膜下腔出血患者有时须经 24～48 小时颈强直才明显，此时脑脊液检查呈血性，有诊断价值。

（7）瞳孔：癫痫发作、颠茄类或巴比妥类中毒或缺氧时双侧瞳孔扩大；小脑幕疝常见一侧瞳孔扩大。吗啡、有机磷、乙醇等中毒时瞳孔缩小。脑桥出血时双侧瞳孔缩小如针尖但对光反射存在。固定而散大的瞳孔常由于严重的器质性病变所致。在大多数代谢性疾病中，瞳孔对光反射都正常。

（8）瘫痪：在半球病变中，偏瘫的肢体对疼痛刺激不起运动反应。对称的运动障碍，见于代谢性疾病，特别是缺氧，以及药物中毒引起的弥漫性神经元异常。

【诊断要点】

1. 首先确定是昏迷　必须与类昏迷状态鉴别，如癔症、木僵状态、闭锁综合征、醒状昏迷、失语、痴呆、去皮质综合征、晕厥等。

2. 迅速确定昏迷程度，评估生命体征。

3. 进一步明确昏迷的病因

（1）病史是确定意识障碍原因的关键。

（2）查体可发现昏迷病因的其他临床表现。

（3）实验室检查对诊断帮助较大。一般应先做常规检查包括血尿便常规，血糖，电解质，心电图，必要时再做其他方面检查如血气分析，头颅 CT，X 线片，B 超，脑脊液检查等。

【治疗方案及原则】

（一）急诊治疗原则

1. 维持生命体征，强调诊断和治疗同步进行。

2. 避免各内脏尤其是脑部的进一步损害。

3. 进行全面的体格检查并配合必要的辅助检查来确定意识障碍的病因。

（二）具体措施

1. 紧急处理　①保持呼吸道通畅，防止患者因呕吐导致窒息；吸氧，呼吸兴奋剂应用，必要时气管切开或插管行人工辅助通气。②建立静脉通道，维持有效血液循环。

2. 对症治疗　①颅压高者给予降颅压药物，如 20％甘露醇、呋塞米等，必要时进行侧脑室穿刺引流等。②预防感染。③控制高血压及过高体温。④用地西泮、苯巴比妥等终止抽搐。

3. 其他治疗　①纠正水、电解质紊乱，维持体内酸碱平衡，补充营养。②给予脑代谢促进剂，如 ATP、辅酶 A 等。③注意口腔、呼吸道、泌尿道及皮肤护理。

4. 病因治疗　对于昏迷患者，一旦病因得以明确，应尽快纠正病因治疗。如针对高渗性非酮症糖尿病昏迷患者应该大量补充液体、尽快用胰岛素纠正血糖;低血糖昏迷患者应该立刻静脉注射葡萄糖溶液,以免造成神经元的永久性损害;对于各种中毒患者应该尽快清除毒物,促进毒物的排出,解毒治疗等。

【处置】

1. 对于由某些可逆因素引起的昏迷,如低血糖昏迷、糖尿病酮症酸中毒性昏迷或非酮症高渗性昏迷、酒精中毒、某些药物或毒物中毒,如病因解除后患者意识恢复,一般情况较好,可出院或至门诊随诊。

2. 病因明确,且需进一步处理,应收入专科进行病因治疗。

3. 患者昏迷程度较重,或生命体征不稳定,应收入 ICU 治疗。

【注意事项】

1. 因昏迷患者无法提供确切病史,必须及时地向周围人群了解病史和发病经过,迅速抓住病史中的特点,最大限度地了解发病的基础。

2. 对于昏迷患者,在积极明确病因的同时,要强调维持其生命体征的稳定,保证呼吸道通畅、维持有效的血液循环。

3. 如果患者已处于深度昏迷,在进行洗胃前先做好气管插管以防胃内容物被吸入肺部。

4. 在原因不明的急性昏迷病例中,实验室检查可自血糖测定开始。

5. 40 岁以下的病例中,药物、癫痫以及颅内感染是常见病因;在 40 岁以上的病例中,更为常见的病因则是心脑血管疾病(特别是脑卒中)和代谢性疾病(例如糖尿病、低血糖症、肝性脑病、电解质紊乱、尿毒症等)。

第四章 复 苏

第一节 基础生命支持

【概述】

心搏骤停是指各种原因导致的心脏射血功能的突然中止,是临床最紧急的危险情况,若不及时处理,会造成全身组织器官尤其是脑的不可逆损害而导致死亡。基础生命支持(basic life support,BLS)的核心包括人工呼吸、胸外按压和早期电击除颤,如流程图所描述。

【临床表现】

1. 意识突然丧失,患者晕倒于各种场合。

2. 面色苍白或转为发绀。

3. 瞳孔散大。

4. 部分患者可有短暂抽搐,伴有头眼偏斜,随即全身肌肉松软。

5. 手术过程心脏停搏表现为手术时血液变成紫黑色,或延长切口不见出血。

【诊断要点】

1. 突然意识丧失、昏迷,面色由开始苍白迅速呈现发绀。

2. 颈动脉搏动消失,触摸不到搏动。

3. 心音消失。

4. 血压测不出。

5. 呼吸骤停或呼吸开始抽泣样逐渐缓慢继而停止。

6. 双侧瞳孔散大。

7. 四肢抽搐。

8. 大小便失禁。

9. 心搏骤停的心电图表现 心室颤动、无脉性室性心动过速、无脉性心电活动、心室静止。

【治疗方案及原则】

总的基本原则是:采取及时有效的急救措施和技术,在事发现场对心搏骤停患者进行心肺复苏,要求 CPR 操作方法正确,并连续抢救不停顿,即使在运送途中也不中断,为进一步高级生命支持抢救打好基础,创造条件,从而最大限度地降低致残率,减少死亡率。

1. 检查患者的反应 一旦急救人员确定急救场所的安全性后,应该立刻检查患者的反应性。轻拍患者的肩膀问:"你还好吗?"明确患者的反应性。

2. 启动急诊医疗服务体系

(1) 当单个急救人员发现患者没有活动或对刺激没有反应,应该拨打急救电话启动急诊医疗服务体系,可能的话,取得自动体外除颤器(AED),然后立刻回到患者身边进行 CPR(胸外按压和人工呼吸),需要时进行除颤。

(2) 两个或以上的急救人员在场,一个急救人员应该立刻进行 CPR 而另外一个急救人员启动急诊医疗服务体系并取得 AED。

3. 开放气道和检查呼吸

(1) 患者的体位:准备 CPR 时,放置患者仰卧位平躺于坚实平面上。

(2) 开放气道:假如患者没有明显的头部或颈部受伤的话,使用仰头抬颏法;当怀疑患者有颈椎受伤时,使用托颌法,避免牵拉头部。

(3) 检查呼吸:在开放气道后,用耳贴近患者口鼻,同时注视患者胸部及上腹部,看患者胸部及上腹部有无呼吸引起的起伏;听患者口鼻有无出气声;感觉面颊部有无患者呼出气体的吹拂感,借以判断患者有无呼吸,历时不超过 10 秒钟。

4. 人工呼吸

(1) 不管是口对口人工呼吸、气囊面罩辅助呼吸、还是建立人工气道后的辅助呼吸,急救者每次人工通气时应持续 1 秒,并且应该产生明显的胸廓起伏。理想的潮气量大约为 $500\sim600ml(6\sim7ml/kg)$。

(2) 在人工气道建立前的人工呼吸,呼吸频率为 $10\sim12$ 次/分,胸外按压和人工通气的比例为 30∶2;在建立人工气道后呼吸频率为 $8\sim10$ 次/分,胸外按压保持在大约 100 次/分水平,这时候不要求胸外按压和人工呼吸同步进行。

(3) 对于还有自主循环(可触摸到脉搏)的患者,人工呼吸保持在 $10\sim12$ 次/分,也就是每 $5\sim6$ 秒给予一次人工呼吸。

5. 检查脉搏 由于研究表明检查脉搏的特异性和灵敏性低,假如在 10 秒内急救人员不能明确触摸到脉搏,立即开始胸外按压。

6. 胸外按压

(1) 按压位置:胸骨下半部,也即是乳头连线与胸骨交界处。

(2) 按压手法:确保放置患者仰卧位平躺于坚实平面上,急救人员跪于患者胸旁,一个手掌根部置于乳头连线与胸骨交界处,另一手掌根部平行放于第一手掌之上,双手紧扣进行按压,按压深度为 $4\sim5cm$。

（3）胸外按压和人工呼吸比例：目前推荐人工气道建立前使用按压/通气为 30∶2 的比例；双人 CPR 时，一旦人工气道（如气管内导管、食管气管联合气道、喉罩气道）建立，则胸外按压不应被人工呼吸所中断，应该做的是：一名急救人员进行连续的、频率大约为 100 次/分的胸外按压，另一名急救人员给予 8～10 次/分的人工通气，注意避免通气频率过高。每隔两分钟，负责胸外按压和负责人工通气的急救人员应当交替轮换位置以避免胸外按压者疲劳以及按压的质量和频率下降。

7. 电击除颤

（1）当院外心搏骤停事件被目击或者发生院内心搏骤停事件，假如 AED 或人工除颤器在现场可以立刻获得的话，急救人员应当立刻进行 CPR 和尽早使用除颤器。

（2）当院外心搏骤停事件发生时未被急救人员目击时，尤其是从呼叫至到达现场的时间超过 5 分钟时，先进行 5 轮的 CPR（大约 2 分钟），每轮 CPR 包括 30 次胸外按压和 2 次人工呼吸。

（3）当心室颤动或无脉性室性心动过速发生时，急救人员应当电击除颤一次，然后立刻进行 5 轮的 CPR（大约 2 分钟），之后再进行检查心律和脉搏，需要的话再进行另外一次的电击除颤。

（4）已经证明双向波除颤器的除颤效能和安全性比单向波除颤器好。推荐双向方波首次除颤能量 120J，双向切角指数波 150～200J，随后的除颤能量选择可使用第一次的能量或更高的能量，依据具体除颤器推荐应用；尽管目前不再生产单向波除颤器，由于仍有不少的单向波除颤器在使用中，目前推荐采用连续 3 次 360J 的除颤策略。

【处置】

所有经过基础生命支持恢复自主循环的患者，转送到急救室或 ICU 进一步进行高级生命支持和复苏后管理。

【注意事项】

1. 高质量的胸外按压应该"用力按压、快速按压"，并保证按压间期胸廓充分回弹。尽量减少因分析心律、检查脉搏和进行其他治疗措施引起的胸外按压中断，在给予干预措施诸如气管插管、除颤时候，中断胸外按压的时间不应超过 10 秒。

2. 急救人员可判断心搏骤停最可能的原发病因决定急救的程序。当可能的病因是心源性时，应该立刻拨打急救电话，取得 AED，然后立刻回到患者身边进行 CPR 和使用 AED；当单个急救人员急救溺水或其他可能窒息引起的紧急事件时，应该先进行 5 轮的 CPR（大约 2 分钟），然后再离开患者去拨打电话启动急诊医疗服务体系。

3. 需要注意的是心搏骤停的早期叹息样呼吸（濒死呼吸）不是有效的呼吸。当没有发现呼吸，或仅有叹息样呼吸时，先给予 2 次的人工通气。

4. CPR 过程，急救人员应该避免过度通气（包括潮气量和呼吸频率）。过度通气不仅没必要，而且由于增加胸腔内压，减少静脉回心血量从而减少心输出量，导致生存率下降。

5. 避免急速、太大潮气量的人工呼吸，以免引起胃胀气导致膈肌上抬引起肺顺应性下降。

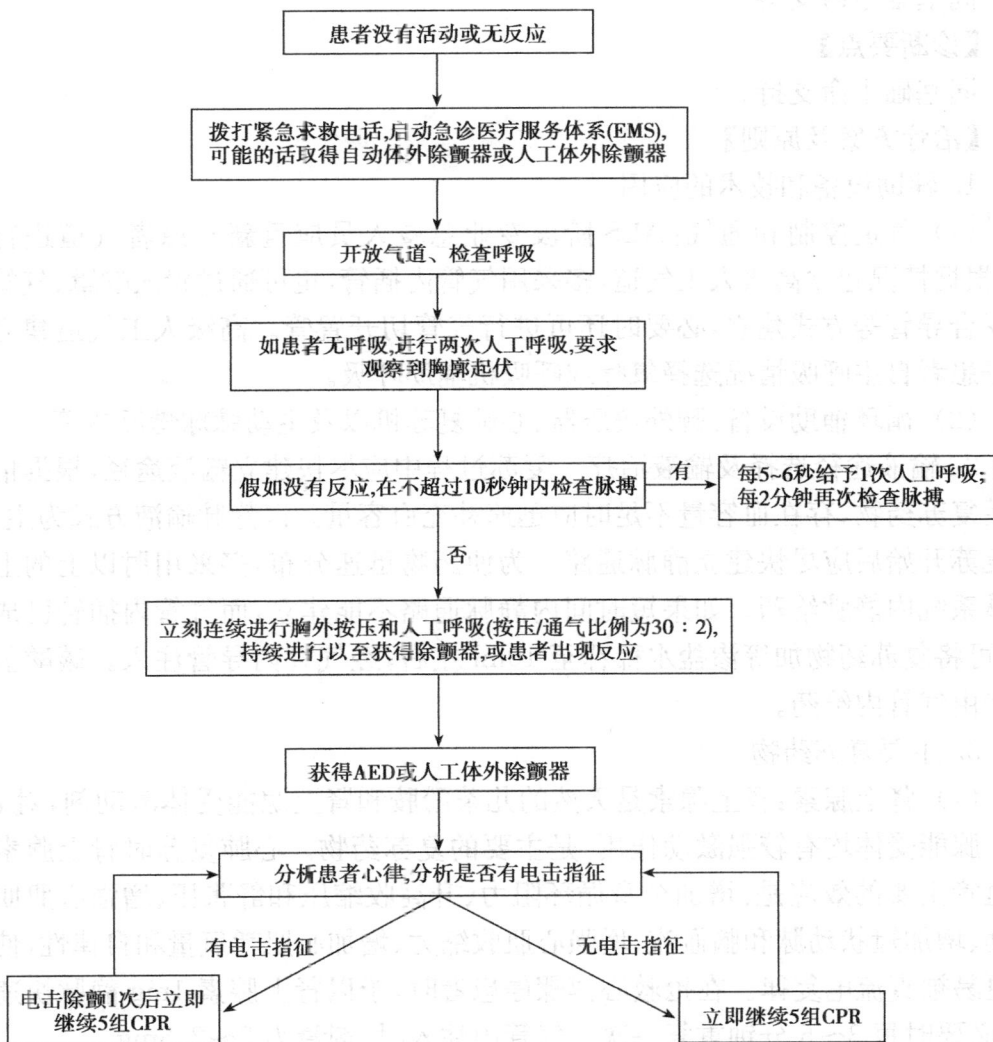

图 4-1 基础生命支持流程图

第二节 高级生命支持

【概述】

高级生命支持(advanced life support，ALS)通常由专业急救人员到达急救现场或在医院内进行，是在 BLS 基础上利用辅助设备、特殊技术和药物等进行更为有效的呼吸、循环支持以恢复患者自主心跳和呼吸，重建患者心肺功能。

【临床表现】

同基础生命支持。

【诊断要点】

同基础生命支持。

【治疗方案及原则】

1. 辅助设备和技术的应用

（1）气道控制和通气：ALS 阶段专业急救人员应重新对患者气道进行评估，根据情况建立高级人工气道，多采用气管内插管，也可通过置入喉罩、气管食管联合导管等方式建立，必要时还可进行气管切开置管。高级人工气道建立后根据患者自主呼吸情况选择氧疗或呼吸机辅助呼吸。

（2）循环辅助设备：胸外按压器、心肺复苏机以及主动脉球囊反搏等。

2. 输液途径选择及输液治疗 复苏过程中应尽快建立输液途径，根据情况使用复苏药物，存在血容量不足时应迅速补充血容量。以静脉输液方式为主，心肺复苏开始后应尽快建立静脉通路。为使药物迅速分布，多采用肘以上的上腔静脉系统内静脉给药。如果短时间内静脉通路不能建立，而气管内插管已成功时，可将复苏药物加等渗盐水稀释至 10ml 左右，经气管内导管注入。碳酸氢钠不能由气管内给药。

3. 主要复苏药物

（1）肾上腺素：肾上腺素是天然的儿茶酚胺和肾上腺能受体激动剂，对 α、β 肾上腺能受体均有较强激动作用，是主要的复苏药物。心肺复苏时肾上腺素对心血管主要的效应是：增加全身循环阻力、升高收缩压和舒张压、增强心肌肌电活动、增加冠状动脉和脑血流、增强心肌收缩力、增加心肌耗氧量和自律性，使室颤更易被直流电复律。在抢救心搏骤停患者时，予以肾上腺素 1mg 静脉快速推注，必要时每 3～5 分钟重复一次。气管内注入时，剂量为 2～2.5mg。

（2）阿托品：为阻断 M 胆碱能受体的抗胆碱药，主要适用于心脏停搏、无脉性电活动以及症状性心动过缓。使用剂量：1mg 静脉注射，必要时 3～5 分钟重复一次，直到最大剂量 0.03～0.04mg/kg。

（3）血管加压素：适用于心搏停止、无脉性电活动和电除颤无效的顽固性室颤。用法：首次剂量为 40U/kg 或 0.8U/kg 静脉注射，如果未恢复自主循环，5 分钟后重复一次。

（4）多巴胺：适用于心搏骤停患者自主循环恢复后的低血压，但应避免单独应用以免加重内脏灌注不良，可与多巴酚丁胺合用。剂量为 $2\sim20\mu g/(kg \cdot min)$。

（5）多巴酚丁胺：可与多巴胺合用改善心搏骤停患者自主循环恢复后的血流动力学障碍，尤其是合并有心功能不全时。用法：将 $20\sim40mg$ 多巴酚丁胺加入 5％葡萄糖液或生理盐水 250ml 中，以每分钟 $2\sim10\mu g/kg$ 的速度滴注，或以输液泵精确输入，并依临床反应调整剂量。

（6）利多卡因：适用于室颤或室性心动过速引起的心搏骤停。用法：首剂予 $1.0\sim1.5mg/kg$ 静脉注射，如有需要 $3\sim5$ 分钟重复。单次剂量一般不超过 1.5mg/kg，总剂量不超过 3mg/kg。

（7）胺碘酮：适用于室颤或室性心动过速引起的心搏骤停。用法：150mg 稀释于 100ml 的 5％葡萄糖中 10 分钟缓慢注射，随后以 1mg/min 持续静脉滴注 6 小时，然后改 0.5mg/min 静脉滴注维持 24 小时。

（8）碳酸氢钠：适应证：在有效通气和胸外按压 10 分钟后 pH 仍低于 7.2；已知心搏骤停前存在代谢性酸中毒；伴有严重的高钾血症。剂量应根据血气分析代谢性酸中毒情况决定，补碱过程应注意要适度，不宜过量。

4. 监测　心肺复苏过程应连续监测患者心肺功能，如血压、脉搏、心律以及动脉血气情况，以判断复苏的效果以及患者心跳及循环恢复情况，并根据情况处理。呼气末 CO_2 分压监测具有无创、简便、反应迅速特点，在通气恒定的情况下可较好地反应患者心输出量情况。

【处置】

所有患者均需要在具有良好监测和抢救条件的急救室或 ICU 接受病因诊断和进一步的复苏后管理。

【注意事项】

1. 急救人员应充分考虑 CPR 过程建立高级人工气道的收益和风险。这种风险与患者的状况和操作者熟练程度有关。置入高级气道的过程势必会影响胸外按压，因此急救人员应该权衡两者哪个更为重要，可以在患者对初步的 CPR 和除颤无反应或自主循环恢复后再考虑建立高级人工气道。为避免长时间中断胸外按压，尝试气管插管的次数应尽可能少，插管时间应控制在 10 秒以内。如果一次插管失败，应该先予以通气和按压再进行下一次尝试。

2. 在大部分复苏事件中，不需要建立中心静脉通道，尽管和中心静脉导管相比较,药物经由外周静脉进入时峰浓度明显较低和循环时间明显延长,但是建立外周静脉不需要中断 CPR,2005 指南凸现在复苏过程中 CPR 比药物干预更加重要。假如由外周静脉给予复苏药物,静脉推注随后给予 20ml 液体,并且抬高肢体以利于药物进入中心循环。

3. 谨记不能因为给药而中断 CPR。给药时机应当是进行 CPR 过程和在心律检查后尽可能快给药,它的流程为 CPR-心律检查-CPR(在此期间给药和除颤器充电)-电击除颤。依据 2005 指南推荐,复苏过程药物的准备应当在非常短暂的心律检查前完成,以便在心律检查完后立刻给药。假如药物在心律检查后立刻给予,它能在随后的 CPR 中到达血液循环。

4. 没有证据显示复苏过程用药能提高出院存活率,也没有证据证明其对 CPR 和除颤的有益作用。高级生命支持的基础仍为高质量的胸外按压(合适的深度和频率),避免中断 CPR,避免过度通气。

第三节　复苏后脏器功能支持

【概述】

心搏骤停后,全身各系统、各脏器血液中断或灌注不足,导致组织细胞不同程度的缺氧和功能损害。随着心肺复苏后的自主循环恢复(restoration of spontaneous circulation,ROSC),患者常可出现心、肺、脑、肝、肾和消化道等器官功能不全或衰竭,甚至发生多系统器官功能衰竭(multiple organ failure,MOF)。以 Safar 为核心的欧美学者建议命名这种心搏骤停复苏后出现的特殊病理生理状态为复苏后综合征。复苏后综合征是心搏骤停患者经心肺复苏恢复自主循环后的死亡原因,患者可死于心功能衰竭、再次心搏骤停、缺血性脑病、感染、多器官功能衰竭或同时并存的情况。加强复苏后脏器功能支持是降低死亡率的关键。

【临床表现】

1. 心功能不全　影响复苏后心功能最主要的因素是心搏骤停的抢救质量和持续时间。心功能不全主要表现为不同程度的心肌收缩和舒张功能不全,心肌收缩功能下降表现为左心室收缩压和最大压力升高率($+dp/dt_{max}$)下降;舒张功能不全表现为舒张期压力容积斜度增加。射血分数降低、左心室扩大,每搏输出量下降而心率加快。心功能恢复到复苏前的状态可能需数小时乃至数周的时间。

2. 中枢神经系统功能不全　自主循环恢复后患者可立即清醒,亦可昏迷且无自主呼吸,表现多样。若自主循环恢复后 72 小时的 Glasgow 评分在 5 分或更低,对疼痛无反应,瞳孔对光反应消失,有自发眼动,存在睡眠觉醒周期及脑干、脊髓反射,无理解能力、言语及目的性活动,脑电图表现为多形的 δ 或 θ 波,则患者为持续的植物状态,可持续数月至数年。早期评估不能预见其最终脑功能恢复水平,自主循环恢复 72 小时后床旁的脑干和皮质功能的评估可能较准确地预见远期后果。

3. 肺功能不全 肺脏不是心肺复苏中缺血/再灌注损伤的最初靶器官,但胸部按压、人工气道和吸入气体的内容可影响胸廓、胸内脏器甚至引起肺炎等,成功复苏后肺水肿发生率也可达 30%。

4. 其他器官 同样出现相应功能受损甚至衰竭的表现。

【诊断要点】

复苏后多个器官出现功能异常和相应的实验室检查异常。

【治疗方案及原则】

心肺复苏后,患者的机体状况会发生很大变化,恢复情况因人而异。有的患者可能完全康复,血流动力学和大脑功能均恢复正常;有的患者可能仍处于昏迷状态,心肺功能仍不能恢复正常;有的甚至成植物生存状态。因此,在处理复苏后患者时需有整体概念,密切监测各器官功能,强调全身综合治疗,维持内环境的稳定,保护各器官功能。

1. 积极寻找心搏骤停的原因,加强对原发病、诱因的治疗。导致的原因主要有心血管系统疾病(如冠心病、急性心肌梗死、长 QT 综合征、心肌病、心肌炎、高血压性心脏病、风湿性心脏病、二尖瓣脱垂、主动脉瓣狭窄、主动脉夹层、大动脉炎、心包填塞、心律失常等)、非心脏血管系统疾病(原发或继发的肺动脉高压、呼吸衰竭、肺栓塞、张力性气胸、大量出血、脑血管疾病、中枢神经系统感染、糖尿病高渗或酮症酸中毒、尿毒症等)、过高或过低体温、手术及其他诊疗技术操作中发生的迷走神经反射致心搏骤停、麻醉意外以及电解质紊乱(高血钾、低血钾)等。在进行复苏的过程中及复苏后应针对原发病采取紧急处理措施,特别需要注意是否有急性心肌梗死、电解质紊乱或原发性心律失常。如果复苏过程中发现一种抗心律失常药物应用有效,可以维持静脉滴注该药治疗。复苏成功的患者,如果在复苏后的 12 导联心电图上发现伴有 ST 段抬高的急性心肌梗死,若无溶栓禁忌证,可以考虑溶栓治疗;如有禁忌证,则应该考虑急诊冠脉造影检查,并行相应的介入治疗,昏迷并非介入治疗的绝对禁忌证。

2. 加强器官功能监测 对所有患者都需要仔细、反复地评估其一般状况,包括神经系统功能、心血管功能、呼吸功能、肾功能、肝功能、胃肠道功能、血液系统功能和代谢系统功能等;还应该及时发现复苏时的各种并发症,如肋骨骨折、血气胸、心包填塞、腹内脏器损伤和气管插管异位等。心搏骤停后出现的代谢性酸血症,可通过给予足够的通气和组织灌注恢复后自行纠正,不需大量补碱。但重要器官低血流灌注的状况只有通过密切监测才能知其损伤情况，须加强对各器官系统的功能监测，及时发现受损器官并采取相应的治疗。

3. 保护神经系统器官功能尤其是脑神经细胞功能。必须在第一时间采取脑保护措施。除常规尽快进行脑外器官的支持治疗，尽可能保证脑组织灌注外，还要有针对性地采取措施减轻脑水肿，降低脑组织代谢率，避免复苏后代谢紊乱及血流动力学改变所造成的进一步损伤。

4. 积极处理心功能不全　①收缩功能不全：如果前负荷已经达到理想水平而心搏量和氧供并未达到生理水平，可用增加心肌收缩力药物。β_1 受体激动剂对改善发生顿抑的心功能不全有效，可用多巴酚丁胺和（或）多巴胺持续静脉滴注，或肾上腺素、去甲肾上腺素、米力农等。药物无效时应使用机械辅助，以纠正低血流状态，可应用床旁主动脉内气囊反搏、部分心肺旁路术等。②心律失常：在自主循环恢复后早期，窦性心动过速和频发性室性、室上性期前收缩是常见典型表现，除非它们损害了血流动力学稳定性，一般不必治疗。随着缺血改善、内源或外源性儿茶酚胺的减少，心律失常可自然减少或消失。但若室性心动过速或心室颤动是心搏骤停的促发事件，则可以预防性地在自主循环恢复后使用利多卡因、溴苄铵或胺碘酮，但必须注意此类药物对心肌的负性肌力作用。

5. 呼吸功能支持　首先要保证气道通畅，在常规气管插管或气管切开后呼吸机进行呼吸支持必不可少，但须注意插管位置、气道管理和呼吸机相关性肺炎、气胸的并发症的发生等。

6. 肾功能支持　必须留置导尿管，以计算每小时尿量和精确计算出量，对于少尿患者，肺动脉嵌压和心排血量的测量以及尿沉渣、电解质、滤过钠少量分泌测量可能对于鉴别肾脏衰竭很有帮助。呋塞米可以维持尿量以避免发生肾脏衰竭。注意谨慎应用肾毒性药物和经肾脏排泄的药物，并根据肾脏功能调节用药剂量。对进行性加重的肾衰竭患者可进行血液净化治疗，根据病情选择血液透析、血液滤过、血浆置换等方式治疗。

7. 胃肠道功能支持　对于肠鸣音消失和机械通气伴有意识障碍患者，应该留置胃管，并尽早地应用胃肠道营养。如果不能耐受，要及时给予组胺 H_2 受体阻滞剂、质子泵抑制剂或硫糖铝等以减少发生应激性溃疡和胃肠道出血的危险。

8. 维持机体内环境的稳定　保持液体平衡，及时纠正电解质和酸碱失衡，注意全身营养支持，避免血糖过高或过低。

总之，对心搏骤停复苏后患者的治疗应包括对多个器官缺氧、低氧损伤的详细评估，复苏后综合征患者的诊治也将进一步完善，从而改善生存率和长期预后。

【处置】

所有患者均需要在具有良好监测和抢救条件的急救室或 ICU 接受病因诊

断和进一步的复苏后管理。

【注意事项】

1. 尽管目前缺乏临床研究直接表明复苏后预防体温过高对预后的影响,现有的证据表明复苏后高热和神经系统功能预后差相关,医务人员应监测患者体温并避免体温过高。

2. 恢复自主循环后患者常需要继续机械通气,医务人员必须进行详细的体格检查和影像学检查以确保气管插管位置和深度的正确性,并依据血气分析结果调节呼吸参数,当患者持续需要和吸入高浓度的氧气时,必须明确是心源性还是肺源性因素所引起并作出相应处理。

3. 复苏后尤其是 24 小时内患者常出现明显心功能不全和血流动力学不稳定,包括超声心动图在内的无创性血流动力学动态监测有助于指导血管活性药物、强心药和补液的应用。

第四节　脑　复　苏

【概述】

心搏骤停是全脑缺血缺氧性损害最为重要的原因。心搏骤停及心肺复苏后的一系列病理生理过程可触发易损区域(海马、皮层、丘脑等)神经细胞的缺血缺氧性损害。心脏骤停后细胞损伤的严重程度,主要取决于脑缺血缺氧持续的时间及程度。大脑为 4～6 分钟,小脑 10～15 分钟,延髓 20～25 分钟。大量的神经细胞坏死和凋亡后引起相应的神经功能障碍。随着对心搏骤停后脑缺血缺氧性损害发病机制研究的不断深入,相关的脑保护/复苏治疗的研究也取得了一定的进展,但是目前对于心搏骤停后脑缺血缺氧损害的机制仍缺乏足够的了解,脑复苏的治疗效果仍然不理想。国外研究数据显示心搏骤停后短期生存者中有 50% 死于神经功能障碍,而 20%～50% 长期存活者中存在神经功能后遗症。

【临床表现】

心搏骤停复苏后的早期阶段所出现的神经系统表现各种各样,从反应完全正常到无自主呼吸的昏迷、持续植物状态直至死亡。目前没有明确的神经系统评价指标能准确反应神经恢复预后,早期出现的神经表现并不代表最终的脑功能恢复结果,有相当部分最初表现为昏迷的患者最终存活下来,并神经功能相对正常存活出院,未留下明显神经系统后遗症。

【治疗方案及原则】

1. 综合治疗　脑损害是心搏骤停引起的全身缺血缺氧性损害的一部分,脑复苏治疗应与复苏治疗的其他环节紧密相连。实验和临床研究即证实:尽快恢复自主循环,减少脑缺血时间可减少心搏骤停患者神经系统后遗症的发生;提升复流后的动脉血压可增加脑组织灌注,减少脑组织无复流及低复流现象的发生,并改善神经功能预后。同时,脑功能状况与内环境状态以及其他器官的功能状况息息相关,因而积极处理复苏后综合征、防治多器官功能障碍和维持内环境稳定对于脑功能的恢复有着重要的意义。

2. 低温疗法 低温治疗是目前唯一在临床研究中被证实有效的脑保护措施。院外心搏骤停和初始心律为室颤的意识丧失成人应予以 32～34℃ 的低温治疗 12～24 小时,对于其他初始心律和院内心搏骤停的患者,这一治疗同样有益。一般采用全身体表降温结合头部重点降温以使体温在 32～34℃。

3. 防治脑水肿,控制颅内高压 常用药物包括 20% 甘露醇,每次 1～2g/kg,静脉推注或快速静脉滴注(30 分钟内滴完),间隔 4～8 小时后可重复使用;10% 甘油溶液,0.8～1g/(kg·d),缓慢静脉滴注;20%～25% 白蛋白 50ml 或浓缩血浆 100～200ml,每天 1～2 次静脉滴注,脱水效果较缓和而稳定;呋塞米 40～120mg 静脉注射,但应注意电解质平衡。

【处置】

所有患者均需要在具有良好监测和抢救条件的急救室或 ICU 接受包括脑复苏的进一步复苏后管理。

【注意事项】

1. 对心搏骤停复苏成功后血流动力学相对稳定的患者所表现的自发性轻度低体温(>33℃),医务人员不应该主动复温。

2. 过度通气对机体有害,应避免复苏后过度通气。复苏后大脑出现短暂性充血高灌流(10～30 分钟)随后出现大脑低灌流状态,复苏后过度机械通气可引起脑血管的进一步收缩减少脑血流;同时过度通气可引起高气道压和内源性 PEEP 增高,引起颅内静脉压和颅内压增高,减少脑血流。

3. 控制血压。复苏后应保持平均动脉压在正常或较正常略高的水平(平均动脉压在 90～100mmHg)以保障组织尤其是脑的适当灌注压。

4. 复苏后不论局部或全身抽搐均可增加机体耗氧量和加重脑缺氧、脑水肿,直接影响到脑复苏的成功,必须及时预防和控制,发生时应立即控制并给予抗癫痫治疗。

5. 药物治疗及其他与低温治疗相比,脑复苏药物治疗所取得的进展有限。早期关于巴比妥盐、钙通道拮抗剂的研究在动物实验中取得一定的脑保护效果,但在临床中却未得到证实。

第五章　呼吸系统急危重病

第一节　咯　血

【概述】

喉以及喉以下呼吸道或者肺组织出血,并经口腔咳出称为咯血,表现为痰中带血或者咯鲜血,常由呼吸、循环、血液系统疾病所致,也可由外伤或者其他全身性疾病引起。

【临床表现】

1. 最常见的表现为喉痒,咳嗽,胸闷,咳出鲜红色血或者混有痰液及泡沫的血痰(呈碱性),伴(或不伴)有呼吸困难。一般认为,24 小时出血量不足 100ml 为小量咯血,100~500ml 为中等量咯血,多于 500ml 为大量咯血。

2. 临床上常见的咯血病因有支气管扩张、肺结核、肺癌和肺炎等,因原发病不同,临床表现差异较大:如慢性咳嗽、大量脓痰、反复咯血,肺部固定性湿啰音,胸片见卷发影或双轨影于支气管扩张;肺结核患者咯血同时伴有午后低热、乏力消瘦等,胸片见结核病灶,痰菌阳性;既往有吸烟史的中老年人,咯血伴有声嘶、呛咳、体重减轻等,胸片见肺部肿块影,多见于肺癌;既往冠心病、高血压病史,咯粉红色泡沫样痰,端坐呼吸,心尖部舒张期奔马律,双肺听诊湿啰音,胸片见以肺门为中心的蝶翼状阴影,见于急性左心衰竭;咯血伴全身出血倾向见于血液病;长期卧床、有骨折、外伤及心脏病、口服避孕药者,咯血伴胸痛、晕厥、呼吸困难多见于肺栓塞;ARDS 患者晚期咯血水样痰;肺炎球菌肺炎患者咯出铁锈色血痰。

3. 大咯血可引起窒息、失血性休克、吸入性肺炎、阻塞性肺不张等。

【诊断要点】

1. 原发病的其他临床表现伴有喉痒、咳嗽、胸闷、咳出鲜红色血或者混有痰液及泡沫的血痰,伴(或不伴)有呼吸困难。

2. 胸片检查发现肺内双轨影、卷发影、结核病灶、肿块影等,肺 CT 可见肺泡充血影。

3. 支气管镜检查或肺血管造影可明确出血部位。

【治疗方案及原则】

1. 绝对卧床休息，尽量减少搬动，保持头低足高患侧卧位，清除口鼻腔内血块，保持呼吸道畅通，防止窒息。消除患者紧张情绪，胸部放置冰袋，保持大便通畅，避免用力排便。

2. 吸氧。

3. 应用止血药物。

（1）垂体后叶素：是大咯血时首选的药物。首剂 5～10U 加入 5％～25％葡萄糖液 40ml 缓慢静脉注射（10～15 分钟），必要时 6 小时后重复注射，每次极量20U。静脉注射后再以 10～40U 加入 5％葡萄糖液 500ml 持续静脉滴注。高血压、冠心病和妊娠患者原则上禁用。

（2）其他纠正凝血障碍药物：6-氨基己酸、对羧基苄胺、酚磺乙胺、巴曲酶、维生素 K 族、云南白药等，可以作为咯血的辅助治疗药物。

4. 纤维支气管镜止血 局部应用 4℃冷生理盐水冲洗、局部应用凝血酶或者用 Fogarty 气囊导管填塞出血支气管。

5. 外科手术 适应证为：①大咯血经内科保守治疗无止血趋势者；②反复大咯血，有发生窒息以及休克可能者；③出血部位明确且为不可逆病变，健侧肺无活动性病变，肺功能储备以及全身其他器官功能状况可耐受手术者。

6. 支气管动脉栓塞 应用于大咯血内科保守治疗无效，又不能外科手术的患者。

7. 原发病的治疗 根据不同的原发病采用针对性的治疗。如肺结核咯血应积极联系专科医院，尽早规范抗结核治疗；支气管扩张所致咯血必须积极抗感染治疗；二尖瓣狭窄所致咯血，按照急性左心衰处理。

8. 并发症处理 咯血窒息是咯血致死的主要原因，发生时应立即采取有力措施体位引流，必要时气管内插管或用硬质支气管镜吸引，迅速排出积血，解除梗阻；吸入性肺炎和阻塞性肺不张时应健侧卧位，适当翻身扣背，鼓励咳痰，停用镇静剂以及镇咳剂，可雾化吸入解痉祛痰药物，加强抗感染治疗。

【处置】

1. 咯血患者应入急诊监护室抢救，严密监测病情变化，尤其警惕因大咯血而窒息或休克。对于内科保守止血治疗无效的患者，及时请相关科室（胸外科、呼吸内科、介入治疗科等）会诊。

2. 病因明确的咯血，急诊抢救后出血停止，转观察室进一步观察治疗或转原发病相应的专科病房（呼吸科、血液科、结核病医院等）住院治疗。

3. 病因不明的咯血，急诊抢救后出血停止，原则上转呼吸内科病房住院系统诊治。

【注意事项】

1. 对咯血患者病情严重程度的判断,不能单凭咯血量的多少,而应结合患者的生命体征、基础疾病和营养状态等综合判断。

2. 诊断咯血须除外上消化道出血引起的呕血以及鼻、咽、口腔出血。

3. 精神紧张、烦躁不安、恐慌者可应用少量镇静剂,但有呼吸抑制,神志障碍者禁用。剧咳者应用镇咳药物口服,但年老体弱、肺功能不全者禁用。

4. 咯血期间进行支气管镜检具有一定危险性,检查前应该做好抢救准备,检查过程中给氧并且密切监测病情变化。

5. 咯血并发失血性休克时应该积极补液以维持正常血压,急性失血后血红蛋白<7g/L,给予静脉输入新鲜血液,但是不可输血过多,以免血容量增加诱发再度咯血。

6. 支气管动脉栓塞治疗可能并发严重脊髓损伤,需要严格掌握适应证。

第二节　支气管哮喘

【概述】

支气管哮喘(简称哮喘)是由嗜酸性粒细胞、肥大细胞、淋巴细胞等多种炎症细胞和细胞组分参与的气道慢性炎症性疾患。这种慢性炎症导致气道高反应和广泛的、可逆性气流阻塞。

【临床表现】

1. 常有明确的诱因　①呼吸道病毒感染;②生物性刺激因素:吸入花粉、尘螨、真菌等;③理化刺激因素:冷空气、烟雾、刺激性气体等;④药物:非甾体类抗感染药、β受体阻断剂等;⑤运动、精神紧张及内分泌因素等。

2. 有反复发作史,常有到医院就诊经历。

3. 发作时为带哮鸣音的呼气性呼吸困难,可伴有过敏性鼻炎、鼻窦炎、反流性食管炎等疾病。

4. 在双肺可闻及散在或弥漫性,以呼气相为主的哮鸣音,呼气相延长。

5. 上述症状可经治疗缓解或自行缓解。

6. 动脉血气　早期由于过度通气 $PaCO_2$ 下降,一旦出现潴留则预示着病情严重。病情严重时 PaO_2 可下降,出现呼吸性酸中毒和(或)代谢性酸中毒。

7. 胸部 X 线显示肺过度通气,透过度增加。合并呼吸道感染时可见肺纹理增粗及炎症浸润影。注意有无肺不张、气胸或纵隔气肿等并发症的存在。

哮喘急性发作严重程度分级见表 5-1。

表 5-1 哮喘急性发作时病情严重度的分级

临床特点	轻度	中度	重度	危重
气短	步行、上楼时	稍事活动	休息时	
体位	可平卧	喜坐位	端坐呼吸	
讲话方式	连续成句	单词	单字	不能讲话
精神状态	可有焦虑,尚安静	时有焦虑或烦躁	常有焦虑、烦躁	嗜睡或意识模糊
出汗	无	有	大汗淋漓	
呼吸频率	轻度增加	增加	常>30次/分	
辅助呼吸肌活动及三凹征	常无	可有	常用	胸腹矛盾运动
哮鸣音	散在,呼吸末期	响亮、弥漫	响亮、弥漫	减弱、乃至无
脉搏(次/分)	<100	100~120	>120	脉搏变慢或不规则
奇脉	无,<10mmHg	可有,10~20mmHg	常有,>25mmHg	无,提示呼吸肌疲劳
使用 β_2 激动剂后 PEF 预计值或个人最佳值%	>80%	60%~80%	<60%或<100L/min 或作用时间<2小时	
PaO_2(吸空气,mmHg)	正常	≥60	<60	
$PaCO_2$(mmHg)	<45	≤45	>45	
SaO_2(吸空气,%)	>90	91~95	≤90	
pH				降低

【诊断要点】

1. 反复发作的喘息、呼吸困难、胸闷或咳嗽。

2. 发作时在双肺可闻及散在或弥漫性,以呼气相为主的哮鸣音,呼气相延长。

3. 上述症状可经治疗缓解或自行缓解。

4. 除外其他疾病所引起的喘息、气急、胸闷和咳嗽。

5. 临床表现不典型者(如无明显喘息或体征)应至少具备以下一项试验阳性:

(1) 支气管激发试验或运动试验阳性。

(2) 支气管舒张试验阳性。

(3) 最大呼气流量(PEF)日内变异率或昼夜波动率≥20%。

符合 1~4 条或 4、5 条者,可以诊断为支气管哮喘。

【治疗方案及原则】

1. 氧疗 可用鼻导管或面罩给予充分饱和湿化的氧疗,使 SaO_2≥90%。

2. 肾上腺素 0.3～0.5mg 皮下注射,必要时 20 分钟后可重复一次,最大总量不超过 1mg。

3. β₂ 受体激动剂

(1) 福莫特罗:1～2 喷/次,2 次/日吸入。

(2) 左旋沙丁胺醇:1～2 喷/次,4 次/日吸入。

4. 抗胆碱能药物

(1) 溴化异丙托品 1～3 喷/次,3～4 次/日吸入。

(2) 与 β₂ 受体激动剂联合应用效果更好。

5. 氨茶碱 加入葡萄糖溶液中,缓慢静脉注射[注射速度不宜超过 $0.25mg/(kg \cdot min)$]或静脉滴注,适用于近 24 小时内未用过茶碱类药物的患者。负荷剂量为 4～6mg/kg,维持剂量为 $0.6～0.8mg/(kg \cdot min)$。

6. 糖皮质激素

(1) 布地奈德:200～400μg/次,2 次/日吸入。

(2) 丙酸氟替卡松:100～250μg/次,2 次/日吸入。

(3) 氢化可的松:300～600mg/d,分次静点。

(4) 甲泼尼龙:40～160mg/d,分次静点。

7. 白三烯受体阻滞剂

(1) 扎鲁斯特:20～40mg,2 次/日,口服。

(2) 孟鲁斯特:10～20mg,2 次/日,口服。

8. 重度及危重度哮喘 除加大静脉应用激素剂量外,应大量补液,纠正水电解质紊乱和酸中毒,使用抗生素治疗感染。

9. 经上述处理,患者病情继续恶化,出现神志改变、呼吸肌疲劳、$PaCO_2$ 由低于正常转为正常或>45mmHg,要考虑机械通气治疗。

【处置】

1. 轻度哮喘患者在急诊经吸入 β₂ 受体激动剂或合用抗胆碱能药物,症状缓解后可带药回家治疗。

2. 经上述处理无效,留观察室接受进一步治疗。

3. 中度发作经短期治疗无明显缓解及严重发作经治疗有所缓解,则应住院治疗。

4. 患者经上述治疗呼吸困难仍未明显缓解,出现嗜睡、意识模糊,PEF<30%,$PaCO_2$>45mmHg,PaO_2<60mmHg,应注入 ICU 进行机械通气治疗。

【注意事项】

1. 少数患者以咳嗽为唯一的症状(咳嗽变异型哮喘),有些青少年其哮喘症状表现为运动时出现胸闷或呼吸困难(运动性哮喘)。

2. 吸入激素的不良反应包括声音嘶哑、咽部不适和念珠菌感染。吸药后及时用清水含漱口咽部、选用干粉吸入剂或加用储雾罐可减少其发生。伴有结核病、骨质疏松、青光眼、糖尿病、严重抑郁或消化性溃疡的哮喘患者,全身给予糖皮质激素治疗时应慎重,并应密切随访。

3. 使用茶碱时应注意检测血药浓度和"个体化"用药。在与大环内酯类、喹诺酮类、西咪替丁等降低茶碱清除率的药物合用时,应调整剂量,防止造成茶碱蓄积中毒。茶碱静脉注射速度太快或剂量过大,有引起心律失常、血压下降甚至心脏骤停的危险。

4. β_2 受体激动剂用量过大,部分患者会出现心悸、肌颤等症状,甲状腺功能亢进、高血压及心脏病患者应慎用。长期、单一应用 β_2 受体激动剂可造成细胞膜 β_2 受体的向下调节,表现为临床耐药现象,故应避免。

5. 对于哮喘反复发作的患者,要仔细询问使用治疗哮喘药物方法、剂量、服药时间,有无其他疾病、并发症,如细菌感染、茶碱中毒。

6. 哮喘持续发作经各种方法仍无法缓解时要注意寻找原因:①脱水、电解质酸碱紊乱;②氨茶碱中毒;③痰液引流不畅;④感染控制不利;⑤并发症:气胸、纵隔气肿、肺不张等。

7. 患者经在急诊治疗缓解后,应建议到变态反应或哮喘门诊就诊,取得专家指导性的治疗。可定期参加"哮喘之家"活动,系统了解哮喘自我家庭防治方法。

8. 患者烦躁不安时,不能用地西泮等镇静药以避免抑制呼吸。

第三节 急性呼吸窘迫综合征

【概述】

急性呼吸窘迫综合征(ARDS)是指由心源性以外的各种肺内、外致病因素导致的急性进行性缺氧性呼吸衰竭,临床上表现为急性呼吸窘迫、难治性低氧血症和肺水肿。ARDS 是一个连续的病理过程,其早期阶段为急性肺损伤(ALI)。ARDS 可诱发或合并 MODS 或 MOF。

【临床表现】

1. 除了严重感染、误吸、创伤、休克、胰腺炎等肺内、外疾病的相应临床表现外,主要表现为突发性进行性呼吸困难,不同程度咳嗽,少痰,晚期咳血丝痰,伴有烦躁、焦虑、出汗等,多数可以平卧。

2. 唇、指明显发绀,呼吸深快、用力,鼻翼扇动,可有吸气"三凹征",早期无异常阳性体征,后期可闻及管状呼吸音、干啰音、捻发音或者水疱音。

3. 动脉血气分析典型的改变为 PaO_2 降低，$PaCO_2$ 降低，pH 升高。若 $PaCO_2$ 升高，提示病情危重。早期胸片常为阴性，进而出现间质性肺水肿改变，表现为两肺散在大小不等、边缘模糊的斑片状密度增高影，可融合成均匀致密的"磨玻璃样影"，可见"支气管充气征"。晚期可出现肺间质纤维化。

4. 病情发展后可引发多器官功能衰竭。

【诊断要点】

凡是符合以下五项可诊断为 ALI 或 ARDS。

1. 具有发病的高危因素，如严重感染、创伤、休克和误吸等。

2. 急性起病，呼吸频数和(或)呼吸窘迫。

3. 顽固性低氧血症，常规给氧方法不能缓解：ALI 时氧合指数(PaO_2/FiO_2) $\leqslant$300mmHg；ARDS 时 $PaO_2/FiO_2\leqslant$200mmHg。

4. X 线胸片示双肺有浸润阴影。

5. 肺毛细血管楔压$\leqslant$18mmHg 或临床上能除外心源性肺水肿。

【治疗方案及原则】

ARDS 治疗原则：控制原发病，特别是控制感染；氧疗；保护性机械通气和充分肺复张；适度的液体管理，减轻肺水肿；应用糖皮质激素；严格控制血糖；营养支持等。

1. 控制原发病　积极控制原发病，尤其注意感染的控制和休克的纠正。早期、足量、联合、静脉应用抗生素，对病原不明的感染主张按照降阶梯治疗原则，首先使用强而广谱抗生素全面覆盖，控制感染源，对病原明确者应尽早使用针对性较强的抗生素。

2. 氧疗　轻症患者可面罩吸氧，多数患者需要机械通气，应该保证患者血氧分压维持在 60mmHg。

3. 保护性机械通气和充分肺复张　小潮气量(5~8ml/kg)通气和"允许性高碳酸血症"(pH>7.25)，控制吸气平台压力(低于 30~35cmH$_2$O)，同时将 FiO_2 和 PEEP 限制在最低水平，常用 PEEP 水平为 5~15cmH$_2$O。目前常用的肺复张手段有控制性肺膨胀法、PEEP 递增法和压力控制法。

4. 适度的液体管理　实施限制性液体管理(通过利尿和限制补液，保证液体负平衡，每天 500ml 左右)，以最低有效血管内血容量维持循环功能，补液以晶体液为主，应该保证中心静脉压达到 8cmH$_2$O、中心静脉氧饱和度$\geqslant$70%、平均动脉压$\geqslant$65mmHg。

5. 应用糖皮质激素　目前主张在病程后期(发病 7~14 天)，应用小剂量激素治疗纤维化性肺泡炎。

6. 严格控制血糖　应用胰岛素控制血糖的目标是：大于正常值低限且小于

8.3mmol/L。

7. 营养支持 尽早进行营养代谢支持,且主张早期肠道喂养,对于急性病患者,一般每日供应能量 125.4～164.7kJ/kg,其中能量分配:碳水化合物占 50%～65%,蛋白质占 20%～25%,脂肪占 10%～30%。

【处置】

ARDS 患者应该在急诊监护室进行特别监护,动态监测生命体征、水电解质、酸碱平衡和原发疾病,随时调整治疗方案。

【注意事项】

1. ARDS 早期,除非伴有低蛋白血症,否则不宜输胶体液,避免大量胶体渗出至肺间质,加重肺水肿。

2. 急诊注意及时纠正和处理诱发 ARDS 的因素,对于休克、重症感染、严重创伤等患者,应密切观察警惕 ARDS 的发生。

3. 糖皮质激素的用量目前仍存在争议,一般认为 24 小时用量应该≤300mg(以氢化可的松计算)。

第四节 呼 吸 衰 竭

【概述】

呼吸衰竭是指各种肺内、外疾病导致肺通气和(或)换气功能障碍,致使人体在静息状态下不能维持有效的气体交换,发生缺氧伴(或不伴)二氧化碳潴留,产生一系列生理功能紊乱与代谢障碍的临床综合征。

【临床表现】

参与呼吸运动过程的各个环节,包括呼吸中枢、运动神经、呼吸肌、胸廓、胸膜、肺和呼吸道的病变,都会导致呼吸衰竭,临床表现为呼吸困难、发绀、意识障碍等。

1. 呼吸困难 可为呼气性、吸气性或者混合性呼吸困难,患者感觉空气不足,客观表现为呼吸用力,伴有呼吸频率、深度与节律的改变。

2. 发绀 口唇、甲床、耳垂和口腔黏膜呈现青紫色。

3. 精神神经症状 初期有头痛、兴奋躁动、肌肉抽搐、夜间失眠而白天嗜睡,逐渐出现反应迟钝、语言和定向力障碍、谵妄,甚至昏迷。

4. 水、电解质紊乱和酸碱平衡失调 可出现呼吸性酸中毒、呼吸性碱中毒,也可同时合并代谢性酸碱失衡及电解质紊乱。

5. 循环系统症状 心率加快、血压升高、多汗、球结膜充血水肿、浅表静脉充盈。严重缺氧可以出现心肌损害、各种类型心律失常甚至心脏停搏,也可引起血压下降,周围循环衰竭、四肢厥冷、休克等。

6. 其他脏器功能障碍　黄疸、肝功能转氨酶升高、尿中出现蛋白以及管型、血浆尿素氮以及肌酐升高、呕血、黑便等。

7. 动脉血气分析　$PaO_2<60mmHg$ 伴(或不伴)$PaCO_2>50mmHg$。

8. 引起呼吸衰竭基础疾病的临床症状与体征。

呼吸衰竭的分类:

按动脉血气分析结果分:① Ⅰ 型:缺氧而无二氧化碳潴留($PaO_2<60mmHg$,$PaCO_2$ 降低或者正常);② Ⅱ 型:缺氧伴二氧化碳潴留($PaO_2<60mmHg$,$PaCO_2>50mmHg$)。

按发病过程分:①急性呼吸衰竭:由于各种致病因素突发或者迅速发展,短时间内呼吸功能迅速恶化,引起通气或换气功能严重损害。②慢性呼吸衰竭:慢性疾病导致呼吸功能损害进行性加重,经过较长时间发展为呼吸衰竭。③慢性呼吸衰竭急性加重:在基础疾病如 COPD、哮喘等引起的慢性呼吸衰竭的基础上,发生呼吸系统感染或者气道痉挛等,短时间内 PaO_2 明显下降,$PaCO_2$ 明显上升,为慢性呼吸衰竭急性加重。

按病理生理分:泵衰竭和肺衰竭。

【诊断要点】

呼吸衰竭的临床症状和体征无特异性,明确诊断有赖于动脉血气分析,在海平面标准大气压、静息状态呼吸空气条件下,动脉血氧分压低于 60mmHg,或伴有二氧化碳分压高于 50mmHg,并排除心内解剖分流和原发于心排血量降低等因素,即为呼吸衰竭。

【治疗方案及原则】

呼吸衰竭患者急诊处理的重点是在保持呼吸道通畅前提下,改善肺泡通气,纠正缺氧和二氧化碳潴留,控制感染,防治多器官功能不全,纠正酸碱失衡和水电解质紊乱等并发症。

1. 保持气道通畅,保证充分通气　头侧位、颈后仰、下颌向前,防止舌后坠,清除口咽部阻塞物,必要时建立人工气道。

2. 氧疗　常规依次采用鼻塞法、鼻导管法、面罩法给氧,常规给氧无效时,可机械通气。

3. 改善通气　主要为解痉平喘、祛除痰液、控制感染、应用呼吸兴奋剂和机械通气。

(1) 解除支气管痉挛:选择或者联合应用氨茶碱、肾上腺素能 β 受体兴奋剂、肾上腺皮质激素等。

(2) 祛除痰液:足量输液避免痰液黏稠,可雾化吸入化痰药物,鼓励患者咳嗽,采取翻身拍背体位引流等协助排痰。

（3）控制感染：及时采用有效抗生素。

（4）应用呼吸兴奋剂。

（5）机械通气：包括无创机械通气和有创机械通气：神志清楚、呼吸规律、分泌物较少的呼吸衰竭患者可进行无创机械通气；呼吸衰竭患者出现严重的酸碱失衡和（或）神志改变时应该及时选用有创机械通气抢救生命。

4. 基础疾病的治疗　必须充分重视治疗和去除诱发呼吸衰竭的基础病因。

5. 营养支持治疗

6. 并发症处理　纠正酸碱失衡和离子紊乱,积极防治多器官功能不全。动脉血气 pH 低于 7.20,可以适当补充碱性药物,及时纠正低血钾和代谢性碱中毒。

【处置】

1. 急性呼吸衰竭的患者应该入急诊监护室抢救,必要时建立人工气道,进行机械通气。病情缓解后根据基础疾病转相关科室住院治疗。

2. 慢性呼吸衰竭的患者病情缓解后,积极治疗基础疾病的基础上进行健康教育,建议家庭氧疗,戒烟,避免着凉感冒。

【注意事项】

1. 呼吸衰竭时患者发绀的程度受还原型血红蛋白含量、皮肤色素以及心脏功能的影响。

2. 呼吸衰竭患者兴奋躁动时禁用镇静催眠药物,以免加重二氧化碳潴留,发生或加重肺性脑病。

3. Ⅱ型呼吸衰竭患者应该严格掌握氧疗指征,如高浓度吸氧,可抑制呼吸,加重二氧化碳潴留,致肺性脑病,因此主张持续低流量吸氧。

4. 有气道痉挛者,应该先应用支气管舒张剂通畅气道,然后再用呼吸兴奋剂。

5. 急诊工作中,不但要诊断呼吸衰竭的有无,还需要判断呼吸衰竭的性质（急性还是慢性）,以及判别产生呼吸衰竭的病理生理学过程（泵衰竭还是肺衰竭）,以利于采取恰当的抢救措施。

6. 呼吸衰竭并不一定都有呼吸困难,如镇静催眠药物中毒、一氧化碳中毒、急性脑血管病等可表现为呼吸匀缓或者昏睡。

第五节　慢性阻塞性肺疾病急性发作

【概述】

慢性阻塞性肺疾病（COPD）是一种具有气流受限特征的疾病,气流受限不完全可逆,呈进行性发展,与肺部对有害气体或有害颗粒的异常炎症反应有关。本病与慢性支气管炎和肺气肿密切相关。COPD患者呼吸困难、咳嗽、咳痰症状在基线水平上有急性加重,需要调整治疗方案时称为COPD急性发作。

【临床表现】

1. 病史中应有以下特征 ①多有长期较大量吸烟史;②职业性或环境有害物质接触史;③有家族聚集倾向;④多于中年以后发病,症状好发于秋冬寒冷季节,常有反复呼吸道感染后加重史。

2. 平时症状

(1) 慢性咳嗽:常晨间咳嗽明显,夜间有阵咳或排痰。

(2) 咳痰:一般为白色黏痰或浆液性泡沫性痰。清晨排痰较多。合并感染时痰量增多,常有脓性痰。

(3) 气短或呼吸困难:是COPD标志性症状。早期仅于劳力时出现,后期逐渐加重,以至于在日常活动甚至休息时也感到气短。

(4) 喘息和胸闷。

COPD急性发作时,上述症状加重,痰量增多,呈脓性或黏液脓性,可伴发热等症状。

3. 体征

(1) 视诊及触诊:桶状胸,呼吸浅快,频率增加,辅助呼吸肌参与运动,重者可见胸腹矛盾运动。严重者缩唇呼吸,黏膜及皮肤发绀。

(2) 叩诊:肺部过清音,心浊音界缩小,肺下界和肝浊音界下降。

(3) 听诊:两肺呼吸音减弱,呼气延长,可闻及干、湿啰音。

4. 实验室及特殊检查

(1) 血常规中血红蛋白及红细胞可增高,血细胞比容增大。合并感染时,血白细胞增高,核左移。痰培养可能检出病原菌。

(2) 肺功能检查:急性加重患者,常难以满意地进行肺功能检查。第一秒用力呼气容积(FEV_1)<1L可提示严重发作。

(3) 血气分析:低氧血症,伴或不伴高碳酸血症。典型血气异常为Ⅱ型呼吸衰竭。

5. 胸部X线检查 肺纹理增粗、紊乱及肺气肿改变。并发肺源性心脏病时,可见右心增大,肺动脉圆锥膨隆,右下肺动脉增宽等。

6. 胸部CT检查 不作为常规检查。高分辨率CT对有疑问病例的鉴别诊断有一定帮助。

【诊断要点】

1. 根据病史、危险因素接触史、体征及实验室检查等资料,即可临床诊断

COPD。肺功能检查可确定诊断。

2. COPD 患者出现气促加重,伴有喘息、胸闷、咳嗽加剧,痰量增加,痰液颜色和(或)黏度改变以及发热时,考虑为 COPD 急性发作。

3. 尚需与心力衰竭、支气管哮喘、肺炎、气胸、肺血栓栓塞症等疾病相鉴别。

【治疗方案及原则】

1. 控制性氧疗 可采用鼻导管、Venturi 面罩,目的使 $SaO_2 > 90\%$($PaO_2 \geqslant 60mmHg$)而不使 $PaCO_2$ 上升超过 $10mmHg$ 或 $pH < 7.25$。氧疗后 30 分钟应复查血气以确认氧合满意而未引起 CO_2 潴留或酸中毒。

2. 抗生素 当患者呼吸困难加重,咳嗽伴有痰量增加及脓性痰时,应根据患者所在地常见病原菌类型及药物敏感情况积极选用抗生素。如 β-内酰胺类(青霉素类、头孢菌素类)、大环内酯类、氟喹诺酮类、氨基糖苷类等。

3. 茶碱类 轻度:①氨茶碱 0.1g,3 次/日,口服;②茶碱缓释片 0.4g,1 次/日,睡前口服。中重度:氨茶碱 0.25g 加入 250ml 液体中,2 次/日,静点。

4. 短效 $β_2$ 激动剂 ①特布他林气雾剂 2 喷/次,3 次/日,吸入。②沙丁胺醇气雾剂 2 喷/次,3 次/日,吸入。

5. 抗胆碱药物 溴化异丙托品 1~3 喷/次,3~4 次/日,吸入。

6. 祛痰药 盐酸氨溴索(沐舒坦)每次 30mg,3 次/日,静脉注射。

7. 糖皮质激素 在应用支气管舒张剂的基础上加用,症状好转后需迅速减量。①泼尼松龙:30~40mg/d,连续 10~14 天口服。②甲泼尼龙(甲基强的松龙):每次 40mg,1~3 次/日,静脉注射,连续 5~7 天。

8. 机械通气

(1) 无创性机械通气:选用标准:①中至重度呼吸困难,伴辅助呼吸肌参与呼吸并出现胸腹矛盾运动;②中至重度酸中毒($pH\ 7.30~7.35$)和高碳酸血症($PaCO_2\ 45~60mmHg$);③呼吸频率 > 25 次/分。神志清楚、呼吸规律、分泌物较少的患者符合其中两项且无禁忌证者可试用。

(2) 有创性机械通气:在积极药物治疗的条件下,患者呼吸衰竭仍进行性恶化,出现危及生命的酸碱异常和(或)神志改变时宜用有创性机械通气治疗。

【处置】

1. COPD 加重早期、病情较轻的患者,予抗感染、解痉、平喘等初步治疗后,症状好转者可院外治疗。

2. 经上述治理无效,要留观察室接受进一步观察治疗。

3. 患者症状显著加剧,出现了发绀、外周水肿等新体征,有严重的伴随疾病,诊断不明确及高龄患者,需入院治疗。

4. 患者对初始治疗反应不佳,出现精神症状,经氧疗和无创正压通气后,低氧血症仍持续或恶化,和(或)高碳酸血症($PaCO_2 > 70mmHg$)严重或恶化,和(或)呼吸性酸中毒($pH < 7.30$)严重或恶化,应收入 ICU 病房治疗。

【注意事项】

1. 体弱无力咳痰费力及痰量较多的患者,应避免使用强镇咳药,如可卡因等。

2. 积极排痰治疗(如用刺激咳嗽,叩击胸部,体位引流等方法)是疾病治疗的重要部分,需要特别注意。

3. 氨茶碱静脉推注或滴注速度过快,可导致烦躁不安、惊厥、心律失常、血压剧降,甚至心跳呼吸骤停等,故必须稀释后缓慢注射。有条件应监测血药浓度。

4. 慎用地西泮等镇静药,以免抑制呼吸,引发肺性脑病。

5. 肺炎链球菌、流感嗜血杆菌以及卡他莫拉菌是 COPD 加重最常见的病原菌。抗感染治疗时,如患者对最初选择的抗生素反应欠佳,应及时根据痰培养及抗生素敏感试验指导临床治疗。

第六节　肺　　炎

社区获得性肺炎

【概述】

社区获得性肺炎(community acquired pneumonia,CAP)是指在医院外罹患的感染性肺实质(含肺泡壁即广义上的肺间质)炎症,包括具有明确潜伏期的病原体感染而在入院后平均潜伏期内发病的肺炎。

【临床表现】

1. 急性起病,常见症状有发热、咳嗽、咳痰、胸痛等。重症患者可有呼吸困难、缺氧、休克、少尿甚至肾衰竭等相应表现。

2. 常伴有头痛、乏力、腹胀、恶心、呕吐、纳差等肺外症状。

3. 患者常有急性病容,肺部炎症出现实变时触觉语颤增强,叩诊呈浊音或实音,听诊可有管状呼吸音或湿啰音。

4. 患者外周血白细胞总数和中性粒细胞的比例通常升高,但在老年人、重症患者、免疫抑制等患者血白细胞数不升高,甚至下降。

5. X 线影像学表现呈多样性,在早期急性阶段病变呈渗出改变,表现为边缘模糊的片状或斑片状浸润影。在慢性期,可发现增殖性改变,或与浸润、渗出性病灶合并存在。

【诊断要点】

1. 新近出现的咳嗽、咳痰，或原有呼吸道疾病症状加重，并出现脓性痰；伴或不伴胸痛。

2. 发热≥38℃。

3. 肺实变体征和（或）湿性啰音。

4. WBC>$10×10^9$/L 或<$4×10^9$/L，伴或不伴核左移。

5. 胸部 X 线检查显示片状、斑片状浸润性阴影或间质性改变，伴或不伴胸腔积液，以上 1～4 项中任何一项加第 5 项，并除外肺结核、肺部肿瘤、非感染性肺间质疾病、肺水肿、肺不张、肺栓塞、肺嗜酸性粒细胞浸润症、肺血管炎等，可建立临床诊断。

重症肺炎的诊断主要标准：

（1）需要机械通气。

（2）48 小时内肺部浸润扩大≥50%。

（3）感染性休克或需要应用血管活性药物>4 小时。

（4）急性肾衰竭，尿量<20ml/h 或非慢性肾功能不全患者血清肌酐>$2\mu g$/dl。

次要标准：

（1）呼吸频率≥30 次/分。

（2）PaO_2/FiO_2<250。

（3）双侧或多叶炎症。

（4）收缩压<90mmHg。

（5）舒张压<60mmHg。

凡符合 1 条主要标准或 2 条次要标准可诊断重症肺炎。

【治疗方案及原则】

1. 及时经验性抗菌治疗，所选抗菌药物尽可能覆盖可能的病原体。

（1）青壮年、无基础疾病患者：常见病原体为肺炎链球菌、肺炎支原体、肺炎衣原体、流感嗜血杆菌、呼吸道病毒及其他如军团菌等。推荐抗菌药物选择有：大环内酯类、青霉素、第一代头孢菌素等。

（2）老年人或有基础疾病患者：常见病原体为肺炎链球菌、肺炎支原体、肺炎衣原体、复合感染（细菌＋非典型病原体）、流感嗜血杆菌、需氧革兰阴性杆菌、呼吸道病毒、卡他莫拉菌、军团菌、厌氧菌等。推荐抗菌药物选择有：静脉应用β内酰胺类如头孢呋辛或β内酰胺类-酶抑制剂复方制剂联合口服或静脉大环内酯类如阿奇霉素，或喹诺酮类。

2. 重视病原学检查和病情评估

（1）需在抗生素治疗前采集标本，一般要求在 2 小时内送检，并且在 24 小时内处理。住院患者应做血培养（2次）和呼吸道分泌物培养。经验性抗菌治疗无效者、免疫功能低下者、怀疑特殊感染而咳痰标本无法获得或缺少特异性者、需要鉴别诊断者可选择性通过纤维支气管镜下呼吸道防污染采样或支气管肺泡灌洗液采样做细菌或其他病原体检测。

（2）初始经验性治疗：48～72小时或稍长一些时间后病情无改善或反见恶化，其原因包括：①治疗不足，治疗方案未覆盖重要病原体（如金黄色葡萄球菌、假单胞菌）或细菌耐药；②少见病原体（真菌、卡氏肺孢子虫、肺吸虫等）；③出现并发症（感染性或非感染性）；④非感染性疾病。可根据具体情况更改抗菌治疗方案或进一步拓展思路寻找原因和更深入的诊断检查。

3. 在获得可靠的病原学诊断后应及时将经验性治疗转为靶向治疗。

4. 抗菌治疗疗程视病原体而定　肺炎链球菌和其他细菌肺炎一般疗程7～10天；肺炎支原体、肺炎衣原体肺炎10～14天；免疫健全宿主军团菌病10～14天，免疫抑制宿主则应适当延长疗程。疗程尚需参考基础疾病、细菌耐药及临床病情严重程度等综合考虑。

5. 支持治疗　如纠正低蛋白血症、维持水电解质和酸碱平衡及心肺功能支持等。

【处置】

1. 轻、中度和无附加危险因素的CAP提倡门诊治疗。附加危险因素指：

（1）肺炎链球菌耐药危险性，包括：年龄＞65岁、近3个月接受β内酰胺类抗生素治疗、免疫功能低下、多种内科并发症和密切接触儿童者。

（2）感染肠道革兰阴性杆菌危险性，包括：护理院内生活、基础心肺疾病、多种内科并发症、近期接受过抗生素治疗。

2. 有附加危险因素的CAP应留观或住院进一步治疗。

3. 重症肺炎患者应入住ICU治疗。

【注意事项】

1. 仔细询问病史，准确估计病情，按病情分层治疗，合理使用抗生素。

2. 应在病情改善后将静脉抗生素治疗转为口服治疗，并早期出院。选择转换药物可采用与静脉用药同一品种（降级治疗）或抗菌谱相同（近）的其他品种（序贯治疗）。

3. 建议老年患者接种肺炎链球菌疫苗以防再感染。

医院获得性肺炎

【概述】

医院获得性肺炎（hospital acquired pneumonia，HAP）亦称医院内肺炎

(nosocomical pneumonia,NP),是指患者入院时不存在、也不处于感染潜伏期,而于入院 48 小时后在医院(包括老年护理院或康复院)内发生的肺炎,包括在医院内获得感染而于出院后 48 小时内发生的肺炎。呼吸机相关肺炎(ventilatilator-associated pneumonia,VAP)是指建立人工气道(气管插管/切开)同时接受机械通气 24 小时后或停用机械通气和拔除人工气道 48 小时内发生的肺炎,是NP 一种常见而严重的类型。

【临床表现】

1. 急性起病,发热、咳嗽、脓痰常见,但不少患者可被基础疾病掩盖,或因免疫功能差、机体反应削弱致使起病隐匿,可仅表现为精神委靡或呼吸频率增加,在机械通气患者可表现为需要加大吸氧浓度或出现气道阻力上升。重症 NP 患者可并发急性肺损伤和 ARDS、左心衰竭、肺栓塞等。

2. 查体可有肺湿性啰音甚至实变体征,视病变范围和类型而定。胸部 X 线可呈现新的或进展性肺泡浸润甚至实变,范围大小不等,严重者可出现组织坏死和多个小脓腔形成。部分患者 X 线检查可呈阴性。

【诊断要点】

X 线显示新出现或进展性肺部浸润性病变合并以下之一者:①发热>38℃;②近期出现咳嗽、咳痰,或原有呼吸道症状加重,并出现脓痰,伴或不伴胸痛;③肺部实变体征和或湿啰音;④WBC>10×10^9/L 伴或不伴核左移。在排除其他基础疾病如肺不张、心力衰竭和肺水肿、药物性肺损伤、肺栓塞和 ARDS 后,可做出临床诊断。

出现以下任何一项者,应认为是重症 NP:①需入住 ICU;②呼吸衰竭需要机械通气或 FiO_2>35% 才能维持 SaO_2>90%;③X 线示病变迅速进展,累及多肺叶或空洞形成;④严重脓毒症伴低血压和(或)器官功能障碍的证据(休克:收缩压<90mmHg 或舒张压<60mmHg,需要应用血管活性药物>4 小时;肾功能损害:尿量<20ml/h 除外其他可原因),急性肾衰竭需要透析。晚发 NP 和VAP 大多为多重耐药菌感染,在处理上不论其是否达到重症标准,一般亦按重症处理。

【治疗方案及原则】

1. 尽早进行病原学检查,进行呼吸道分泌物细菌的定量培养,并常规做血培养。经验性抗菌治疗无效者可选择性通过纤维支气管镜下呼吸道防污染采样或支气管肺泡灌洗液采样做细菌或其他病原体检测。

2. 在病原学结果出来之前,应经验使用抗生素,所选药物应尽量覆盖可能致病菌。早发、轻、中症 NP 以肠杆菌、流感嗜血杆菌、肺炎链球菌、甲氧西林敏感金葡菌等常见,抗菌药物可选择第Ⅱ、Ⅲ代头孢菌素、β 内酰胺类/β 内酰胺酶抑制剂、青霉素过敏者选用氟喹诺酮类如左氧氟沙星和莫西沙星。

重症、免疫功能抑制、COPD 或 ICU 患者，铜绿假单胞菌、MRSA、不动杆菌、肠杆菌属细菌多见，抗菌药物应选择左氧氟沙星或环丙沙星或氨基糖苷类联合下列药物之一：

（1）抗假单胞菌 β 内酰胺类如头孢他啶或头孢吡肟、哌拉西林和头孢哌酮也可以，但我国部分地区分离的铜绿假单胞杆菌对他们的耐药率已较高。

（2）广谱 β 内酰胺类/β 内酰胺酶抑制剂如头孢哌酮/舒巴坦、哌拉西林/他唑巴坦。

（3）亚胺培南或美罗培南。存在金葡菌危险因素时，应加用万古霉素或替考拉宁。器官移植服用环孢霉素期间出现 NP 而细菌和真菌检查阴性时，应怀疑卡氏肺孢子虫感染可以经验性治疗加 SMZ-TMP。

3. 机械通气治疗。

4. 支持治疗。

【处置】

轻中症患者住普通病房，重症患者入住 ICU。

【注意事项】

1. 患者取半坐位以减少吸入危险性。

2. 诊疗器械特别是呼吸治疗器械严格消毒及灭菌，切实执行无菌操作制度，医护人员洗手是减少和防止交叉感染的最简便和有效措施之一。

3. 尽量使用无创通气预防 VAP。

4. 尽可能缩短人工气道留置和机械通气时间，减少鼻胃插管和缩短留置时间，尽量避免或减少使用 H_2 受体阻滞剂和抗酸剂，或以硫糖铝取代之。

5. 为减少耐药菌产生，避免呼吸道局部应用抗生素。

6. 抗感染疗程提倡个体化，时间长短取决于感染的病原体、严重程度、基础疾病及临床治疗反应等。

第七节　肺　栓　塞

【概述】

肺栓塞是指各种栓子堵塞肺动脉或其分支后引起的以肺循环障碍为主要表现的临床和病理，生理综合征。少数患者肺栓塞后会发生肺出血或坏死，称作肺梗死。引起肺栓塞的栓子有血栓栓子，脂肪栓子，羊水栓子以及空气栓子等，以血栓栓子最为常见，称作肺血栓栓塞症，其栓子常源于下肢深静脉血栓脱落。肺血栓栓塞症的临床表现复杂多样，易于漏诊及误诊，大块肺栓塞常导致患者出现显著的低血压和严重的呼吸困难,可导致患者猝死。

【临床表现】

1. 急性肺心病　表现为突然呼吸困难、濒死感、发绀、右心衰竭、低血压、指端湿冷,见于突然栓塞2肺叶以上的患者。

2. 肺梗死　有不足三分之一的患者表现为突然呼吸困难、胸痛、咯血及胸膜摩擦音或胸腔积液。

3. 不能解释的呼吸困难　表现为原因不明的呼吸困难及气促,尤以活动后明显。是肺栓塞症最常见的临床表现。

4. 慢性反复性肺血栓栓症　表现为发病隐匿,进展缓慢的重度肺动脉高压和右心功能不全。

5. 猝死　少部分患者表现为猝死,常是大块栓子栓塞肺动脉主干引起的。

6. 肺部体征　常出现呼吸急促、发绀、肺部啰音等,也可以在合并肺不张或胸腔积液时出现相应的体征。此外,有相当一部分患者无肺部体征。

7. 循环系统体征　有心动过速,血压变化,严重者出现血压下降,甚至休克;颈静脉充盈或异常搏动;肺动脉瓣第二心音(P_2)亢进及分裂,三尖瓣区收缩期杂音。

8. 其他体征　可以有发热,多在38.5℃以下,合并感染时可有高热。肺血栓栓塞症的患者常可见下肢深静脉血栓形成的体征。

9. 一般性检查

(1) 血气分析:常表现为呼吸性碱中毒伴低氧血症。血气分析正常不能除外诊断。

(2) 心电图检查:典型表现为 S I Q Ⅲ T Ⅲ 电轴右偏。但更多见的是非特异性 ST、T 波改变及心律失常等。

(3) 胸部 X 线检查:胸部 X 线检查多正常或大致正常。有肺梗死时,可见楔形阴影。此外有时可见并发肺不张或胸腔积液的表现。

(4) 血生化检验:血常规可见中性粒细胞升高,肌酸肌酶、胆红素轻度升高,肌钙蛋白阳性。

(5) 超声心动图:对诊断不特异,但可以除外其他原因引起的右心室压力升高。偶可见到肺动脉内血栓。

10. 特殊检查

(1) D-二聚体:具有较高的敏感性,阴性结果可以除外诊断,而阳性结果则需做更进一步检查。

(2) 通气/灌注(V/Q)肺扫描:典型表现为呈肺段分布的灌注缺损,与通气显影不匹配。

(3) 螺旋 CT 和电子束 CT 肺血管造影(CTPA):能够发现肺段以上的肺动

脉内栓子。

（4）磁共振肺动脉造影（MRPA）：对肺段以上的肺动脉栓塞敏感性和特异性均较高。

（5）肺动脉造影：是肺栓塞症诊断的金标准，直接征象有肺动脉内造影剂充盈缺损伴或不伴有轨道征的血流阻断；间接征象有肺动脉造影剂流动缓慢，局部低灌注、静脉回流延迟等。

11. 下肢静脉血栓形成的检查

（1）血管超声多普勒检查：常用于检查股静脉、腘静脉和胫后静脉，该方法的准确性为 93%。

（2）放射性检查静脉造影：常见血流梗阻，侧支循环形成静脉瓣功能不全，血流逆流入浅静脉，浅静脉代偿性增粗，扭曲等。

（3）静脉造影：可显示静脉堵塞的部位、范围、程度及侧支循环的情况。

（4）肢体阻抗容积波图：表现为阻抗上升或下降速度均明显减慢。

【诊断要点】

1. 有肺栓塞症的危险因素，尤其是有血栓形成的高危因素等，多出现下肢深静脉血栓形成的症状和体征时。

2. 当临床上出现以下情况时应考虑成栓塞症：

（1）下肢无力，静脉曲张，不对称性下肢水肿血栓性静脉。

（2）原有疾病突然发生变化，呼吸困难加重或创后呼吸困难、胸痛、咯血。

（3）不明原因的低血压、休克、晕厥及呼吸困难等。

3. 对可疑患者行 D-二聚体检查，阳性患者可进一步选择通气/灌注（V/Q）肺扫描、CTPA、MRPA 或肺动脉造影，可明确诊断。

4. 下肢血管超声多普勒检查，放射性核素静脉造影，静脉造影及下肢肢体阻抗容积波图均可发现下肢的深静脉血栓形成，从而为肺栓塞症提供佐证。

【治疗方案及原则】

1. 一般处理及支持治疗

（1）应对患者的呼吸、心率、血压、血气等进行严密监测。

（2）绝对卧床休息，保持大便通畅，避免用力，可给予镇静止痛及镇咳祛痰治疗。

（3）吸氧纠正低氧血症。

（4）限制输液量纠正低血压。

2. 抗凝治疗

（1）肝素：3000～5000IU 或按 80IU/kg 静脉注射后以 18IU/(kg·h)持续静脉滴注，再根据 APTT 调整用量，使 INR 值在 1.15～2.5 之间。

（2）低分子肝素：不能监测 APTT 时，而肾功能正常者，可以用低分子肝素替代肝素。

（3）华法林：肝素或低分子肝素治疗 5～10 天后，可口服华法林 3.0～5.0mg/d，调整剂量使 INR 值在 20～30 之间。华法林应与肝素或低分子肝素重叠应用 4～5 天左右。

3. 溶栓治疗

（1）尿激酶：负荷量 4400IU/kg，静脉注射 10 分钟，随后 2200IU/（kg·h），持续 12 小时或按 20 000IU/kg 持续静脉注射 2 小时。

（2）链激酶：负荷量 250 000IU/kg，静脉注射 30 分钟，随后 100 000IU/（kg·h），持续静脉注射 24 小时。

（3）rtPA：50mg，持续静脉滴注 2 小时。

当应用尿激酶和链激酶时，不强调应用肝素治疗，但以 rtPA 溶栓时，则必须同时使用肝素。

4. 肺动脉取栓术　用于致命性的肺动脉主干或主要分支堵塞的大面积肺栓塞症。

5. 下腔静脉放置滤器　适用于有抗凝治疗禁忌证、充分抗凝治疗失败后及高危患者，如进展性深静脉血栓，严重的肺动脉高压征。

【处置】

1. 所有怀疑为肺栓塞症的患者，均应入住 ICU 病房密切观察生命体征，并积极完成常规检查，及必要的特殊检查，直至排除或明确诊断。

2. 对于病情稳定的患者，在一般处理及对症治疗的基础上，要积极给予抗凝治疗，标准的疗程是：

（1）仅有一过性危险因素，如因手术或外伤需要卧床者，抗凝治疗 4～6 周。

（2）因先天性因素所致者，抗凝 3 个月。

（3）其他原因者抗凝治疗 6 个月。

（4）对于复发的患者或有潜在复发性血栓症患者（抗磷脂抗体综合征），需终身抗凝治疗。

3. 对于血流动力学不稳定的患者如低血压、休克、急性心功能不全，晕厥以及心脏猝停者，应积极溶栓治疗。

4. 对于高度怀疑大块肺栓塞引起心脏猝停者，在积极进行心肺复苏的同时，进行 rt-PA 溶栓治疗。短时间内复苏不能成功者可考虑介入碎栓治疗或手术取栓治疗。

【注意事项】

1. 肺栓塞症的症状及体征均缺乏特异性，应在有危险因素的患者出现相关症状时警惕肺栓塞症的发生。

2. 肺栓塞症,尤其是肺血栓栓塞症可以因反复多次栓子脱落引起症状,因此初始症状稳定的患者,必须严密观察防止症状再发或加重。

3. 心电图检查缺乏特异时,阴性结果不能排除诊断,有异常发现时应与冠心病等鉴别。

4. 溶栓治疗适用病程在2周以内的患者。进行溶栓治疗时,注意溶栓的适应征和禁忌证。肺梗死,引起的咯血不是溶栓的禁忌证。

5. 肺动脉取栓术,风险大,死亡率高,技术要求高,除非危及生命的紧急情况,要慎重。

第八节　胸　腔　积　液

【概述】

胸腔积液是位于肺和胸壁之间一个潜在的腔隙。在正常情况下,脏层胸膜和壁层胸膜表面上有一层很薄的液体,在呼吸运动时起润滑作用。胸膜腔内液体并非处于静止状态,在每一次呼吸周期中胸膜腔的形状和压力均有很大变化,使胸膜腔内液体持续滤出和吸收并处于动态平衡。任何因素使胸膜腔内液体形成过快或吸收过缓,即产生胸腔积液(pleural effusion,简称胸水)。

【临床症状】

1. 症状　呼吸困难是最常见症状,病因不同,其症状有所差别。结核性胸膜炎多见于年青人,常有发热、干咳、胸痛,随着胸水量的增加可有缓解,但可出现胸闷、气促。恶性胸腔积液多见于中年以上患者,一般无发热,胸部隐痛,伴有消瘦和呼吸道或原发部位肿瘤的症状。炎性积液多为渗出性,心力衰竭所致胸腔积液多为漏出液。肝脓肿所伴右侧胸腔积液可为反应性胸膜炎,亦可为脓胸。症状也和积液量有关,积液量少于0.3～0.5L时症状多不明显,大量积液时心悸及呼吸困难更加明显。

2. 体征　与积液量有关。少量积液时可无明显体征,或可触及胸膜摩擦感或可闻及胸膜摩擦音。中量或大量积液时,患侧胸廓饱满,触觉语颤减弱,局部叩诊浊音,呼吸音减低或消失。可伴有气管、纵隔向健侧移位。

3. 实验室和特殊检查

(1) 胸水常规和生化检查:诊断性胸腔穿刺对明确积液性质及病因诊断均至关重要。疑为渗出液必须作胸腔穿刺,疑为漏出液则避免胸腔穿刺。

1) 外观:漏出液透明清亮,静置不凝固,比重<1.016。渗出液可呈多种颜色,以草黄色多见,易有凝块,比重>1.018。血性胸水呈洗肉水样或静脉血样,多见于肿瘤、结核和肺栓塞。乳状胸水多为乳糜胸、巧克力色胸水多考虑阿米巴肝脓肿破溃入胸腔的可能。黑色胸水可能为曲霉感染。黄绿色胸水可见于类风湿关节炎。

2）细胞：胸膜炎症时，胸水中可见各种炎症细胞及增生与退化的间皮细胞。漏出液：细胞数$<100\times10^6$/L，以淋巴细胞与间皮细胞为主。渗出液：细胞数$>500\times10^6$/L。脓胸：白细胞$>10\ 000\times10^6$/L。中性粒细胞增多时提示为急性炎症；淋巴细胞为主则多为结核性或肿瘤性；寄生虫感染或结缔组织病时嗜酸性粒细胞常增多。胸水中红细胞$>5\times10^9$/L时可呈淡红色，多由于恶性肿瘤或结核所致，应于胸腔穿刺损伤血管导致血性胸水鉴别。红细胞$>100\times10^9$/L时，应考虑创伤、肿瘤或肺梗死。胸水血细胞比容$>$外周血血细胞比容的50%以上时为血胸。恶性胸水中40%～90%可查到恶性肿瘤细胞。结核性胸水中间皮细胞$<5\%$。系统性红斑狼疮并发胸腔积液可找到狼疮细胞。

3）pH：正常胸水 pH 接近于 7.6。pH 降低可见于多种原因的胸腔积液，如脓胸、食管破裂、类风湿关节炎时积液；但 pH<7.0 仅见于脓胸以及食管破裂所致的胸腔积液。

4）病原体：胸水涂片查找细菌及培养，有助于病原诊断。结核性胸膜炎胸水沉积后作结核菌培养，阳性率仅 20%，巧克力色胸水应镜检阿米巴滋养体。

5）蛋白质：渗出液：蛋白含量>30g/L，胸水/血清比值大于 0.5。漏出液：蛋白含量<30g/L，以白蛋白为主，黏蛋白试验（Rivalta 试验）阴性。

6）类脂：乳糜胸的胸水呈乳状，离心后不沉淀，苏丹Ⅲ染成红色，甘油三酯含量>1.24mmol/L，胆固醇不高，脂蛋白电泳可显示乳糜微粒，多见于胸导管破裂。假性乳糜胸的胸水呈淡黄或暗褐色，含有胆固醇结晶及大量退变细胞（淋巴细胞、红细胞），胆固醇多大于 5.18mmol/L，甘油三酯含量正常。与陈旧性积液的胆固醇积聚有关，见于陈旧性结核性胸膜炎、恶性胸水、肝硬化和类风湿关节炎胸腔积液。

7）葡萄糖：正常胸水中葡萄糖含量与血中含量相近，测定胸水葡萄糖含量，有助于鉴别胸腔积液的病因。漏出液与大多数渗出液葡萄糖含量正常；而脓胸、类风湿关节炎、系统性红斑狼疮、结核和恶性胸腔积液中含量可<3.3mmol/L。

8）酶：乳酸脱氢酶（LDH）是反映胸膜炎症程度的指标，其值越高，表明炎症越明显。渗出液 LDH 含量增高，>200U/L，胸水/血清 LDH 比值>0.6。LDH>500U/L 常提示为恶性肿瘤或胸水已并发细菌感染。胸水淀粉酶升高可见于急性胰腺炎、恶性肿瘤等。淀粉酶同工酶测定有助于肿瘤的诊断，如唾液型淀粉酶升高而非食管破裂，则恶性肿瘤的可能性极大。腺苷脱氨酶（ADA）在淋巴细胞内含量较高。胸水中 ADA>45U/L，提示结核性胸膜炎。艾滋病（HIV）

合并结核性胸膜炎患者,胸水 ADA 不升高。

9) 免疫学检查:结核性与恶性胸腔积液中 T 细胞增高,以结核性胸膜炎为显著,可高达 90%,且以 CD4$^+$ 为主,而且胸水中 γ-干扰素>200pg/ml。系统性红斑狼疮及类风湿关节炎引起的胸腔积液中补体 C3、C4 成分降低,免疫复合物含量增高,胸水中抗核抗体滴度可达 1:160 以上。

10) 肿瘤标志物:癌胚抗原(CEA)在恶性胸水中早期即可升高,且比血清更显著。若胸水 CEA>20μg/L 或胸水/血清 CEA>1,常提示为恶性胸水,其敏感性为 40%~60%,特异性为 70%~88%。胸水端粒酶测定诊断恶性胸水的敏感性和特异性均>90%。近年来还开展了许多肿瘤标志物检测,如肿瘤糖链相关抗原、细胞角蛋白 19 片段、神经元特异性烯醇酶等,可作为鉴别诊断的参考。联合检测多种肿瘤标志物,可提高阳性检出率。

(2) X 线检查:极小量游离性胸腔积液,胸部 X 线仅见肋膈角变钝;积液量增多时显示向外、向上的弧形上缘的积液影。平卧时积液散开,使整个肺野透亮度降低。大量积液时患侧胸部有致密影,气管和纵隔推向健侧。液气胸时有气液平面。包裹性积液不随体位改变而变动,边缘光滑饱满,多局限于叶间或肺与膈之间。肺底积液可仅有假性膈肌升高和(或)形状的改变,CT 检查可显示少量胸腔积液、肺内病变、胸膜间皮瘤、胸内转移肿瘤、纵隔和气管旁淋巴结等病变,有助于病因诊断。

(3) 超声检查:超声探测胸腔积液灵敏度高,定位准确。临床用于估计胸腔积液深度和积液量,协助胸腔穿刺定位。B 超引导下胸腔穿刺用于包裹性和少量胸腔积液。

(4) 胸膜活检:经皮闭式胸膜活检对胸腔积液病因诊断有重要意义,胸膜针刺活性具有简单、易行、损伤性较小的优点,阳性诊断率为 40%~75%。CT 或 B 超引导下活检可提高成功率,肿瘤或有出血倾向者不宜作胸膜活检。

(5) 胸腔镜或开胸活检:对于上述检查不能确诊者,必要时可经胸腔镜或剖胸直视下活检。

(6) 支气管镜:对有咯血或疑有气道阻塞者可行此项检查。

【诊断要点】

1. 症状　可因病因、积液量、积液的性质及形成速度的不同而异。炎性病变产生渗出液,患者呼吸时胸痛,常伴有发热和中毒症状。中等量或大量积液时出现呼吸困难及发绀。漏出液除气短或呼吸困难外,常有原发病的症状。

2. 体征　少量积液,听诊可闻胸膜摩擦音。液体量多时,呼吸浅而快,患侧胸部饱满,肋间隙增宽,呼吸运动减弱,触诊语颤减弱或消失,叩诊呈浊音或实音,心尖冲动向健侧移位,气管移向健侧,听诊呼吸音减弱或消失。积液上方有时可听到管状呼吸音。

3. 实验室检查　胸腔积液通过胸膜腔穿刺抽取液体，作常规检验，区分渗出液或漏出液以及良性或恶性（表 5-2、表 5-3）。

表 5-2　胸腔积液漏出液和渗出液的鉴别

项　　目	漏 出 液	渗 出 液
蛋白质定量	<3g/dl	>3g/dl
胸腔蛋白质含量/血清蛋白含量	<0.5	>0.5
乳酸脱氢酶	低	>200IU
胸腔液乳酸脱氢酶/血清乳酸脱氢酶	<0.6	>0.6
相对密度	<1.016	>1.016
红细胞	<1000/mm³	>10 000/mm³
白细胞	<500/mm³	>500/mm³
白细胞分类	淋巴和单核细胞 >50%	结核时单核>50%，急性炎症时多核>50%，肿瘤不定
pH	>7.3	<7.3
葡萄糖	同血清量	炎症时低，类风湿关节液<30mg/dl
淀粉酶		胰腺炎患者可高于血清量
特殊蛋白质		系统性红斑狼疮、类风湿关节炎患者，C3、C4 补体水平下降

表 5-3　良性胸水与恶性胸水的鉴别

项　　目		良　　性	恶　　性
pH		<7.30（结核性） <7.20（化脓性）	>7.40
葡萄糖		<20mg/dl	>60mg/dl
铁蛋白		<20ng/dl	>500ng/ml（疑癌性） >1000ng/ml（可诊断）
α_1 酸性糖蛋白		<100mg/dl	>100mg/dl
溶菌酶		>80μg/ml	<65μg/ml
乳酸脱氢酶（LDH）		(136.2±20.29)U/L	(396.6±21.39)U/L
血管紧张素转换酶（ACE）		胸水/血清高	胸水/血清低
腺苷脱氨酶（ADA）		(64.17±17.79)U/L	(14.26±5.84)U/L
癌胚抗原（CEA）		<15μg/L	>15μg/L
微量元素	硒 Se	正常	低
	锌 Zn	正常	低
	铜 Cu	正常	高
	铁 Fe	正常	高
染色体		无异常	异常，非二倍体细胞
胸膜活检			有癌细胞
胸水中癌细胞			可有

4. 辅助检查

1）X 线检查：少量积液时，肋膈角模糊或消失；中等量积液时，患侧胸腔下部可见大片均匀致密阴影，上界呈弧形，凸面向下；大量积液时，患侧胸腔全部为致密均匀阴影，心脏移向健侧。有时可见包裹性、叶间隙、肺底等处的局限性积液。

2）B 超检查：可鉴别胸腔积液、胸膜增厚以及液气胸等，并可作出定量、定位诊断，有利于穿刺定位。

3）胸膜活组织检查：有利于胸膜病变性质和胸腔积液病因等鉴别。

【治疗方案及原则】

胸腔积液为胸部或全身疾病的一部分，病因治疗尤为重要。漏出液常在纠正病因后吸收，其治疗参阅有关章节。如结核性胸水抗结核治疗；恶性间皮瘤采用化疗或放疗；大量积液，有压迫症状，可穿刺抽液缓解症状。

第九节　自发性气胸

【概述】

在没有创伤或人为因素的情况下，肺组织及脏层胸膜自发性破裂，空气进入胸膜腔，称为自发性气胸。根据脏层胸膜破裂的不同情况及气胸对胸腔内压力的影响，可分为闭合性（单纯性）气胸、张力性（高压性）气胸和交通性（开放性）气胸三种类型。

【临床表现】

1. 20～40 岁患者多见于瘦高体型青壮年男性；40 岁以上者多继发于肺脏各种疾病，如：①肺结核；②COPD；③肺癌；④尘肺；⑤胸膜异位子宫内膜；⑥妊娠引起激素变化和胸廓顺立性变化；⑦结节病等。

2. 胸痛多为最早出现的症状，大多起病急骤，患者突感一侧胸部针刺样或刀割样疼痛，持续时间短，继之胸闷，呼吸困难，伴刺激性咳嗽，积气量大者不能平卧或健侧卧位。

3. 病情重者可出现严重呼吸困难、表情紧张、胸闷、挣扎坐起、烦躁不安、发绀、冷汗、脉速、虚脱、心律失常，甚至意识不清、呼吸衰竭、休克、昏迷。

4. 胸部体征　取决于积气量的多少和是否伴有肺部原发病。少量气胸体征不明显，听诊时呼吸音减弱。大量气胸时，气管向健侧移位，患侧胸部隆起，呼吸运动与触觉语颤减弱，叩诊呈过清音或鼓音，心或肝浊音界缩小或消失，听诊呼吸音减弱或消失。左侧气胸或并发纵隔气肿时，有时可在左心缘处听到心跳一致的气泡破裂音，称 Hamman 征。

5. X 线胸片检查主要征象为胸腔有气体占据,可见肺被压缩的边缘呈外凸弧形的细线条形阴影,称为气胸线,线外透亮度增高,无肺纹理,线内为压缩的肺组织。大量气胸或张力性气胸,纵隔及心脏可移向健侧,合并纵隔气肿时在纵隔旁可见透光带。CT 扫描对可显示胸腔的积气,并可明确部分自发性气胸的病因。

6. 胸腔试验性穿刺及测压 适于不能搬动或无法行影像检查的患者。此方法是以注射器先行抽入空针 1ml 空气,再行胸腔试穿,部位一般选患侧锁骨中线第 2 肋间。当进入胸腔后,如为张力性气胸,则针芯随患者的呼吸外移;如为交通型气胸,则针芯随呼吸来回移动;如为闭合型气胸,则针芯随呼吸内移。

【诊断要点】

1. 患者为瘦高体型青壮年男性或有肺部的疾病。

2. 突发一侧胸部疼痛,继之胸闷、呼吸困难、发绀、不能平卧。

3. X 线胸片检查有气胸线,CT 扫描显示胸腔有积气,胸腔穿刺抽出气体。

4. 除外急性心肌梗死、支气管哮喘、阻塞性肺气肿、肺动脉栓塞、肺气肿大疱、支气管囊肿、肺部巨大空洞、消化性溃疡穿孔、膈疝、胸膜炎和肺癌等。

【治疗方案和原则】

1. 保守治疗 卧床休息,吸氧,支气管痉挛者给予应用氨茶碱或沙丁胺醇,剧烈咳嗽者口服喷托维林或可待因,应用抗生素预防感染。

2. 胸腔穿刺排气 可同时测压及抽气,部位在患者坐位或仰卧位第 2 前肋间锁骨中线或腋前线第 4~5 肋间处,局限性气胸则要选择相应的穿刺部位,一次抽气量不宜超过 1000ml,每日或隔日抽气一次。

3. 胸腔插管水封瓶闭式引流术 尤其适用于交通性和张力性气胸。置管部位同胸腔穿刺抽气术。对极少数患者肺复张较慢,在确定瘘孔已闭合和气道通畅后,可行低的负压吸引(− 20~− 10cmH$_2$O),促使肺复张。

4. 胸膜粘连术 是将无菌的刺激性物质注入胸膜腔,诱发化学性胸膜炎,使脏、壁层胸膜粘连,瘘孔闭合。常用的胸膜粘连剂有:滑石粉 2g(20% 悬液100ml),四环素(红霉素)0.5g,米帕林 100mg/d 用 2~4 天,硝酸银溶液(1%20~30ml),樟脑油(1%10ml)等。

5. 瘘孔闭合术 ①胸腔镜直视下对准肺大疱或肺组织穿孔、喷注纤维蛋白胶或快速医用 ZT 胶,使破口黏合。②用纤维支气管镜通过胸膜腔达肺大疱后插入小导管到肺大疱内注入纤维蛋白原和凝血酶,或是经纤维支气管镜插入Forgarty 导管至漏气相关的小支气管内,注入明胶或氧化纤维素棉或纤维蛋白胶以堵塞漏气的肺段或亚肺段支气管。

6. 电视胸腔镜(VATS)治疗 可行胸膜裂口闭合术或肺大疱结扎术、肺段或肺叶切除术、胸腔镜下激光治疗。具有微创、安全的特点。

7. 开胸手术治疗　可以修补肺的破口，又可以从根本上处理原发灶或通过手术以促进确保胸膜粘连。

适应证：

(1) 复发性气胸，尤其是合并胸腔感染者(如脓胸)。

(2) 肺的原发性病灶需手术治疗者，包括：①张力性气胸闭式引流失败者；②长期漏气致肺不张者，或存在支气管胸膜瘘者；③大量血气胸；④双侧气胸(尤其是同时发生者)；⑤胸膜增厚，或已有纤维膜形成使肺不能膨胀者；⑥伴有巨型肺大疱者；⑦有手术适应证的支气管扩张并自发性气胸；⑧能手术的肺癌并自发性气胸；⑨特殊性气胸，如月经性气胸等；⑩青少年原发性气胸(因易复发，且可引起双侧气胸)。

【处置】

1. 闭合性气胸　小量气胸，肺压缩<30%，可行保守治疗，大量气胸，可行胸腔穿刺排气。

2. 交通性气胸　经积极保守治疗的同时，行胸腔插管水封瓶闭式引流术，如效果不佳，行胸膜粘连术或瘘孔闭合术。对于肺的破口大难以闭合，或肺的原发灶需要手术治疗者，可行电视胸腔镜治疗或开胸手术治疗。

3. 张力性气胸　立即行胸腔插管水封瓶闭式引流术，同时监测生命体征、血气，如呼吸循环难以维持稳定，积极开胸手术治疗。

【注意事项】

1. 问病史时要询问自发性气胸的发病过程、诱发因素及既往肺部疾病病史。

2. 对于突发胸痛的 20～40 岁瘦高体型男性患者应考虑本病的发生。

3. 不主张常规应用胸膜腔穿刺抽气术，原因：①SP 多为开放型或交通性，抽气后气体又复进入胸膜腔，除非确定闭合性 SP 可作一次性穿刺；②胸膜腔反复穿刺容易引起感染；③穿刺不慎易穿破肺泡或大疱使气胸更加严重。

4. 对危及生命的张力性气胸，在没有条件的医疗单位或现场救治中，可采用粗注射针，在针柄上结扎上橡皮指套，指套末端剪一小口，针插进胸腔后，高压气体迅速自小口排出，到达负压时，指套囊即瘪塌，小口闭合，外界空气不能进入。此为临时性急救措施，此后仍应行胸腔水封瓶闭式引流。

5. 行胸腔插管水封瓶闭式引流术的患者应注意：①水封瓶应放在低于患者胸部的地方，以免瓶内的水反流进入胸腔；②在插管引流排气过程中，应注意严格消毒，防止发生感染。

6. 对行胸腔闭式引流术水封瓶仍排气时不应做负压吸引，因负压吸引后可使瘘孔更难闭合,从而加重病情,延长病程,仅在确定瘘孔已闭合时为加快肺复张而采用负压吸引。

7. 重症患者应严密监测生命体征和血气情况,并应观察是否有并发症发生。

8. 对于治愈的患者,应向患者告知发病的原因、预防的措施及再发时的应急方法。

第六章　心血管系统急危重病

第一节　急性心力衰竭

【概述】

急性心力衰竭（acute heart failure）是各种心脏病因导致左心室排血量突然、显著降低而导致急性严重肺淤血。最为常见的临床表现是急性左心衰竭所引起的急性肺水肿，严重者可致心源性休克或心搏骤停。

【临床表现】

1. 症状　发病急骤，患者突然出现严重呼吸困难，端坐呼吸，频繁咳嗽、咳粉红色泡沫痰。

2. 体征　呼吸急促，烦躁不安，面色苍白，口唇发绀，大汗淋漓；心尖冲动向下移位，可出现交替脉，可出现心界扩大；双肺满布湿性啰音，可伴哮鸣音，心率加快，心尖部可闻及奔马律。血压可升高，但伴心源性休克时血压降低。

3. 辅助检查

（1）动脉血气分析：早期 PaO_2 轻度下降或正常，肺水肿期 PaO_2 明显下降，$PaCO_2$ 增高。

（2）X 线胸片：可见两肺大片云雾状影、肺门阴影呈蝴蝶状。

（3）血流动力学监测：左心室舒张末压增高，PCWP 18～20mmHg 出现轻度肺淤血，20～25mmHg 为中度肺淤血，26～30mmHg 时为严重肺淤血，＞30mmHg 出现肺水肿。

【诊断要点】

1. 根据病史及典型临床表现即可诊断。

2. 诊断标准

（1）有引起急性左心衰病因。

（2）发病急骤，突发严重呼吸困难，咳粉红色泡沫痰，大汗淋漓。

（3）双肺可闻满布湿性啰音，心率加快，奔马律。

（4）X 线两肺大片云雾状影、肺门阴影呈蝴蝶状，左心室舒张末压增高 PCWP＞18mmHg。

【急诊处理】

1. 急性左心衰治疗应争分夺秒，取坐位或半卧位，两腿下垂，减少回心血量。注意评估血压、脉搏、意识、皮肤温度。

2. 进行心电监护、12 导联心电图检查、X 线胸片、血常规、电解质、β 利尿钠肽水平、心肌酶，留置导尿管。

3. 静脉注射吗啡 3～5mg/次，15 分钟可重复使用，以减轻患者焦虑，消除烦躁，同时可扩张静脉动脉，减轻心脏前负荷。

4. 维持呼吸道通畅，导管或面罩吸高流量，或予正压通气，以增加肺泡内压力，减少肺泡毛细血管渗出，改善通气/血流比，必要时行气管插管。

5. 使用利尿剂呋塞米 20～40mg，iv，必要时每次 4～6 小时。

6. 使用血管扩张剂可选用硝酸甘油或硝普钠静脉滴注，从 5～10μg/min 起始，5～10 分钟增加 5～10μg，常用 50～100μg/min，注意血压变化。若有低血压可与多巴胺联合应用。

7. 增强心肌收缩力

（1）洋地黄：2 周内未用过洋地黄者，可用毛花苷 0.2～0.4mg＋5％葡萄糖液 20ml，缓慢静脉注射。

（2）多巴胺或多巴酚丁胺：2～10mg/（kg·min）静脉滴注。

（3）米力农：50μg/kg 负荷量，继以 0.375～0.75μg/（kg·min）静脉滴注。

8. 其他

（1）氨茶碱 0.25g＋5％葡萄糖液 20ml 缓慢静脉注射，可缓解支气管痉挛，兴奋心肌，增加心肌收缩力、减轻呼吸困难。

（2）地塞米松 10～20mg 静脉注射，可减轻肺毛细血管通透性，改善心肌代谢，减少回心血量，缓解支气管痉挛。

（3）四肢轮换结扎止血带，静脉放血（不常用）等都可按病情需要采用。

（4）药物治疗无效时，要早使用主动脉内球囊反搏（IABP）。

第二节　慢性心力衰竭

【概述】

慢性心力衰竭（chronic heart failure）又称充血性心力衰竭，是在心血管疾病的基础上病情缓慢加重，一般均有代偿性心脏扩大或肥厚及其代偿机制，当发生代偿失调即出现的慢性心力衰竭。心力衰竭分为左心衰竭和右心衰竭，左心衰竭血流动力学机制是肺淤血、肺水肿；而右心衰竭则是体循环静脉淤血和水钠潴留。常发生左心衰竭后，右心也相继发生功能损害，最终导致全心衰竭，而出现右心衰竭后,左心衰竭症状可有所减轻。

【临床表现】

1. 左心衰竭

(1) 症状:①呼吸困难:轻者仅于较重体力活动时发生呼吸困难,休息后很快消失,为左心衰竭的最早表现;出现阵发性夜间呼吸困难,即在熟睡中憋醒,被迫坐起,为左心衰竭典型的临床症状。重者休息时也感呼吸困难,被迫采取半卧位或坐位,称为端坐呼吸。②咳嗽:其特点是劳力性咳嗽或卧位后不久咳嗽,尤其是夜间刺激性干咳,可咳泡沫样痰,严重者咳大量粉红色泡沫状痰。③咯血:由于肺泡和支气管黏膜淤血所引起,多并呼吸困难。④疲乏无力、失眠、心悸等。⑤潮式呼吸:见于严重心力衰竭,预后不良时,老年患者更易出现。

(2) 体征:除原发心脏病的体征外,有呼吸急促、发绀,高枕卧位或端坐体位。触诊心尖冲动可向下移位,可出现交替脉。心界扩大,心尖区可闻及舒张期奔马律,肺动脉瓣听诊区第二心音亢进。随心力衰竭程度不同,两侧肺底可闻及不同程度对称性湿啰音,可伴有哮鸣音。

2. 右心衰竭　症状:主要为慢性持续性体循环淤血,并引起其他各脏器功能改变,如上腹部胀满是右心衰竭较早的症状;胸骨左缘可听到右心室舒张期奔马律,三尖瓣区可有收缩期吹风样杂音,除以上体征外,有原发心脏病体征和诱发心力衰竭疾病体征。

3. 全心衰竭　可同时存在左、右心衰竭的临床表现,也可以左或右心衰竭的表现为主。

4. 辅助检查

(1) 心电图:可表现为左心室肥厚劳损,右心室增大,有既往心肌梗死,左心室肥厚,广泛心肌损害及心律失常等表现。

(2) X线检查:左心衰竭可有左心房和(或)左心室扩大及肺淤血、肺水肿。而有肺泡性肺水肿时,两肺大片云雾状影、肺门呈蝶状阴影。可有胸腔积液。

(3) 超声心动图和多普勒超声技术:区别舒张功能不全和收缩功能不全。收缩性心功能不全时降低,正常 LVEF 值>50%,LVESV、LVEDV 增大。舒张性心功能不全表现为 LVEF 值正常、舒张早期心室充盈速度最大值(E 峰)和心房收缩期心室充盈速度最大值(A 峰)的比值(E/A)<1。

(4) 创伤性血流动力学检查:应用漂浮导管和温度稀释法可测定肺毛细血管楔嵌压(PCWP)和心排血量(CO)、心脏指数(CI)。

【诊断要点】

1. 有器质性心脏病的病史,及实验室检查的客观指标。

2. 心力衰竭症状是诊断的重要依据,如左心衰引起肺淤血可致呼吸困难。

3. 体循环淤血引起的颈静脉怒张、肝大、下垂部水肿等。

4. 上述辅助检查的指标可以直接反映左心室功能。

【治疗方案与原则】

慢性心力衰竭治疗：

（1）一般治疗

1）改善生活方式，控制高血压、高血脂、糖尿病。饮食宜低脂、低盐，重度心力衰竭患者应限制入水量。

2）去除或缓解基本病因，凡有原发性瓣膜病并心力衰竭、心绞痛的患者均应予手术修补或置换瓣膜。缺血性心肌病心力衰竭患者伴心绞痛，左心室功能低下但证实有存活心肌的患者，冠脉血管重建术可望改善心功能。

3）去除诱发因素，如控制感染、心律失常特别是心房颤动并心室率快；纠正贫血、电解质紊乱；注意并发肺栓塞等。

（2）药物治疗

1）利尿剂：①轻度液体潴留、肾功能正常的心力衰竭患者选用氢氯噻嗪，如有明显液体潴留，特别有肾功能损害时，宜选用袢利尿剂如呋塞米。②通常从小剂量开始（氢氯噻嗪25mg/d，呋塞米20mg/d）。如心力衰竭症状得到控制，临床状态稳定，不能将利尿剂作为单一治疗，应与ACEI和β受体阻滞剂联合应用。③不良反应：引起低钾、低镁血症而诱发心律失常。

2）ACE抑制剂：①适用所有左心室收缩功能不全（LVEF≤40%的患者，除非有禁忌证或不能耐受者；无症状左心室收缩功能不全患者亦应使用，可预防和延缓心力衰竭发生；伴有体液潴留者应与利尿剂合用；②适用于慢性心力衰竭患者的长期治疗。卡托普利起始6.25mg，tid，至50mg，tid；依那普利2.5mg，qd始，至10mg，bid；福辛普利10mg，qd始，至20～40mg，qd；贝那普利2.5mg，qd始，至5～10mg，bid；培哚普利2mg，qd始，至5～20mg，qd。

3）β受体阻滞剂：①适用于所有慢性收缩性心力衰竭，LVEF<35%～40%，病情稳定者，均须应用β受体阻滞剂，除非有禁忌证或不能耐受者。②禁忌支气管痉挛性疾病；心动过缓（心率<60次/分）；Ⅱ度以上房室阻滞（已安装起搏器除外）；有明显液体潴留，需大量利尿者，暂不应用。

4）洋地黄：适用于中、重度收缩性心力衰竭者，对伴有心室率快的心房颤动患者特别有效。对慢性心力衰竭急性加重、有快速心室率的心房颤动患者，可用毛花苷C，0.2～0.4mg静脉注射。

出现心律失常；胃肠道症状（厌食、恶心和呕吐）；神经精神症状（视觉异常、定向力障碍、昏睡及精神错乱）。当血清地高辛浓度>2.0ng/ml时，特别是低血钾、低血镁、甲状腺功能低下时，不良反应常易发生。

毒性反应的治疗:早期诊断与及时停药,并予钾盐静脉滴注,但有房室阻滞者禁用钾盐;如出现快速性心律失常,可应用苯妥英钠或利多卡因(苯妥英钠100mg稀释于20ml注射液中,每5～10分钟缓慢静脉注射一次,直至心律失常控制,总量<300mg。利多卡因50～100mg稀释于葡萄糖液20ml中,每10分钟静脉缓慢推注一次,总量<300mg,后1～4mg/min静脉滴注维持,适用于室性心律失常。一般禁忌电复律,可致心室颤动。出现缓慢性心律失常者,可用阿托品0.5～1mg静脉注射,如无血流动力学障碍(心源性晕厥、低血压等),无需临时心脏起搏。

5) 醛固酮拮抗剂:严重心力衰竭(NYHA Ⅲ～Ⅳ级)时,在使用ACEI和利尿剂基础上应用;螺内酯20mg/d;使用4～6天后检查血钾和肌酐;如果出现了疼痛、男性乳腺发育症,应停用。

6) 血管扩张剂:常用血管扩张剂包括:①静脉扩张剂,如硝酸甘油、硝酸异山梨酯等。主要作用为减少回心血量,减轻肺淤血;②小动脉扩张剂,如酚妥拉明、肼屈嗪等,通过降低外周血管阻力,减轻心脏后负荷,增加每搏量及心排出量;③小动脉和静脉扩张剂,如硝普钠、哌唑嗪等,能有效减轻心室前后负荷;④使用方法:硝酸甘油静脉滴注,从5～10μg/min开始,每10～15分钟增加5μg,至20～50μg/min。硝酸异山梨酯10～20mg,tid。酚妥拉明0.1mg/min,静脉滴注,每10～15分钟增加0.1mg/min,至2mg/min。硝普钠起始剂量5～10μg/min,避光静脉滴注,后每5～10分钟增加5～10μg,至25～50μg/min,密切观察血压、心率变化。长期或输入较大剂量硝普钠时,应注意氰化物中毒。

7) 环腺苷酸依赖性正性肌力药:①主要用于难治性心力衰竭、急性失代偿心力衰竭、心脏移植前的终末期心力衰竭。②用法:多巴酚丁胺2～5μg/(kg·min);米力农50μg/kg负荷量,继以0.375～0.75μg/(kg·min)。短期应用3～5天。不主张对慢性心力衰竭患者长期间歇静脉滴注此类正性肌力药。

第三节　急性冠脉综合征

【概述】

急性冠脉综合征(acute coronary syndrome,ACS)是在冠状动脉斑块形成的基础上,斑块表面破溃,血小板黏附和集聚与纤维蛋白原结合产生纤维蛋白,形成血栓导致冠状动脉分支部分或完全梗塞,致冠脉血供急剧减少或中断,使相应心肌严重缺血甚至坏死。临床表现为不稳定心绞痛(unstable angina,UA)、非ST段抬高心肌梗死(non-ST elevated myocardiac infarction,NSTEMI)和ST段抬高心肌梗死(ST elevated myocardiac infarction,STEMI)的一组临床综合征。

ACS是成人心脏猝死的最主要原因。

【临床表现】

1. 症状

（1）突然发作胸痛或胸部不适,发作频繁或逐渐加重。

（2）胸痛以胸前区为主,可向左上肢、下颌、上腹部、肩背部放射。

（3）可伴呼吸困难、烦躁不安、出冷汗、面色苍白、恶心呕吐、头晕目眩、乏力等。

2. 体征

（1）口唇、末梢发绀,痛苦面容。

（2）心率多增快,少数可减慢,心界增大、第一心音减弱,第三、四心音,奔马律等。

（3）两肺可闻及湿啰音(行 Killips 分级)。

（4）心源性休克患者可出现休克相关体征。

【诊断要点】

1. ST 段抬高心肌梗死的诊断

（1）持续胸痛≥20 分钟,服用硝酸甘油不缓解。

（2）心电图至少有 2 个肢体导联或相邻 2 个以上胸前导联 ST 段抬高≥0.1mV。

（3）血清心肌标记物(CK-MB、TnT、I)升高。

2. 非 ST 段抬高心肌梗死的诊断　非 ST 段抬高心肌梗死心电图变化不特异,心肌标记物升高,与不稳定性心绞痛的区别在于 CK-MB 增高≥正常值上限的 2 倍。

3. 不稳定心绞痛的诊断　初发心绞痛或恶化心绞痛有心肌缺血的客观证据:①胸痛伴 ST 段压低 0.05mV,或出现与胸痛相关 T 波变化;②既往患心肌梗死、行 PTCA 或冠状动脉旁路移植手术;③既往冠状动脉造影明确了冠心病的诊断;④TnT 或 TnI 增高。

【治疗原则与方案】

1. 监测　HR、RR、BP、SpO$_2$、12 或 18 导联心电图,血清心肌标记物(CK-MB、TnT、I)。

（1）血常规、凝血功能、血糖、BUN、电解质,尿量等,必要时监测 CVP、PC-WP、CO。

（2）超声心动图、床旁 X 线胸片。

（3）有条件和可能做 CT 血管扫描。

（4）有条件者可行冠脉造影。

2. 吸氧、心电监护、建立静脉通路,嚼服阿司匹林 300mg。

3. 镇痛 疼痛剧烈可肌内注射哌替啶 50~100mg,或静脉注射吗啡 2~4mg,必要时可以重复使用。

4. 溶栓治疗 胸痛症状出现后 12 小时内明确为 STEMI 者应尽早溶栓治疗,目标为 30 分钟内给药。常用方法:①重组组织性纤溶酶原激活剂(rt-PA)50~100mg,30 分钟内静脉滴注;②链激酶(UK)150 万~200 万 U,30 分钟内静脉滴注;③尿激酶建议剂量 150 万~200 万 U,30 分钟静脉滴注。溶栓后应用肝素注射 8000~10 000U,使 APTT 延长 1.5~2 倍。

5. 如果选择 PCI,则要尽快送达导管室,目标 90 分钟内将血管开通。

6. 抗缺血 包括硝酸甘油 5~10μg/min 起始静脉滴注,每 10~15 分钟增加 5μg,SBp≥100mmHg;可急诊给予 β 受体阻滞剂,ACEI 可在 6 小时内给予。

7. 抗血小板 阿司匹林和氯吡格雷。

8. 抗凝血 常规给低分子肝素,1mg/kg,皮下注射,q12h,或普通肝素,起始剂量 60U/kg,维持量 12~15U/(kg·h),qd。

9. 如患者有充血性心力衰竭,则按心力衰竭治疗;并发心律失常,则给予相应治疗。

【急诊处理】

1. 接触到患者应立即予心电监护,做好心肺复苏准备,包括除颤器。

2. 患者到达急诊科 10 分钟内完成心电图检查,并完成临床诊断;下一个 10 分钟决定是否行溶栓或 PCI,目标是将进门-用药时间<30 分钟、进门-球囊扩张时间<90 分钟。如果患者最初心电图无法确诊,而胸痛症状持续存在,仍要高度警觉 STEMI,每间隔 5~10 分钟重复心电图检查,监测 ST 段变化。

3. 不能确定的 ACS 患者,要收入 CCU 密切观察。

【注意事项】

1. 注意不典型的病史 如以喘息就诊,疼痛部位在上腹部、肩背部、咽部,无疼痛或压迫感。

2. 根据医院的诊治规范,尽早决定治疗方案。

3. 如有诊断困难应请心脏专科会诊,评估和选择溶栓或冠脉介入治疗。

4. 如果进行溶栓,要与家属进行病情交代,签署知情同意书,并认真评估溶栓适应证和禁忌证。

(1)溶栓适应证

Ⅰ类

1)无溶栓禁忌证的 STEMI 患者,在症状出现后 12 小时内、至少 2 个胸导联或 2 个肢体导联的 ST 段抬高超出 0.1mV 应进行溶栓治疗。(证据水平:A)

2）无禁忌证的 STEMI 患者,在症状出现 12 小时内,有新发左束支阻滞或可疑左束支阻滞时应实施溶栓治疗。(证据水平:A)

Ⅱa类

1）无溶栓禁忌证的 STEMI 患者,在症状出现后 12 小时内,且 12 导联心电图证明后壁心肌梗死应进行溶栓治疗。(证据水平:C)

2）无溶栓禁忌证的 STEMI 患者,在症状出现后 12~24 小时内持续存在缺血症状,并有至少 2 个胸导联或 2 个肢体导联的 ST 段抬高超出 0.1mV 应进行溶栓。(证据水平:B)

Ⅲ类

1）对 STEMI 症状消失超过 24 小时患者不再溶栓。(证据水平:C)

2）在除外后壁心肌梗死后,如果 12 导联心电图仅 ST 段压低,不进行溶栓治疗。(证据水平:A)

（2）溶栓禁忌证

1）绝对禁忌证:颅内出血史;大脑血管损害(如血管畸形);3 个月内缺血性脑卒中(除外 3 小时急性缺血脑中风);可疑主动脉夹层;活动性出血或有出血因素(包括月经);3 个月内严重的头面部损伤。

2）相对禁忌证:长期控制不良的严重高血压史;就诊时有严重未控制高血压(SBP>180mmHg 或 DBP>110mmHg);3 个月内有缺血脑卒中,痴呆或不在禁忌证范围内的颅内病变;创伤性或长时间(>10 分钟)或大手术(3 周内);新近内脏出血(2~4 周);不能压迫的血管穿刺;链激酶/阿尼普酶:曾使用(5 天前)或有过敏反应;妊娠;活动性消化性溃疡;近期使用抗凝药物:高 INR,有高度出血危险。

第四节　致命性心律失常

【概述】

致命性心律失常是可以导致心脏骤停的严重心律失常,心电图常见有:室性心动过速、心室颤动、窦性停搏、高度房室阻滞、心室内阻滞和心室静止。绝大多数致命性心律失常并发于器质性心脏病,只有少数特殊类型为原发,如先天性QT 延长综合征,Brugada 综合征,特发性心室颤动等。

【临床表现】

1. 病史

（1）自觉症状:如心悸、头昏、晕厥、气促、胸痛等。

（2）诱发因素:剧烈运动、吸烟、浓茶烈酒、情绪激动、劳累、药物作用等。

2. 体征

（1）听诊心率和（或）心律异常。

（2）心室扑动与颤动心音消失、血压及脉搏测不到，伴有抽搐等。

（3）心电图表现

1）室性心动过速：①3 个或以上连续出现的室性期前收缩，频率在 $100\sim200$ 次/分，心律规则或不规则。②QRS 波群宽大畸形，时间 >0.12 秒，ST-T 方向与 QRS 主波方向相反；P 波与 QRS 波群无固定关系，形成房室分离，偶见 P 波下传心室，形成心室夺获，表现为在 P 波之后，提前发生一次正常的 QRS 波群。③常突然发作。④特殊类型的室速：加速性室性自主心律，尖端扭转型室速。

2）心室扑动/颤动：两者常为连续的过程。①无正常的 QRS-T 波，代之出现连续、快速、规则的大振幅连续波动。②频率 200 次/分以上，心脏无排血功能，可很快恢复，也可转为室颤。③室颤为 QRS-T 波完全消失，出现大小不等、极不规则的颤动样波。④频率 $250\sim500$ 次/分。⑤心室静止前的心电征象。

3）窦性停搏亦称窦性静止。心电图可见规律的 P-P 间距中突然出现 P 波脱落，形成长 P-P 间距，且长 P-P 间距与正常 P-P 间距无倍数关系。

4）高度房室阻滞或完全房室阻滞伴低位室性逸搏时，心室率 <40 次/分，或长 R-R >3 秒，或发生心室停搏。

【诊断要点】

1. 根据临床表现和心电图特征进行诊断。

2. 室性心动过速应与室上性心动过速伴室内差异传导相鉴别。

【治疗原则与方案】

1. 原发疾病和诱因的防治。

2. 尽快终止致命性心律失常、改善血流动力学状态。发生无脉性室速/心室颤动须立即进行心肺复苏，尽早电除颤，首次单相波除颤能量为 360J，双相波除颤能量为 150J 或 200J。

3. **胺碘酮**　$1\sim2$ 次除颤无效的室速/室颤，可给静脉注射 300mg，可重复 150mg，总量 $<2g/d$。血流动力学稳定的室速、多形性室速，特别适用于伴有心功能受损的室性心律失常。负荷量 150mg，10 分钟静脉注射。

4. **利多卡因**　电除颤无效的室速/室颤而无法取得胺碘酮时，可静推 $1.0\sim1.5mg/kg$，无效 $3\sim5$ 分钟可重复，总量 $<3mg/kg$，维持量 $1\sim4mg/min$ 静脉滴注。

5. **β受体阻滞剂**　①阿替洛尔：5mg 静脉注射（5 分钟），10 分钟后可再给 5mg，后改口服。美托洛尔 5mg 静脉注射（5 分钟），可间隔 5 分钟连续给 3 次，共 15mg。②禁用缓慢心律失常、传导阻滞、低血压、严重充血性心力衰竭、伴有支气管痉挛的肺部疾病。

6. 镁剂 尖端扭转性室速使用,1～2g硫酸镁50～100ml液体稀释后,滴注,继而0.5～1.0g/h维持。

7. 缓慢心律失常致血流动力学紊乱时,需予临时起搏。静脉用阿托品1mg,可重复使用,最大剂量3mg。或用异丙肾上腺素0.2mg。如有可能行体外起搏。

【急诊处理】

1. 血流动力学稳定的宽QRS心动过速可直接电复律,药物首选胺碘酮。

2. 无脉性室速/室颤应按心肺复苏处理。

3. 如果患者左心功能不全,可诱发出持续性室速或室颤,应首选埋藏式心脏复律除颤器(ICD)。无条件置入ICD者,药物防治。

【注意事项】

1. 急诊处理前,要先区分心律失常是突发的,还是既往发作过。

2. 急诊处理同时,需要认真查找发病原因,治疗原发病更为重要。

3. 多形性室速一般血流动力学不稳定,QT间期延长所致的尖端扭转性室速是特殊类型,有反复发作的特点。

4. 伴有器质性心脏病的室性心动过速,应注意降低交感神经兴奋性。

第五节 高血压急症

【概述】

高血压急症是指短时期内(数小时或数天)血压重度升高,舒张压>130mmHg和(或)收缩压>200mmHg伴有重要器官组织如心脏、脑、肾脏、眼底及大动脉的严重功能障碍或不可逆性损害。

【临床表现】

可以发生在高血压患者,表现为高血压危象或高血压脑病,也可以发生在其他心、脑血管病急性期,如急性左心室心力衰竭、心绞痛、急性主动脉夹层、脑出血、蛛网膜下腔出血、缺血性脑损害、急慢性肾功能不全。

【诊断要点】

1. 数小时或数天,血压重度升高。舒张压>130mmHg和(或)收缩压>200mmHg。

2. 伴有重要器官组织如心脏、脑、肾脏、眼底及大动脉的严重功能障碍或不可逆性损害。

【治疗方案和原则】

1. 迅速降低血压 先静脉给药,情况允许尽早开始口服降压药。

2. 控制性降压　在开始的 2~4 小时内血压降低 20％～25％,48 小时内血压不低于 160/100mmHg。在随后的一周内再将血压降至逐步正常。

3. 合理选用降压药　起效快,半衰期短,不良反应小,不明显影响心率、心排出量、脑血流量的药物。首选硝普钠,亦可选用硝酸甘油、尼卡地平、地尔硫草等。

【处置】

降压,病情好转后收住院。

【注意事项】

1. 不主张应用利血平治疗高血压急症。

2. 脑出血时,血压维持于 160/100mmHg 至 200/130mmHg。

3. 急性冠脉综合征　选择硝酸甘油、β受体阻滞剂。血压控制目标:疼痛消失,舒张压<100mmHg。

4. 急性左心力衰竭　选用硝酸甘油、硝普钠、袢利尿剂。

第六节　主动脉夹层动脉瘤

【概述】

主动脉夹层动脉瘤是指主动脉腔内的血液通过内膜的破口进入主动脉壁而形成血肿,部分病例发生主动脉壁外膜破裂、死亡。

【临床表现】

1. 疼痛　为最常见的症状、约发生于 85％的患者胸或腹部疼痛,极为剧烈,不能耐受,性质为持续性、撕裂样或刀割样,伴窒息感、濒死感。

2. 血压变化　血压升高。如外膜破裂出血则血压降低甚至出现休克。

3. 其他表现　①有关脏器供血不足的症状;②夹层血肿压迫的症状;③夹层血肿向外膜破裂穿孔。

【辅助检查】

1. 动脉彩超、CT　为无创性检查方法,有特殊表现。

2. 数字减影血管造影　可以明确诊断,准确率 95％。

【诊断要点】

1. 胸或腹部撕裂样剧痛。

2. 早期持续高血压,血肿穿破动脉壁外膜时血压下降、休克。

3. 大动脉彩超、CT 有助于诊断。

4. 需除外急性心肌梗死、急腹症、肺梗死等。

【治疗方案及原则】

1. 控制血压　使收缩压维持于 100～120mmHg。

2. 缓解疼痛　可以用吗啡或哌替啶。

3. 减弱心肌收缩力　可选用 β 受体阻滞剂或钙离子拮抗剂。

4. 忌用抗栓药。

5. 手术治疗　根本治疗方法为大动脉支架或大动脉置换术。

【处置】

1. 监测生命体征。

2. 根据血压、选择降压药　降压首选硝普钠。升压选择多巴胺。

第七节　心包积液与心包填塞

【概述】

正常心包液为 15～30ml。心包渗液量迅速增加,渗液黏稠度高以及心包膜增厚,渗液量在 200ml 左右或渗液极多均可使心包腔内压力明显上升,心脏舒张期充盈显著受限,心搏量下降。若心排血量显著下降,循环衰竭而出现休克,即为心包填塞。

【临床表现】

心包填塞的表现:

1. 静脉压升高　类似右心力衰竭的表现。

2. 动脉压下降、心率增快、休克。

3. 渗液压迫气管、肺、食管、喉返神经引起气促、咳嗽、吞咽困难、声音嘶哑。

4. 心脏体征　心尖冲动弱、消失或位于心浊音界左缘的内侧。心浊音界向两侧扩大,相对浊音界消失。患者由坐位转变为卧位时,第 2、3 肋间的浊音界增宽。胸骨下半部出现实音(Dressler 征),胸骨右缘第 3～6 肋间出现实音(Rotch 征),Fraube 鼓音区变为实音。心音弱、心率快。少数患者在胸骨左缘第 3、4 肋间可听到舒张期额外音即心包叩击音。

【辅助检查】

X 线:当心包积液＞250ml 时,可出现心影增大,烧瓶心。心脏搏动减弱或消失。肺野清晰(有助于左心衰竭鉴别)。

心电图:QRS 波低电压,电交替。

心脏彩超:可以确诊。

【诊断要点】

1. 有类似右心衰竭的表现。

2. 动脉血压下降甚至出现休克。

3. 心彩超可以确诊。

【治疗方案及原则】

心包穿刺：①可以诊断、鉴别诊断积液的性质，确定病因；②抽出心包积液，解除心包填塞。

【处置】

收入院查病因。

第八节　急性心肌炎

【概述】

急性心肌炎常由感染或中毒引起，病变可以累及心脏起搏和传导系统、心肌、心包膜。临床表现轻、重不等。男性多于女性。

【临床表现】

1. 90％左右以心律失常为主诉或首见症状。可以出现胸闷、心前区疼痛、晕厥、心力衰竭、心源性休克。

2. 心脏增大、心脏杂音、左心衰竭或全心衰竭。

3. CK、CK-MB、cTnT 增高。

4. 心电图　各种类型期前收缩、心动过速、扑动、颤动、传导阻滞、QT 间期延长、病理性 Q 波。

5. 心脏彩超　节段性或弥漫性室壁运动异常，左心室收缩或舒张功能异常。

6. 冠脉造影　冠脉无狭窄或闭塞。

【诊断要点】

1. 具备以上临床表现。

2. 排除其他心脏病尤其是冠心病急性心肌梗死，需做冠脉造影加以鉴别。

【治疗方案和原则】

1. 休息直至临床症状消失，心脏功能恢复正常。

2. 抗心律失常、抗心力衰竭、抗休克治疗。

3. 应用促进心肌营养和代谢的药物。

【处置】

患者应住院治疗。

【注意事项】

1. 轻度心肌炎　临床表现不重，预后良好。

2. 重度心肌炎　出现严重的、多样化的心律失常，严重心力衰竭可发展为扩张型心肌病。

第七章 消化系统急危重病

第一节 急性出血性胃炎

【概述】

急性出血性胃炎是以胃黏膜糜烂和出血为特征，又称急性胃黏膜病变或急性胃黏膜出血。亦可有溃疡形成称应激性溃疡。本病约占上消化道出血病例的20％。主要见于口服非甾体药物如阿司匹林、解热镇痛药或严重创伤、大手术后。老年人胃黏膜抵抗力差，再加上血管因素，因而本病在65岁以上老人尤为常见。

【临床表现】

1. 以上消化道出血、呕吐和黑便为主，病变反复出现，出血亦可呈间歇性发作。

2. 消化道症状可有上腹部不适，疼痛，食欲缺乏，疲乏无力。

3. X线钡餐无特征性表现，主要结合病史考虑诊断。

4. 多数患者有明显的诱因。

5. 由于胃黏膜愈合较快，应在发生出血后24～48小时以内进行胃镜检查，阳性率高，如找不到出血灶需经黏膜活检证实。

【诊断】

1. 近期内有服吲哚美辛、水杨酸制剂、皮质激素、免疫抑制剂等病史，或有大面积烧伤、脑血管意外、创伤等应激状态为诱因。

2. 突然出现呕吐或黑便，伴有上腹痛、烧灼感、腹胀、恶心、呕吐。

3. 急诊内镜检查　胃黏膜广泛充血、水肿、糜烂或浅表溃疡，并有渗血或大出血。

【治疗方案及原则】

关键是去除诱发因素，停用加重胃黏膜损伤的药物，积极止血，预防和纠正失血性休克。

1. 一般治疗　禁食、卧床休息，呕血停止后可给予流质饮食。密切观察生命体征。

2. 纠正休克，补充血容量，输血，输液，纠正脱水及电解质紊乱。输液开始宜快,可选用林格液、低分子葡萄糖苷溶液等。

3. 胃内灌注或口服止血药

(1) 插胃管,清除胃内积血,用冰冻生理盐水洗胃,或于每 250ml 冰冻生理盐水中加入去甲肾上腺素 4~8mg,可反复冲洗到出血停止。

(2) 口服凝血酶及去甲肾上腺素,去甲肾上腺素浓度与胃管灌注相同,每次口服 60~100ml,2~4 小时/次。

4. 制酸药　包括碱性药中和胃酸及 H_2 受体阻滞剂,维持胃内 pH 7.4,可明显减少出血。

5. 可由胃镜下应用微波及高频电凝止血。

6. 预防　应用非甾体类抗感染药加用碱性药物或前列腺素制剂,如米索前列醇能预防应激性溃疡。

7. 手术治疗　内科治疗无效,少数患者需作胃次全切除,选择性迷走神经切断手术,手术指征:

(1) 出血量多,且迅速出现休克,经内科治疗无效。

(2) 内科治疗止血后于 48 小时内又再出血者。

(3) 伴有穿孔或动脉硬化不易止血者。

第二节　消化性溃疡穿孔

【概述】

胃十二指肠溃疡病变向深度发展,胃肠壁变薄,或加上胃肠腔内压突然增加,可向腹腔穿破,胃和(或)肠内容物流入腹腔,称为急性穿孔(游离穿孔),其后果是产生急性弥漫性腹膜炎。胃十二指肠溃疡穿孔为消化性溃疡最严重的并发症,多发生于冬春两季,可发生于任何年龄。十二指肠溃疡比胃溃疡发生穿孔者高 3~10 倍,前者平均年龄 33 岁,后者平均年龄 46 岁。该病发病急,变化快,若不及时诊治,会因腹膜炎的发展而危及生命。

【临床表现】

溃疡穿孔临床表现可分以下三个阶段。

1. 初期

(1) 穿孔时患者突然出现剧烈腹痛,疼痛为持续性,刀割样或撕裂样,常起始于右上腹或中上腹,迅速蔓延至脐周以至全腹。

(2) 常能说清楚发作的具体时间、地点及当时的情况。疼痛可向肩背部放射。

(3) 胃穿孔时,疼痛常向左肩部放射,十二指肠穿孔时,疼痛常向右肩部放射。约 50％患者伴发恶心、呕吐。

（4）腹痛常因翻身、咳嗽等动作而加剧,故患者常静卧不愿动,并常呈卷曲体位。

（5）体检发现腹肌高度紧张,甚至呈板状腹,中上腹与右下腹、甚至全腹压痛明显,肝浊音界缩小或消失则提示有气腹存在。肠鸣音减弱或消失腹腔穿刺可抽出胃肠内容物。此阶段患者可出现休克。

2. 反应期

（1）穿孔后 1～5 小时,部分患者由于腹腔渗出液增多,流入腹腔的胃肠内容物被稀释,腹痛可暂时减轻,患者自觉好转,脉搏、血压、面色与呼吸亦稍恢复常态。

（2）但患者仍不能作牵涉腹肌的动作,腹肌紧张、压痛、肠鸣音减弱或消失等急性腹膜刺激征象仍继续存在。

3. 腹膜炎期

（1）在穿孔 8～12 小时后,多转变为细菌性腹膜炎,临床表现与其他原因引起的腹膜炎相似。

（2）患者呈急性重病容,发热、口干、乏力、呼吸、脉搏加快。

（3）腹胀、全腹肌紧张、压痛、反跳痛,移动性浊音阳性。

（4）腹腔穿刺可抽出白色或黄色混浊液体。病情严重,抢救不及时者常因麻痹性肠梗阻、脓毒血症或败血症、感染中毒性休克而死亡。

【诊断要点】

1. 根据有溃疡病史,突然发生的持续性上腹剧烈疼痛,并很快转为全腹,体检有腹膜刺激征。

2. X 线检查　约 75％～80％的病例在立位或坐位可观察到膈下有游离气体,呈新月形透亮区。

3. 对高度怀疑游离穿孔,而未观察到气腹者,可停留胃管,抽尽胃内容物后注入空气 150～300ml,作站立 X 线透视或摄片检查。

4. 此外,X 线摄平片,还能看出有无麻痹性肠梗阻等征象。

5. 白细胞计数升高,中性白细胞增多,血细胞比容增加。

【治疗方案及原则】

1. 溃疡穿孔在治疗原则上应尽快行外科手术治疗。治疗延迟,尤其是超过 24 小时者,死亡率和并发症发生率明显增加,住院时间延长。

2. 病情轻,患者一般情况较好,或诊断尚未明确时,可先行非手术治疗密切观察。即使有手术指征也应先行一般处理,做好术前准备。

3. 禁食、胃肠减压,半坐卧位。

4. 输液,纠正水电解质,酸碱平衡失调。

5. 应用抗生素和抑酸剂。

6. 手术治疗　指征包括:饱食后穿孔,顽固性溃疡穿孔,伴有幽门梗阻或出血者;年老,全身情况差或疑有癌变者。经非手术治疗 6～8 小时后症状体征无好转,反而加重者。手术方式有胃大部切除术和单纯穿孔修补术。

第三节　肝 性 脑 病

【概述】

肝性脑病又称肝性昏迷。是严重肝病引起的以代谢紊乱为基础的中枢神经系统功能失调的综合征,临床上以意识障碍、行为失常和昏迷为主要表现。

【临床表现】

(一) 脑病表现

肝性脑病主要表现为意识障碍、智能损害、神经肌肉功能障碍。根据症状、体征轻重可分为四级(表 7-1)。

表 7-1　肝性脑病的临床分级

级别	症状	体征	脑电图
Ⅰ	轻度性格、行为异常,计算能力下降	(−)或(±)	(−)
Ⅱ	睡眠障碍、精神错乱、行为异常、定向力下降	(+)	(+)
Ⅲ	昏睡、严重精神错乱	(+)	(+)
Ⅳ	昏迷	(+)	(+)

神经系统体征表现为肌张力增强、腱反射亢进,可出现踝阵挛、扑翼样震颤。有的患者作怪脸、眨眼睛,可出现吸吮等初级反射。随着病情发展,可出现锥体束征。严重时有阵发性惊厥。晚期神经反射消失,全身呈弛缓状态。

肝性脑病的起病、病程、表现因病因、诱因和病理基础不一而异。暴发性肝炎患者可在数日内进入昏迷,肝硬化晚期消化道大出血或伴严重感染时,病情发展也很迅速。而门-腔吻合术后或门体侧支循环广泛形成时,可表现为慢性反复发作性木僵。

(二) 肝病表现

主要表现为肝功能减退、衰竭,伴有门脉高压症。前者常表现有黄疸、肝臭、出血倾向等。门脉高压症表现为门-体侧支循环形成,腹水,脾大,脾功能亢进。有些患者有门-体吻合术史。

(三) 其他

包括各种基础疾病以及肝病的并发症的表现。

【实验室检查】

很难说某种临床表现或某项实验室检查能确定肝性脑病。首先要确定有无脑病存在。即患者有无意识、精神异常和神经肌肉的异常表现。脑电图为较敏感的检查,可显示异常改变。

在各项肝功能检查中,SGOT、SGPT 以及 BSP 试验为较敏感的试验,凝血酶原时间、血清白蛋白和胆红素常可反映肝病的严重性。测血浆凝血因子Ⅱ、Ⅶ、Ⅹ,或结合血清白蛋白为最有用的肝功能损害的指标。提示肝病而致代谢紊乱的检查有测血氨、血清 BCAA/AAA 比例、脑脊液谷氨酰胺、α-酮戊二酸浓度等。其他检查是为了除外其他脑病,例如 BUN、血糖、电解质等。

【诊断要点】

1. 原发性肝病的存在。

2. 有肝性脑病的诱因。

3. 明显肝功能损害现象、血氨增高、扑翼样震颤、肝臭。

4. 神经精神改变 意识障碍、精神紊乱、昏睡或昏迷。

5. BUN、CT 及脑电图改变。

【治疗方案与原则】

对肝性脑病应早期诊断、及时处理。肝性脑病的治疗是综合性、多环节的。

（一）去除诱因

某些因素可诱发或加重肝性脑病。肝硬化时,药物在体内半衰期延长,廓清减少,脑病患者大脑的敏感性增加,多数不能耐受麻醉、止痛、安眠、镇静等类药物,如使用不当,可出现昏睡,直至昏迷。当患者狂躁不安或有抽搐时,禁用吗啡及其衍生物、副醛、水合氯醛、哌替啶及速效巴比妥类,可减量使用(正常量的 1/2 或 1/3)地西泮、东莨菪碱,并减少给药次数。异丙嗪、氯苯那敏等抗组胺药有时可作安定药代用。必须及时控制感染和上消化道出血,避免快速和大量的排钾利尿和放腹水。注意纠正水、电解质和酸碱平衡失调。

（二）营养支持治疗、改善肝细胞功能

肝性脑病患者往往食欲缺乏,或已处于昏迷状态,不能进食,仅靠一般的静脉输液远远不能满足机体的需要。

1. 饮食 开始数日内禁食蛋白质。每日供给热量 1200～1600kcal 和足量维生素,以糖类为主要食物,昏迷不能进食者可经鼻胃管供食。

2. 水、电解质和酸碱平衡 记录每日液体出入量,定期查血钾、钠、氯、二氧化碳结合力、血尿素氮、血细胞比容、尿钾、尿钠等。每日入液量一般为 2000ml,不宜超过 2500ml。有腹水、水肿、脑水肿者,应减少补液量,并限钠,氯化钠量 3～5g/d。腹水多时,不给钠或＜0.25g/d。如水潴留和低血钠同时存在,多为稀释性低钠血症,应同时限制水和钠。此外,腹膜透析可用于纠正严重的低钠,以移去过多的水。对缺钠性低钠、低钾血症,以补钾为主,补钠为辅。进食困难者,要静脉补钾,每日给氯化钾 3g,低钾碱中毒时,补钾量还要增加。如伴有低镁血症,也应予以补镁。肝性脑病患者如出现肝肾综合征时,预后很差。要注意有无引起急性肾前性肾衰竭的各种因素。可试给低分子葡萄糖苷、白蛋白扩容,并在此基础上,再给多巴胺以增加肾小球灌注,然后静脉注射 100~200mg 呋塞米。应严格限制入液量,1000~1500ml/d,或以前一日尿量加上 1000ml 为当日输液总量。也有主张应用血透或复膜透析,但疗效较差。对肝功能衰竭时各类酸碱失衡,主要针对原发病因处理。

3. 维生素和能量合剂 宜给予各种维生素,如维生素 B、C、K,此外还有维生素 A、D、叶酸。此外,可给 ATP 20mg,1~2 次/天,肌内注射或静脉滴注;辅酶 A 50U,1~2 次/天,肌内注射或静脉滴注。

4. 血浆白蛋白 胃肠道大出血或放腹水引起肝性脑病时,可静脉滴注血浆白蛋白,25~50g/次,可维持胶体渗透压。补充白蛋白对肝细胞的修复也有利。

(三) 减少或拮抗氨及其他有害物质,改善脑细胞功能

1. 减少肠道内氨及其他有害物质的生成和吸收。

(1) 灌肠或导泻清除肠内积食或积血:可用生理盐水或弱酸溶液(生理盐水 500ml 加食醋 50g)灌肠,或用 50% 山梨醇 10~20ml 或 25% 硫酸镁 40~60ml 导泻。

(2) 抑制肠菌生长:口服新霉素 2~4g/d 或选服巴龙霉素、卡那霉素、氨苄西林均有良效。长期服新霉素的患者中少数出现听力或肾功能减损,故服用新霉素不宜超过一个月。口服甲硝唑 0.2g,每日 4 次,疗效和新霉素相等,适用于肾功能不良者。

(3) 乳果糖(lactulose):口服后不被吸收,在结肠内细菌分解为乳酸和醋酸,使肠内呈酸性而减少氨的形成和吸收。在有肾功能损害或听觉障碍,忌用新霉素时或需长期治疗者,乳果糖为首选药物。副作用有饱胀、腹痛、恶心、呕吐等。

2. 促进有毒物质的代谢消除,纠正氨基酸代谢的紊乱。

(1) 降氨药物:①谷氨酸钾(每支 6.3g/20ml,含钾 34mmol)和谷氨酸钠(每支 5.75g/20ml,含钠 34mmol),每次用 4 支,加入葡萄糖液中静脉滴注,每日 1~2 次。谷氨酸钾、钠比例视血清钾、钠浓度和病情而定,尿少时少用钾剂,明显腹水和水肿时慎用钠剂。②精氨酸 10~20g 加入葡萄糖液中每日静脉滴注一次,此药可促动尿素合成,药呈酸性,适用于血 pH 偏高的患者。降氨药对慢性反复发作的门体分流性脑病的疗效较好,对重症肝炎所致的急性肝性昏迷无效。

③苯甲酸钠可与肠内残余氮质如甘氨酸或谷氨酰胺结合，形成马尿酸，经肾脏排出，因而降低血氨。治疗急性门体分流性脑病的效果与乳果糖相当。剂量为每日两次，每次口服 5g。④苯乙酸与肠内谷氨酰胺结合，形成无毒的马尿酸经肾排泄，也能降低血氨浓度。⑤鸟氨酸-α-酮戊二酸和鸟氨酸门冬氨酸均有显著的降氨作用。

（2）支链氨基酸：口服或静脉输注以支链氨基酸为主的氨基酸混合液。支链氨基酸比一般食用蛋白质的致昏迷作用较小，如患者不能耐受蛋白食物，摄入足量富含支链氨基酸的混合液对恢复患者的正氮平衡是有效和安全的。

（四）其他对症治疗

1. 纠正水、电解质和酸碱平衡失调　每日入液总量以不超过 2500ml 为宜。

2. 保护脑细胞功能　用冰帽降低颅内温度，以减少能量消耗，保护脑细胞功能。

3. 保持呼吸道通畅　深昏迷者，应作气管切开给氧。

4. 防治脑水肿　静脉滴注高渗葡萄糖、甘露醇等脱水剂以防治脑水肿。

5. 防止出血与休克　有出血倾向者，可静脉滴注维生素 K_1 或输新鲜血，以纠正休克、缺氧和肾前性尿毒症。

6. 腹膜或肾脏透析　如氮质血症是肝性脑病的原因，腹膜或血液透析可能有用。

第四节　胆　道　感　染

【概述】

细菌引起的胆囊炎、胆管炎常合并存在，因此常统称为胆道感染（biliary tract infection，BTIs）。胆道感染是胆道系统急、慢性炎症的总称，可单独存在，但多与胆石病同时并存，互为因果。感染的胆道易于形成结石，胆石如阻塞胆总管则有 80%～90% 合并感染。包括急性胆囊炎、慢性胆囊炎、急性梗阻性化脓性胆管炎等，发病率一般占急腹症的第二位。

【临床表现】

1. 急性胆囊炎　右上腹剧烈绞痛，持续性伴阵发性加剧，可向右肩背部放射，油腻饮食常为胆绞痛诱发因素，体温常在 38℃ 以上，右上腹有压痛、肌紧张，Murphy 征阳性，有时可扪及肿大的胆囊。如有胆囊壁坏死、穿孔，则全腹肌紧张。

2. 慢性胆囊炎　上腹部饱胀、嗳气和厌食油腻等消化不良症状，类似"胃痛"，有时可感到右肩胛下、右季肋处隐痛，右上腹部可能有轻度压痛和不适，无典型的临床症状,病史可长达数年至十余年,部分患者可曾有胆绞痛及急性胆囊炎发作史。

3. 急性梗阻性化脓性胆管炎 患者既往多有胆绞痛或胆道感染反复发作病史。急性上腹剧痛、寒战高热及黄疸是本病典型三联症状(Charcot 三联征)。上腹或右上腹剧痛最先出现,呈持续性并阵发性加重,旋即寒战、高热,常 1 日数次出现,黄疸多在腹痛后 2~3 天内发生。右上腹或剑突下显著压痛与叩击痛并腹肌紧张,肝脏普遍性肿大、触痛,部分有胆囊肿大。重症患者三大症状出现不久,即烦躁不安、血压下降或休克,以及神志模糊、谵妄以致昏迷,称为 Reynold 五联征。由于胆管梗阻部位不同,上述临床表现只是在严重程度上有所差异。

【诊断要点】

1. 有食油腻食物史。

2. 突然恶心呕吐、右上腹痛、胆囊区压痛症状体征。

3. 血白细胞计数增加,常 $>20\times10^9$/L,伴中性粒细胞核左移和中毒性颗粒。血清 ALT、AST 多可升高。血清淀粉酶亦可升高。

4. 辅助检查

(1) B 超检查:当胆囊横径>5cm、囊壁厚度$\geqslant3.5$mm,有重要参考价值;在慢性胆囊炎时,除合并结石外,胆囊壁肥厚可能是唯一的征象。

(2) X 线检查:部分患者可见右上腹有结石影;胆囊造影可发现结石及胆囊缩小、变形,收缩与排泄功能差等。

(3) CT:对胆囊增大、囊壁增厚、毛糙及结石存在有诊断价值。

【治疗方案与原则】

1. 一般治疗 急性胆囊炎应禁食或限制饮食。胃肠减压、纠正水及电解质紊乱、适当解痉镇痛,以不掩盖临床症状为宜。慢性胆囊炎合并胆结石可服用胆石通 4~6 片,每日 3 次,熊去氧胆酸 50~100mg,每日 3 次。

2. 抗菌治疗 抗生素宜早静脉应用,因第三代头孢菌素在胆汁中和胆管壁内浓度高,作用时间长,应为首选。其他还可选用氨苄西林或哌拉西林加氨基糖苷类、加替沙星等,由于常有厌氧菌感染,故宜加用甲硝唑静脉滴注。抗菌治疗应待发热退尽、腹痛及压痛消失、全身状况显著改善后停用。

3. 手术治疗 经保守治疗无效,或急性化脓性坏疽性胆管炎,有可疑穿孔者需急诊手术处理,多数患者应在抗生素治疗及全身情况改善后进行手术。而慢性胆囊炎如合并较大结石或多发结石、胆囊功能已丧失者,可行手术治疗。

4. 抗休克治疗 对于急性化脓性坏疽性胆管炎患者应迅速提高有效循环血容量、纠正酸中毒、改善微循环,应酌情应用血管活性药物和肾上腺皮质激素等,老年患者宜预防性使用小剂量强心药。

第五节 急性胰腺炎

【概述】

急性胰腺炎(acute pancreatitis, AP)是指多种病因(如共同通道梗阻、暴饮暴食及酒精因素、血管因素、感染因素、手术及外伤因素及其他因素等)引起的胰酶激活,继以胰腺局部炎症反应为主要特征的疾病。

急性胰腺炎分为轻症胰腺炎(MAP)和重症胰腺炎(SAP)。MAP 具备急性胰腺炎的临床表现和生化改变,而无器官功能障碍或局部并发症。SAP 具备急性胰腺炎的临床表现和生化改变,且具下列之一者:局部并发症(胰腺坏死,假性囊肿,胰腺脓肿);器官衰竭。

【临床表现】

1. 症状

(1) 腹痛:是急性胰腺炎的主要症状,位于上腹部,常向背部放射,多为急性发作,呈持续性,少数无腹痛。可伴有恶心、呕吐。

(2) 腹胀:在重症者中由于腹腔内渗出液的刺激和腹膜后出血引起,麻痹性肠梗阻致肠道积气积液引起。

(3) 恶心呕吐:发作频繁,早期为反射性,内容为食物、胆汁。晚期是由于麻痹性肠梗阻引起,呕吐物为粪样。

(4) 发热:常源于急性炎症。多为中度热:38~39℃之间,一般 3~5 天后逐渐下降。但重型者则可持续多日不降,提示胰腺感染或脓肿形成,并出现中毒症状,严重者可体温不升。合并胆管炎时可有寒战、高热。

(5) 黄疸:原因可能为并存胆管结石引起胆管阻塞,或肿大的胰头压迫胆总管下端或肝功受损出现黄疸,黄疸越重,提示病情越重,预后不良。

(6) 手足抽搐:为血钙降低所致。如血清钙<1.75mmol/L,则提示病情严重,预后差。

(7) 全身并发症:休克、肺不张、胸腔积液(可能与病情严重度密切相关并提示预后不良)、急性肺损伤(ALI)或急性呼吸窘迫综合征(ARDS);急性肾衰竭;心力衰竭与心律失常;胰性脑病。

2. 体征

(1) 腹部压痛及腹肌紧张:在上腹或左上腹部,轻型者仅有压痛,不一定肌紧张。重型者腹内渗出液多时,则压痛、反跳痛及肌紧张明显、范围亦较广泛,但不及溃疡穿孔那样呈"板状腹"。

(2) 腹胀:重型者腹胀明显,肠鸣音消失,呈现"安静腹",渗出液多时可有移动性浊音,腹腔穿刺可抽出血性液体,其淀粉酶含量甚高,对诊断很有意义。

(3) 皮肤淤斑:部分患者脐周皮肤出现蓝紫色淤斑(Cullen 征)或两侧腰出现棕黄色淤斑(Grey Turner 征),此类淤斑在日光下方能见到,故易被忽视,为晚期表现。

(4) 少数患者因脾静脉栓塞而出现门静脉高压相应体征。

(5) 腹部因液体积聚或假性囊肿形成可触及包块。

(6) 其他相应并发症所具有的体征。

3. 辅助检查

(1) 白细胞计数一般为(10~20)×10⁹/L 之间,如感染严重则计数更高,并出现明显核左移。部分患者尿糖增高,严重者尿中有蛋白、红细胞及管型。

(2) 强调血清淀粉酶测定的临床意义,尿淀粉酶变化仅作参考。血清淀粉酶活性高低与病情不呈相关性。要注意鉴别其他急腹症引起的血清淀粉酶增高。

(3) 对于胰腺炎的诊断,血清脂肪酶价值优于淀粉酶。

(4) 推荐使用 C 反应蛋白(CRP),发病后 72 小时 CRP>150mg/L 提示胰腺组织坏死可能。

(5) 动态测定血清白介素 6(IL-6):水平增高提示预后不良。

(6) 在发病初期 24~48 小时行 B 超检查,可以初步判断胰腺组织形态学变化,同时有助于判断有无胆道疾病,但受急性胰腺炎时胃肠道积气的影响,对急性胰腺炎常不能作出准确判断。

(7) 推荐 CT 扫描作为诊断急性胰腺炎的标准影像学方法。必要时行增强CT(CE-CT)或动态增强 CT 检查。

【诊断要点】

1. 病前多有暴饮暴食或酗酒史,我国急性胰腺炎常与胆囊炎、胆石症和胆道蛔虫有关。

2. 必须强调临床表现在诊断急性胰腺炎中的重要地位。持续性中上腹痛、血清淀粉酶增高、影像学改变,排除其他疾病,可以诊断本病。

3. 在胰腺炎急性发作时胰酶释放入血,早期升高,持续 3~4 天,故对急性胰腺炎的诊断不应局限在淀粉酶升高至正常的 3~4 倍,而应在腹痛出现时就给予重视。

4. 脂肪酶的半衰期比淀粉酶长,故持续时间长。胰腺是脂肪酶的唯一来源,脂肪酶测定较淀粉酶更敏感、更特异,准确性更高。

5. 超声检查可显示胰腺肿大,但仅在 20%~30% 的患者中存在。超声检查的价值在于发现胆道结石和胆总管扩张,还可显示与胰腺无关的病理征象。

6. 推荐 CT 扫描作为诊断急性胰腺炎的标准影像学方法并按 CT 表现进行分级。

【治疗方案及原则】

1. 尽快测定以下指标：

（1）血尿淀粉酶，推荐脂肪酶测定。

（2）血、尿常规。

（3）粪便隐血。

（4）肝、肾功能。

（5）血糖、血脂、血清电解质。

（6）血气分析。

2. 胸、腹部 X 光，腹部 B 超，有条件者推荐腹部 CT 检查。

3. 监测

（1）心电、血压、血氧饱和度。

（2）重症患者推荐测定中心静脉压，记录出入量。

（3）动态观察腹部体征和肠鸣音改变。

4. 禁食、胃肠减压

5. 补液

6. 镇痛　疼痛剧烈时，在严密观察下可考虑使用盐酸哌替啶，不推荐使用吗啡或胆碱能受体拮抗剂。

7. 抑制胰腺外分泌和胰酶抑制剂应用

（1）生长抑素及其类似物。

（2）H_2 受体拮抗剂或质子泵抑制剂。

（3）早期足量应用蛋白酶抑制剂，如乌司他丁。

8. 抗生素应用

（1）对于轻症非胆源性急性胰腺炎不推荐常规使用抗生素。

（2）对于胆源性轻症急性胰腺炎，或重症急性胰腺炎应常规使用抗生素。

（3）抗生素选抗菌谱以革兰阴性菌和厌氧菌为主、脂溶性强并能有效通过血胰屏障者；推荐甲硝唑联合喹诺酮内药物为一线用药，疗效不佳时改用其他广谱抗生素，疗程为 7～14 天，特殊情况下可延长应用。

9. 酌情选用改善微循环药物，如前列腺素 E_1 制剂、丹参制剂等。

10. 营养支持

11. 对 SAP 患者可选择性使用免疫增强剂

12. 预防和治疗胃肠功能衰竭

（1）对于 SAP 患者，应密切观察腹部体征及排便情况，监测肠鸣音的变化。

（2）及早给予促肠道动力药物，包括生大黄、硫酸镁、乳果糖等。

（3）给予微生态制剂调节肠道细菌菌群。

（4）应用谷氨酰胺制剂保护肠道黏膜屏障。

（5）可应用中药，如皮硝外敷。

病情允许下，尽可能尽早恢复饮食或肠内营养对预防肠道衰竭具有重要意义。

13. 中医中药　单味中药，如生大黄；复方制剂，如清胰汤、大承气汤加减被临床实践证明有效。

14. 内镜治疗　对胆源型 SAP 患者，如有条件可行鼻胆管引流或内镜下括约肌切开术。

15. 并发症的处理

（1）ARDS 是 AP 的严重并发症，处理包括机械通气和大剂量、短程糖皮质激素的应用，如甲泼尼龙，必要时行气管镜下肺泡灌洗术。

（2）急性肾衰竭主要是支持治疗，稳定血流动力学参数，必要时行血液净化治疗。

（3）低血压与高动力循环相关，处理包括密切的血流动力学监测，静脉补液，必要时使用血管活性药物。

（4）DIC 时应使用肝素。

（5）上消化道出血，可应用制酸剂，如 H_2 受体拮抗剂、质子泵抑制剂。

16. 手术治疗　坏死胰腺组织继发感染者在严密观察下考虑外科手术。对于重症病例，主张在重症监护和强化保守治疗的基础上，经过 72 小时，患者的病情仍未稳定或进一步恶化，是进行手术治疗或腹腔冲洗的指征。

【处置】

1. MAP 患者应留急诊观察治疗，如效果不佳则需住院治疗。

2. SAP 患者应收入 ICU，严密观察病情变化，及时发现并处理并发症。

【注意】

1. AP 的病因较多，且存在地区差异。在确诊 AP 基础上，应尽可能明确其病因，并努力去除病因，以防复发。

2. 详细询问病史　包括家族史，既往病史，酒精摄入史，药物服用史等。计算体重指数。

3. 临床上一部分 MAP 患者可能转化为 SAP，故应对病情进行动态观察和评估。病情严重度评估指标包括：Ranson 评分、APACHE-Ⅱ评分；体重指数；胸膜渗出，尤其是双侧胸腔积液；CRP 持续增高等。

4. 对临床上 SAP 患者中病情极其凶险者冠名为暴发性胰腺炎（fulminate

pancreatitis)。表现为发病后 72 小时内相继出现急性肾衰竭、ARDS、凝血紊乱、感染性休克及严重脓毒症等相应临床表现。

5. 高血脂性急性胰腺炎近年有增多趋势,患者常有家庭史,三酰甘油
>11.3mmol/L 时易发生,应在短时间内将血脂降至 5.65~6.8mmol/L,常用药物为小剂量低分子肝素和胰岛素。

第六节 急性腹膜炎

【概述】
腹膜炎是由细菌感染,化学刺激或损伤所引起的外科常见的一种严重疾病。按发病机制可分为原发性腹膜炎和继发性腹膜炎,根据病变范围分为局限性腹膜炎和弥漫性腹膜炎,根据炎症性质分为化学性腹膜炎和细菌性腹膜炎。临床常见继发性腹膜炎,源于腹腔的脏器感染,坏死穿孔,外伤等。其主要临床表现为腹痛以及恶心,呕吐,发热,白细胞升高,腹部压痛、反跳痛、腹肌紧张,严重时可致血压下降和全身中毒症状,如未能及时治疗可死于感染性休克和(或)严重脓毒症。部分患者可并发盆腔脓肿,肠间脓肿和膈下脓肿,髂窝脓肿及粘连性肠梗阻等。为此积极的预防腹膜炎的发生,发生后早期确诊和清除病灶,是十分重要的。

【临床表现】
1. 腹痛 腹膜炎最主要的症状。疼痛程度随炎症程度而异,但一般较剧烈,难忍受,且呈持续性。深呼吸、咳嗽,转动身体时都可加剧疼痛。疼痛多自原发灶开始,炎症扩散后漫延及全腹,但仍以原发病变部位较为显著。

2. 恶心、呕吐 此为早期出现的常见症状。呕吐频繁可呈现严重脱水和电解质紊乱。

3. 发热 发病时体温可正常,之后逐渐升高。老年衰弱患者,体温不一定随病情加重而升高。脉搏通常随体温的升高而加快。如果脉搏增快而体温反而下降,多为病情恶化的征象,必须及早采取有效措施。

4. 感染中毒症状 病情进展后期,常出现高热、大汗、口干、脉快,呼吸浅促等全身中毒表现。后期患者则处于表情淡漠,面容憔悴,眼窝凹陷,口唇发绀,肢体冰冷,舌黄干裂,皮肤干燥、呼吸急促、脉搏细弱,体温剧升或下降,血压下降,内环境紊乱,凝血功能障碍。若病情继续恶化,终因感染性休克和(或)多器官功能衰竭而死亡。

5. 腹部体征
(1) 表现为腹式呼吸减弱或消失,并伴有明显腹胀。腹胀加重常是判断病

情发展的一个重要标志。

（2）压痛反跳痛是腹膜炎的主要体征，始终存在，通常是遍及全腹而以原发病灶部位最为显著。腹肌紧张程度则随病因和患者全身情况的不同而轻重不一。突发而剧烈的刺激，如胃酸和胆汁这种化学性的刺激，可引起强烈的腹肌紧张，甚至呈"木板样"强直，临床上称"板状腹"。而老年人，幼儿，或极度虚弱的患者，腹肌紧张可以很轻微而被忽视。当全腹压痛剧烈而不易用扣诊的方法去辨别原发病灶部位时，轻轻叩诊全腹部常可发现原发病灶部位有较显著的叩击痛，对定位诊断很有帮助。

（3）腹部叩诊可因胃肠胀气而呈鼓音。胃肠道穿孔时，因腹腔内有大量游离气体平卧位叩诊时常发现肝浊音界缩小或消失。

（4）腹腔内积液多时，可以叩出移动性浊音，也可以用来为必要的腹腔穿刺定位。

（5）听诊常发现肠鸣音减弱或消失。

（6）直肠指诊时，如直肠前窝饱满及触痛，则表示有盆腔感染存在。

6. 化验及 X 线检查

（1）白细胞计数增高，但病情严重或机体反应低下时，白细胞计数并不高，仅有中性粒细胞比例升高或毒性颗粒出现。

（2）腹部 X 线检查可见肠腔普遍胀气并有多个小气液面等肠麻痹征象，胃肠穿孔时，多数可见膈下游离气体存在（应立位透视）。体质衰弱的患者，或因有休克而不能站立透视的患者，即可以行侧卧拍片也能显示有无游离气体存在。

【诊断要点】

1. 明确发病原因是诊断急性腹膜炎的重要环节。

（1）原发性腹膜炎常发生于儿童呼吸道感染期间、患儿突然腹痛呕吐、腹泻并出现明显的腹部体征。病情发展迅速。

（2）继发性腹膜炎的病因很多，应仔细询问病史，结合各项检查和体征进行综合分析常可诊断。

（3）腹肌的紧张程度并不一定反应腹内病变的严重性。

（4）诊断时需要进一步辅助检查。如肛指检查，盆腔检查，低半卧位下诊断性腹腔和女性后穹隆穿刺检查。根据穿刺所得液体颜色，气味、性质，及涂片镜检，或淀粉酶值的定量测定等来判定病因。

（5）一般空腔脏器穿孔引起的腹膜炎多是杆菌为主的感染。只有原发性腹膜炎是球菌为主的感染。

（6）如果腹腔液体在 100ml 以下，诊断性腹穿不易成功。为明确诊断，可行诊断性腹腔冲洗。

（7）对病因实在难以确定而又有确定手术指征的病例,则应尽早进行剖腹探查以便及时发现和处理原发病灶,不应为了等待确定病因而延误手术时机。

2. 需要仔细鉴别的疾病

（1）内科疾病:如肺炎、胸膜炎、心包炎、冠心病等都可引起反射性腹痛,有时出现上腹部腹肌紧张而被误认为腹膜炎。但详细追问疼痛的情况,细致检查胸部,加之腹部缺乏明显和肯定的压痛及反跳痛,即可作出判断。急性胃肠炎、痢疾等也有急性腹痛、恶心、呕吐、高热、腹部压痛等,易误认为腹膜炎。但饮食不当的病史、腹部压痛不重、无腹肌紧张、听诊肠鸣音增强等,均有助于排除腹膜炎的存在。其他,如急性肾盂肾炎、糖尿病酮中毒、尿毒症等也均可有不同程度的急性腹痛、恶心、呕吐等症状,而无腹膜炎的典型体征,只要加以分析,应能鉴别。

（2）急性肠梗阻:多数急性肠梗阻具有明显的阵发性腹部绞痛、肠鸣音亢进,腹胀,而无肯定压痛及腹肌紧张,易与腹膜炎鉴别。但如梗阻不解除,肠蠕动由亢进转为麻痹,临床可出现鸣音减弱或消失,易与腹膜炎引起肠麻痹混淆。除细致分析症状及体征,并通过腹部 X 线摄片和密切观察等予以区分外,必要时需作剖腹探查,才能明确。

（3）急性胰腺炎:轻症和重症胰腺炎均有轻重不等的腹膜刺激症状与体征,但并非腹膜感染;在鉴别时,血清淀粉酶或脂肪酶升高有重要意义,从腹腔穿刺液中测定淀粉酶有时能确定诊断。

（4）腹腔内或腹膜后积血:各种病因引起腹内或腹膜后积血,可以出现腹痛、腹胀、肠鸣音减弱等临床现象,但缺乏压痛、反跳痛、腹肌紧张等体征。腹部 X 线摄片、腹腔穿刺和观察往往可以明确诊断。

（5）其他:泌尿系结石症、腹膜后炎症等均由于各有其特征,只要细加分析,诊断并不困难。

【治疗方案及原则】

急性腹膜炎的治疗可分为非手术治疗和手术治疗两种。

1. 治疗方法上的选择　非手术治疗应在严密观察及做好手术准备的情况下进行,其指征是:

（1）原发性腹膜炎或盆腔器官感染引起腹膜炎;前者的原发病灶不在腹腔内,后者对抗生素有效一般不需手术,但在非手术治疗的同时,应积极治疗其原发病灶。

（2）急性腹膜炎的初期尚未遍及全腹,或因机体抵抗力强,炎症已有局限化的趋势,临床症状也有好转,可暂时不急于手术。

（3）急性腹膜炎病因不明,病情也不重,全身情况也较好,腹腔积液不多,腹胀不明显,可以进行短期的非手术治疗进行观察(一般 4～6 小时)。观察其症状,体征和化验,以及特殊检查结果等,根据检查结果和发展情况决定是否需要手术。

手术治疗通常适用于病情严重,非手术疗法无效者,其指征是:

(1) 腹腔内原发病灶严重者,如腹内脏器损伤破裂、绞窄性肠梗阻、炎症引起肠坏死、肠穿孔、胆囊坏疽穿孔、术后胃肠吻合口瘘所致腹膜炎。

(2) 弥漫性腹膜炎较重而无局限趋势者。

(3)患者一般情况差,腹腔积液多,肠麻痹重,或中毒症状明显,尤其是有休克者。

(4) 经保守治疗(一般不超过 12 小时),如腹膜炎症与体征均不见缓解,或反而加重者。

(5) 原发病必须手术解决的:如阑尾炎穿孔、胃、十二指肠穿孔等。

2. 非手术治疗方法

(1) 体位:无休克时,患者取半卧位,嘱患者经常活动两下肢,改换受压部位,以防发生静脉血栓形成和压疮。

(2) 禁食:必须待肠蠕动恢复正常后,方可逐渐恢复饮食。

(3) 胃肠减压:一旦肠蠕动恢复正常应尽早拔除胃管。

(4) 静脉补充晶胶体液:轻症患者可输给葡萄糖液或平衡盐溶液,对休克患者在输入晶胶体液的同时加强监护,包括血压、脉搏、心电图、血气分析、中心静脉压、尿比重和酸碱度,血细胞比容、电解质、肾功能等,以及时调整输液的内容和速度及增加必要的辅助药物。感染性休克患者给予小剂量激素治疗。快速扩容后如血压仍不稳定可酌情使用多巴胺、去甲肾上腺素等血管活性药物。确诊后可边抗休克边进行手术。

(5) 营养支持:急性腹膜炎患者代谢率为正常的 140%,每日需要热量高达3000～4000kcal。对长期不能进食者应考虑深静脉高营养治疗。

(6) 抗感染治疗:早期即应静脉滴注大剂量广谱抗生素,之后再根据细菌培养结果加以调整。

(7) 镇痛:对于诊断已经明确的患者,适当地应用镇静止痛剂是必要的。但如果诊断尚未确定,患者还需要观察时,不宜用止痛剂以免掩盖病情。

3. 手术治疗

(1) 病灶处理:清除腹膜炎的病因是手术治疗的主要目的。感染源消除得越早,预后越好,原则上手术切口应该越靠近病灶的部位越好。

(2) 清理腹腔:在消除病因后,应尽可能的吸尽腹腔内脓汁、清除腹腔内之食物和残渣、粪便、异物等,清除最好的办法是负压吸引。

（3）引流：引流的目的是使腹腔内继续产生的渗液通过引流物排出体外，以便残存的炎症得到控制，局限和消失。防止腹腔脓肿的发生。弥漫性腹膜炎手术后，只要清洗干净，一般不须引流。但在下列情况下必须放置腹腔引流：坏疽病灶未能切除，或有大量坏死组织未能清除时。坏疽病灶虽已切除，但因缝合处组织水肿影响愈合有漏的可能时。腹腔内继续有较多渗出液或渗血时。局限性脓肿。

通常采用的引流物有烟卷引流，橡皮管引流，双套管引流，潘氏引流管，橡皮片引流，引流物一般放置在病灶附近和盆腔底部。

【处置】

1. 所有急性腹膜炎患者均应住院治疗。

2. 急性腹膜炎患者病因未明时应在急诊行生命体征监护，完善辅助检查及术前准备，早期开始禁食、胃肠减压、补液及抗感染治疗。

3. 合并感染性休克或严重脓毒症的急性腹膜炎患者应立即开始早期目标治疗（EGDT），加强呼吸、循环功能支持，尽快明确诊断，为手术赢得时间。

【注意】

对于合并感染性休克的急性腹膜炎患者，应在积极抗休克的同时，尽快明确诊断，实施手术。切忌为追求"安全"的血压而丧失宝贵的手术时机。

第七节　上消化道出血

【概述】

上消化道出血（upper gastrointestinal tract hemorrhage）是指屈氏韧带以上的消化道包括食管、胃、十二指肠、胆管及胰管的出血，也包括胃空肠吻合术后的空肠上段出血。大量出血是指在短时间内出血量超过 1000ml 或达血容量 20％的出血，据我国统计资料表明，急性上消化道出血的最常见的三大病因依次是消化性溃疡、急性胃黏膜病变和食管-胃底静脉曲张破裂，以呕血和（或）黑便为主要症状，常伴有血容量减少引起的急性周围循环衰竭。急性大量出血死亡率约为 10％，60 岁以上患者出血死亡率高于中青年，约为 30％～50％。

【临床表现】

1. 症状和体征

（1）呕血和黑便：呕血多呈棕褐色、咖啡渣样。但如出血量大，则为鲜红或兼有血块。上消化道出血后均有黑便，如出血量很大，血液在肠内推进快，粪便亦可呈暗红色或鲜红色。

（2）失血性周围循环衰竭：程度轻重与出血量及速度有关。少量出血可因机体的自我代偿而不出现临床症状。中等量以上的出血常表现为头昏、心悸、冷汗、恶心、口渴；体检可发现面色苍白、皮肤湿冷、心率加快、血压下降。大量出血可出现黑矇、晕厥，甚至休克。

（3）发热：出血后 24 小时内常出现低热，持续数日至一周。少数大量出血的患者可出现难以控制的高热，提示病情严重。原因不明，可能与失血后导致体温调节中枢的功能障碍有关。

（4）氮质血症：分为肠源性、肾前性和肾性；24～48 小时达高峰，一般不超过 14.3mmol/L(40mg/dl)，3～4 天降至正常。若同时检测血肌酐水平正常，出血后血尿素氮浓度持续升高或一度下降后又升高，常提示活动性出血或止血后再出血。

2. 实验室检查

（1）血常规：在出血早期可因血管和脾脏代偿性收缩和血液浓缩而使红细胞和血红蛋白基本正常甚至升高，一般在急性出血后 3～4 小时后开始下降，此时也应注意治疗过程中快速大量输液造成的血液稀释对血常规结果的影响，以正确评估出血程度。血小板、白细胞可因出血后的应激反应而在短期内迅速增加。

（2）呕吐物隐血试验和粪便隐血反应强阳性。

（3）血尿素氮：出血后数小时为开始升高，24～48 小时内达高峰，3～4 天降至正常。应同时测定血肌酐浓度，以排除原有肾脏疾病。

3. 特殊检查

（1）胃镜检查：是诊断上消化道出血最常用、准确的方法，尤其是出血后 48 小时内的紧急胃镜检查更有价值。

（2）X 线钡餐检查：此法在急性上消化道大出血时对出血病因的诊断价值有限。早期 X 线钡餐检查还可能引起再出血，故主张在出血停止和病情稳定数日后行 X 线钡餐检查。

（3）选择性腹腔动脉造影：对于出血速度＞0.5ml/min 的活动性出血，此法可能发现一些经胃镜或 X 线钡餐检查未能发现的出血病灶，并可在该动脉插管内滴入垂体加压素而达到止血目的。

（4）放射性核素：^{99m}Tc 标记红细胞扫描，可发现 0.05～0.12ml/min 活动性出血的部位，创伤小，可起到初步定位作用，对 Merkel 憩室合并出血有较大诊断价值。

（5）剖腹探察术：少数患者经上述内科检查仍不能找到出血病灶而又存在活动性大出血者，可在积极输血和其他抗休克处理的同时行剖腹探察术，必要时还可行术中内镜检查，常可获明确诊断。

【诊断要点】

1. 详细询问病史

（1）慢性上腹痛史，提示溃疡病、胃炎、胃癌及胃黏膜脱垂等。

（2）肝炎、黄疸、血吸虫病或慢性酒精中毒史，应考虑食管-胃底静脉曲张破裂出血。

（3）胆系疾病史，应怀疑胆道出血。

（4）剧烈呕吐者，应想到食管贲门黏膜撕裂综合征。

（5）长期大量使用损伤胃黏膜药物史，则有助于药物所致出血的诊断。

2. 准确识别消化道出血

（1）应与鼻出血、拔牙或扁桃体切除而咽下血液所致者加以区别。

（2）应与肺结核、支气管扩张、支气管肺癌、二尖瓣狭窄所致的咯血相区别。

（3）口服动物血块、骨炭、铋剂和某些中药可引起粪便发黑，应注意鉴别。

（4）少数大出血患者在临床上尚未出现呕血、黑便而首先表现为周围循环衰竭，检诊时应想到消化道出血的可能。

3. 估计出血程度和周围循环状态

（1）每日出血量>5ml 时，粪隐血试验可呈阳性。

（2）每日出血量达 50～100ml 以上，可出现黑便。

（3）胃内积血量 250～300ml 时，可引起呕血。

（4）一次出血量不超过 400ml 时，一般无全身症状。

（5）出血量超过 500ml，失血又较快时，可出现休克症状。

（6）严重性出血指 3 小时内需输血 1500ml 才能纠正其休克。

（7）持续性出血指在 24 小时之内的 2 次胃镜所见均为活动性出血。

4. 正确判断是否继续出血或再出血

（1）反复呕血，甚至呕血转为鲜红色，黑粪次数增多、稀薄并呈暗红色，伴有肠鸣音亢进。

（2）周围循环衰竭表现虽经积极处理未见明显好转，或好转后又恶化。

（3）RBC、Hb 及 HCT 持续下降，网织红细胞计数持续增高。

（4）补液与尿量足够的情况下，血 BUN 持续或再次增高。

【治疗方案及原则】

1. 严密监测病情变化，患者应卧位休息，保持安静，保持呼吸道通畅，避免呕血使血液阻塞呼吸道而引起窒息。

2. 积极抗休克，尽快补充血容量是最主要的措施。

（1）应立即配血。

（2）有输血指征时：即脉搏>110 次/分，红细胞<3×10^{12}/L，血红蛋白<

70g/L,收缩压<12kPa(90mmHg)可以输血。

(3) 在输血之前可先输入生理盐水、林格液、葡萄糖苷或其他血浆代用品。

(4) 输液速度和种类最好根据中心静脉压和每小时尿量来调节。

3. 控制出血

(1) 提高胃内 pH 值:常用的药物有组胺 H_2 受体拮抗剂,如雷尼替丁、法莫替丁、西咪替丁等,以及作用更强的质子泵抑制剂,如奥美拉唑、泮托拉唑肠溶片(潘妥洛克)等。

(2) 局部止血措施

1) 胃内降温:10~14℃水反复灌洗胃腔,可使胃血管收缩,血流减少并使胃分泌和消化液受抑制,胃纤维蛋白溶解酶活力减弱,从而达到止血目的。

2) 口服止血剂:去甲肾上腺素 8mg 加于生理盐水或冰盐水 150ml,分次口服(老年人勿用),凝血酶分次口服。

3) 内镜止血:局部喷洒凝血酶、孟氏液、组织黏合剂;局部注射止血法使用的药物包括 15%~20% 高张盐水、无水乙醇、1% 乙氧硬化醇、5% 鱼肝油酸钠等;凝固止血法,常用 YAG 激光、微波、热探头和高频电凝;机械止血法:使用 Hemoclip 钳夹、球囊压迫或结扎法。

4) 三腔二囊管压迫止血:用于食管-胃底静脉曲张破裂出血。成功的关键在于放管位置要准确;充气要足,胃囊充气 200~300ml,食管囊压力维持在4.00~5.33kPa(30~40mmHg);牵拉固定要确切;定时放气和抽吸胃内容物和食管囊上方的分泌物。止血后放气管观察一天,总插管时间 3~5 天,以短些为好。

5) 减少内脏血流量及门静脉压力的药物:生长抑素类,如奥曲肽、施他宁;垂体后叶素和血管加压素。生长抑素对食管静脉曲张破裂出血有迅速止血作用,近期疗效与硬化剂注射、三腔二囊管压迫相似,但副作用较少,患者易于耐受,且对三腔二囊管压迫及垂体后叶素治疗无效者也可能有效。

4. 手术治疗

(1) 消化性溃疡出血手术指征:严重出血经内科积极治疗 24 小时仍不止血,或止血后短期内又再次大出血,血压难以维持正常;年龄 50 岁以上,伴动脉硬化,经治疗 24 小时出血不止;以往有多次大量出血,短期内又再出血;合并幽门梗阻、穿孔,或怀疑有恶变。

(2) 胃底-食管静脉曲张破裂出血:应尽量避免手术。

【处置】

1. 对一般消化道出血患者,经急诊处理后应留院观察 3~5 天,如无继续出血可回家口服药物治疗,定期复查。

2. 对上消化道大出血患者经积极抢救,生命体征稳定后住院治疗。

3. 对严重性出血患者或因脏器低灌注而引起相应并发症患者应尽快收入ICU病房行加强监护治疗。

4. 对于高龄合并多种慢性疾病或有肝硬化病史患者,无论出血量多少均应住院治疗。

【注意】

1. 应注意有少数患者在出现呕血和黑便之前即发生严重周围循环衰竭,此时进行直肠指检如发现黑便或血便则对诊断有帮助。

2. 应注意在出血性休克的早期血压可因代偿而基本正常,甚至一时偏高,但此时脉搏细速,皮肤苍白、湿冷。老年人大量出血可引起心、脑、肾的并发症。

3. 肝硬化食管胃底静脉曲张破裂出血不宜用葡萄糖苷类及不宜过多使用库血,亦不宜输液输血过多过快以免诱发肝性脑病和再出血。

4. 大量输血患者应注意及时补充凝血因子。

第八节 下消化道出血

【概述】

下消化道出血是指十二指肠与空肠移行部 Treitz 韧带以下的空肠、回肠以及结肠、直肠疾患引起的肠道出血。分为慢性隐性出血、慢性少量显性出血和急性大出血三种类型,多数下消化道出血相对缓慢,或呈间歇型,约 80％的出血能自行停止。在治疗上除了止血、补充血容量以外,寻找下消化道出血部位、疾病性质进行原发病病因治疗最为重要。

【临床表现】

1. 症状和体征

(1) 显性出血表现:肉眼血便,呈鲜红或暗红色的血以及果酱样大便。

(2) 黑便:如果病变位于小肠或者右半结肠,当出血量比较少出血速度比较慢,停留时间比较长的情况下,所出血的红细胞破坏形成的血红蛋白与硫化物结合形成硫化亚铁,出现黑便。

(3) 失血性周围循环衰竭:程度轻重与出血量及速度有关。少量出血可因机体的自我代偿而不出现临床症状。中等量以上的出血常表现为头昏、心悸、冷汗、恶心、口渴;体检可发现面色苍白、皮肤湿冷、心率加快、血压下降。大量出血可出现黑矇、晕厥,甚至休克。

(4) 隐性出血:无血便或黑便,但是大便潜血阳性或出现缺铁性贫血。

(5) 原发病的临床症状及体征:原发病种类繁多,常见的是各种特异性肠道感染、炎症性肠病、下消化道憩室、息肉、肿瘤、痔、肛裂等,出血性疾病、结核病、系统红斑狼疮等各种特殊的临床表现和体征。

2. 出血量估计

（1）每日出血量＞5ml 时，粪隐血试验可呈阳性。

（2）每日出血量达 50～70ml 以上，可出现黑便。

（3）一次出血量不超过 400ml 时，一般无全身症状。

（4）出血量超过 500ml 时有头晕、心悸、乏力等循环障碍表现。

（5）短时间内失血量超过 1000ml 可出现休克症状。

3. 活动性出血临床表现

（1）便血次数增加，颜色呈鲜红或暗红，出现头晕、心悸、乏力等周围循环衰竭的表现，治疗后无改善。

（2）肠鸣音亢进。

（3）血红蛋白持续降低，治疗后不改善。

（4）血 BUN 升高，2～3 天仍不恢复。

4. 鉴别上消化道出血还是下消化道出血

（1）下消化道出血病史中多伴有下腹疼或腹部有包块，排便异常伴便血史，出血前常有中下腹不适、下坠或便意。

（2）大便常为鲜红、暗红、果酱样，少数为黑便，无呕血。

（3）下消化道出血时胃管内无咖啡色的液体和暗红色的血液被抽出。

（4）来自高位小肠的出血可能有血 BUN 升高，而结肠出血的时候常不升高；上消化道出血时 BUN 升高；较下消化道明显。

（5）结直肠出血，常表现为鲜血便或是暗红的血便，血与大便相混，可有便后滴血亦可表现为脓血便。

（6）小肠出血常为暗红果酱样便，亦可为黑便，偶有血水样便。

（7）大肠出血常伴下腹疼、腹泻、里急后重等症状，而小肠出血常表现为脐周疼痛。

【诊断要点】

1. 仔细询问病史和体格检查。

2. 了解下消化道出血的常见病因

（1）痔疮等肛门疾患出血率最高。

（2）各种炎症性的病变，包括特异性和非特异性。特异性炎症如痢疾、结核；非特异性如克罗恩病、溃疡性结肠炎等。

（3）恶性肿瘤，如癌、淋巴瘤、肉瘤等。

（4）各种类型息肉。

（5）各类血管疾病。

（6）小肠的出血病因中占前五位的依次为恶性肿瘤、血管疾病、各种炎症、小肠憩室、良性肿瘤。

3．可选择的辅助检查

（1）结肠镜检查。

（2）血管造影：一般在活动性出血的情况下阳性率比较高。

（3）核素扫描：在有活动性出血的情况下检查才有意义。

（4）小肠气钡双重造影：阳性率 50%～80%；对血管疾病无法做出明确诊断。

（5）推进式的小肠镜：技术难度较大，患者较痛苦，费用较高，一般难以接受。

（6）胶囊内镜：有一定的盲区，不能取活检。

（7）剖腹探查，术中肠镜检查。

【治疗方案及原则】

1．补充血容量，纠正贫血。

2．止血药物　作用不太强，目前常用的主要是巴曲酶和生长抑素。

3．内镜介入治疗　镜下注射止血剂、血管收缩剂或硬化剂，还可以电凝或激光止血。

4．血管介入治疗　发现病变时采取栓塞或注射止血剂达到止血的目的。

5．手术治疗　适用于保守治疗无效或有些疾病必须手术治疗时。

【处置】

1．对少量下消化道出血患者，经急诊处理后无再出血可带药回家，随后门诊。

2．对出血量较大的下消化道大出血患者经积极抢救，生命体征稳定后住院治疗。

3．对严重性出血患者或因脏器低灌注而引起相应并发症患者积极抗休克，尽快补充血容量是最主要的措施，应尽快收入 ICU 病房行加强监护治疗。

第九节　急性阑尾炎

【概述】

急性阑尾炎（acute appendicitis）是一种常见的外科急腹症，表现多种多样。急性阑尾炎发病的主要原因是阑尾腔梗阻和细菌侵入阑尾壁。

【临床表现】

1．腹痛　典型的急性阑尾炎患者，腹痛开始的部位多在上腹痛、剑突下或脐周围,约经 6～8 小时,下移,最后固定于右下腹部。腹痛固定后。这种腹痛部位的变化,临床上称为转移性右下腹痛。

2. **胃肠道的反应**　恶心、呕吐最为常见,早期的呕吐多为反射性,晚期的呕吐则与腹膜炎有关。

3. **全身反应**　部分患者自觉全身疲乏,四肢无力,或头痛、头晕。病程中觉发烧,体温多在 37.5～38℃ 之间,化脓性和穿孔性阑尾炎时,体温较高,可达39℃ 左右,极少数患者出现寒战高热,体温可升到 40℃ 以上。

4. **腹膜刺激征**

(1) 包括右下腹压痛,肌紧张和反跳痛。压痛是最常见的最重要的体征。

(2) 腹部包块:化脓性阑尾炎合并阑尾周围组织及肠管的炎症时,大网膜、小肠及其系膜与阑尾炎可相互粘连形成团块;阑尾穿孔所形成的局限性脓肿,均可在右下腹触到包块。

5. **间接体征**

(1) 罗氏征(又称间接压痛)

(2) 腰大肌征

(3) 闭孔肌征

6. **血常规检查**　白细胞总数和中性白细胞有不同程度的升高,总数大多在1 万～2 万之间,中性约为 80％～85％。

7. **尿常规化验**　多数患者正常,但当发炎的阑尾直接刺激到输尿管和膀胱时,尿中可出现少量红细胞和白细胞。

8. **X 线检查**　合并弥漫性腹膜炎时,为除外溃疡穿孔、急性绞窄性肠梗阻,立位腹部平片是必要的。

9. **腹部 B 超检查**　病程较长者应行右下腹 B 超检查,了解是否有炎性包块及脓肿存在。

【诊断要点】

1. **转移性右下腹痛**　转移性腹痛是急性阑尾炎的重要特点。

2. 右下腹有固定的压痛区和不同程度的腹膜外刺激征。

3. **化验检查**　白细胞总数和中性白细胞数可轻度或中度增加,大便和尿常规可基本正常。

4. **影像学检查**　立位腹部平片观察膈下有无游离气体等其他外科急腹症的存在。右下腹 B 超检查,了解有无炎性包块,对判断病程和决定手术有一定帮助。

5. 青年女性和有停经史的已婚妇女,对急性阑尾炎诊断有怀疑时,应请妇科会诊以便排除宫外孕和卵巢滤泡破裂等疾病。

【治疗方案及原则】

（一）治疗原则

1. 急性单纯性阑尾炎　条件允许时可先行中西医相结合的非手术治疗,但必须仔细观察,如病情有发展应及时中转手术。经保守治疗后,可能遗留有阑尾腔的狭窄,且再次急性发作的机会很大。

2. 化脓性、穿孔性阑尾炎　原则上应立即实施急诊手术,切除病理性阑尾,术后应积极抗感染,预防并发症。

3. 发病已数日且合并炎性包块的阑尾炎　暂行保守治疗,促进炎症的尽快恢复,待3～6个月后如仍有症状者,再考虑切除阑尾。保守期间如脓肿有扩大并可能破溃时,应急诊引流。

4. 高龄患者,小儿及妊娠期急性阑尾炎,原则上应急诊手术。

（二）非手术治疗

主要适应于急性单纯性阑尾炎,阑尾脓肿,妊娠早期和后期急性阑尾炎,高龄合并有主要脏器病变的阑尾炎。

1. 基础治疗　包括卧床休息,控制饮食,适当补液和对症处理等。

2. 抗菌治疗　选用广谱抗生素和抗厌氧菌的药物。

（三）手术治疗

主要适应于各类急性阑尾炎,反复发作的慢性阑尾炎,阑尾脓肿保守3～6个月后仍有症状者及非手术治疗无效者。

【处置】

1. 阑尾炎一旦确诊应首选手术治疗。

2. 阑尾炎在保守治疗期间,应严密观察病情变化,及时发现腹部体征变化并处理。

【注意】

急性阑尾炎表现不典型时,容易与其他腹部疾患相混淆,因此容易漏诊,应提高警惕。

第十节　急性肠梗阻

【概述】

肠内容物不能正常运行、顺利通过肠道,称为肠梗阻,是外科常见的病症。肠梗阻不但可以引起肠管本身解剖与功能上的改变,还可导致全身性生理上的紊乱,临床表现复杂多变。

肠梗阻按发生的基本原因可以分机械性肠梗阻、动力性肠梗阻、血运性肠梗阻。又可按肠壁有无血运障碍,分为单纯性和绞窄性两类。

【临床表现】

1. 腹痛 机械性肠梗阻发生时,由于梗阻部位以上强烈肠蠕动,表现为阵发性绞痛。如果腹痛的间歇期不断缩短,以致成为剧烈的持续性腹痛,则应该警惕可能是绞窄型肠梗阻的表现。

2. 呕吐 高位肠梗阻时呕吐频繁,吐出物主要为胃、十二指肠内容物;低位肠梗阻时,呕吐出现迟而少,呕吐物可呈粪样。呕吐物如呈棕褐色或血性,是肠管血运障碍的表现。麻痹性肠梗阻时,呕吐多呈溢出性。

3. 腹胀 一般梗阻发生一段时间后出现,其程度与梗阻部位有关。

4. 停止排气排便 某些绞窄性肠梗阻,如肠套叠、肠系膜血管栓塞或血栓形成,则可排出血性黏液样粪便。

5. 腹部膨隆,可见胃肠型及蠕动波。肠扭转时腹胀多不对称。

6. 单纯性肠梗阻可有压痛,无腹膜刺激征。绞窄性肠梗阻可有固定压痛及腹膜刺激征。

7. 绞窄性肠梗阻腹腔有渗液,移动性浊音可呈阳性。

8. 机械性肠梗阻肠鸣音亢进,麻痹性肠梗阻肠鸣音减弱或消失。

9. 由于失水和血液浓缩,白细胞计数、血红蛋白和血细胞比容都可增高。

10. 呕吐物和大便检查若有潜血阳性应警惕肠管有血运障碍。

11. 生化检查和血气分析可以了解电解质紊乱及酸碱平衡状态。

12. X线检查可见气胀肠袢和液平面。

【诊断要点】

1. 是否有肠梗阻存在 根据腹痛、呕吐、腹胀、肛门停止排便和排气,以及肠鸣音变化与 X 线检查,肠梗阻的诊断一般不难。

2. 是机械性梗阻还是麻痹性梗阻 前者多须手术,后者常不必手术,故鉴别十分重要。

3. 是单纯性梗阻还是绞窄性梗阻 有下列临床表现者应怀疑为绞窄性肠梗阻:

(1) 腹痛剧烈,发作急骤,在阵发性疼痛间歇期,仍有持续性腹痛。

(2) 病程早期即出现休克,并逐渐加重,或经抗休克治疗后,改善不显著。

(3) 腹膜刺激征明显,体温、脉搏和白细胞计数在观察下有升高趋势。

(4) 呕吐出或自肛门排出血性液体,或腹腔穿刺吸出血性液体。

(5) 腹胀不对称,腹部可触及压痛的肠袢。

4. 是小肠梗阻还是结肠梗阻

5. 是部分性还是完全性肠梗阻

6. 梗阻的原因是什么

【治疗方案及原则】

1. 胃肠减压。降低肠腔内压力,减少肠腔内的细菌和毒素,改善肠壁血液循环。

2. 矫正水、电解质紊乱和酸碱失衡。输液所需容量和种类须根据呕吐情况、缺水体征、血液浓缩程度、尿排出量和比重,并结合血清钾、钠、氯和血气分析监测结果而定。

3. 防治感染。应用抗肠道细菌,包括抗厌氧菌的抗生素。

4. 伴有休克时积极抗休克治疗。

5. 经过保守治疗,排除麻痹性肠梗阻,结核性腹膜炎导致的肠梗阻,肠梗阻症状仍未见缓解者,需手术治疗。

6. 动态观察腹部体征和肠鸣音改变。

【处置】

1. 肠梗阻的治疗方法,取决于梗阻的原因、性质、部位、病情和患者的全身情况。

2. 必要做胃肠减压以改善梗阻部位以上肠段的血液循环,纠正肠梗阻所引起的水、电解质和酸碱平衡的失调,以及控制感染等。

【注意】

1. 积极的保守治疗,无论在单纯性肠梗阻还是在绞窄性肠梗阻都有极其重要的意义。

2. 在肠梗阻诊断过程中必须辨明以下问题:是否有肠梗阻,是机械性还是动力性梗阻,是单纯性还是绞窄性,是高位还是低位梗阻,是完全性还是不完全性梗阻,是什么原因引起梗阻。

3. 对于绞窄性肠梗阻,应争取在肠坏死以前解除梗阻,恢复肠管血液循环,正确判断肠管的生机十分重要。

第八章　泌尿系统急危重病

第一节　阴囊肿痛

【概述】

阴囊肿痛是指阴囊及其内容物的不同性质和不同程度的肿胀和疼痛,常见于阴囊及其内容物的损伤、炎症和肿瘤,其他情况还包括睾丸蒂扭转、鞘膜积液、精索静脉曲张和腹股沟斜疝等。

【临床表现】

1. 阴囊损伤　有阴囊外伤史,阴囊肿大,呈持续性胀痛或坠痛,阴囊表皮可见淤斑,内有血肿,透光试验阴性,B超检查可见阴囊内呈液性暗区、透声差、回声不均匀的血肿,同时可明确是否合并睾丸破裂、脱位和扭转以及精索损伤等。

2. 阴囊及其内容物感染　主要包括急性附睾炎、睾丸炎和精索炎。发病突然,表现为持续胀痛和跳痛,阴囊皮肤发红、水肿,附睾和睾丸肿大,触痛。常伴有寒战、高热等全身感染症状。实验室检查血常规示白细胞升高,尿常规示尿中红细胞和白细胞增多,培养可见致病菌。B超检查可见附睾和睾丸肿胀及炎症的范围。

3. 阴囊及其内容物肿瘤　主要为睾丸肿瘤。大多起病缓慢,表现为睾丸无痛性肿块,可有轻度坠胀感或沉重感,合并急性出血时,可发生疼痛。查体睾丸质地坚实沉重,无弹性,无触痛,附睾不易触及。透光试验阴性。血、尿常规大多正常,肿瘤标记物如 AFP 和 HCG 等有助于明确诊断。B超检查可明确睾丸肿瘤的大小和形态,胸部 X 线检查可了解肺部转移,全身骨扫描可了解骨转移。

【诊断要点】

1. 有相关病史。

2. 有典型的临床表现。

3. 实验室检查　阴囊及其内容物感染者血常规示白细胞升高,尿常规示尿中红细胞和白细胞增多,培养可见致病菌。睾丸肿瘤者肿瘤标记物如 AFP 和 HCG 等显著升高,血、尿常规大多正常。

4. B超检查对阴囊肿痛的诊断和鉴别诊断有非常重要的意义。

【治疗方案及原则】

1. 阴囊损伤

（1）阴囊及睾丸挫伤：损伤较轻者应卧床休息，抬高阴囊，24 小时内局部冷敷，48 小时后热敷，促进瘀血吸收，同时给予止痛药和抗生素预防感染。对阴囊血肿较大且进行性加重者，应手术止血并清除血凝块。

（2）睾丸破裂、脱位和扭转及开放损伤：一经确诊，立即手术治疗。

2. 阴囊及其内容物感染

（1）一般处理：卧床休息，抬高阴囊，炎症早期局部冷敷，后期热敷，加快炎症消退，给予止痛药，必要时可行局部封闭。

（2）抗菌药物治疗：原则为选择对致病菌敏感的药物，可选用复方磺胺甲噁唑、喹诺酮类、青霉素类和头孢类药物，中毒症状严重者可联合用药。

（3）外科治疗：对难以控制的炎症及脓肿形成者，可行外科手术治疗。

3. 睾丸肿瘤　急诊行对症处理后，请泌尿外科医师会诊收住院治疗。

【处置】

1. 症状较轻者可回家治疗或暂留急诊观察室治疗。

2. 症状较重者及肿瘤患者应留急诊观察室或住院治疗。

【注意事项】

1. 详细询问病史，以明确可能的病因。

2. 注意鉴别诊断，尤其是睾丸破裂、脱位和扭转等需紧急处理的情况以及睾丸肿瘤，以免延误病情。

第二节　肾　绞　痛

【概述】

肾绞痛又称肾、输尿管绞痛，是由各种病因引起肾盂、输尿管急性梗阻，继发阻塞部位以上急性积水，肾盂内压力急剧增高，从而诱发肾盂、输尿管痉挛，引起极其剧烈的疼痛。

【临床表现】

1. 病因和病史　肾绞痛最常见的病因是肾、输尿管结石，其他还包括肾、肾盂和输尿管的外伤、炎症、结核、肿瘤及发育异常等。部分患者可有既往发病史。

2. 发病突然，常无任何前驱症状，表现为突发的一侧腰部或上腹部剧烈疼痛，如刀割样，绞痛同时沿输尿管走行放射至下腹部、大腿内侧和会阴部。疼痛持续时间长短不一，可伴有频繁恶心、呕吐及排尿、排便感。

3. 肾区和同侧腹部常有明显肌紧张，有压痛，但无反跳痛，腹部触诊偶可触及肿大的肾脏,肾区叩击痛明显。

4. 实验室检查 尿常规可见红细胞显著增加,伴有炎症时可见白细胞。血常规正常或白细胞轻度升高。

5. X线检查 包括泌尿系平片、静脉尿路造影和逆行尿路造影,有助于判断结石等病变的部位和肾功能以及尿路梗阻的程度和尿路的解剖情况。

6. 腹部B超检查 梗阻明显时可发现肾盂积水,输尿管扩张,结石的部位、大小以及其他相关病变等。

7. CT检查 偶对X线平片不显影的结石可以确诊,有助于鉴别诊断。

8. 磁共振尿路成像 可显示尿路情况,有助于鉴别诊断,不作为常规手段。

9. 核医学检查 可测定肾功能情况,特别是对碘过敏患者。

10. 膀胱镜检查 作为诊断和治疗手段,可发现并取出部分输尿管结石。

【诊断要点】

1. 有既往发病史及相关疾病。

2. 突发一侧腰部或上腹部剧烈刀割样疼痛,并沿输尿管走行放射至下腹部、大腿内侧和会阴部。

3. 体检肾区和同侧腹部肌紧张,压痛,无反跳痛,肾区叩击痛阳性。

4. 实验室检查尿常规可见红细胞显著增加。

5. 腹部B超和X线等影像检查有异常发现。

【治疗方案及原则】

治疗原则为首先对症治疗,其次病因治疗。

1. 对症治疗

(1) 药物治疗:包括哌替啶100mg加盐酸山莨菪碱10mg,肌内注射;黄体酮20mg,肌内注射;地西泮10mg,肌内注射;硝苯地平10mg,舌下含化;吲哚美辛栓100mg,肛入等。

(2) 针灸疗法:强刺激肾俞、京门、足三里、三阴交、阿是穴等穴位有解痉止痛作用。

(3) 肾囊封闭:0.25%普鲁卡因60ml注入患侧肾囊,封闭肾神经丛,解除输尿管痉挛。

(4) 逆行输尿管插管:解除梗阻,引流尿液,缓解疼痛。

(5) 体外冲击波碎石,以解除梗阻,缓解疼痛。

(6) 酌情给予抗生素治疗。

2. 病因治疗 在肾绞痛症状缓解后,进一步完善检查,明确病因,针对病因进行治疗,是解除肾绞痛的根本措施。病因治疗多需请泌尿外科医师会诊协助处理,或看泌尿外科门诊诊治。

【处置】

1. 肾绞痛症状缓解后,若病因明确,针对病因进行治疗,无特殊情况者可暂回家观察,择日看泌尿外科门诊复查。

2. 肾绞痛症状不缓解或病因不明确者,暂留急诊观察室,并请泌尿外科医师会诊,作进一步检查处理或住院治疗。

【注意事项】

1. 详细询问病史,以明确可能的病因,有利于进一步的诊治。

2. 注意和常见的急腹症鉴别。

3. 病因治疗是根本。

第三节 急性尿潴留

【概述】

急性尿潴留,又称为完全性尿潴留,是指突然发生的膀胱内充满尿液而不能排出。

【临床表现】

1. 病因和病史 病因主要包括:

(1) 机械性梗阻:指膀胱颈部和尿道的各种梗阻性病变。包括膀胱颈挛缩、膀胱颈肿瘤、膀胱结石、膀胱内异物及血块;尿道的损伤、狭窄、炎症、结石、肿瘤、异物、发育异常以及尿道外压迫性疾病如前列腺病变、盆腔占位病变和骨盆骨折压迫尿道等。

(2) 动力性梗阻:指膀胱颈部和尿道无器质性梗阻病变,尿潴留系排尿动力障碍所引起。包括中枢和周围神经系统病变,腰椎麻醉和会阴部手术后,药物如阿托品、普鲁苯辛和盐酸山莨菪碱等,其他如癔症、低钾血症及昏迷患者等。部分患者有急性尿潴留既往发病史。

2. 发病突然,下腹胀痛难忍,患者辗转不安,尿意急迫但无法排出尿液,或仅有少量尿液自尿道口溢出。

3. 耻骨上区常可见到呈半球形高度充盈的膀胱,用手按压尿意明显并有胀痛感,叩诊为实音。

4. 实验室检查 血常规正常或白细胞轻度升高。

5. 腹部 B 超检查 可见高度充盈的膀胱,内有大量尿液,有时可见膀胱、尿道及其周围的相关病变。

【诊断要点】

1. 有既往发病史及相关疾病。

2. 下腹部胀痛,有急迫尿意而不能排出尿液,或有充溢性尿失禁。

3. 体检耻骨上区可见膀胱高度充盈,按压尿意明显,叩诊为实音。

4. B超可明确诊断。

【治疗方案及原则】

治疗原则是解除病因,恢复排尿,预防感染。如病因不明或梗阻一时难以解除,应先作尿液引流,再作进一步检查处理。方案如下:

1. 病因明确并有条件者应立即解除病因,恢复排尿。如尿道结石者可立即手术取出结石或将结石向上推入膀胱;包茎或尿道外口狭窄者,局部切开即可恢复排尿;由于药物或低钾血症引起的尿潴留,停药或补钾后多可恢复正常排尿。

2. 腰椎麻醉、会阴部手术后及癔症和部分神经系统病变所引起的尿潴留可行耻骨上膀胱区热敷、按摩或针灸等治疗促进排尿。

3. 导尿术,是解除急性尿潴留最简便常用的方法,大多数尿潴留患者可通过导尿得到缓解。及时导尿可防止膀胱极度膨胀所导致的无张力膀胱。导尿时应使尿液缓慢排出,防止膀胱内压迅速降低而引起膀胱内出血。尿潴留不能短时间恢复者,需留置尿管一周持续导尿,导尿管留置期间应每日清洁尿道口。

4. 不能置入导尿管者,可在局麻下行耻骨上膀胱穿刺术或耻骨上膀胱造瘘术,持续导尿。

5. 嘱多饮水并酌情给予抗生素治疗。

【处置】

1. 解除病因并恢复排尿者,若无特殊情况可暂回家观察,择日看泌尿外科门诊复查。

2. 解除病因并恢复排尿,但一般情况较差或有其他特殊情况者,留急诊观察室接受进一步观察治疗。

3. 病因不明或梗阻一时难以解除者,予尿液引流,并请泌尿外科医师会诊,作进一步检查处理或住院治疗。

【注意事项】

1. 详细询问病史,以明确可能的病因。

2. 膀胱区热敷、按摩或针灸等治疗对机械性梗阻者效果欠佳。

3. 插入尿管困难时,避免勉强用力,尤其对金属导尿管,可能形成假道和尿道损伤,必要时可请泌尿外科医师会诊,协助处理。

4. 急诊处理结束后,嘱患者择日看泌尿外科门诊复查。

第四节 尿 路 感 染

【概述】

泌尿系统感染又称尿路感染,是致病菌侵入泌尿系统内大量繁殖而引起的炎症。致病菌大多为革兰阴性杆菌(大肠杆菌最常见)。好发于女性及尿路梗阻患者。可分为上尿路感染(包括肾盂肾炎和输尿管炎)和下尿路感染(包括膀胱炎和尿道炎)。

【临床表现】

1. 急性肾盂肾炎

(1) 全身感染症状:包括突发寒战、高热,体温上升至 39℃ 以上,头痛、全身乏力,食欲减退,恶心和呕吐等。常伴有白细胞计数升高和血沉增快。

(2) 泌尿系统症状:尿频、尿急、尿痛等膀胱刺激症状,单侧或双侧腰痛,肾区压痛、肋脊角叩痛明显。尿液外观浑浊,可见脓尿或血尿。

2. 膀胱炎 起病急骤,以泌尿系统症状为主,尿频、尿急、尿痛明显,常见终末血尿,多无全身感染症状,少数可有低热。

3. 实验室检查

(1) 尿常规检查:尿中白细胞增多,若见白细胞管型,则说明肾脏有感染。红细胞也可增多,甚至为肉眼血尿。尿蛋白可增多。

(2) 尿细菌检查:不沉淀尿涂片镜检 10 个视野,平均有一个以上细菌者为阳性。

(3) 尿细菌培养和菌落计数:是诊断尿路感染的主要依据。临床常用清洁中段尿作细菌培养和菌落计数,菌落计数 $\geqslant 10^5/ml$ 者为尿路感染,$\leqslant 10^4/ml$ 者为污染,$10^4 \sim 10^5/ml$ 之间者为可疑。

(4) 尿荧光免疫反应试验和尿酶测定等用于尿路感染的定位。

(5) 血常规检查:白细胞可轻度或中度增加,中性粒细胞增多,核左移,血沉加快,多见于急性肾盂肾炎。

4. 影像学检查 包括泌尿系平片、尿路造影、B 超、CT、磁共振和放射性核素检查等,有助于了解尿路情况,发现引起感染发作的不利因素和相关疾病。

【诊断要点】

1. 有既往发病史及相关疾病。

2. 有典型尿路感染的临床表现。

3. 实验室检查 清洁中段尿细菌培养菌落计数 $\geqslant 10^5/ml$;或尿细菌检查阳性结合临床症状确诊。

4. 影像学检查利于明确病因和鉴别诊断。

【治疗方案及原则】

1. 一般治疗　症状明显时需卧床休息，多饮水，勤排尿，予易消化、富含热量和维生素饮食。高热且胃肠道症状明显者，可静脉补充葡萄糖、电解质和维生素等。

2. 对症治疗　予碱性药物如枸橼酸钾或碳酸氢钠，以碱化尿液，减轻膀胱刺激症状；予盐酸磺酮哌酯、维拉帕米或阿托品，以缓解膀胱痉挛；热水坐浴和膀胱区局部热敷亦有助于解除膀胱痉挛症状。

3. 抗菌药物治疗　原则为选择对致病菌敏感、血和尿中浓度高、肾毒性低的药物，必要时应联合用药。

（1）急性肾盂肾炎：对于临床症状较轻的肾盂肾炎，宜口服有效抗生素治疗两周，常用的抗生素为复方磺胺甲噁唑、喹诺酮类、青霉素类、头孢类等；对于临床症状严重的肾盂肾炎，宜采用肌内注射或静脉给予抗生素，可用氨苄西林 1～2g，每 4 小时一次，或头孢噻肟 2g，每 8 小时一次，或联合应用两种及两种以上抗生素治疗。治疗宜个体化，疗程 7～14 日。疗程结束后如症状消失，尿菌阴性，并于第 2、6 周复查尿菌仍阴性，可诊为该次感染治愈；如疗程结束后尿菌定量检查仍为阳性，或治疗后尿菌转阴，但于第 2、6 周复查时尿菌呈阳性，且为同一菌种（株），则治疗失败，应继续选用敏感抗生素治疗。

（2）急性膀胱炎：抗生素可选用复方磺胺甲噁唑、喹诺酮类、头孢类等敏感药物，可联合用药。

4. 外科治疗　对有外科适应证如尿路梗阻患者，请泌尿外科医师会诊，进行外科治疗。

【处置】

1. 症状较轻的尿路感染患者可回家治疗或暂留急诊观察室治疗。

2. 症状较重的尿路感染患者应留急诊观察室，作进一步检查处理或住院治疗。

【注意事项】

1. 详细询问病史，以明确可能的病因。

2. 治疗前应明确感染的性质，鉴别上、下尿路感染，是否存在泌尿系梗阻等诱因和相关疾病。

3. 注意和常见的发热性疾病、急腹症、尿道综合征和肾结核等鉴别。

第五节　急性肾衰竭

【概述】

急性肾衰竭(acute renal failure ARF)是由各种原因引起的肾功能在短时间(几小时至几天)内突然下降而出现的临床综合征。肾功能下降可以发生在原来无肾损害的患者,也可发生在慢性肾脏病者。急性肾衰竭主要表现为血肌酐和尿素氮升高,水电解质和酸碱平衡紊乱,及全身各系统并发症。50%患者有少尿(<400ml/d)表现。

急性肾衰竭根据病理生理可分为肾前性、肾性、肾后性三类。急性肾小管坏死(ATN)是肾性急性肾衰竭最常见的类型。

【临床表现】

1. 起始期　此期患者常遭受一些已知 ATN 的病因,例如低血压、缺血、脓毒病和肾毒素等,但尚未发生明显的肾实质损伤。

2. 维持期　又称少尿期。典型的为 7～14 天,但也可短至几天,长至 4～6 周。肾小球滤过率保持在低水平,许多患者可出现少尿。但也可短至几天,长至 4～6 周。

(1) 急性肾衰竭的全身并发症

1) 消化系统症状:食欲减退、恶心、呕吐、腹胀、腹泻等,严重者可发生消化道出血。

2) 呼吸系统症状:除感染并发症外,因过度容量负荷,尚可出现呼吸困难、咳嗽、憋气、胸痛等症状。

3) 循环系统症状:多因尿少和未控制饮水,以致体液过多,出现高血压及心力衰竭、肺水肿表现;因毒素滞留,电解质紊乱,贫血及酸中毒引起各种心律失常及心肌病变。

4) 神经系统症状:出现意识障碍、躁动、谵妄、抽搐、昏迷等尿毒症脑病症状。

5) 血液系统症状:可有出血倾向及轻度贫血现象。

(2) 水电解质和酸碱平衡紊乱

1) 代谢性酸中毒

2) 高钾血症

3) 低钠血症

3. 恢复期　少尿型患者开始出现利尿,可有多尿表现,每日尿量可达 3000～5000ml,或更多。通常持续 1～3 周,继而恢复正常。

【诊断要点】

1. 病因的存在。

2. 临床表现　除上述原发病因的临床表现外,常在原发病出现数小时或数日后突然发生少尿,24 小时尿量在 400ml 以下,此为少尿型 ARF,最常见。患者常有尿毒症症状,习惯上将其临床过程分为少尿期、多尿期和恢复期。

3. 实验室检查

血液检查:血浆肌酐和尿素氮进行性上升。

尿液检查:尿常规发现尿蛋白(＋～＋＋),尿比重降低、尿钠含量增高。

【治疗方案及原则】

1. 纠正可逆的病因、早期干预治疗。如抗感染、扩容等。

2. 维持体液平衡　每日补液量应为显性失液量减去内生水量。每日大致的进液量,可按前一日尿量加 500ml 计算。

3. 饮食和营养　急性肾衰竭患者每日所需能量应为每公斤体重 35kcal,主要由碳水化合物和脂肪供应;蛋白质的摄入量应限制为 0.8g/(kg·d)。尽可能地减少钠、钾、氯的摄入量。

4. 高钾血症　血钾超过 6.5mmol/L,心电图表现为 QRS 波增宽等明显的变化时,应予以紧急处理。

5. 代谢性酸中毒　应及时治疗,如 HCO_3^- 低于 15mmol/L,可选用 5％碳酸氢钠 100～250ml 静脉滴注。对严重酸中毒患者,应立即开始透析。

6. 感染　根据细菌培养和药物敏感试验选用对肾无毒性或毒性低的药物。

7. 心力衰竭　ARF 对利尿剂和洋地黄药物疗效差,药物治疗以扩血管为主。

8. 透析疗法　有条件的重症患者应建议早期进行血透。多脏器功能衰竭的患者选择连续性肾脏替代疗法(CRRT)。

9. 多尿期的治疗。

10. 恢复期的治疗。

【处置】

1. 早期的治疗

(1) 病因治疗。

(2) 用利尿剂以维持尿量。

(3) 用血管扩张剂以解除肾血管的痉挛。

(4) 如经上述处理无效,则可住院治疗。

2. 少尿期的治疗

(1) 控制液量。

（2）纠正电解质与酸碱平衡紊乱。

（3）治疗尿毒症。

（4）感染的治疗。

（5）重症患者应早期进行血透。

（6）有严重休克、感染、缺氧等患者应收住 ICU 治疗。

3. 多尿期的治疗　最初 3～5 天，血肌酐、BUN 可继续升高，仍按少尿期治疗处理。以后须注意失水及低钾血症等的发生，液体的补入量一般为尿量的 1/3～2/3 即可，其中半量补充生理盐水，半量用 5%～10% 葡萄糖液。尿量超过 1500～2000ml/d 时应补充钾盐。应加强营养，给予高糖、高维生素饮食，并给予优质蛋白、必需氨基酸制剂等。

4. 恢复期的治疗　主要是加强营养、适当锻炼、增强体质、促进机体早日康复，避免使用损害肾脏的药物及一切对肾脏有损害的因素。

【注意事项】

1. 问诊一定要仔细询问现病史、既往史、用药史等。

2. 早期纠正可逆的病因。

3. 避免使用损害肾脏的药物。

4. 对慢性肾脏疾病的患者了解引起急性肾衰竭的常见病因。

5. 有条件的重症患者应建议早期进行血透。

6. 注意非少尿型急性肾衰竭的诊断。

第六节　慢性肾衰竭

【概述】

是指各种慢性肾脏病进行性进展，引起肾单位和肾功能不可逆地丧失，导致以代谢产物和毒物滞留、水电解质和酸碱平衡紊乱及内分泌失调为特征的临床综合征，常常进展为中末期肾衰竭。慢性肾衰竭（chronic renal failure，CRF）晚期称之为尿毒症。

【临床表现】

1. 胃肠道　食欲减退和晨起恶心、呕吐是尿毒症常见的早期表现。

2. 心血管系统

（1）高血压和左心室肥大。

（2）冠状动脉粥样硬化和周围血管病。

（3）充血性心力衰竭。

（4）心包炎。

3. 血液系统

(1) 贫血。

(2) 出血倾向。

4. 呼吸系统　可出现肺水肿和"尿毒症肺炎"。

5. 神经肌肉改变　早期表现为乏力、失眠、注意力不集中,尿毒症时常有精神异常,常有周围神经病变和肌无力。

6. 皮肤表现　瘙痒是尿毒症常见的难治性并发症。

7. 骨骼系统

(1) 高转化性骨病。

(2) 低转化性骨病。

8. 内分泌代谢紊乱

9. 感染　以肺部感染为最常见。

10. 代谢性酸中毒

11. 水、电解质平衡失调

(1) 水钠平衡失调

(2) 钾平衡失调

(3) 钙平衡失调

(4) 磷平衡失调

(5) 高镁血症

【诊断要点】

1. 有慢性肾脏病的病史。

2. 寻找引起肾功能恶化的因素。

3. 鉴别是急性还是慢性肾衰竭。

4. 分析慢性肾衰竭的程度。

5. 明确有无并发症。

【治疗方案及原则】

1. 原发疾病和加重因素的治疗

2. 一般治疗

(1) 饮食治疗

1) 限制蛋白饮食。

2) 高热量的摄入。

3) 注意控制水、电解质平衡。

(2) 降压治疗:慢性肾衰竭时常常需要 2 种以上降压药物联合应用才能达到降压目标。ACEI 或 ARB 与 CCB 联合应用是临床上常用组合。

（3）慢性贫血治疗：①重组人类红细胞生成素（EPO）治疗肾衰贫血：初始剂量 50U/kg，每周三次，皮下注射；②补充铁剂：口服硫酸亚铁 0.3g/d；③补充叶酸 10mg，3 次/天。

（4）慢性骨病治疗：控制血磷、血钙水平，合理使用维生素 D，可选用活性维生素 D_3 0.25μg/d，口服。

（5）纠正水电解质和酸碱平衡紊乱。

（6）防治心血管并发症。

（7）控制感染：原则上采用细菌敏感、肾毒性小的抗生素。

（8）促进尿毒症毒物的肠道排泄：可给予氧化淀粉 5～10g/d 或甘露醇、大黄制剂等。

3. 肾脏替代治疗

（1）血液透析：一般每周三次，每次 4～6 小时。

（2）腹膜透析：可在家中操作。

（3）肾移植。

【处置】

1. 肾功能不全代偿期应注意原发病和诱因治疗，在急诊纠正诱因后可以带药回家治疗，或就诊肾病门诊。

2. 氮质血症期或肾衰竭期应住院治疗。

3. 有严重休克、感染、出血、缺氧等及多脏器功能衰竭患者应收住 ICU 治疗。

4. 尿毒症期患者，如有条件可建议肾移植。

【注意事项】

1. 问病史一定要仔细询问现病史、既往史、用药史、伴随症状等。

2. 出现纳差、恶心、乏力、头晕、皮肤瘙痒等症状时要考虑慢性肾衰竭的可能。

3. 慢性肾脏病患者，短期内出现症状加重，肾功能急剧恶化，应寻找原发病的可逆性及加重肾衰竭的可逆因素。

4. 当诊断有困难时，应做肾脏 B 超检查，了解肾脏体积。

5. 鉴别是急性还是慢性肾衰竭。

6. 对已有的肾脏疾患或可能引起肾损害的疾病（如糖尿病、高血压等）进行及时有效的治疗，防止 CRF 的发生。

7. 追踪随访 对慢性肾衰竭患者必须定期随访以便对病情发展进行监测。

8. 应用镇静剂要谨慎，勿使药物积蓄加重病情。

9. 中医中药治疗可延缓病情进展、改善预后。

第九章 血液系统急危重病

第一节 急性出血性疾病

【概述】

由于人体的止血及凝血功能障碍引起的自发性出血或损伤后难以止血的疾病称为出血性疾病。其主要发病机制和常见病因为：①血管壁异常：如过敏性紫癜、遗传性出血性毛细血管扩张症、严重感染、中毒、代谢障碍等；②血小板数量或功能异常：如特发性血小板减少性紫癜、继发性血小板减少、再生障碍性贫血、弥散性血管内凝血（DIC）、原发性血小板增多症等；③凝血功能障碍：如血友病、严重肝病、尿毒症、循环血液中抗凝药或抗凝物、DIC 继发性纤溶亢进。其中，以血小板减少所致的出血最为常见。

【临床表现】

1. 皮肤黏膜紫癜 皮肤紫癜，轻者为散在性的瘀点（出血点），重者可融合形成淤斑，急性期紫癜颜色较红，陈旧性紫癜颜色变暗，反复出血时，可见新鲜和陈旧性紫癜交错。黏膜出血以口腔黏膜出血、牙龈出血、鼻出血较常见，局部可见出血点、血疱、血凝块。

2. 各系统脏器出血 出血常见于子宫和阴道（可表现为月经过多且不停止）、呼吸道（咯血）、消化道（呕血、便血）、泌尿道（血尿）等，颅内出血时可昏迷。

3. 在进行手术操作如拔牙、扁桃体切除、脓肿切开等或皮肤、黏膜受伤时，有止血延迟、出血不止或严重出血。

4. 伴随症状 由于病因不同、出血部位不同，可伴有本病或原发病的临床表现，如重症肝病可伴黄疸，急性白血病可伴有贫血、发热、乏力、胸骨压痛以及肝、脾、淋巴结肿大等，腹腔出血呈急腹症。

【诊断要点】

1. 区分非出血性疾病所致的病理性出血情况，如消化性溃疡出血、食管-胃静脉曲张破裂出血、肺癌咯血、宫外孕破裂出血、外伤所致出血等。

2. 病史分析 了解出血的诱因、出血部位、具体情况和表现特点。如原发病用药史（如阿司匹林、华法林等）；误用杀鼠药中毒的病史；肝病加重的病史；自幼即发生膝关节出血史,应考虑由凝血因子缺乏所致,男性尤其较血友病甲为多见,应了解家族史,以及本次出血可能有的外伤诱因;固定部位如一侧鼻腔或口腔的某一部位反复出血,应检查是否为遗传性出血性毛细血管扩张症;有休克、产科意外或严重创伤或感染病史,出血广泛而严重,常为 DIC。

3. **出血的部位和特点** 皮肤黏膜紫癜多为毛细血管或血小板异常。如过敏性紫癜常为四肢伸侧对称性隆起于皮肤的紫癜,可伴有痛痒灼热感,常伴荨麻疹、多形性红斑、局部水肿,紫癜常为淡红色或鲜红色(含渗出液),而血小板减少性紫癜则无皮肤痛痒,紫癜则多为紫红色或紫黑色,严重者伴广泛性出血如鼻出血、牙龈出血、血尿、黑便等;深部皮下组织或肌间的血肿多见于凝血因子缺乏;关节腔积血(膝关节最多见)和畸形常为血友病所致。

4. **诊断止血或凝血障碍**

(1) 简易筛选试验:根据其结果结合临床可将出血性疾病大致归纳为两大类:出血时间(BT)延长、毛细血管脆性试验阳性、血小板正常或减少而凝血象正常者,可归纳为血管异常和(或)血小板异常所致的出血性疾病;凝血时间(CT)、活化部分凝血活酶时间(APTT)、凝血酶原时间(PT)、凝血酶时间(TT)中任一项延长而其他结果正常者多为凝血功能障碍所致的出血性疾病。

(2) 特殊检查:选择必要的特殊实验室检查予以确诊。如纤维蛋白降解产物(FDP)测定、鱼精蛋白副凝(3P)试验、相关凝血因子测定、血小板功能分析等。

【治疗方案及原则】

1. **补充治疗** 如输新鲜血液、血浆、血浆浓缩制品、凝血酶原复合物、纤维蛋白原、相关凝血因子制品等可用于及时补充所缺乏的凝血因子;对血小板减少所致的出血输注血小板悬液;凝血因子Ⅷ制剂用于血友病甲的出血。

2. **止血药物** 可根据发病机制选用各类止血药物:①增强毛细血管抵抗力的药物,如维生素 C、维生素 P、酚磺乙胺、卡巴克洛以及肾上腺糖皮质激素;②合成凝血因子所需药物,对维生素 K 依赖的凝血因子(因子Ⅱ、Ⅶ、Ⅸ、Ⅹ)或继发性的凝血因子缺乏均应及时补足维生素 K;③抗纤溶药物,纤维蛋白溶解亢进时应用 6-氨基己酸(EACA)、对羧基苄胺(PAMBA)、氨甲环酸等;④促凝血作用的药物,如鱼精蛋白(用于肝素所致出血)、巴曲酶等;⑤局部止血药物,如凝血酶、巴曲酶。

3. **出血局部处理** 酌情应用局部包扎、压迫止血或缝合等止血操作,子宫和阴道出血时可能需妇产科专科处理。

【处置】

1. 急性出血患者一般应留观或按病因收专科住院进一步诊断和治疗,需卧床休息、防止外伤。

2. 对病情严重者应密切监护生命体征、出血量、尿量、血常规变化。

3. 血浆中有抗凝物质或存在异常抗体可进行血浆置换。

【注意事项】

1. 出血性疾病的病因鉴别是应急处理的关键和难点,应详细询问病史,结合检查体征和检验结果进行判断。影像学检查胸部 X 线、CT 及腹部超声、肝功能检查以及淋巴结活检、骨髓检查等有助于病因诊断。

2. 要重视病因治疗,如对肝病、阻塞性黄疸、应用抗凝药物、抗血小板聚集药、敌鼠钠盐中毒、蛇毒等所致出血,应积极治疗原发病、及时停用加重出血的药物、应用特异性解毒药及相关止血药物。

第二节　过敏性紫癜

【概述】

过敏性紫癜是一种由免疫复合物介导的累及皮肤、胃肠道、关节、肾脏多个系统的全身性中小血管炎症。好发于儿童和青少年。该病的确切病因仍不清楚,但于发病前常有上呼吸道感染的病史。

【临床表现】

多数患者发病前 1～3 周有全身不适、低热、乏力及上呼吸道感染等前驱症状。典型临床表现类型有:

1. 皮肤型　又称单纯型或紫癜型。皮肤紫癜主要局限于四肢,尤其是下肢及臀部,躯干极少受累及,紫癜大小不等,可融合成片,常成批反复发生、对称分布,可同时伴发皮肤神经血管性水肿、荨麻疹。通常 2 周左右逐渐消退。

2. 腹型　除皮肤紫癜外,因消化道黏膜及腹膜脏层毛细血管受累出现阵发性腹绞痛,可伴有恶心、呕吐、腹泻便血或呕血等。腹痛多位于脐周、下腹或全腹。在儿童可因肠管水肿和蠕动增强导致肠套叠。

3. 关节型　除皮肤紫癜外,因关节部位血管受累出现关节疼痛、肿胀、压痛及功能障碍,多鉴于膝、踝、肘、腕等四肢关节,呈游走性、反复性发作。经数日而愈,不遗留关节畸形。

4. 肾型　除皮肤紫癜外,累及肾脏,因肾小球毛细血管袢炎症反应而出现血尿、蛋白尿及管型尿,偶见水肿、高血压及肾衰竭。多发生于紫癜出现后 1 周,但亦可延迟出现。多在 3～4 周内灰复。

5. 混合型　皮肤紫癜,且合并其他两型或两型以上临床表现。

6. 少见类型　视神经萎缩、虹膜炎、视网膜出血及水肿、脑膜出血、胸膜炎、肺出血、心肌炎等。

【诊断要点】

1. 发病前 1～3 周有低热、咽痛、全身乏力或上呼吸道感染史,发病年龄常小于 20 岁。

2. 典型四肢皮肤紫癜,可伴腹痛、关节肿痛及血尿。

3. 血小板计数及功能、凝血相关检查正常,毛细血管脆性试验可阳性,出血时间可能延长。

4. 排除其他原因所致的紫癜、血管炎、肾炎、关节炎以及外科急腹症。

【治疗方案及原则】

1. 一般治疗 ①抗组织胺药物:如氯苯那敏、阿司咪唑(息斯敏)、酮替芬等,也可用抗 H_2 受体阻滞剂如西咪替丁等;②腹痛时用解痉药:如阿托品或山莨菪碱(6-542);③静脉注射钙剂;④稳定毛细血管通透性及脆性的药物:维生素 C、曲克芦丁;⑤呕吐严重者可用止吐药;⑥伴发呕血、血便者,可用奥美拉唑等治疗。

2. 糖皮质激素 急性期对腹痛和关节痛可以缓解,有抑制抗原-抗体反应,减轻炎症渗出、改善血管通透性等作用。一般用甲泼尼龙、泼尼松口服,重者可用甲泼尼龙、地塞米松静脉滴注,症状缓解后即可停药。

3. 免疫抑制剂 重症过敏性紫癜性肾炎可加用免疫抑制剂如环磷酰胺、硫唑嘌呤、霉酚酸酯(骁悉)、环孢素或雷公藤总甙片。

4. 抗凝治疗 适用于肾型患者,可选用肝素或低分子肝素等。

5. 消除致病因素 防治感染,切断过敏源接触途径,如避免可能致敏的食物、药物以及环境因素等。

【处置】

1. 急性期 需卧床休息;伴消化道出血时,原则上应禁食,但如腹痛较轻,仅大便潜血阳性,可用流质饮食。

2. 严密观察,防止重要脏器出血、急腹症及神经系统损害等并发症。

3. 一般病例可由专科门诊随访治疗,脏器损害表现明确者,应收住专科病房。

【注意事项】

1. 本病病程一般在 2 周左右。多数预后良好,少数肾型患者可转为慢性肾炎或肾病综合征。肾脏损害程度直接影响本病的严重性及预后。

2. 严重关节肿痛和严重腹痛时必须使用激素才能缓解症状。使用前一定要排除肠套叠、肠梗阻和肠穿孔等急腹症。

3. 疗效参考标准 ①痊愈:症状、体征消失,一年内无复发;②有效:症状、体征消失或明显改善,但一年内有一次以上复发;③无效:症状、体征无改善。

第三节 弥散性血管内凝血

【概述】

弥散性血管内凝血(DIC)是由于致病因素诱发产生促凝物质,导致全身微血栓形成,凝血因子大量消耗并继发纤溶亢进,引起全身出血及微循环衰竭的临床病理综合征。急性 DIC 起病急骤,病情发展迅速。主要病因有:①感染性疾病;②恶性肿瘤,如急性白血病等;③病理产科;④手术及创伤;⑤其他:如肝病、肺心病、溶血性贫血等。

【临床表现】

1. 出血 特点为自发性、多发性出血,部位广泛,最常见是皮肤、黏膜出血,可有瘀点、瘀斑,甚至血肿,注射针周见淤斑,创口可渗血不止,病理产科阴道出血且血液不凝;其次为内脏出血,如胃肠道出血、血尿、咯血等,甚至颅内出血。

2. 休克 原发病与 DIC 均可发生休克。表现为血压下降、肢体湿冷、少尿、呼吸困难、发绀及神志改变等。休克程度与出血量常不成比例,可与 DIC 形成恶性循环。

3. 微血栓所致的多脏器功能衰竭 表现为皮肤出现坏死性淤斑、急性肾衰竭、ARDS、肝功能障碍、意识障碍、颅内高压综合征等。

4. 溶血 血流通过小血管时红细胞受损,发生微血管病性溶血。可表现为进行性贫血,贫血的程度与出血量不成比例,一般黄疸较轻微,外周血检查可见破碎红细胞。

【诊断要点】

1. 诊断标准

(1)临床表现

1)存在易引起 DIC 的基础疾病。

2)有下列两项以上临床表现:①多发性出血倾向;②不易用原发病解释的微循环衰竭或休克;③多发性微血管栓塞的症状、体征,如皮肤、皮下、黏膜栓塞性坏死及早期出现的肺、肾、脑等脏器功能衰竭;④抗凝治疗有效。

(2)实验室检查指标

1)主要诊断指标:同时有下列 3 项以上异常:①血小板$<100\times10^9$/L 或进行性下降(如为肝病、白血病患者则血小板$<50\times10^9$/L);②血浆纤维蛋白原(FIB)含量<1.5g/L 或进行性下降,或>4g/L(白血病及其他恶性肿瘤则<1.8g/L,肝病则<1.0g/L);③3P 试验阳性或血浆 FDP>20mg/L(肝病时 FE$>$

60mg/L),或 D-二聚体水平升高或阳性;④凝血酶原时间(PT)缩短或延长 3 秒以上(肝病患者延长 5 秒以上),或活化部分凝血活酶时间(APTT)缩短或延长 10 秒以上。

2)疑难或特殊病例应行下列相关检查,应有下列一项以上异常:①纤溶酶原(PLG)含量及活性降低;②抗凝血酶(AT)含量、活性及 vWF 水平降低(不适用于肝病);③血浆 FⅧ:C 活性<50%(需与严重肝病所致的出血鉴别时有价值);④血浆凝血酶-抗凝血酶复合物(TAT)或凝血酶原碎片 $1+2(F_{1+2})$ 水平升高;⑤血浆纤溶酶-纤溶酶抑制物复合物(PIC)浓度升高;⑥血(尿)纤维蛋白肽 A(FPA)水平增高。

2. 鉴别诊断　应注意与重症肝炎、血栓性血小板减少性紫癜(TTP)、原发性纤维蛋白溶解亢进症(原发性纤溶亢进症)相鉴别。

【治疗方案和原则】

1. 治疗基础疾病及消除诱因　如控制感染、治疗肿瘤、产科及外伤处理、纠正缺氧、缺血及酸中毒等。

2. 抗凝治疗　抗凝治疗是终止 DIC 病理过程、减轻器官功能损伤、重建凝血-抗凝平衡的重要措施。一般认为,DIC 的抗凝治疗应在处理基础疾病的前提下,与凝血因子的补充同步进行。

(1)肝素治疗:可选用:①肝素钠:急性 DIC 10 000～30 000U/d,一般 15 000U/d 左右,每 6 小时用量不超过 5000U,静脉滴注,根据病情可连续使用 3～5 天。②低分子肝素:常用剂量为 75～150IU AXa(抗活化因子 X 国际单位)/(kg·d),一次或分两次皮下注射,连用 3～5 天。

(2)其他抗凝及抗血小板药物:可选用复方丹参注射液、低分子葡萄糖苷、AT、噻氯匹定(ticlopidine)、双嘧达莫等。

3. 补充血小板及凝血因子　适用于有明显血小板或凝血因子减少证据和已进行病因及抗凝治疗,DIC 未能得到良好控制者。可酌情选用新鲜血浆、血小板悬液、纤维蛋白原,在严重肝病合并 DIC 时可能需要用凝血因子Ⅷ、凝血酶原复合物。

4. 纤溶抑制药物　一般宜与抗凝药同时应用。适用于 DIC 的基础病因及诱发因素已经去除或控制,并有明显纤溶亢进的临床及实验室证据,或 DIC 晚期继发性纤溶亢进已成为迟发性出血的主要原因的患者。常用 6-氨基己酸(EACA)、对羧基苄胺(PAMBA)、氨甲环酸等。

5. 溶栓疗法　主要用于 DIC 后期、脏器功能衰竭明显及经上述治疗无效者。可试用尿激酶或 t-PA。

6. 其他治疗　肾上腺皮质激素,在基础疾病需糖皮质激素治疗、脓毒症休克并 DIC 经抗感染治疗已有效、肾上腺皮质功能不全等情况可以应用;山莨菪碱,有助于改善微循环及纠正休克,在 DIC 早、中期可应用。

【处置】

1. DIC 患者必须收入急诊或 ICU 抢救治疗,或按病因在专科加强监护抢救治疗。

2. 全面监护生命体征、基础疾病状态。

3. 动态监测血常规、出凝血功能、血纤维蛋白原和 3P 试验。

4. 原发与基础疾病的治疗。

【注意事项】

1. 肝素使用的指征 ①DIC 早期(高凝期);②血小板及凝血因子呈进行性下降、微血管栓塞表现(如器官功能衰竭)明显的患者;③消耗性低凝期但病因短期内不能去除者,在补充凝血因子情况下使用。

2. 下列情况下应慎用肝素 ①手术后或损伤创面未经良好止血者;②近期有大咯血的结核病或有大量出血的活动性消化性溃疡;③蛇毒所致的 DIC;④DIC晚期,患者有多种凝血因子缺乏及明显纤溶亢进。

3. 肝素应用的血液学监护 最常用者为 APTT,正常值为(40±5)秒,肝素治疗使其延长 60%～100% 为最佳剂量。如用凝血时间(CT)作为肝素使用的血液学监测指标,不宜超过 30 分钟。肝素过量可用鱼精蛋白中和,鱼精蛋白 1mg 可中和肝素 100U。

4. 疗效标准 痊愈:①基础疾病及诱因消除或控制;②DIC 的症状与体征消失;③实验室指标恢复正常。好转:上述指标中一项未达标准或两项未能完全达到标准者。无效:上述指标均未能达标或患者因 DIC 死亡。

第四节 输血、输液反应

一、输 血 反 应

【概述】

输血是临床上重要的治疗手段,但受血者可能会发生输血不良反应。输血反应可能较轻,也可能极为严重,甚至威胁生命。在输血过程中或输血后 24 小时内发生的反应为即发反应,发生在输血 24 小时后甚至数日的输血反应为迟发反应。即发反应包括急性溶血反应、非溶血性发热反应、过敏反应、血容量超负荷等。迟发反应包括感染、慢性溶血反应、电解质失衡、移植物抗宿主病等。

【临床表现】

1. 溶血反应 急性溶血反应主要为 ABO 血型系统不合所致的血管内溶血,迟发性溶血反应主要为 Rh 血型系统不合引起的血管外溶血。急性血管内溶血反应常于输血开始后数分钟至数小时内发生,主要表现为发热、寒战、烦躁、恶心、胸痛、腰背痛、呼吸困难、血红蛋白尿,重者可发生低血压、急性肾衰竭、休克、弥散性血管内凝血(DIC)。迟发性血管外溶血反应常于输血后 3～7 天出现发热、腰痛、黄疸,输血后过早出现贫血复发。

2. 发热反应 较常见,在输血期间或输血后 1～2 小时内发生。主要表现为寒战、发热、头痛、心慌。引起发热反应的主要原因有热原性反应、免疫性反应和细菌污染等。

3. 过敏反应 可表现为皮肤瘙痒、红斑、荨麻疹、血管神经性水肿、发热、恶心、呕吐、腹泻、哮喘、发绀、休克等。

4. 其他 一次过量输血可引起急性心功能不全、左心衰竭、肺淤血等循环超负荷反应;大量输入枸橼酸钠(ACD)抗凝血或血浆,会使血浆游离钙降低;输血相关的急性肺损伤为少见的反应,以急性缺氧和非心源性肺水肿为特征。

【诊断要点】

1. 根据输血过程中或输血后发生输血反应的相关表现,可以很快作出诊断。

2. 急性溶血的诊断依据是临床表现、血浆游离血红蛋白增加、血红蛋白尿、血氧饱和度下降、反应发生后 3～6 小时血胆红素增加,确认是 ABO 血型系统不合血型输血所致溶血,可再鉴定血型并做配血试验。迟发性溶血可有网织红细胞升高,抗人球蛋白试验直接阳性,总胆红素,间接胆红素升高,尿胆原阳性,除非大量红细胞迅速破坏,血浆中一般不会出现游离血红蛋白。

【治疗方案及原则】

1. 一旦出现输血反应,应立即停止输血(对仅出现轻微输血反应如单纯荨麻疹者,可先减慢输血速度观察),并严密观察体温、生命体征,给氧。

2. 溶血反应 观察尿色、尿量和出血倾向,尽快补充血容量、应用肾上腺皮质激素、碱化尿液、利尿,按病情需要输足量同型血及新鲜血浆。对严重溶血反应,重点是防治休克、肾衰竭、DIC 等并发症。

3. 发热反应 查明原因,必要时给予药物和物理降温,及时补液。若发热为免疫因素所致,可静脉注射氢化可的松、地塞米松或甲泼尼龙,考虑为细菌所致的,应立即注射较大剂量的广谱抗生素,并注意防治休克。

4. 过敏反应 口服或肌内注射抗组胺药物如苯海拉明或异丙嗪,严重者皮下或静脉注射肾上腺素 0.5～1mg,保持呼吸道通畅,随时做好心肺复苏抢救的准备。静脉注射氢化可的松、地塞米松或甲泼尼龙,有过敏性休克者,应进行抗休克治疗。

【处置】

1. 出现输血反应时,一般应留观或住院严密观察、处理。轻微的输血反应,经处理恢复后可随访观察。严重的输血反应如急性溶血、过敏性休克等应予以加强监护抢救。

2. 进一步的处理也取决于患者输血前原发病的病情。

【注意事项】

1. 输血前应尽量了解患者病史,包括心、肺、肝、肾功能,输血过敏史。对年老、体弱、心肾功能不全患者,如确需输血,输血速度应放慢,以防诱发循环超负荷反应。

2. 输血前必须认真核查医嘱和输血申请单、血型交叉配合化验单、受血者,注意检查血袋包装以及血液的质量。严格执行无菌操作规程。

3. 必要时可预防用药,如在输血前应用抗组织胺药物或静脉滴注地塞米松 5mg。

4. 输血反应的早期症状可能无特征性,在输血过程中,特别是最初 30 分钟,应密切观察患者的生命体征、体温等,及时发现任何输血反应的征兆。

5. 一旦怀疑急性溶血性输血反应,应立即停止输血,迅速核对血袋标签、受血者的姓名、身份及血型,通知血库复核,抽取血样重新配血。

6. 当必须较大量输库存血时,应适当补充钙剂,如每升枸橼酸盐血约加 10％葡萄糖酸钙 10ml。

7. 成分输血有利于减少输血反应。

二、输 液 反 应

【概述】

输液反应系输液引起的或与输液相关的不良反应总称,其种类包括发热反应、热原样反应、细菌污染反应、药物过敏反应等。导致输液反应的原因主要有热原、微粒、药物相互作用、药物质量、输液器具质量、输液速度、环境因素、患者个体因素等。

【临床表现】

1. 热原反应　热原型输液反应是最常见的输液反应,热原物质主要是内毒素、死菌、游离菌体蛋白。多数细菌能产生内毒素,真菌和病毒也能产生。当输液进入体内的热原累积量超过人体的耐受阈值耐受量时,即可发生热原反应。主要表现为输液过程中或输液后患者突然出现畏寒、寒战、面色苍白、四肢冰冷,继之出现高热,体温可达 40℃以上,严重时可伴有恶心、呕吐、头痛、四肢关节痛、皮肤灰白色、血压下降,休克甚至死亡。一般发生在输入 100ml 液体时或输液开始后 20 分钟左右,也有发生在 2～4 小时内,一般持续约 0.5～1 小时。

2. 热原样反应 由输液中存在过量的不溶性微粒、微晶所引起的类似热原反应表现的反应称为热原样反应。不溶性微粒、微晶还可能导致血管栓塞、肉芽肿、静脉炎、过敏反应。

3. 细菌污染反应 是由被细菌或真菌污染的液体进入体内所引起的一种比热原反应更为严重的反应。其临床症状轻者与热原反应类似,重者伴有败血症。

4. 药物过敏反应 常表现为突然发冷、寒战、面色苍白、脉搏细数、四肢发冷、高热、头痛、恶心呕吐、心慌气急,严重者出现喉头水肿、呼吸困难、烦躁不安、血压下降、抽搐、意识障碍、休克等。过敏性休克常发生于给药后 5 分钟以内,抢救不及时可有生命危险。轻者可仅表现为荨麻疹。

5. 其他 输入液体过多过快,导致负荷过重,可发生急性左心衰竭;输注刺激性药物浓度过高时或长期输入时,可导致静脉炎,可并发血栓形成;输液过程中,尤其在加压输液、快速输液时,不慎进入输液管的空气再进入患者静脉内,可导致肺动脉分支空气栓塞;过多过快输入低渗液体或单纯输注葡萄糖,易引发水中毒、脑水肿;较大量输入低温液体时,可导致寒战、四肢厥冷、血管痉挛、局部疼痛、静脉炎。

【诊断要点】

1. 根据输液过程中或输液后发生的输液反应相关表现,可以很快作出诊断。应判断输液反应的原因和类型。

2. 速发型药物过敏反应引起的输液反应与热原引起的输液反应症状非常相似,应结合药物成分、发病时间、症状等因素综合分析。

【治疗方案及原则】

1. 发现输液患者发冷、寒战,应立即停止输液,观察生命体征、吸氧。酌情给予异丙嗪、地塞米松,体温未升高时,如无禁忌证可给予盐酸山莨菪碱注射液 10mg,肌内注射或静脉注射,同时注意保暖,检查发生反应的原因。

2. 根据病情轻重和发热程度,可给予解热药如复方氨基比林、肾上腺皮质激素如地塞米松、4℃冷甘露醇 250ml 静脉滴注等。应以物理降温与药物降温相结合,迅速将患者体温降至 38℃以下。

3. 出现严重的过敏反应,如喉头水肿、呼吸困难、血压下降时,迅速应用肾上腺素 0.5～1mg 皮下或静脉注射,保持呼吸道通畅,随时做好心肺复苏抢救的准备。

4. 其他对症处理　如出现抽搐,给予10%葡萄糖酸钙10～20ml加入50%葡萄糖溶液20～40ml,静脉注射;适当使用镇静剂;酌情应用血管活性药多巴胺、尼可刹米等维持血压,抗休克治疗;选用有效的抗生素抗感染等。

【处置】

1. 出现输液反应时,一般应留观或住院观察、处理。轻微的输液反应,经处理恢复即可。严重的输液反应如过敏性休克等应予以加强监护抢救。

2. 继续处理患者的原发病。

【注意事项】

1. 应合理用药,严格掌握输液适应证、禁忌证以及药物之间配伍禁忌。

2. 应改进输液技术,尽量减少注射剂的配伍种类。

3. 输液过程中应加强巡视。

4. 发生输液反应后,需要继续静脉输液时,应重新更换液体、输液器,必要时应重新静脉穿刺。

5. 用药前应注意询问患者过敏史,对过敏体质、年老、体弱、严重感染或脏器功能不全患者,应注意控制输液速度,严密观察。必要时预防给药,如输液前可酌情给予异丙嗪25～50mg,肌内注射或地塞米松5mg静脉注射。

6. 应审慎对待有关药物过敏试验阴性,在用药治疗过程中而发生过敏反应并非少见。

7. 输液前认真检查输液和输液器的质量。认真执行查对制度,严格执行无菌操作规程。

第五节　急性粒细胞减少症

【概述】

白细胞减少是指外周血白细胞绝对计数持续低于$4.0×10^9$/L。外周血中性粒细胞绝对计数在成人低于$2.0×10^9$/L,在儿童≥10岁低于$1.8×10^9$/L或<10岁低于$1.5×10^9$/L时,称为中性粒细胞减少;低于$0.5×10^9$/L时,称为粒细胞缺乏症。

【临床表现】

1. 明显疲乏,无力,头晕,食欲减退。

2. 常出现呼吸道、消化道及泌尿生殖道感染。

3. 严重者出现高热、黏膜坏死性溃疡及严重的败血症、脓毒血症。

4. 由药物或化学毒物引起的粒细胞缺乏症常急骤发病,有严重的全身症状,如畏寒、寒战、高热、头痛、精神委靡或全身衰竭。

5. 主要体征为全身衰竭,局部炎症感染病灶表现,部分患者颌下和颈部淋巴结肿大压痛、肝脾肿大、黄疸。

6. 血常规 白细胞总数低于 $4.0\times10^9/L$;中性粒细胞绝对值低于 $2.0\times10^9/L$,粒细胞缺乏症者低于 $0.5\times10^9/L$。

7. 骨髓象 在粒细胞缺乏早期或严重缺乏时,骨髓中分叶核、杆状核、晚幼粒及中幼粒细胞常缺如,仅有相当数量的早幼粒和原粒细胞,偶见到巨大的中幼粒细胞。全身免疫病继发中性粒减少时可见粒系核左移,早期细胞代偿性增加;白血病、转移瘤等可见异常细胞浸润;中毒、药物和严重感染所致粒细胞缺乏症,可见粒细胞核固缩、胞浆内中毒性颗粒、空泡增多。

8. 肾上腺素试验可鉴别假性粒细胞减少,中性粒细胞特异性抗体测定,有助于了解粒细胞的免疫状态。

【诊断要点】

白细胞减少症和中性粒细胞缺乏症是由于许多病因引起的综合征,应结合以下要点做出诊断:

1. 服药史、化学品及放射性物质接触史、感染史。

2. 疲乏、无力、头晕、食欲减退等非特异性症状及各部位感染症状及体征。

3. 粒细胞减少症 白细胞总数低于 $4.0\times10^9/L$;中性粒细胞绝对值低于 $2.0\times10^9/L$、粒细胞缺乏症:中性粒细胞绝对值低于 $0.5\times10^9/L$。

【治疗方案及原则】

1. 积极治疗原发病,停止接触可疑药物或其他致病因素。

2. 防治感染,在致病菌尚未明确前,可经验性应用广谱抗生素治疗,覆盖革兰阴性菌和革兰阳性菌,注意抗真菌及抗病毒治疗。

3. 努力寻找病原体,如作咽拭子、分泌物、血、尿、便等细菌学培养和药敏及真菌检查,以便针对性治疗。

4. 粒细胞缺乏症采取无菌隔离措施,防止交叉感染。

5. 升粒细胞药物 重组人粒-单系集落刺激因子(rhGM-CSF)或重组人粒系集落刺激因子(rhG-CSF)$2\sim5\mu g/(kg\cdot d)$,连用 $5\sim7$ 天。

6. 碳酸锂 $0.6\sim0.9g/d$。

7. 升白胺 56mg,3 次/天或利血生 20mg,3 次/天。

8. 糖皮质激素 当免疫性粒细胞缺乏时,在积极控制感染的前提下,可短期静脉滴注氢化可的松 $200\sim300mg/d$。

【处置】

1. 轻症患者可选用 $1\sim2$ 种升白细胞药物门诊治疗,继续在血液专科门诊寻求病因诊断。

2. 有明显感染病灶者应留院观察进行正规抗感染治疗。

3. 临床症状明显,感染表现较重者,应收住院治疗。

4. 急性粒细胞缺乏症合并败血症、脓毒血症,年龄大,严重脏器功能衰竭者,应收入 ICU 或隔离室进行监护治疗。

【注意事项】

1. 急性粒细胞缺乏症死亡率高,须按急症进行抢救治疗。

2. 问诊时注意询问中性粒细胞减少的发生速度、持续时间和周期性;有无药物、毒物或放射性物质接触史;有无急、慢性感染,类风湿关节炎及其他结缔组织病等;有无家族史。

3. 体检时注意有无淋巴结、肝脾肿大、胸骨压痛及相关疾病的阳性体征和感染病灶。

4. 在恢复阶段,骨髓粒系比例增高,外周血白细胞数可高达正常值数倍,并且出现早幼粒、中幼粒及晚幼粒细胞,呈"类白血病反应"表现。

5. 外周血单核细胞增多者提示病情有好转可能。

6. 重组人粒-单系集落刺激因子及重组人粒系集落刺激因子的常见不良反应为发热、肌肉骨骼酸痛、皮疹等,停药后一般可恢复。

第六节 急性溶血性贫血

【概述】

溶血性贫血是指由于红细胞过早过多地破坏,寿命缩短而发生的贫血;迅速发生的溶血性贫血称急性溶血性贫血。

【临床表现】

急性溶血性贫血时,可在短期内大量血管内溶血,起病急骤:

1. 首先发生严重的腰背疼痛和四肢酸痛。

2. 常同时有寒战,继而头痛、高热。

3. 消化道症状 常伴有恶心、呕吐、腹胀和腹痛等。

4. 少尿、无尿和酱油色血红蛋白尿。

5. 重要体征有低血压、面色苍白、四肢冰冷、出汗、心律失常、皮肤巩膜黄染、皮肤黏膜出血点、紫癜及淤斑,部分患者肝脾大。

6. 提示红细胞破坏增加的实验室检查 血浆游离血红蛋白增高、血清结合珠蛋白降低、血红蛋白尿、含铁血黄素尿、血清总胆红素及游离胆红素增高,乳酸脱氢酶增高,外周血涂片镜检发现破碎红细胞。

7. 提示骨髓代偿增生的实验室检查 网织红细胞增多、周围血中出现幼稚血细胞、晚幼红甚至晚幼粒细胞、骨髓幼红细胞增生,以中幼细胞和晚幼细胞为主。

8. 提示红细胞有缺陷、寿命缩短的实验室检查 红细胞形态改变,红细胞吞噬现象及自身凝集反应,红细胞渗透性、脆性异常,放射性核素^{51}Cr标记红细胞显示红细胞寿命缩短,可见海因小体。

【诊断要点】

1. 急性溶血性贫血症状、体征。

2. 实验室检查有贫血,红细胞破坏增多,骨髓代偿性增生及红细胞有缺陷或寿命缩短的证据。

3. 部分患者有明确的物理、机械、化学、感染和输血因素,有助于红细胞外部因素所致溶血性贫血诊断,家族贫血史提示遗传性贫血。

【治疗方案及原则】

1. 去除病因 停用可疑药物或终止血型不合输血、消除感染诱因。

2. 抗休克治疗 补液、低分子葡萄糖苷 500ml 静脉滴注扩容、5％碳酸氢钠100ml 纠酸、血管活性药物多巴胺或间羟胺维持血压。

3. 糖皮质激素 地塞米松 10mg 或甲泼尼龙 120mg 静脉注射。

4. 防治急性肾衰竭 保持出入液体平衡,若血压已上升适当予以利尿治疗,呋塞米 20～100mg 静推,保持电解质平衡,严重者血液透析治疗。

5. 出现 DIC 则予以肝素抗凝治疗。

6. 对症治疗 高热给予物理降温、贫血症状显著时给予新鲜洗涤红细胞 2U。

【处理】

1. 轻症患者留院观察、对症治疗、血液专科会诊。

2. 重症患者收入住院。

3. 合并休克、肾衰竭、DIC 等并发症患者收入 ICU 监护治疗,病情稳定后转专科治疗。

【注意事项】

1. 诊断应先确定是否有溶血,当确定溶血后再根据有关病史和检查结果确定可能病因,做出最后诊断。

2. 失血性、缺血性或巨幼红细胞贫血的恢复早期,可有贫血及网织红细胞增多,应注意与溶血性贫血鉴别。

3. 血型不合输血引起的急性溶血性贫血或血红蛋白迅速下降＜60g/L,提示病情危重。

4. 溶血严重内科治疗无效时,可切脾治疗。

第十章 肿瘤急危重病

第一节 癌性颅内高压

【概述】

癌性颅内高压，是由于恶性肿瘤引起的颅内压力的升高，当其压力大于15mmHg 时，称为癌性颅内高压。中枢神经系统的恶性肿瘤大多是由于神经系统外的恶性肿瘤转移所致，如肺癌、乳腺癌和前列腺癌等。颅内压升高的主要原因是由于肿瘤的占位效应，或压迫所致的脑脊液循环障碍；其次，肿瘤引起的组织水肿、血管压迫或破坏引起梗塞、出血或静脉回流障碍等也与颅内压的增高相关。癌性颅内高压的形成常呈慢性经过，但也可因肿瘤的出血或合并较大面积的梗塞出现慢性过程的急性加重。

【临床表现】

1. 颅内压增高的三大症状

（1）头痛：头痛是颅内压增高早期和最常见的症状。疼痛多呈周期性，也可呈持续性，以前额部为重。增加腹压而影响颅脑静脉回流的因素，如：咳嗽、屏气或大便等，均可加重头痛。

（2）呕吐：呕吐常在清晨或头痛加剧时发生，与饮食无关。喷射性呕吐具有一定的特征性。

（3）眼底变化：随着病程的不同，眼底可表现为眼静脉淤血、视网膜水肿和视乳头水肿，而后者是颅内压增高最可靠的体征。但是，无视乳头水肿者并不能排除有颅内压增高的可能。

2. 外展神经麻痹及复视　外展神经的麻痹可以是单侧或双侧，并出现复视。

3. 抽搐或癫痫发作　多出现在严重颅内高压或晚期。

4. 意识和认知障碍　轻者可为淡漠、嗜睡或躁动，严重者进入昏迷状态。

5. 定位体征　多由肿瘤病灶侵犯的部位决定。

6. 生命体征的变化　严重颅内高压可引起血压、心率和呼吸节律的变化，常提示病情危重。

【诊断要点】

1. 病史　多有颅内或其他系统恶性肿瘤的病史,但也可缺如。

2. 临床表现　有上述颅内高压的表现,可伴有肿瘤本身压迫或刺激造成的定位体征。

3. 影像学检查　影像学检查不仅对于诊断、鉴别诊断具有重要价值,而且有助于决策治疗方案。总体上,磁共振成像检查优于脑 CT 检查。脑转移病灶常呈圆形、边界清楚,呈非浸润性的病灶,病灶周围常有水肿带。

【治疗方案及原则】

1. 一般治疗

(1) 脱水治疗:主要包括 20％甘露醇 125～250ml,3～4 次/日,每次持续静脉滴注 20～30 分钟;7.5％高渗盐水 100ml,3～4 次/日,静脉快速滴入。

(2) 类固醇皮质激素等治疗:如地塞米松 10～30mg/d;或试用乙酰唑胺 (250mg/d)减少脑脊液生成,降低颅内压。

(3) 其他治疗:对于使用机械通气的患者,可采取间歇过度通气治疗。

2. 针对性治疗

(1) 全颅放疗:适用于颅内多发病灶,或经济承受能力较低者。

(2) 伽玛刀(γ-刀):适用于颅内单发病灶。原发肿瘤的治疗:包括手术、放疗、化疗和生物治疗等。

(3) 脑脊液引流:常采用脑室-腹腔内引流术。

(4) 手术等治疗:手术原则是在保存神经功能的前提下,尽可能多地切除肿瘤。可联合进行化疗和生物治疗。

【处置】

1. 急性颅内高压　常因颅内肿瘤坏死或出血引起颅内压急剧升高,可造成脑疝和死亡,需紧急处理。患者立即入住 ICU,并采取以下治疗措施:①改善静脉回流:头部抬起、减少机械通气的吸气时间、肌肉放松等;②适度引流脑脊液;③过度通气:可短时间使 $PaCO_2$ 达到 25～30mmHg;④渗透脱水:大剂量使用甘露醇(2g/kg)和(或)高渗盐水;⑤加深麻醉或镇静。

2. 慢性颅内高压　在上述治疗的基础上,维持生命体征和内环境的平稳,积极治疗颅内肿瘤的并发症,如抗癫痫治疗等。

第二节　癌性胸腹水

【概述】

癌性胸腹水,是由于原发性或转移性胸、腹膜肿瘤,造成胸腔和腹腔液体量的异常增加。引起恶性胸水的肿瘤常为胸膜间皮瘤、肺癌、乳腺癌胸膜转移等，也可因恶性淋巴瘤和白血病侵犯胸膜造成。恶性腹水主要是由于腹腔脏器(肝脏、胃、胰腺、结肠)和盆腔脏器(子宫、卵巢)的癌肿转移播散所致；原发的腹膜肿瘤——腹膜间皮瘤引起的腹水十分少见。

癌性胸腹水的形成原因，主要是肿瘤侵袭胸腹膜，造成浆膜的炎症反应。局部毛细血管内皮损伤造成的通透性增加，以及淋巴管的阻塞也可造成浆膜腔的积液形成。另外，免疫调节、血管通透性因子和基质金属蛋白酶可能也与恶性胸腹水的形成相关。

【临床表现】

1. 原发恶性肿瘤的表现

2. 脏器压迫症状

(1) 胸腔积液：小量(<250ml)可无症状，逐渐形成的中等量积液，患者多能适应，或仅表现为胸闷和活动后气急。当胸腔积液迅速增加或大量积液时，出现明显的呼吸困难，甚至端坐呼吸。

(2) 腹腔积液：多无明显症状，或仅感腹胀。当大量积液造成膈肌上移时，出现呼吸困难。

3. 体征

(1) 胸腔积液：体检显示患侧胸廓饱满、肋间增宽和呼吸运动减弱；触诊语颤减弱或消失；叩诊为浊音或实音；听诊呼吸音减弱或消失。常伴有气管和心脏向健侧移位。

(2) 腹腔积液：大量腹水时，腹部膨隆、脐平或突出，甚至出现脐疝。叩诊发现移动性浊音阳性，也可触及液波震颤。

【诊断要点】

1. 癌性胸、腹腔积液的临床特点 ①渗出性胸腔积液，积液量多且增长迅速；②多呈血性积液，有时呈黄色液体；③有肿瘤或癌转移的病史。

2. 胸、腹水的常规检查 多为渗出液。

3. 细胞学检查 在胸、腹腔积液中检测脱落细胞是否为肿瘤细胞。常需反复检查以提高阳性率。

4. 肿瘤标记物检测 常采用多种标志物联合测定，从而提高诊断的敏感性和特异性。胸水中常检测的标记物为癌胚抗原(CEA)、糖链肿瘤相关抗原(CA50、CA125、CA19-9)等。腹水中常联合检测甲胎蛋白(AFP)、CEA、CA50、CA125、CA19-9 水平及其腹水/血清(F/S)的比值。

5. 组织学检查 经皮胸、腹膜活组织检查。一般采用盲检方法，其阳性率较低。若采用胸腔镜或腹腔镜导引下活检，可明显提高检测的阳性率。

6. 影像学检查　X线胸片和超声检查均可见典型的胸、腹腔积液的表现。X线、CT的敏感性和特异性更佳。

【治疗方案及原则】

1. 恶性胸水的治疗

（1）胸腔穿刺抽液和胸腔闭式引流：首次抽液量一般不超过600ml；放液量可根据患者的体质情况，一般不超过1000ml。

（2）药物治疗：包括胸腔内注射化疗药物（如顺铂、丝裂霉素和博莱霉素等），或注射生物制剂，如干扰素、白介素-Ⅱ（IL-2）和短小棒状杆菌等。胸腔内灌注化疗联合热疗是近年来用于治疗恶性胸腔积液的一种新方法。

（3）外科治疗：主要是切除肿瘤及其转移灶，以及受累的胸膜。

2. 恶性腹水的治疗

（1）常规内科治疗：限盐和控制补液量，可联合使用抗醛固酮药物和袢利尿剂，如螺内酯和间歇使用呋塞米。腹腔穿刺或置管引流术，用于解除压迫症状缓解呼吸困难。一般每次放液量小于2000ml，每天放液量以200ml为宜。

（2）腹腔内化疗和腹腔内热化疗：腹腔内化疗常使用顺铂、卡铂、5-氟尿嘧啶、丝裂霉素等；化疗合并腹腔内热灌注（42～43℃）可增强疗效。

（3）外科治疗：适应证少。有学者采用腹腔静脉分流术（PVS）治疗恶性腹水。

【注意事项】

1. 恶性胸水的抽液和胸腔闭式引流　对于大量胸水的患者，初次抽液一般不超过600ml，防止发生复张性肺水肿和胸膜反应。若采用闭式引流，可缓慢放液。对于双侧大量胸腔积液者，一般不主张双侧同时放液。确实需要减轻压迫症状者，可在一侧抽液后观察数小时，无明显不良反应者，再行另一侧胸腔的放液治疗。

2. 恶性腹水引流后的扩容治疗　尤其对于肝功能失代偿的患者，注意补充白蛋白和纠正水、电解质紊乱。防止因容量不足而诱发肝肾综合征。

3. 恶性胸、腹水的治疗目的　是以缓解症状为主，适当给予有效的抗肿瘤治疗，以减轻胸、腹水的产生量，改善生命质量。

第三节　上腔静脉阻塞综合征

【概述】

上腔静脉阻塞综合征（SVCS），是由各种原因通过压迫、侵入和血栓形成造成上腔静脉或其主要分支部分或完全阻塞，从而引起以上腔静脉回流障碍，侧支循环形成为主要临床征象的一组症候群。临床表现为头颈部和上肢水肿、颈静脉怒张、上肢和胸壁侧支静脉扩张和发绀；由于脑静脉回流障碍所致的脑水肿，从而出现头痛和其他神经和精神症状。上腔静脉阻塞大多由恶性肿瘤(如肺癌、恶性生殖细胞瘤、胸腺瘤等)或气管、支气管旁淋巴结转移引起，良性病变(结核病、组织胞浆菌病、甲状腺肿等)引起者不足 25％。故此，早期组织学检测对于治疗和预后评价十分重要。另外，由于心脏起搏器安置和中心静脉导管植入的增加，医源性血栓形成所致的 SVCS 有增加的趋势，应该引起注意。

【临床表现】

1. 良性病变引起 SVCS 起病隐匿，发展相对缓慢；恶性 SVCS 起病急、发展快，甚至可引起呼吸窘迫和严重脑水肿而危及生命。

2. 主要症状　早期的主要症状包括：呼吸困难、咳嗽、胸痛、心悸和头胀等；晚期可出现明显的呼吸困难、头痛、头昏、视觉障碍、嗜睡或烦躁，甚至惊厥和昏迷等。

3. 主要体征　早期的体征包括：颜面部、颈部和上肢的肿胀，以及上胸部、颜面和颈部静脉的扩张。晚期除上述表现加重外，尚可出现发绀、球结膜水肿和颈静脉怒张等。

【诊断要点】

1. 有上述上腔静脉部分或完全阻塞的临床表现，以及侧支循环建立的体征。

2. 影像学检查

(1) 胸部 X 线片：最常发现有纵隔的增宽，可伴有胸腔积液和右侧肺上叶的占位病变等。

(2) CT：增强 CT 不仅对阻塞的程度、侧支循环建立，甚至原发病的诊断均有意义。新近开发的螺旋 CT 上腔静脉造影技术，可提供更加详细的资料。

(3) MRI：对于造影剂过敏或静脉通路建立困难者，可选择 MRI 检查。近期发展的三维动态增强磁共振血管成像，具有较大的发展潜力。

(4) 上腔静脉造影和数字减影血管造影术(DSA)：仍被认为是检查上腔静脉梗阻的金标准。

(5) 组织学检查：对于临床仅表现为 SVCS 而无明显原发病者，建立组织学诊断十分重要。可采取经皮穿刺、纵隔镜或影像学导引下活检或开胸组织活检。

【治疗方案及原则】

1. 治疗目标　解除或缓解上腔静脉的阻塞，并缓解症状。

2. 内科治疗　除对症治疗外，类固醇皮质激素和利尿剂的短暂使用，有助于减轻水肿和炎症。对于血栓引起的 SVCS，可能需要溶栓治疗并随后给予抗血小板或抗凝治疗。对于导管相关的血栓形成所致的 SVCS,应立即拔除导管。

3. 放疗和化疗 在确定组织学诊断的基础上实施有效的放、化疗。

4. 外科或介入治疗 根据静脉造影结果,选择血管内成形术、安置支架或血管搭桥术等。

【处置】

1. 对于 SVCS 并发呼吸窘迫和严重意识障碍者,应立即在内科治疗的同时,选择可以立即缓解上腔静脉高压的治疗措施,如血管内成形术、安置支架等,以缓解症状挽救生命。

2. 对于病情较稳定者,应完善各项检查,选择合适治疗方案。

3. 对于恶性肿瘤引起的 SVCS,由于这类患者的生存时间一般不超过 6 个月,治疗上以缓解症状和改善生命质量为主。

第十一章　中枢神经系统急危重病

第一节　脑　梗　死

【概述】

脑梗死是指因脑部血液循环障碍,缺血、缺氧所致的局限性脑组织的缺血性坏死或脑软化。脑梗死是缺血性卒中的总称,包括脑血栓形成、腔隙性梗死和脑栓塞等,约占全部脑卒中的 $60\%\sim80\%$。

一、脑血栓形成

脑血栓形成是指脑动脉主干或其分支因动脉粥样硬化等血管病变所致的脑梗死。动脉粥样硬化是本病基本病因,其发病机制与高血压、高血脂、糖尿病及动脉炎等有关。

【临床表现】

1. 多数在静态下急性起病,部分病例在发病前可有短暂性脑缺血发作。

2. 病情多在数小时或数天内达高峰,部分患者症状可进行性加重或波动。

3. 通常意识清楚,生命体征平稳,但当大面积梗死或基底动脉闭塞病情严重时,意识可不清,甚至出现脑疝,引起死亡。

4. 临床表现取决于梗死灶的大小和部位,出现各相应动脉支配区的神经功能障碍。

（1）颈内动脉:临床表现复杂多样,取决于侧支循环状况。如果侧支循环代偿良好,可不产生任何症状;如果侧支循环不良,可引起同侧半球从短暂性脑缺血发作到大片脑梗死的临床表现:一过性单眼黑蒙,伴对侧偏瘫、偏身感觉障碍或同向性偏盲,优势半球受累伴失语症,非优势半球可有体象障碍。

（2）大脑中动脉:主干闭塞:出现对侧偏瘫、偏身感觉障碍和同向性偏盲,优势半球受累伴失语症;当梗死面积大、症状严重者可引起颅内压增高,昏迷,脑疝,可导致死亡。皮层支闭塞:对侧偏瘫及偏身感觉障碍以面部及上肢为重,优势半球受累伴失语症,非优势半球可有体象障碍。深穿支闭塞:出现对侧偏瘫,一般无感觉障碍及偏盲,优势半球受累可有失语。

（3）大脑前动脉：主干闭塞引起对侧下肢重于上肢的偏瘫、偏身感觉障碍，旁中央小叶受累小便不易控制。深穿支闭塞出现对侧中枢性面舌瘫及上肢轻瘫。

（4）大脑后动脉：主干闭塞引起对侧同向性偏盲，黄斑视力可不受累。深穿支闭塞可导致丘脑综合征，表现为对侧偏身感觉障碍和锥体外系症状。

（5）椎基底动脉：基底动脉主干闭塞表现突发眩晕、呕吐、四肢瘫、共济失调、高热、昏迷、甚至呼吸及循环衰竭死亡。椎基底动脉部位不同症状各异，表现为各种名称的综合征，共同特点表现为：①同侧脑神经瘫伴对侧运动和（或）感觉功能缺失；②双侧运动和（或）感觉功能缺失；③眼的协同运动障碍；④小脑功能缺失不伴同侧长束征；⑤偏盲或同侧盲。

（6）小脑梗死：表现眩晕、头痛、恶心呕吐、共济失调、眼震及脑神经麻痹等症状，重者有意识障碍。

5. 神经影像学检查　发病 6 小时内 CT 检查多正常，24～48 小时后出现低密度灶。MRI 在梗死后数小时即出现 T_1 低信号、T_2 高信号病灶。

【诊断要点】

1. 多中年以上发病，多有高血压及动脉硬化。

2. 安静休息时发病较多，常在睡醒后出现症状。

3. 症状多在几小时或数日内逐渐加重。

4. 多数患者意识清楚，而偏瘫、失语等神经系统局灶症状体征明显。

5. CT 或 MRI 检查发现梗死灶可以确诊。

【治疗方案及原则】

在一般内科支持治疗的基础上，酌情选用改善脑循环、抗脑水肿、降颅压、脑保护等措施。在＜6 小时的时间窗内有适应证者可行溶栓治疗。

1. 溶栓治疗，任选一种：

（1）尿激酶 100 万～150 万 IU，溶于生理盐水 100ml，在 1 小时内静脉滴注。

（2）组织型纤溶酶原激活物（rtPA）0.9mg/kg（最大量＜90mg），先静脉推注总量的 1/10，余量溶于生理盐水 100ml，在 1 小时内静脉滴注。

2. 降纤治疗　脑梗死早期（特别是 12 小时以内）或高纤维蛋白原血症者可选用。第 1 天，巴曲酶（东菱迪芙）10U 溶于生理盐水 100ml 静脉滴注；第 3 天、第 5 天分别再使用巴曲酶 5U。一疗程共使用 3 次。剂量和疗程可根据病情增减。

3. 抗血小板聚集治疗　不溶栓的患者如无禁忌，应在发病后 48 小时内开始使用，任选一种：阿司匹林 100～300mg/d 或波立维 75mg/d 口服。

4. 脱水治疗　可联合使用。

（1）20％甘露醇 125～250ml 快速静脉滴注，每 6～8 小时 1 次。

（2）呋塞米 20～40mg 静脉推注，每 6～8 小时 1 次。

（3）甘油果糖 250～500ml 静脉滴注，每天 1～2 次。

5. 调控血压　如果收缩压＞220mmHg,舒张压＞120mmHg 应给予缓慢降压治疗。

【处置】

1. 监测和维持生命体征,必要时吸氧、建立静脉通道及心电监护;保持呼吸道通畅。有条件者转入卒中单元或病房。

2. 发病 3～6 小时无禁忌证者溶栓治疗。

二、腔隙性梗死

腔隙性梗死是指直径在 0.2～15mm 位于深部白质的微梗死,多由高血压性小动脉硬化引起。

【临床表现】

1. 常见于中老年人,多患高血压病。

2. 临床特点是症状较轻、体征单一,无头痛、颅内压增高及意识障碍。临床上有四种常见的综合征。

（1）单纯运动性轻偏瘫:出现病变对侧面部、上下肢轻偏瘫,不伴感觉、视觉及皮质功能缺失。

（2）单纯感觉性卒中:出现病变对侧偏身感觉缺失,可伴感觉异常。

（3）共济失调性轻偏瘫:出现病变对侧轻偏瘫伴小脑性共济失调,下肢偏瘫重于上肢。

（4）构音障碍-手笨拙综合征:出现明显构音障碍,可伴吞咽困难,病变对侧中枢性面舌瘫,偏侧共济失调,上肢重于下肢,手的精细动作笨拙。

3. 神经影像学检查　CT 检查可见基底节区、皮质下白质腔隙病灶。MRI 可显示脑干腔隙病灶,呈 T_1 低信号、T_2 高信号。

【诊断要点】

1. 中老年发病,有长期高血压病史。

2. 临床表现符合腔隙综合征之一。

3. CT 或 MRI 发现与神经功能缺失一致的腔隙病灶。

4. 预后良好,多在短期内恢复。

【治疗方案及原则】

1. 积极控制血压,控制吸烟、糖尿病、高脂血症等危险因素。

2. 应用小剂量阿司匹林等抗血小板聚集剂。

3. 应用尼莫地平、氟桂利嗪等钙离子拮抗剂减少血管痉挛,改善脑血液循环。

4. 禁用抗凝剂。

【处置】

一般需留观察室接受观察治疗或转入卒中病房治疗。

三、脑 栓 塞

脑栓塞是指各种栓子随血流进入脑动脉造成血管腔急性闭塞,引起相应供血区脑组织缺血坏死及脑功能障碍。心源性栓子最常见,常见病因为慢性心房纤颤。

【临床表现】

1. 青壮年多见。

2. 发病无明显诱因,多在活动中急骤发病,在数秒或数分钟之内症状即达高峰。

3. 脑栓塞多见于大脑中动脉,出现偏瘫、偏身感觉障碍、失语或局限性癫痫发作。

4. 大多数患者伴有心脏病或心脏手术、长骨骨折或其他部位如肺栓塞的症状和体征。

5. CT 和 MRI 检查可显示缺血性梗死或出血性梗死。

6. 心电图可发现心脏病证据,超声心动图检查可发现心源性栓子。

【诊断要点】

1. 骤然起病,出现偏瘫、失语等局灶体征,可伴癫痫发作。

2. 起病数秒至数分钟达到高峰,多呈完全性卒中。

3. 多有心脏瓣膜病、心内膜炎、心律失常等心脏病史。

【治疗方案及原则】

1. 脑部病变的治疗基本上同脑血栓形成,溶栓、降纤治疗宜慎用,以免引起出血。

2. 抗凝治疗

(1) 低分子肝素钙:0.1ml/kg,皮下注射,2 次/日,连用 7~10 天。

(2) 低分子肝素钠:5000IU,皮下注射,2 次/日,连用 7~10 天。

(3) 华法林 6~12mg,每晚 1 次口服,3~5 日后改为 2~6mg 维持,剂量调整至每天晨起凝血酶原时间(PT)为对照组 1.5 倍或国际标准化比值(INR)2.5~3.0。

3. 抗血小板聚集治疗同脑血栓形成。

【处置】

同脑血栓形成。

第二节　脑　出　血

【概述】

脑出血是指非外伤性脑实质内的出血,绝大多数由高血压合并动脉硬化引起,约占全部脑卒中的 10%～30%,是一种高病死率和高致残率的疾病。

【临床表现】

1. 多见于 50 岁以上的高血压患者。

2. 多在活动或情绪激动时急性起病,一般在数分钟至数小时达高峰。

3. 发病突然,出现局灶性神经功能缺损症状,常伴头痛、呕吐、血压增高及意识障碍。

4. 不同部位脑出血的特点

(1) 基底节区出血:壳核和丘脑是高血压性脑出血的两个最常见部位,主要表现为三偏体征(病灶对侧偏瘫、偏身感觉障碍和偏盲),大量出血可出现意识障碍,也可以穿破脑组织进入脑室系统,出现血性脑脊液(CSF)。

1) 壳核出血:出现三偏体征,可出现双眼凝视病灶侧,主侧半球可有失语。

2) 丘脑出血:上下肢瘫痪较均等,深感觉障碍突出,意识障碍多见且较重,大量出血使中脑上视中枢受损,眼球向下偏斜。

(2) 脑叶出血

1) 额叶出血:表现为头痛、呕吐、癫痫发作、对侧偏瘫及精神障碍、优势半球出血可出现运动性失语。

2) 顶叶出血:偏身感觉障碍重于偏瘫,象限盲,优势半球出血可出现混合性失语。

3) 颞叶出血:出现对侧中枢性面舌瘫及上肢为主的瘫痪,象限盲,颞叶癫痫,优势半球出血可出现感觉性失语或混合性失语。

4) 枕叶出血:对侧同向性偏盲,多无肢体瘫痪。

(3) 脑桥出血:大量出血患者于数秒至数分钟内陷入昏迷、双侧针尖样瞳孔、四肢瘫痪、去大脑强直发作和呼吸障碍,通常在 48 小时内死亡;小量出血表现为交叉性瘫痪或共济失调性轻偏瘫,两眼向病灶侧凝视麻痹或核间性眼肌麻痹,可无意识障碍。

(4) 小脑出血:突发眩晕、频繁呕吐、枕部剧烈头痛和平衡障碍等,无肢体瘫痪。

（5）原发性脑室出血：小量出血出现头痛、呕吐、脑膜刺激征及血性脑脊液，无意识障碍及局灶性神经体征，可完全康复，预后好。大量出血起病急剧，迅速陷入昏迷，四肢迟缓性瘫痪或去大脑强直，频繁呕吐，针尖样瞳孔，眼球分离斜视或浮动等。

5. 首选 CT 检查，可显示血肿的部位、大小、是否有中线移位、有无破入脑室，以便决定治疗方针。

6. MRI 可准确显示血肿演变过程。

7. 脑血管造影 可显示动脉瘤、动静脉畸形、Moyamoya 病等异常血管。

8. 腰穿检查 脑脊液（CSF）呈洗肉水样颜色，并可发现颅内压增高。但需注意脑疝风险。

【诊断要点】

1. 50 岁以上患者，既往有高血压病史。

2. 活动或情绪激动时突然发病，迅速出现偏瘫、失语等局灶性神经功能缺失症状，伴严重头痛、呕吐、血压增高及意识障碍。

3. CT 检查可确诊。

【治疗方案及原则】

1. 内科治疗

（1）一般治疗：卧床休息、保持呼吸道通畅、吸氧、鼻饲、预防感染及对症治疗。

（2）降低颅内压：同脑血栓形成。

（3）调控血压：急性期不急于降血压，当 BP≥200/110mmHg 可温和降压，使血压维持在略高于发病前水平或 180/105mmHg 左右；血压过低者应升压治疗。急性期后可常规用药控制血压。

（4）止血药物：一般不用，有凝血功能障碍者可应用。

（5）亚低温治疗：常规给予冰帽降温。

2. 手术治疗 根据出血量及出血部位决定治疗方案。

（1）基底节区出血：壳核出血≥30ml，丘脑出血≥15ml，可选择小骨窗开颅血肿清除术或微创穿刺血肿清除术。

（2）小脑出血：小脑半球出血≥10ml 或蚓部＞6ml，宜手术治疗。

（3）脑叶出血：除血肿较大危及生命或由血管畸形引起需外科治疗外，宜内科治疗。

（4）脑室出血：重症脑室出血宜脑室穿刺引流加腰穿放液治疗。

【处置】

1. 监测和维持生命体征，吸氧、建立静脉通道及心电监护；保持呼吸道通畅。有条件者转入卒中单元或病房或重症监护室。

2. 有手术适应证者请神经外科会诊是否手术。

第三节　蛛网膜下腔出血

【概述】

蛛网膜下腔出血是指脑表面血管破裂后,血液直接流入蛛网膜下腔所致,又称自发性蛛网膜下腔出血。常见原因为颅内动脉瘤或脑血管畸形。脑实质或脑室出血、外伤性硬膜下或硬膜外出血流入蛛网膜下腔为继发性蛛网膜下腔出血。

【临床表现】

1. 多在用力或情绪激动时急骤起病。

2. 主要表现突发剧烈头痛,持续不能缓解或进行性加重;多伴有恶心、呕吐,可伴有一过性意识障碍,少数有癫痫发作。

3. 脑膜刺激征明显,以颈强直最多见,常有 Brudzinski 征和 Kernig 征阳性。

4. 部分患者眼底有玻璃体下片块状出血。

5. 常见并发症

(1)再出血:是蛛网膜下腔出血的急性并发症。以 5~11 天为高峰。颅内动脉瘤初次出血后 24 小时内再出血率最高。临床表现为:病情稳定后突发剧烈头痛、恶心、呕吐、意识障碍。

(2)脑血管痉挛:通常发生在出血后第 1~2 周,临床表现为:病情稳定后再出现神经系统定位体征和意识障碍。

(3)急性或亚急性脑积水:分别发生于发病当日或数周后,是蛛网膜下腔脑脊液吸收障碍所致。临床表现为:进行性嗜睡、上视受限、外展神经瘫痪等。

6. CT 检查　首选。CT 显示蛛网膜下腔内高密度影可以确诊。

7. 脑脊液检查　如 CT 检查无阳性发现,而临床可疑蛛网膜下腔出血者需行脑脊液检查。均一血性脑脊液是蛛网膜下腔出血特征性表现。

8. 脑血管造影　明确蛛网膜下腔出血诊断后需行全脑血管造影,可确定动脉瘤位置,显示血管解剖走行、侧支循环及血管痉挛等,为病因诊断提供可靠证据,是制订合理外科治疗方案的先决条件。

9. 经颅多普勒(TCD)　可检测蛛网膜下腔出血后脑血管痉挛。

【诊断要点】

1. 突发剧烈头痛伴呕吐,有颈强直等脑膜刺激征,伴或不伴意识模糊,检查无局灶性神经体征,可高度提示蛛网膜下腔出血。

2. 如 CT 检查显示蛛网膜下腔有高密度出血征象或腰穿呈均一的血性脑脊液,可临床诊断。

【治疗方案及原则】

1. 内科治疗

(1) 绝对卧床休息:至少 4～6 周,床头抬高 15°～20°;镇痛及镇静治疗;保持大便通畅,避免用力排便,可给予缓泻药物防止便秘。

(2) 降低颅内压:可用 20% 甘露醇、呋塞米和白蛋白等脱水降颅压治疗。颅内高压征象明显有脑疝形成趋势者可行手术清除血肿和脑室引流。

(3) 预防再出血:抗纤维蛋白溶解药物可抑制纤维蛋白溶解酶形成,推迟血块溶解和防止再出血。常用 6-氨基己酸(EACA)4～6g 加于 0.9% 氯化钠 100ml 静脉滴注,15～30 分钟内滴完,再以 1g/h 剂量静脉滴注 12～24 小时;总量 24g/d,持续 3～7 天,逐渐减量至 8g/d,维持 2～3 周。

(4) 抗血管痉挛治疗:尼莫地平 40mg 口服,4～6 次/日,连用 21 日;尼莫地平 10mg/d,6 小时内缓慢静脉滴注,7～14 日为一疗程。

(5) 放脑脊液疗法:腰穿缓慢放出血性脑脊液,每次 10～20ml,每周 2 次,可减少迟发性血管痉挛、正常颅压脑积水发生率,并可降低颅内压,但应注意诱发脑疝、颅内感染和再出血的风险。

2. 手术治疗 目的是去除病灶,达到根治的目的。可行血肿清除术、动脉瘤或动静脉畸形血管切除术或血管内治疗等。

【处置】

蛛网膜下腔出血一经确诊,应住院监护治疗。

第四节 癫痫持续状态

【概述】

癫痫持续状态是指短期内频繁的癫痫发作,两次发作间意识障碍不恢复,或持续癫痫发作 30 分钟以上者。任何类型的癫痫均可出现癫痫持续状态,全面性强直-阵挛发作持续状态最常见。最常见原因是突然停用抗癫痫药,或因饮酒、感染、药物中毒等引起。

【临床表现】

根据发作类型可分为以下几类:

1. 强直-阵挛发作持续状态 表现强直-阵挛反复发作,昏迷、高热、代谢性酸中毒、低血糖、休克、电解质紊乱,可发生脑、心、肺等多脏器功能衰竭。

2. 失神发作持续状态　意识模糊或意识范围变窄,与环境接触的协调性和警觉性降低,可以完成简单的动作如洗漱、进餐等。不能完成指令动作,可持续1～2日。

3. 部分性运动发作持续状态　呈持续性局限发作或一侧性抽搐,可持续数小时至数日,可有意识障碍,也可意识清楚。多有明确的病因如病毒性脑炎、脑肿瘤、脑栓塞或颅脑外伤。

4. 复杂部分发作持续状态　意识障碍与失神状态相似,有较复杂的自动症如言语、吞咽、咀嚼、搬东西等。

【诊断要点】

1. 任何年龄均可发病,但多见于青少年。

2. 频繁的癫痫发作,两次发作期间意识状态不恢复,并多在服药间断、感染等情况下诱发。

3. 脑电图检查有节律紊乱,出现阵发性尖波、棘波或棘-慢复合波。

【治疗方案及原则】

从速控制发作是治疗的关键,同时给予有效的生命支持及对症治疗,如保持呼吸道通畅、纠正酸碱失衡及电解质紊乱、预防感染等。

1. 保护患者免遭损伤　用压舌板或毛巾塞入患者上下臼齿之间,有义齿者应及时取出,防止咬伤舌头或颊部。

2. 药物治疗

（1）地西泮（安定）:首选。成人10～20mg 在以每分钟3～5mg 速度静脉推注,必要时20分钟后可再次应用;也可用100～200mg 加入5%葡萄糖注射液中静脉点滴。

（2）德巴金（丙戊酸钠）:首剂为15mg/kg 静脉注射,以后以1mg/(kg·h)静脉点滴维持,每日总量20～30mg/kg。

（3）苯妥英钠:总量18mg/kg,每分钟<50mg 静脉点滴。

（4）利多卡因:首剂为100～150mg,以25～30mg/min 的速度静脉注射;复发时可重复使用。

（5）副醛或水合氯醛灌肠:成人用5%副醛15～30ml 或水合氯醛30ml 加等量植物油保留灌肠。

（6）全身麻醉:在极少数情况下,上述药物均不能控制发作时,可应用乙醚吸入或硫喷妥钠静脉注射行全身麻醉,以终止发作。

3. 控制脑水肿　常用20%甘露醇125～250ml 快速静脉滴注,2～4次/天。

4. 发作控制后应使用长效抗癫痫药维持,常用苯巴比妥钠,0.2g 肌内注射,每天3～4次,同时根据发作类型选择口服抗癫痫药。

【处置】

癫痫持续状态应监测和维持生命体征,吸氧、建立静脉通道及心电监护;保持呼吸道通畅。有条件者转入重症监护室。

第五节 周期性瘫痪

【概述】

周期性瘫痪是一组与钾离子代谢有关的疾病,其发作常伴血清钾浓度改变,患者反复出现对称性肢体软瘫或力弱,持续数几小时至数周,间歇期完全正常。按发作时的血清钾浓度不同,可分为低钾性、正常血钾性、高血钾性周期性瘫痪;按发病机制分为遗传性和继发性周期性瘫痪。

一、低血钾型周期性瘫痪

该型最常见,国外患者常有家族史,是骨骼肌细胞膜 Ca^{2+} 通道基因变异引起的常染色体显性遗传疾病。我国则以散发者多见。

【临床表现】

1. 任何年龄均可发病(4～60 岁),而以儿童早期至 30 余岁发病居多。

2. 诱因包括饱餐(过量进食碳水化合物)、酗酒、过劳、剧烈运动、受凉、寒冷、感染、创伤、情绪激动、焦虑和月经,以及注射胰岛素、肾上腺素、皮质类固醇或输注大量葡萄糖等。

3. 突然发病 后夜或凌晨多见,白天也可发作。发病前有些患者可有过度饥饿或烦渴、口干、心慌、面色潮红、出汗、少尿、腹泻、紧张、疲劳、嗜睡、恐惧、肢体酸困和麻木等前期症状。发作后可有头疼、虚脱、多尿等。

4. 发作时表现 轻至重度肢体无力,数小时达到高峰,轻者持续 6～48 小时,重者持续数日。肢体肌比躯干肌、近端肌比远端肌、下肢比上肢受累早且严重,两侧对称,且反射减弱或消失,但是眼外肌、面肌、舌肌、咽喉肌、膈肌和括约肌通常不受累,表现为眼球运动、吞咽和构音正常,尿、大便功能通常正常,严重者可累及呼吸肌,少数患者出现心脏传导功能障碍、室性期前收缩而致死亡。

5. 不典型表现 单肢或某些肌群无力,如双臂瘫痪不能举臂或梳头、习惯性动作出现短暂无力等。

6. 发作间期一切正常。

7. 发作频率不等,多为数周或数月一次,个别患者可出现每日都发作,或数年一次。

8. 发作时血清钾降低,1～3.5mmol/L,尿钾减少,血钠可升高;但血钾恢复正常后肌无力仍可持续一段时间。发作间期血钾正常。

9. 心电图改变　血钾低于 3mmol/L 时可出现 P-R、Q-T 间期延长，QRS 波群增宽，S-T 段降低，T 波平坦和 U 波出现。

10. 肌电图改变　发作时肌肉动作电位降低或消失、甚至强刺激无反应。

【诊断要点】

1. 典型的病史、症状和临床演变过程。

2. 发作时血钾降低、特征性心电图改变。

3. 补充钾盐和乙酰唑胺治疗有效。

4. 相同的家族病史更易诊断。

5. 发作间期可作诱发试验　1 小时内静脉输入葡萄糖 100g 和 20U 胰岛素，然后每 15 分钟测血清钾浓度、心电图和肌力，肌无力发作常于 1.5 小时内发生。口服钾 2~4g，必要时静脉补钾，可中止发作。

6. 本病需与甲状腺功能亢进、原发性醛固酮增多、慢性肾脏疾病、慢性肾功能不全、钡中毒和摄食干草酸/甲状腺素药片等引起的继发性低钾型周期性瘫痪相鉴别。

7. 本病还需与高血钾型和正常血钾型周期性瘫痪、急性感染性多发性神经病（吉兰-巴雷综合征）、急性脊髓炎和癔症等相鉴别。

【治疗方案及原则】

1. 一般无须静脉给药，顿服氯化钾 2~5g，多数患者于 1~2 小时症状缓解。

2. 如 2 小时后瘫痪仍不缓解，可以缓慢静脉推注 0.05~0.1mmol/kg 氯化钾，随后用 20~40ml 氯化钾溶于 5% 甘露醇中缓慢静点。注意应避免用葡萄糖或氯化钠溶液作载体。

3. 有报道二氯苯乙醇（碳酸酐酶抑制剂）对于进展性多发性肌病的肌力恢复有效。

4. 适量、规律运动对患者有益。

5. 长期口服氯化钾 5~10g/d 可预防发作，无效时可以采用低碳水化合物、低钠（160mmol/d）、高钾饮食，少食多餐，避免饱食、寒冷、酗酒和过劳等。

6. 口服乙酰唑胺每次 250mg，1~4 次/日；或螺内酯 200mg，2 次/天也可预防发作。

【处置】

1. 应将患者留观察室，注意呼吸、心律、肌力和血钾的变化，症状缓解后可回家。

2. 对于反复发作者，症状缓解后应建议患者到神经内科或内科排查有无继发性低钾血症的疾病。

【注意事项】

1. 遇到不典型患者要及时查血清钾，防止误诊和漏诊。

2. 重症者出现呼吸肌和心脏传导功能障碍、室性期前收缩，因此，应进行心、肺监护。

3. 尽可能口服补钾；静脉补钾时不可太快，以免出现一过性高血钾，影响心脏传导功能。

二、高血钾型周期性瘫痪

该型极其罕见，主要限于北欧国家，为骨骼肌钠通道变异的常染色体显性遗传，我国不足 10 例。高钾型周期性瘫痪有 3 种变异型：不伴肌强直、伴肌强直和伴强直性肌痉挛。

【临床表现】

1. 多在 10 岁前起病。

2. 诱因包括饥饿、寒冷、感染、情绪低沉、妊娠、剧烈运动和大量摄入钾盐（如口服橙子、橘子等）。

3. 肌无力多发生于白天，早餐前后或运动后 20～30 分钟，症状与低钾型周期性瘫痪相似。持续时间较短，15～60 分钟，每次发作后轻微无力可持续 1～2 日，严重病例每日均有发作。

4. 肌无力常始于小腿、大腿和下背部，扩展至手、前臂和肩部，严重时才累及颈部肌肉和眼外肌，呼吸肌常不受累。某些肌群同时存在肌强直；部分患者的手部肌肉、舌肌、眼睑肌出现肌强直发作或痛性痉挛。

5. 发作频率不等，每日一次至一年数次，青少年后期和成年时患者变得习惯于静坐，可减少发作或使之停止；轻度运动可促使肌力恢复，休息后肌无力又出现。

6. 发作间期一切正常。

7. 发作时血清钾增高，5～6mmol/L，血钠下降。发作间期血钾正常，血钙降低，尿钾偏高。

8. 心电图改变　血钾高于 5mmol/L 时可出现高大 T 波。

9. 肌电图改变　发作时可见插入电位延长，主动收缩后移动电极可出现肌强直放电，随意运动时动作电位的数量、时限和波幅均减少；发作高峰时肌电图可增电静息。发作间期肌肉放松时可出现纤颤波、肌强直放电和运动时相缩短。

10. 口服乙酰唑胺每次 250mg，1～4 次/日可预防发作。

【诊断要点】

1. 典型的病史、症状和临床演变过程。

2. 发作时血钾增高和典型心电图改变。

3. 相同的家族病史更易诊断。

4. 发作间期可作诱发试验　钾负荷试验：令（成人）口服氯化钾 4～5g，患者 30～90 分钟内出现肌无力，数分钟至 1 小时达高峰，持续 20 分钟至 1 日。该试验对正常人无影响。

【治疗方案及原则】

1. 轻者无须治疗。

2. 较严重患者可用 10%葡萄糖酸钙或氯化钙 10～20ml 缓慢静推；或 10%葡萄糖 500ml 加胰岛素 10～20U 静脉滴注；或使用利尿排钾药物。

3. 也有人使用沙丁胺醇喷雾吸入，使钾在细胞内集聚。

三、正常血钾型周期性瘫痪

该型也极其罕见，也为骨骼肌钠通道变异的常染色体显性遗传。临床表现与高钾型很相似，血钾不增高。有些患者对钾负荷试验敏感，有的家系不敏感。

【临床表现】

1. 多在 10 岁前发病。

2. 诱因与高钾型相似。

3. 肌无力多发生在夜间，严重者发音不清、呼吸困难。持续数日至数周，一般＞10 天。发作时可伴轻度感觉障碍。

4. 患者常极度嗜盐，限制食盐摄入或补钾可诱发肌无力发作。

5. 肌无力发作时，血清钾水平正常。

6. 静脉滴注大量生理盐水可终止肌无力发作、促使肌力恢复。

7. 口服乙酰唑胺，每次 250mg 可预防发作。

【诊断要点】

1. 极度嗜盐患者。

2. 肌无力多发生在夜间，且发作时血清钾水平正常。

3. 静脉滴注大量生理盐水可终止肌无力发作、促使肌力恢复。

4. 相同的家族病史。

【治疗方案及原则】

1. 治疗与高钾型相似。

2. 预防发作与高钾型相同。

3. 不要过度吃肉类、香蕉、菠菜和薯类等。防止过劳或剧烈运动，避免寒冷和过热。

第六节 吉兰-巴雷综合征

【概述】

吉兰-巴雷综合征(Guillain-Barre syndrome,GBS)又称急性炎性脱髓鞘性多发性神经根神经炎,是一种自限性的自身免疫病,其病理基础是多数脊神经根和脑神经出现炎性脱髓鞘性改变,临床上表现为四肢对称性的迟缓性瘫痪、脑神经麻痹、呼吸肌麻痹等。

【临床表现】

1. 本病可发生在任何年龄的男女;全年均可发病。

2. 多数患者起病前 1～3 周有呼吸道或胃肠道感染的症状。

3. 首发症状常为四肢远端对成形无力,很快加重并向近端发展,或自近端开始向远端发展,可波及躯干和脑神经,严重患者可累及肋间肌和膈肌而导致呼吸麻痹,危及生命。

4. 脑神经损害以双侧面神经瘫痪最常见,其次为舌咽神经和迷走神经瘫痪,表现为面瘫、声音嘶哑、吞咽困难。动眼神经、外展神经、舌下神经、三叉神经损害较少见;偶可见视乳头水肿。

5. 瘫痪为迟缓性,肌腱反射减弱或消失,病理反射阴性。后期肢体远端可有肌肉萎缩。

6. 可有自主神经功能障碍 出汗、皮肤潮红、手足肿胀、营养障碍、心动过速等症状。尿便障碍、血压减低或升高者罕见。

7. 感觉障碍没有或轻微,仅表现为肢体远端感觉异常和手套-袜套样感觉减退。但是,某些患者疼痛很明显,腓肠肌等肌肉可有压痛。

8. 多数患者在 3～15 天内症状达到高峰,90％以上患者的病情在 4 周内停止进展,1～2 个月后开始恢复。

9. 外周血白细胞可轻度升高。血生化检查正常。

10. 起病 2～3 周时,脑脊液可出现蛋白质增高(0.8～8g/L),而细胞数正常或接近正常,即蛋白质-细胞分离现象。脑脊液压力多数正常。少数患者脑脊液无变化。

11. 肌电图检查 早期有 F 波或 H 反射延迟或消失;神经传导速度减慢,远端潜伏期延长,动作电位波幅正常或下降。

【诊断要点】

1. 病前 1～3 周可有感染史,但是,出现神经症状时无发热。

2. 急性或亚急性起病,4 周内进展为对称性、四肢弛缓性瘫痪和脑神经损害。

3. 可有轻微感觉异常。

4. 起病 2 周后,脑脊液可出现蛋白质-细胞分离现象。

5. 肌电图检查　早期有 F 波或 H 反射延迟或消失;随后出现神经传导速度减慢,远端潜伏期延长,动作电位波幅正常或下降。

6. 应与下列疾病相鉴别　①脊髓灰质炎;②急性脊髓炎;③周期性瘫痪;④重症肌无力;⑤白喉和肉毒中毒。

【临床变异型】

1. Miller-Fisher 综合征　患者出现共济失调、腱反射减弱、眼外肌麻痹三大突出特征,可有瞳孔改变,但是肢体瘫痪较轻或没有。大部分患者有前驱感染史,脑脊液蛋白质升高;肌电图可有传导速度减慢和波幅降低;头颅 MRI 可以发现脑干病灶。血清中抗神经节苷脂 GQ1b 抗体。

2. 急性轴索性运动神经病　多数患者有前驱腹泻史,急性起病,1~2 天出现四肢无力,常有呼吸肌受累,病情严重。很少有感觉障碍。肌电图显示复合肌肉运动电位严重减低、感觉电位保留、无传导速度减慢等脱髓鞘的证据。20%~30%患者血清有神经节苷脂 GM1、GD1b 抗体。肌肉萎缩出现早、恢复差、病残率高。

3. 脑神经型　急性或亚急性起病,出现双侧周围性面瘫、延髓麻痹(迷走神经和舌咽神经损害)、复视(滑车神经、动眼神经或展神经麻痹)等双侧对称的脑神经周围型瘫痪,无肢体瘫痪,脑脊液出现蛋白质-细胞分离现象。

【治疗方案及原则】

1. 最重要的是密切观察呼吸,保持呼吸道通畅。如有呼吸衰竭和气道分泌物过多,应及早作气管切开,必要时使用呼吸机。

2. 静脉注射 IgG　成人 0.4g/(kg·d),连用 5 天。该疗法的禁忌证为:对免疫球蛋白过敏或先天性 IgA 缺乏症。

3. 血浆置换　每次交换血浆量为 40ml/kg,轻症者每周 2 次,重症者每周 6 次;发病 2 周后治疗无效。该疗法的禁忌证为:严重感染、血液病、心律失常等。

4. 静脉注射 IgG 和血浆置换联合应用并不增效,故不主张二者联用。

5. 近 20 年临床研究认为,应用皮质类固醇治疗该病无有效证据,并可产生不良反应。

6. 大剂量 B 族维生素、维生素 C、辅酶 Q10 等。

7. 高热量、易消化食物。对于吞咽困难者,应及早鼻饲饮食,保证营养。

8. 适当应用抗生素防治呼吸道感染。

【处置】

1. 重症患者应连续呼吸、心电监护，直至开始恢复。

2. 及时处理心律失常、高血压或低血压、尿潴留、坠积性肺炎。

3. 可用非阿片类镇痛药、卡马西平或阿米替林、甚至激素（大剂量、短疗程）治疗肢体疼痛。

4. 康复治疗应及早开始，被动或主动运动，针灸、按摩、理疗和步态训练等。

【注意事项】

1. 呼吸肌麻痹是该病的主要危险，应密切监护自主呼吸，必要时及时辅助呼吸，这是提高治愈率、降低死亡率的关键。

2. 呼吸器管理非常重要，需根据患者临床表现和血气分析资料，及时调整通气量和压力等参数。

3. 定时呼吸机湿化、吸痰、保持呼吸道通畅是保证辅助呼吸成功的关键。

4. 因病程长、卧床时间长，应预防深静脉血栓形成、肺栓塞和压疮。

第七节　急性感染中毒性脑病

【概述】

在多种急性感染、传染性疾病（如肺炎、菌痢、流感、白喉、百日咳、猩红热、伤寒、肾盂肾炎等）病程中（或恢复期），突然出现脑炎样临床表现的一种综合征，其实质是微生物毒素和继发性脑缺氧对人脑的一种化学性伤害，是一种反应性、无菌性脑膜脑炎。多见于青少年和儿童。

【临床表现】

1. 原发急性感染或传染性疾病的症状和体征。

2. 患者突发高热、头痛、呕吐、烦躁、谵语、失语、肢体瘫痪和抽搐等脑部症状。腱反射亢进、减弱或消失，双侧病理反射阳性。

3. 少数患者可出现眼球震颤和共济失调等小脑体征。

4. 重症者常可发生全身强直-阵挛发作持续状态、去大脑性强直，或迅速陷入昏迷、颈强直、瞳孔散大、对光反应迟钝或消失。

5. 轻症者常可在 1～2 天内逐渐恢复，不留任何脑部后遗症。少数危重者可高热不退、抽搐不止，意识障碍不断加深，呼吸、循环功能衰竭而危及患者生命。

6. 脑脊液检查可有压力和蛋白升高，糖和氯化物正常，白细胞计数可有轻度增高或正常，脑脊液中找不到致病菌。

7. 脑电图可出现弥漫性慢波。

【诊断要点】

1. 存在原发性感染性疾病。

2. 在感染性疾病的病程中或恢复期,出现脑炎样的症状和体征。

3. 脑脊液检查可有压力和蛋白升高,糖和氯化物正常,白细胞计数可有轻度增高或正常,脑脊液中找不到致病菌。

4. 脑电图可出现弥漫性慢波。

【治疗方案及原则】

1. 早期处理原发性感染,正确应用抗生素和抗病毒药物等。

2. 酌情给予适量皮质类固醇激素,可以降低中毒症状。

3. 治疗抽搐等癫痫发作　可月缓慢静脉推注地西泮 $10\sim20mg$,>5 分钟控制发作,然后口服或鼻饲苯妥英钠 $0.1g$,每日两次或每日三次,或苯巴比妥片 $60\sim180mg/d$;或卡马西平片 $0.3\sim1.2g/d$;或丙戊酸钠片 $0.6\sim1.8g/d$ 等药。

4. 抗高热治疗　物理降温、解热镇痛药、酒精擦浴等。

5. 抗脑水肿治疗　应用 20% 甘露醇、呋塞米等。

6. 注意维护呼吸、循环功能,保持呼吸道通畅。

7. 高营养饮食　维持水盐代谢和酸碱平衡。

8. 应用神经营养代谢药物　胞磷胆碱、醋谷胺等。

9. 可静脉或口服中成药醒脑静 $30ml/d$,有退热止痉作用。

【处置与注意事项】

1. 一旦确立传染性疾病,应尽快转专科隔离、诊治。

2. 使用抗生素前常规作血液、分泌物培养,以指导临床用药。

3. 密切监护呼吸、心率、血压、体温、氧饱和度、神志和瞳孔变化。

第十二章 代谢内分泌急危重病

第一节 急性肾上腺皮质功能减退症

【概述】

急性肾上腺皮质功能减退者,应激时更不能相应地增加皮质醇的分泌,因此产生一系列肾上腺皮质激素缺乏的急性临床表现:高热,胃肠紊乱,循环虚脱,神志淡漠、委靡或躁动不安,谵妄甚至昏迷,称为肾上腺危象。

【临床表现】

1. 肾上腺皮质激素缺乏所致的临床表现。

（1）心血管系统:低血压继发于血容量减少和动脉阻力下降,肾上腺皮质激素缺乏降低了血管对心输出量减少时弹性调整的反应,常见难治性低血压,严重时甚至休克。

（2）消化系统:纳差、厌食、腹胀、恶心、呕吐、腹泻、痉挛性腹痛。

（3）神经系统:精神不振、乏力、嗜睡、淡漠,也可表现为烦躁、头痛、谵妄、神志模糊,甚至昏迷。

（4）全身症状:发热或高热,嘴唇、手指发绀,脱水征(皮肤松弛、眼球下陷、舌头干燥、极度软弱、少尿等)。

（5）实验室检查

1）血皮质醇总量降低。

2）低血钠(减少了对钠的重吸收)可表现为高尿钠。

3）高血钾(减少了肾对钾的分泌)可表现为低尿钾,但也可正常甚而降低。

4）血色素、白细胞总数增高,中性多核细胞增多,周围血嗜酸性粒细胞计数常大于 $50 \times 10^6/L$。

5）血糖降低,血浆尿素氮增高。

2. 促发或造成急性肾上腺皮质功能减退的疾病表现。

【诊断要点】

1. 有促发或造成急性肾上腺皮质功能减退的疾病表现。常见病因有:

（1）急性肾上腺皮质出血、坏死：最常见的病因是感染，脑膜炎球菌感染最常见。此外常见于出血热、DIC 等疾病。

（2）肾上腺切除术：术前准备不周、术后治疗不当或补给不足、停药过早。

（3）慢性肾上腺皮质功能减退者处于应激状态，如感冒、过劳、手术、创伤、分娩等。

（4）长期大剂量肾上腺皮质激素治疗过程中，骤然停药或减量过速。

2. 肾上腺皮质激素缺乏所致的临床表现

3. 促肾上腺皮质激素刺激试验

（1）方法：①抽血测定可的松基础值。②静脉注射促肾上腺皮质激素 250μg。③60 分钟后取血分离血清测定可的松。

（2）结果分析：注射促肾上腺皮质激素后，血清可的松应增加 7μg/dl，或可的松的数值达到 18μg/dl，在急性疾病时可的松基础值低于 10μg/dl 是不正常的。

【治疗方案及原则】

1. 肾上腺皮质激素治疗　当低血压严重或难以控制时，应立即静脉注射地塞米松 10mg，然后再检查肾上腺反质是否衰竭（地塞米松不影响促肾上腺皮质激素刺激试验的结果）。如有意识障碍和休克，1～2 小时内迅速静脉滴注可溶性氢化可的松（如琥珀酸氢化可的松）100～200mg，于最初 5～6 小时皮质醇总量应达 500～600mg 以上。如静脉滴注地塞米松或甲泼尼松龙，应同时肌内注射去氧皮质酮 2mg。第 2、3 天氢化可的松 300mg，如病情好转，逐渐减量，改为口服，经 2 周以上的时间过渡到维持量。

2. 补液　入水总量需视失水程度而定，一般第一天须补 2500～3000ml 以上。同时注意纠正维持电解质、酸碱平衡。

3. 抗休克　如血压低于 80mmHg 伴有休克症状者经补液及激素治疗仍不能纠正循环衰竭时，应及早给予血管活性药物。

4. 抗感染　合并感染时应选用有效、适量的抗生素，切口感染需扩创引流。

5. 促肾上腺皮质激素刺激试验

1）阳性结果：氢化可的松 250mg，静脉推注，随后氢化可的松 100mg，静脉推注，每 8 小时 1 次，直到应激状态结束。

2）阴性结果：停止应用类固醇药物，如果已经使用过 1 次类固醇药物，立即停用即可，无需逐步停药。

6. 对症治疗　包括给氧，使用各种对症治疗药物如镇静剂等。

7. 抗 DIC 治疗　诊断明确后及早采用肝素治疗。

8. 在抢救期间应同时积极处理其他诱因。

【处置】

1. 所有肾上腺危象的患者均须住院治疗。

2. 出现昏迷、休克和多脏器功能不全的患者应住 ICU 治疗。

【注意事项】

1. 肾上腺皮质功能减退者对吗啡、巴比妥类药物特别敏感，在危象治疗开始前，应禁用这类药物。

2. 少数病例仅以血钾增高提示急性肾上腺皮质激素缺乏。

3. 高度怀疑的患者，应注意急性肾上腺皮质功能衰竭的诊断，尤其在 ICU 病房，如外伤、休克和常规激素用量改变时常见。

第二节　皮质醇增多症

【概述】

皮质醇增多症（hypercortisolism），又称库欣综合征（Cushing syndrome），是肾上腺皮质疾病中最常见的一种，系由多种原因（继发于垂体瘤或下丘脑-垂体功能紊乱者最多见）引起的、以皮质醇为主的肾上腺皮质激素分泌过多而产生的一组临床症状和体征。主要表现为满月脸、多血质、向心性肥胖、皮肤紫纹、糖尿病倾向、高血压、骨质疏松等。本症多见于女性，男性与女性之比为 1：（2～3）。发病年龄以 20～40 岁居多，约占 2/3。肾上腺病变可为双侧增生（最为多见），腺瘤或癌。儿童患者癌较多。

【临床表现】

1. 向心性肥胖　其特点是满月脸、水牛背、躯干肥胖而四肢纤细，系皮质醇致脂肪分布异常所致。

2. 糖代谢紊乱的表现　血糖增高，60%～90%葡萄糖耐量减退，10%～30%的患者出现继发性糖尿病，对胰岛素治疗往往不敏感。皮质醇增多症被控制后，糖耐量可恢复正常。

3. 蛋白质代谢紊乱的表现　蛋白质分解加强，皮肤弹性纤维减少，患者皮肤薄脆，皮肤有紫纹，尤以腹部、股部及臀部多见；全身肌肉萎缩，以四肢为甚，致使四肢瘦小无力。儿童患者生长发育受抑制，以致身材矮小羸弱。

4. 高血压　约见于 75% 以上的患者，严重程度不一。长期高血压可导致心、肾、视网膜的病理变化，心脏肥大或扩大，严重者可出现心力衰竭和脑血管意外。

5. 骨质疏松　见于约 50% 的患者，以胸椎、腰椎及骨盆最明显，患者常诉胸、背及腰部疼痛,严重者可出现佝偻畸形,身高缩短,胸椎隆起,肋骨等多处病理性骨折,约有 20% 患者可出现脊椎压缩性骨折。

6. 多毛及男性化　面部、颌下、腹部及腰背部细毳毛,多伴有皮脂增多及痤疮。肾上腺皮质癌的女性患者约有 20% 出现男性化(乳房萎缩、阴毛菱形分布、阴蒂肥大),但明显男性化者少见。

7. 性功能异常　约 75% 育龄期的女性患者出现月经减少,不规则或闭经,多伴有不孕。男性患者睾丸小而软,阴茎缩小,性欲减退,阳痿。

8. 精神症状　2/3 患者有精神症状,轻者表现为失眠,情绪不稳定,烦躁易怒,焦虑,抑郁,记忆力减退等。重者可有精神变态,可发生类偏狂、精神分裂症或忧郁症等。

9. 造血与血液系统病变　红细胞生成增多,血红蛋白含量增高,引起多血质,颜面潮红、唇紫、舌质瘀紫。白细胞计数偏高,淋巴及嗜酸性细胞减少。

10. 对感染的抵抗力减弱,易感染某些化脓性细菌、真菌和病毒性疾病,常见花斑癣、趾甲真菌病、口腔念珠菌病等。

【诊断要点】

1. 典型临床表现

2. 实验室检查

(1) 血浆皮质醇测定:血浆皮质醇含量增高且昼夜节律消失。

(2) 24 小时尿 17-羟类固醇含量增高。

(3) 红细胞、白细胞总数及中性粒细胞常增加,淋巴及嗜酸细胞减少。

(4) 电解质大多正常。如出现低钾低氯性碱中毒,则提示患肾上腺癌或重症增生型或异源性 ACTH 综合征的可能。

(5) 小剂量地塞米松抑制试验(每天口服 2.25mg,每 8 小时 0.75mg,连续 2 天):本病患者肾上腺皮质功能不能被小剂量地塞米松抑制。主要用于 24 小时皮质醇分泌均衡的患者,尤其用于鉴别假性库欣综合征。如可抑制,则为假性皮质醇增多症。不能被抑制则为库欣综合征。

(6) 大剂量地塞米松扣制试验(每天 8.25mg,分 3 次口服,连续 2 天):可鉴别皮质增生或皮质腺瘤。如为增生,血浆皮质醇及 24 小时尿 17-羟类固醇含量可被抑制到基值的 50% 以下;如为皮质腺瘤则无影响。

3. 肾上腺及蝶鞍区检查　磁共振或 CT 扫描可准确了解双侧肾上腺大小,肿块性质及其与周围脏器关系。B 超影像分辨率较 CT 低,但其操作简单,扫描方向灵活,对诊断本病亦有很大价值。蝶鞍区磁共振或 CT 扫描对垂体大小及有否腺瘤颇有帮助。

4. 其他 X 线检查　脊柱、颅骨、盆腔及四肢 X 线平片常有明显骨质疏松,广泛脱钙，甚至病理性骨折。由于大部分引起异位 ACTH 分泌的肿瘤位于胸腔，故胸片应列入常规，必要时行胸部 CT 扫描。

【治疗方案及原则】

1. 对病情严重者首先对症治疗。

（1）低血钾：适当补钾。

（2）高血糖：饮食治疗，必要时口服降糖药或应用胰岛素。

（3）高血压：需要两种以上不同类型的降压药联合治疗。

（4）蛋白质分解过度：可给予苯丙酸诺龙或丙酸睾酮促进蛋白质合成。

（5）骨质疏松：补充钙剂和维生素 D 及二磷酸盐等。

（6）抗菌药物控制感染。

2. 病因治疗按病变性质不同可有不同选择。

（1）肾上腺皮质增生

1）手术治疗

A. 垂体手术：有蝶鞍扩大及垂体大腺瘤者需作开颅手术。蝶鞍不扩大者，约有 80％以上垂体存在微腺瘤，可采取经蝶窦垂体微腺瘤切除术。

B. 肾上腺手术：双侧肾上腺全切或次全切，继以垂体放射治疗。

2）垂体放射治疗：重粒子或质子束外照射，一般剂量为 80～110Gy。放射性核素内照射包括^{90}YG 钇（200～1500Gy）、^{198}Au 金（110Gy）。

3）药物治疗

A. 氨鲁米特可抑制胆固醇转化为 5-孕烯醇酮，降低皮质激素的分泌。

B. 米托坦（O,P'DDD）可使肾上腺皮质的束状带及网头带发生局灶性坏死，减少皮质醇的分泌，对球状带无影响。

C. 美替拉酮为肾上腺 11-β 羟化酶抑制剂，影响皮质醇、皮质酮、醛固酮的合成。

D. 酮康唑：抑制肾上腺细胞色素 P_{450} 所依赖的线粒体酶，阻滞类固醇激素合成。200mg，口服，3 次/日，疗程数周至半年。

E. 长效 5-羟色胺拮抗剂利他赛宁 10～15mg/d，连续服用 1 个月左右。停药后往往复发。该药无明显副作用。

F. 米非司酮为糖皮质激素受体拮抗剂，有助于缓解临床症状，但对垂体、肾上腺病变几乎无作用，每天 5～22mg/kg，长期使用可使 ACTH 升高，皮质醇下降。

G. 皮质激素的应用适用于术前预防肾上腺危象或术后补充肾上腺素的不足。

（2）肾上腺皮质腺瘤或癌

1）肾上腺皮质腺瘤：切除患侧腺瘤。术中及术后需用糖皮质激素治疗，术后如有危象或休克应加大皮质醇剂量，并给予血管活性药物联合应用。术后次日起给予 ACTH 肌内注射，80U/d，连续 10 天后减去 10U，直至肾上腺功能恢复时停用。

2）肾上腺癌：确诊时多有远处转移，手术可使肿瘤体积缩小及缓解临床症状。术中及术后需用糖皮质激素治疗，每天补充皮质激素 25~37.5mg，上午 8 时前 12.5~25mg 口服，午后 2 时给 12.5mg。术后化疗：米托坦为首选药物，还可选择美替拉酮或安鲁米特。

（3）异源性 ACTH 综合征：原发肿瘤多为恶性，根据病情选择手术、放疗、化疗治疗的同时可给予美替拉酮、酮康唑治疗，但效果有限。如原发肿瘤为良性，则手术可治愈。

（4）不依赖 ACTH 的双侧肾上腺增生：双侧肾上腺全切，术后糖皮质激素终身替代治疗。

【注意事项】

1. 肾上腺手术后需注意肾上腺皮质功能，防止出现肾上腺危象。

2. 一侧肾上腺肿瘤，其对侧肾上腺常呈萎缩状态，一旦切除肿瘤，会出现肾上腺皮质功能低下的情况，所以术后一段时间内需补充肾上腺皮质激素，并加用 ACTH 促使萎缩的肾上腺皮质恢复正常功能。

第三节 甲状腺功能亢进危象

【概述】

甲状腺功能亢进危象（甲亢危象）为一少见但可危及生命的情况，通常见于严重的、病程长且近期有明显恶化者，多发生于老年患者并常由并存的其他疾病所诱发，导致全身代谢严重紊乱、心血管系统、消化系统、神经系统等功能严重障碍。

【临床表现】

1. 全身症状　高热，体温 39℃ 以上，伴大汗淋漓，面部潮红。

2. 心血管系统的症状和体征　心动过速，心率常在 140 次/分以上，心绞痛恶化，房颤或房扑，高排充血性心力衰竭，低血压。

3. 胃肠道症状和体征　恶心、呕吐、腹痛，肝充血。

4. 中枢神经系统的症状和体征　易激动，谵妄，表情淡漠，木僵，昏迷或震颤。

5. 进一步发展出现昏迷、低血压、血管萎陷，如不治疗，48 小时内死亡。

6. 少数淡漠型甲状腺功能亢进或老年患者缺乏典型甲亢危象表现，表现为低热、低血压、嗜睡、全身衰竭、休克、昏迷死亡。

【诊断要点】

1. 有甲状腺功能亢进史,以及有严重感染、精神刺激、妊娠、手术、放射性碘治疗等诱因。

2. 下列临床表现 3 项以上者:

(1) 发热,体温超过 39℃。

(2) 脉搏超过 140 次/分,伴心律失常或心力衰竭。

(3) 烦躁不安,大汗淋漓,脱水。

(4) 意识障碍,谵妄、昏迷。

(5) 明显的消化道症状如恶心、呕吐、腹泻。

【治疗方案及原则】

1. 全身支持疗法

(1) 药物控制发热(禁用水杨酸钠)或物理降温。氯丙嗪或盐酸哌替啶25~50mg,每 4~6 小时一次,控制寒战。

(2) 给氧,纠正水和电解质的紊乱,补充维生素尤其是 B 族。

(3) 如患者合并感染,应尽快确定感染途径,控制感染。

2. 抗甲状腺药物治疗

(1) 抑制 T_3、T_4 合成和抑制 T_4 转化为 T_3 的药物:丙硫氧嘧啶(PTU)负荷剂量 600~1200mg 口服,治疗剂量为 200~300mg 口服,每 6 小时一次。逐渐减量,维持剂量为 100~200mg 口服,每日 3 次。

(2) 抑制 T_3、T_4 释放的药物,给予下列药物之一:

1) 碘盐(0.5g 每 12 小时 1 次)阻断 T_4 释放,可于负荷剂量的 PTU 给予后 1~2 小时给予。

2) 卢戈液 3~5 滴口服,每日 3 次。

3) 过饱和碘化钾(SSKI)2 滴口服,每日 3 次;或碘化钾 1g 口服,每 8 小时 1 次。

4) 肾上腺皮质激素:既可抑制甲状腺素的释放,又可减少外周 T_4 向 T_3 转化。氢化可的松 200~500mg/d 静脉滴注,或静脉注射地塞米松 2mg,每 6 小时 1 次,以后逐渐减少。

3. 应用 β 受体阻滞剂,控制过多的甲状腺素对外周组织的作用。

(1) 普萘洛尔($β_1$、$β_2$ 受体阻滞剂)1mg/min 静脉注射,总量 2~10mg,然后 40~80mg 口服,每 4~6 小时 1 次。

(2) 美托洛尔($β_1$ 受体阻滞剂)5mg 静脉注射每 6 小时 1 次,然后 100~400mg 口服,每 12 小时 1 次。

(3) 艾司洛尔 500mg/kg 静脉推注 1 次,然后 50~100mg/(kg·min)静脉输注。

4. 清除血液中甲状腺激素

（1）血液滤过。

（2）腹膜透析。

（3）考来烯胺 4g 口服，每 6 小时 1 次。

5. 补充肾上腺皮质激素　严重甲亢危象的患者肾上腺皮质激素代谢加速，常导致肾上腺皮质功能不足，应给予肾上腺皮质激素（地塞米松 2mg 静脉注射，每 6 小时 1 次）。

6. 冠心病伴有严重的快速心律失常的患者，应给予普萘洛尔，1mg 静脉注射 5 分钟以上，5～10 分钟重复一次，直至有效。也可 20～40mg 每 6 小时口服 1 次。

7. 怀孕患者　由于抗甲状腺药物能够透过胎盘，所以药物应采用最小剂量。首选丙硫氧嘧啶，此药与蛋白结合牢固，不易透过胎盘影响胎儿。

（1）无生命危险的患者：口服丙硫氧嘧啶直到血游离 T_4 达到正常高限或轻度抬高。

（2）有生命危险的患者：应当紧急应用丙硫氧嘧啶、地塞米松、β 受体阻滞剂，待病情稳定时调整剂量。

8. 消除、减少诱因。

【处置】

1. 所有甲亢危象的患者均须住院治疗。

2. 经治疗 48 小时无明显改善时，可采用血液透析或腹膜透析，清除血液循环中过高的甲状腺激素。

3. 出现昏迷、休克和多脏器功能不全的患者应住 ICU 治疗。

【注意事项】

1. 过饱和碘化钾溶液抑制甲状腺释放，但应在使用丙硫氧嘧啶至少 1 小时后给予，因为除非激素合成被抑制，否则丙硫氧嘧啶可增加甲状腺素的合成。

2. 联合使用抗甲状腺制剂、碘和肾上腺皮质激素，血清 T_3 浓度一般可于 24～48 小时内恢复至正常水平。在达到正常代谢状态之前必须继续使用，达到正常代谢状态后需逐渐停用碘剂和肾上腺皮质激素。

3. 危象期间禁止手术治疗。

第四节　黏液水肿性昏迷

【概述】

黏液性水肿危象（myxedema crisis）是严重甲状腺功能减退症（甲减）的危重

阶段,经常发生于长期甲状腺功能不足而年纪大的患者,由于暴露在寒冷、手术、外伤、感染或药物的服用而诱发。全身各系统均受到影响,出现危及生命的严重并发症。除有严重的甲减表现外,黏液性水肿危象主要表现为神志障碍(包括嗜睡、麻痹、谵语或昏迷)、低体温、低钠血症、呼吸衰竭、低血压及周围循环衰竭等,也称黏液性水肿性昏迷(myxedema coma)。但多数黏液性水肿危象患者并无昏迷,而主要表现为精神状况的异常。

【临床表现】

1. 低体温,一般在 35.5℃以下。基础代谢率降低,可下降到 70%。

2. 黏液水肿面容,表现为表情淡漠、面颊及眶周水肿,面色苍黄,上睑下垂,舌大,头发干燥、稀疏、脆弱,睫毛和眉毛脱落(以眉梢为甚),男性胡须生长缓慢。

3. 皮肤呈特殊的蜡黄色,粗糙、无光泽,干而厚,多鳞屑和角化,无汗。以非凹陷性水肿为主。指甲生长缓慢、厚脆,表明常有裂纹。腋毛和阴毛脱落。

4. 精神迟钝,嗜睡,理解力、记忆力减退、智能低下;感觉迟钝,伴耳鸣、头晕。有时可呈神经质或发生妄想、幻觉、抑郁或偏执性躁狂发作。严重者出现精神失常,木僵、痴呆,甚至昏迷。偶有共济失调。

5. 肩背部肌肉松弛无力,腹背肌及腓肠肌可因痉挛而疼痛。跟腱反射时间延长,常大于 360 毫秒,严重者可达 600 毫秒。膝反射多正常。昏迷者四肢松弛,反射消失。

6. 危象早期患者舒张期血压升高,晚期血压下降,休克。心脏增大或心包积液,心动极度缓慢,心音低钝,可有心律不齐,严重时出现室性心动过速。

7. 呼吸浅慢,动脉血气分析 $PaCO_2$ 升高、PO_2 降低。

8. 胃纳差、厌食、腹胀,甚至发生巨结肠症及麻痹性肠梗阻。50%患者胃酸缺乏或无胃酸。

9. 造血功能受抑制、红细胞生成素减少、胃酸缺乏使铁及维生素 B_{12} 吸收障碍、月经过多,导致轻中度贫血。Ⅷ因子、Ⅸ因子缺乏,易有出血倾向。

10. 实验室检查

(1) 血清 T_4、T_3、TSH 测定:T_4、T_3 水平显著降低。甲状腺功能减退,TSH 明显升高;而垂体性或下丘脑性甲减,TSH 降低或测不出来。

(2) 血生化:Na^+ 交换增加,排水功能受损,导致低钠血症。因肾小球滤过率下降,血清肌苷水平升高。胰岛素降解率下降且患者对胰岛素敏感性增强导致低血糖。细胞膜通透性增加导致肌酸磷酸激酶(CPK)及 SGOT、LDH 增高。

11. 胸部 X 线、B 超检查,可有心脏扩大、充血性心力衰竭、心包积液及胸腔积液的相关改变。

12. 心电图 心电图提示窦性心动过缓、QRS 波群低电压、T 波低平/倒置、

Q-T 间期延长及 AV 传导阻滞。

【诊断要点】

1. 甲减病史、患者年龄及诱因
2. 低体温
3. 黏液水肿面容
4. 非凹陷性水肿
5. 神志的改变
6. 血压改变、心脏增大或心包积液
7. 呼吸浅慢、动脉血气分析示呼吸衰竭
8. 血清 T_4、T_3 显著降低
9. 低血 Na^+、低血糖

【治疗方案及原则】

1. 甲状腺制剂　迅速自静脉给予足量的甲状腺激素,24 小时内即可见到血压、脉搏、体温和精神状况得到改善,可以降低病死率。一般推荐首次静脉注射负荷量 D,L-三碘甲状腺原氨酸 $40\sim120\mu g$,以 T_3 每 6 小时静脉注射 $5\sim15\mu g$,直至患者清醒,改为口服。有心脏病者,起始剂量为一般用量的 $1/5\sim1/4$。

2. 积极改善呼吸状况　黏液性水肿危象患者常规进行血气分析,一旦发现有呼吸衰竭的征象,就应气管内插管或气管切开,及时给氧吸入或机械辅助呼吸。

3. 保暖　要靠适当提高房间温度及增加被褥保暖。室内气温调节要逐渐递增,以免耗氧骤增及周围血管扩张导致循环衰竭,甚至死亡。

4. 肾上腺皮质激素　氢化可的松 $50\sim100mg$,每 $4\sim6$ 小时一次,以防止发生肾上腺皮质危象。清醒后递减或撤去。

5. 积极控制感染。

6. 升压药　经上述处理血压不升者,可给予少量升压药,但升压药与甲状腺激素合用易发生心律失常。

7. 补充葡萄糖液及复合维生素 B,但补液量不能过多,以免诱发或加重脑水肿、心力衰竭或水中毒。

8. 纠正低钠血症。

【处置】

昏迷合并严重感染,且体温在 $34℃$ 以下、呼吸及心血管系统功能衰竭,尤其心脏不能耐受甲状腺激素治疗者以及昏迷较深,且时间较长都是病情危重的指标,应入 ICU 治疗。

【注意事项】

1. 黏液性水肿危象未能得到及时诊断是其高病死率的一个主要原因。当

患者出现嗜睡、心搏过缓、低体温和呼吸抑制应考虑到黏液性水肿危象的可能。应迅速采血测定甲状腺功能和肾上腺皮质功能，不必等待检查结果回报即应开始甲状腺素和氢化可的松治疗。

2. 在伴有肾上腺皮质功能不全的黏液性水肿危象患者未能给予应激剂量糖皮质激素，即使适量地补充甲状腺激素仍可引起肾上腺皮质危象。

3. 延误气管插管是黏液性水肿危象病死率增加的一个最重要的危险因素。如果存在低氧血症或高碳酸血症，就应该机械辅助呼吸。

4. 冠心病患者，心肌缺血或梗塞可以是黏液性水肿危象的诱因，也可由甲状腺激素补充过快所致。因此，心肌酶谱监测，对及时处置是十分必要的。甲减患者的心肌梗死有时被升高的磷酸肌酸激酶和心电图上已经存在的低电压搞得模糊不清。老年患者应减少甲状腺激素替代剂量，并密切观察心肌缺血的征兆。

5. 黏液性水肿危象感染的征兆表现不够明确。患者常无发热和白细胞增高。白细胞分类异常可提示为感染或脓毒症。所有患者都应进行细菌培养。

6. 甲减患者出现任何程度的低血压都应当看作他们的病情发展到了不可逆的不祥征象，甚至正常血压也应被视作一种预警。如有低血压应输全血。一般来说，在甲状腺激素和糖皮质激素缺乏的情况下，常规的升压药物效果较差。

7. 黏液性水肿危象对药物的代谢和清除率降低，必须调整药物的用量，防止用药过量；尤其是麻醉剂和治疗极限狭窄的药物。使用华法林抗凝的患者在甲减纠正之后，维持抗凝需要华法林的剂量可能减低。

第五节　低血糖危象

【概述】

低血糖危象不是一个独立的疾病，而是由于某些病理和生理原因使血糖降低至 2.5mmol/L 以下时的一种病理状态，是以交感神经兴奋和中枢神经系统异常为主要表现的临床综合征。持续严重的低血糖可以导致患者死亡，因此任何原因引起的低血糖危象均需紧急处理。

低血糖症病因复杂，一般分为两类：①空腹（吸收后）低血糖症：主要病因是不适当的空腹高胰岛素血症，反复发生空腹低血糖提示有器质性疾病；②餐后（反应性）低血糖症：进餐后胰岛素呈反应性释放过多，引起餐后低血糖症，多见于功能性疾患。

【临床症状】

1. 临床上以饮酒和药物性低血糖多见，尤其以胰岛素和磺脲类药物所致低血糖症最常见，并常合并肝、肾衰竭、脓毒血症和营养不良疾病。

2. 交感神经兴奋表现为交感神经和肾上腺髓质对低血糖的代偿性反应,主要表现有心慌、饥饿感、软弱、手足颤抖、面色苍白、大汗、心率加快、血压轻度升高等。

3. 脑功能障碍从大脑皮质开始,初期表现精神不集中,思维和语言迟钝,头晕、嗜睡、视物不清,步态不稳;可有幻觉、躁动、易怒、行为怪异等精神症状。病情发展,皮质下依次受累时,患者神志不清,幼稚动作,肌肉颤动及运动障碍,甚至癫痫样抽搐、瘫痪,出现病理反射。最后陷入昏迷,低体温,肌力低下,瞳孔对光反射消失,以致死亡。

4. 长期反复发作的低血糖可致中枢神经的器质性损害,出现性格异常、记忆力下降、精神失常、痴呆等。

【诊断要点】

1. 有低血糖危象发作的典型临床表现。

2. 即刻测血糖<2.5mmol/L。

3. 输注葡萄糖后症状很快消除。

4. 昏迷患者要除外其他病因。

【治疗方案和原则】

1. 立即取血、测量快速血糖、有条件时测胰岛素。

2. 开放静脉,首剂静脉注射50％葡萄糖40～60ml,然后使用5％～10％葡萄糖静脉滴注,直到患者清醒,血糖正常。

3. 定时检测血糖。

【处置】

1. 任何原因引起的低血糖危象均需紧急处理。

2. 有明确病因导致的低血糖患者在处置和观察后神志清晰、血糖稳定、生命体征平稳时可离院,要告知低血糖发作的病因和诱因,积极治疗原发病,必要时门诊复查,避免低血糖发作。

3. 病因不明确,低血糖反复发作的患者可收入病房或在门诊继续治疗,尽快查明低血糖发作的病因和诱因,治疗原发病。

【注意事项】

1. 餐后(反应性)低血糖症,多见于功能性疾患,但非绝对,有些器质性疾病(如胰岛素瘤)虽以空腹低血糖为主,但也可有餐后低血糖发作。

2. 低血糖症状的出现与血糖下降的速度及程度有关。血糖下降较快时,可先出现交感神经兴奋症状,然后出现脑功能障碍。如血糖下降缓慢,可没有明显的交感神经兴奋症状。另外,不同患者或同一患者各次发作的表现可以不尽相同。

3. 低血糖临床表现的严重程度取决于血糖的浓度、低血糖发生的速度及持续的时间、机体对低血糖的反应性、年龄等因素。大多数人当血糖<2.5mmol/L时,出现神经系统症状;若血糖下降速度过快,也可出现低血糖症(如糖尿病时);老年人或慢性低血糖患者的血糖虽已降至2.5mmol/L以下,但仍可无临床表现(无知觉性低血糖)。

4. 使用高纯胰岛素患者发生的低血糖,往往没有任何交感神经兴奋症状而迅速出现意识障碍和昏迷,应特别警惕。

第六节 糖尿病酮症酸中毒

【概述】

糖尿病酮症酸中毒(diabetic ketoacidosis,DKA)是由于体内胰岛素水平绝对或相对不足或升糖激素显著增高引起糖、脂肪和蛋白质代谢严重紊乱,所致血糖及血酮体明显增高及水、电解质平衡失调和代谢性酸中毒为主要表现的临床综合征。严重者常致昏迷及死亡,是糖尿病常见的急性并发症。

【临床表现】

1. 各种类型的糖尿病均可发生,常见的诱因有:①急性感染;②外源性胰岛素用量不当或突然大幅度减量或停用;③饮食不当(过量或不足、酗酒等);④胃肠疾病(呕吐、腹泻等);⑤创伤、手术;⑥妊娠、分娩;⑦精神刺激等;⑧有时可无明显诱因,尤其在1型或重症患者。

2. 糖尿病患者常在上述各种诱因下发生酮症酸中毒,按病情程度可分为轻、中和重度。

(1) 轻度者仅有酮症,无酸中毒,又称糖尿病酮症。多数患者有烦渴、多饮、多尿、乏力等症状,逐渐或突然加重,可出现食欲减退、恶心、呕吐,常伴头痛、烦躁、嗜睡等症状。口腔黏膜及舌干燥,皮肤弹性减退,眼球下陷,心动过速。

(2) 中度者除酮症外,尚有轻、中度酸中毒。如未及时治疗,病情继续恶化,呈深而快的酸中毒呼吸,呼气中可闻及酮味(类似烂苹果味),甚而出现脱水、尿量减少、四肢厥冷。可出现直立性低血压及休克。

(3) 重度者常伴有意识障碍或重度酸中毒(二氧化碳结合力低于10mmol/L)。出现少尿或无尿,并可出现神态淡漠,各种深、浅反射迟钝或消失,甚至昏迷。严重酸中毒者呼吸受抑制,可危及生命。

【诊断要点】

1. 各类糖尿病患者,原有症状在各种诱因、应激下加重,有上述典型症状和体征的临床表现者应高度警惕本症。

2. 实验室检查

（1）血糖升高：常在 16.7 ~ 33.3mmol/L（300 ~ 600mg/dl），若超过 33.3mmol/L（600mg/dl）多有高渗状态或肾功能障碍。

（2）血酮体升高，多在 4.8mmol/L（50mg/dl）以上。

（3）血二氧化碳结合力和 pH 降低，剩余碱负值增大（>－2.3mmol/L），阴离子间隙增大等。血钠、氯常降低，也可正常或升高。补液后可出现低血钾。血尿素氮和肌酐可轻、中度升高。血清淀粉酶、门冬氨酸氨基转移酶和丙氨酸氨基转氨酶可一过性增高。末梢血白细胞数常升高。

（4）尿糖、尿酮体阳性或强阳性，可有蛋白尿和管型尿。

（5）其他检查：胸部 X 线检查有助于发现诱因或伴发疾病，心电图检查可发现无痛性心肌梗死，并有助于监测血钾水平。

3. 昏迷时要除外低血糖昏迷、高渗性非酮症糖尿病昏迷、乳酸酸中毒。

【治疗方案及原则】

1. 胰岛素治疗

（1）最常采用短效胰岛素持续静脉滴注。开始时以 0.1U/（kg·h）（成人 5~7U/h），控制血糖以 2.8~4.2mmol/（L·h）下降。

（2）当血糖降至 13.9mmol/L（250mg/dl）时可将输液的生理盐水改为 5% 葡萄糖或糖盐水，按葡萄糖与胰岛素比例为（2~4）∶1 加入胰岛素，同时将静脉输注胰岛素的剂量调整为 0.05~0.1U/（kg·h）。

（3）至尿酮转阴后，可过渡到平时的治疗。

2. 补液

（1）在开始 1~2 小时内可补充生理盐水 1000~2000ml，以后根据脱水程度和尿量每 4~6 小时给予 500~1000ml，一般 24 小时内约补液 3000~5000ml，严重脱水但有排尿者可酌情增加。

（2）伴高钠血症（血钠高于 155mmol/L）、明显高渗症状而血压仍正常者，可酌情补充 0.45% 低渗盐水，直至血钠降至 145mmol/L。

（3）当血糖下降至 14.0mmol/L 时，改用 5% 葡萄糖生理盐水。对有心功能不全及高龄患者，有条件的应在中心静脉压监护下调整滴速和补液量，补液应持续至病情稳定、可以进食为止。

3. 纠正电解质紊乱

（1）通过输注生理盐水，低钠低氯血症一般可获纠正。

（2）除非经测定血钾高于 5.5mmol/L、心电图有高钾表现或明显少尿、严重肾功能不全者暂不补钾外，一般应在开始胰岛素及补液后，只要患者已有排尿均应补钾。一般在血钾测定监测下，每小时补充氯化钾 1.0~1.5g（13~

20mmol/L),24 小时总量约 3～6g。待患者能进食时,改为口服钾盐。

4. 纠正酸中毒

(1) 轻、中度患者,一般经上述综合措施后,酸中毒可随代谢紊乱的纠正而恢复。仅严重酸中毒[pH 低于 7.1 或（和）二氧化碳结合力低至 4.5～6.7mmol/L(10%～15%容积)]时,应酌情给予碱性药物如碳酸氢钠 60mmol/L(5%NaHCO₃ 100ml),但补碱忌过快过多。

(2) 当 pH 高于 7.1、二氧化碳结合力升至 11.2～13.5mmol/L 或 HCO₃⁻ >10mmol/L 时,即应停止补碱药物。

5. 其他治疗

(1) 休克:如休克严重,经快速补液后仍未纠正,考虑可能合并感染性休克或急性心肌梗死,应仔细鉴别,及时给予相应的处理。

(2) 感染:常为本症的诱因,又可为其并发症,以呼吸道及泌尿系感染最为常见,应积极选用合适的抗生素治疗。

(3) 心力衰竭、心律失常:老年或合并冠状动脉性心脏病者尤其合并有急性心肌梗死或因输液过多、过快等,可导致急性心力衰竭和肺水肿,应注意预防,一旦发生应及时治疗。血钾过低、过高均可引起严重的心律失常,应在全程中加强心电图监护,一旦出现及时治疗。

(4) 肾衰竭:因失水、休克或原已有肾脏病变或治疗延误等,均可引起急性肾衰竭,强调重在预防,一旦发生及时处理。

(5) 脑水肿:为本症最严重的并发症,病死率高。可能与脑缺氧、补碱不当、血糖下降过快、补液过多等因素有关。若患者经综合治疗后,血糖已下降,酸中毒改善,但昏迷反而加重,应警惕脑水肿的可能。可用脱水剂、呋塞米和地塞米松等积极治疗。

(6) 急性胃扩张:因酸中毒引起呕吐可伴急性胃扩张,用 5%碳酸氢钠液洗胃,用胃管吸附清除胃内残留物,预防吸入性肺炎。

【处置】

1. 对轻、中度病例,可在一般支持疗法的基础上,采用快速、短效（正规）胰岛素 10～20U 皮下或肌内注射,以后依据血糖水平分次给予,直至血糖降至 14.0mmol/L 以下时转至常规治疗。同时应口服足量盐水或静脉滴注盐水,并积极治疗诱因和并发症。血糖控制理想,尿酮体转阴后可回家继续治疗。

2. 重症病例是指有严重高血糖、脱水、酮症酸中毒及昏迷者。在药物治疗的同时应给予吸氧、心电监测、计 24 小时出入量并完善相关检查。应留院观察治疗并可收入病房继续诊治。

3. 对治疗后仍然存在严重脱水、酸中毒、休克、昏迷及严重脏器功能不全的患者可收入 ICU。

【注意事项】

1. 少数糖尿病酮症酸中毒的患者可出现明显腹痛,酷似急腹症,容易误诊,应予注意。

2. 糖尿病酮症酸中毒的患者合并肾功能严重损害时,尿糖、尿酮体阳性的程度和与血糖、血酮体不相称;重症患者缺氧时,乙酰乙酸被还原为 β-羟丁酸,此时尿酮体呈阴性或弱阳性。在病情减轻后,β-羟丁酸转为乙酰乙酸,使尿酮体转为阳性或强阳性,对这种与临床不相符的现象应给予注意。

3. 对原有容量不足的糖尿病酮症酸中毒的患者,快速补液不能有效升高血压时,可补充胶体液,并采用其他抗休克措施。对于老年或伴有心脏病、心功能不全的患者应在监测的基础上调节输液速度和输液量。

4. 过多过快补充碱性药物可产生不利影响,可加重昏迷和组织缺氧,加重低血钾和出现反跳性碱中毒。

第七节　高渗性非酮症糖尿病昏迷

【概述】

高渗性非酮症糖尿病昏迷(nonketotic hyperosmolar diabetic coma,NHDC)是糖尿病的严重急性并发症,以严重高血糖而无明显酮症酸中毒、血浆渗透压升高、出现严重脱水和神经意识障碍为特征。常发生于 2 型糖尿病和老年患者。

【临床表现】

1. 常见诱因有感染、急性胃肠炎、胰腺炎、脑血管意外、严重肾疾患、血液或腹膜透析、水摄入不足、大量摄入含糖饮料和使用糖皮质激素、噻嗪类利尿剂等药物。

2. 本症起病常隐匿,先有口渴、多尿和乏力等糖尿病症状出现或加重,逐渐病情加重,尤在上述诱因下,出现食欲减退、反应迟钝。主要表现为严重失水和神经系统两组症状和体征。①全部患者有明显失水表现,唇干舌裂、血压下降、心率加速、尿少或无尿。②中枢神经系统的损害明显,出现不同程度的意识障碍,如定向力障碍、幻觉、上肢拍击样粗震颤、癫痫样抽搐、失语、偏盲、肢体瘫痪、锥体束征阳性直至昏迷等表现。

【诊断要点】

1. 可有或无糖尿病史,发病前可有上述各种诱因,逐渐出现脱水和各种神经系统症状。尤对中老年患者更应提高警惕。

2. 实验室检查

（1）血糖增高显著，多为 33.3～66.6mmol/L（600～1200mg/dl）。血钠多升高，可达 155mmol/L 或更高，血钾多数正常或降低。

（2）有效血浆渗透压显著增高，可高达 330～460mOsm/kg·H_2O，一般在350mOsm/kg·H_2O 以上。

（3）血酮体正常或略高，多不超过 4.8mmol/L（50mg/dl）。

（4）白细胞计数可因合并感染或脱水等原因而增高。

（5）血细胞比容因脱水而增高。

（6）血尿素氮和肌酐常增高。不随本症经治疗好转而下降或反而显著升高，提示肾功能不全，预后不良。

（7）血 pH 可正常或偏低。一般血清 HCO_3^-≥15mmol/L 或动脉血 pH≥7.30。

3. 除外脑血管意外及与糖尿病其他的并发昏迷情况相鉴别。

【治疗方案及原则】

1. 补液　患者常有严重失水，尤其脑细胞失水可危及生命，故及时积极补液是挽救患者生命、决定预后的关键措施。

（1）如估计失水达 3000～8000ml，可分批于 2～3 天内补足。如血浆渗透压大于 350mmol/L 或血钠高于 155mmol/L，无休克者，可给予 0.45％～0.6％的低渗盐水，直至血浆渗透压下降至 320mmol/L 以下，改用等渗生理盐水。当血糖降至 14.0mmol/L（250mg/dl）以下时，改用 5％葡萄糖液，应在中心静脉压及血浆渗透压监测下调整补液的量和速度，严密监护心率及肺底有无啰音出现。

（2）输液总量一般按患者原体重的 10％～20％估算，开始 2 小时内输1000～2000ml，头 12 小时给予估计输液总量的 1/2，再加上所排尿量的液体量，其余在 24 小时内输入。

2. 胰岛素治疗　一般在治疗的早期，采用快速、短效胰岛素，加入生理盐水内静脉滴注，速率约为每小时 0.1U/kg 或 0.5U/kg。病情严重者，可先静脉滴注 10～20U 快速胰岛素，然后每 2 小时根据血糖值调整胰岛素用量，总的原则为血糖不宜下降过快，以每小时下降 5.6mmol/L（100mg/dl）为宜。当血糖降至14.0mmol/L（250mg/dl）时，应将胰岛素剂量减半，严防出现低血糖。病情稳定后，胰岛素改为皮下给予。

3. 补钾　除对有少尿、肾功能不全或血钾在 5.5mmol/L 以上或心电图上有高血钾表现者，应严密监测血钾、暂不补钾外，大多数患者均应在治疗一开始即静脉补充钾盐，每小时约给 10～20mmol/L，以后每 2～4 小时测定血钾一次，按血钾值调整给予剂量，病情稳定后可改为口服钾盐，更为安全。

4. 其他治疗

（1）积极治疗诱因。

（2）纠正休克，经补液后若休克仍未纠正，可输血浆。

（3）因血液高渗、黏度增高，易致动、静脉血栓形成或出现弥散性血管内凝血（DIC），应作相应的防治措施。

（4）补液过程中防治可能出现的脑水肿。

【处置】

1. 高渗性非酮症糖尿病昏迷是糖尿病的严重急性并发症，所有患者均应立即给予治疗和抢救。有条件者应收入 ICU。

2. 高渗性非酮症糖尿病昏迷病死率高达 40％以上，故强调早期诊断和治疗。因其常发生于 2 型糖尿病和老年患者且常以严重疾病为诱因，故在高渗性非酮症糖尿病昏迷的治疗过程中强调病因的诊断和处理。

【注意事项】

1. 高渗性非酮症糖尿病昏迷的诊断并不困难，关键是要提高对本病的警惕和认识。故在诊断时要详细询问此次发病经过、既往史、有无明确诱发因素、经过何种治疗、使用过何种药物、体检时要重视有无脱水体征和意识障碍。

2. 高渗性非酮症糖尿病昏迷患者意识障碍的症状表现多样，且无特征性表现，故应与脑血管意外、中枢系统感染等仔细鉴别，从而明确诊断，指导治疗。

第八节 痛 风 危 象

【概述】

痛风（gout）是由于核酸嘌呤代谢紊乱，尿酸生成过多和（或）尿酸排出过少所引起的一种晶体性关节炎，有时会出现高尿酸继发性肾损害。临床表现为无症状高尿酸血症（hyperuricemia）（>416μmol/L），急性痛风性关节炎，间歇性发作或慢性痛风石性关节炎，痛风性肾病（急性尿酸性肾病、尿路结石）。痛风危象（gout crisis）一般是指痛风性关节炎急性发作，以及因尿酸性肾结石引起的肾绞痛和血尿。

【临床表现】

1. 95％为男性，初次发作年龄为 40 岁以后，但近年来有年轻化趋势。

2. 以急性发作性痛风性关节炎最为多见，发病前可无任何先兆。

3. 诱发因素有饱餐饮酒、过度疲劳、精神紧张、受冷受潮、手术等。

4. 患者常因凌晨关节疼痛而惊醒，疼痛如刀割样或咬噬样，进行性加重，多于 24～48 小时达到高峰。

5. 首次发作多为单关节炎,60%～70%首发于第一跖趾关节,该部位可反复受累。足弓、踝、膝、腕、肘亦常见。

6. 关节局部发热、红肿及明显触痛,酷似急性感染。

7. 可伴有发热、头痛、恶心、心悸、寒战、白细胞升高,血沉增快。

【诊断要点】

1. 具有痛风性关节炎急性发作的典型临床症状及诱因。

2. 实验室检查可见白细胞升高、血沉增快、血尿酸增高、关节腔穿刺液可见尿酸盐结晶、X 线片可见不对称关节软组织肿胀。

3. 除外化脓性、风湿性、类风湿性关节炎、丹毒、皮肤感染。

【治疗方案及原则】

(1) 卧床休息,抬高患肢,避免受凉和承重。

(2) 给予秋水仙碱缓解疼痛,首剂 0.5mg,以后每 1～2 小时 0.5mg,至疼痛缓解,总量一般不超过 6mg;缓解后每日 1～2 次。

(3) 可给予非甾体抗感染药,吲哚美辛:开始剂量为 50mg,每 6 小时一次,症状减轻至 25mg,2～3 次/天;布洛芬:常用剂量为 0.2～0.4g,2～3 次/天,一般服用 2～3 天可控制症状。

(4) 糖皮质激素:对秋水仙碱、非甾体抗感染药治疗无效、不能耐受或有禁忌证者可短期使用,可用泼尼松 10mg,3 次/天,症状减轻后减量。

【处置】

1. 轻症患者可带药回家继续治疗,并嘱其内分泌门诊咨询指导治疗。

2. 重症患者和(或)伴有发热、寒战、头痛、恶心、心悸等全身症状者,在处理痛风危象的同时要给予对症治疗,必要时留观察室接受治疗至病情稳定。

3. 对反复发作、症状控制不佳、一般状况较差、合并其他疾病的患者可收住院继续治疗。

【注意事项】

1. 急性关节炎期确诊有困难时,可试用秋水仙碱作诊断性治疗,若为痛风,服用秋水仙碱后症状迅速缓解,具有诊断意义。

2. 秋水仙碱用至 6mg 而病情尚无改善时应停用。原有骨髓抑制及有肝、肾功能损害患者剂量应减半,并密切观察,白细胞减少者禁用。

3. 急性期限制蛋白质摄入、不进食高嘌呤食物、严格禁酒、鼓励多饮水,保证尿量在 2000ml/d 以上。禁用抑制尿酸排泄的药物如氢氯噻嗪、呋塞米等。

4. 间歇期及慢性期治疗时可服用抑制尿酸合成的药物如别嘌呤醇,促进尿酸排泄的药物如丙磺舒、黄吡酮等药物。

第十三章 皮肤、五官急危重病

第一节 荨 麻 疹

【概述】

荨麻疹俗称"风疹块",是由于皮肤、黏膜小血管扩张及渗透性增加而出现的一种局限性水肿反应。临床表现为大小不等的风团,骤然发生,迅速消退,瘙痒剧烈,愈后不留任何痕迹。

【临床表现】

1. 常见的病因有食物因素(主要为动植物蛋白)、药物及感染。

2. 起病急,患者常突然自觉皮肤剧烈瘙痒,灼热感。

3. 皮损

(1) 皮损常突然发生,为大小不等的红色风团,呈圆形,椭圆形或不规则形。开始孤立或散在,逐渐扩大并融合成片。

(2) 皮损大多持续半小时至数小时自然消退,消退后不留痕迹,但新的风团陆续发生,此起彼伏,一日内可反复多次发作。

4. 全身情况

(1) 累及胃肠道黏膜时可出现恶心、呕吐、腹痛、腹泻。

(2) 累及喉头、支气管时,出现呼吸困难甚至窒息,危及生命。

5. 血常规检查,有嗜酸性粒细胞增高,若有严重金黄色葡萄球菌感染时,白细胞总数增高或细胞计数正常而中性粒细胞百分比增多,或同时有中毒性颗粒。

【诊断要点】

1. 突然发生的皮肤剧烈瘙痒。

2. 皮疹的特点为风团骤然发生,迅速消退,可反复发生。

3. 消退后不留瘢痕。

【治疗方案及原则】

对于病因明确或可疑的要进行病因治疗。治疗原则为抗过敏和对症治疗。

1. 抗组胺治疗 马来酸氯苯那敏 10mg 肌内注射。

2. 降低血管通透性 维生素 C 及钙剂可降低血管通透性,与抗组胺药有协同作用。

3. 拟交感神经药物 0.1‰肾上腺素 0.5～1ml,皮下或肌内注射,适用于严重的急性荨麻疹。尤其是有喉头水肿,过敏性休克患者。

4. 抗乙酰胆碱药 可用阿托品、东莨菪碱。

5. 糖皮质激素 氢化可的松 200～400mg 或地塞米松 10mg 静脉滴注。

6. 上述处理后收缩压仍低于 80mmHg,可给予升压药(多巴胺、间羟胺)。

7. 吸氧,支气管痉挛严重时,可静脉注射氨茶碱 0.25g。

8. 喉头水肿呼吸受阻时可作气管切开。

【处置】

1. 轻症患者在急诊经肌内注射马来酸氯苯那敏及静脉注射钙剂后,可带抗组胺口服药回家继续治疗。继之皮肤科门诊随访。

2. 重症患者,如有声音嘶哑、呼吸费力,需留观察室进一步观察治疗。

3. 如有过敏性休克,经上述处理仍不稳定,则应住院治疗。

【注意事项】

1. 问病史一定要问以往有无发病史,最近有无特殊食物史、药物史、感染、动物或植物接触史。

2. 高血压及心脏病患者用肾上腺素应慎重。

第二节 重症药疹

【概述】

药疹是指药物通过注射、内服、吸入等途径进入人体后引起的皮肤、黏膜急性发疹性反应,亦称药物性皮炎。

皮疹广泛,明显,伴 38～39℃或更高的体温,毒性症状明显或伴内脏损害者称重症药疹。包括重症多型红斑型、剥脱性皮炎型、大疱性表皮坏死松懈型。易出现严重并发症,病死率高。

【临床表现】

(一) 全身症状

1. 药物热 一般在用药后一周左右发生,短者仅 1～2 天,长者可达数周。可单独发生,但多与皮疹同时发生。热型大多为弛张热,也可为稽留热。

2. 过敏性休克 是药物反应中最严重的一种,发病急骤,一般在用药后 5～30 分钟发生。以急性循环衰竭为主要特征,若不及时抢救,常可危及生命。

3. 内脏损害

(1) 肝脏:可表现为中毒性肝炎,严重者可致黄色肝萎缩而死亡。

（2）肾脏：可表现为肾炎，严重者可发生急性肾衰竭。

（3）血液系统：可表现为贫血，白细胞和（或）血小板减少，严重者可因内脏出血而死亡。

（二）皮肤黏膜损害

皮肤发疹类型多样，但基本特点是发病突然，一般呈均匀对称分布，泛发全身或偶仅限于局部，损害多样，常伴瘙痒。

（三）血常规检查

白细胞常升高，剥脱性皮炎明显升高或降低，甚至出现粒细胞缺乏。常可继发严重感染。

【诊断要点】

1. 明确的近期用药史，特别是发疹前 2～3 周内的用药情况。

2. 一般以突然起病较多，且进展迅速。

3. 皮疹多呈泛发，对称性分布，其数量和色泽往往比其他皮肤病更多、更鲜艳。

4. 常伴瘙痒和发热。

5. 血液白细胞总数常增高，嗜酸性粒细胞可增高。

【治疗方案及原则】

1. 立即停用一切可疑的致病药物。

2. 及时抢救，降低死亡率，减少并发症，缩短病程。

（1）及早足量使用糖皮质激素。氢化可的松 300～400mg/d，静脉滴注或地塞米松 10～20mg/d，分两次静脉滴注。

（2）防治继发感染

1）视病情选用抗生素，应注意继发真菌感染。

2）严格采取消毒隔离措施。

（3）注意水、电解质平衡，纠正电解质紊乱。

（4）加强支持疗法，视病情需要给予能量合剂，分次少量输血或血浆，补充白蛋白。

（5）加强护理，防止压疮。

（6）全身糜烂面积大的重症药疹可每天更换无菌被单，局部可用 3％硼酸溶液或生理盐水湿敷。

（7）治疗期间必须随时注意全身及皮疹情况，尤以对肝肾造血器官的功能状况监测，如发现异常，及时予以相应处理。

【处置】

重症药疹患者一经确诊，均应收住院。

【注意事项】

1. 用药前应仔细询问药物过敏史，避免使用已知过敏药物或结构相似药物。

2. 应用青霉素、血清制品、普鲁卡因等药物时应作皮试，皮试前还应备好急救药物。

3. 避免滥用药物，对过敏体质者尽量选用致敏性较低的药物。

4. 注意药疹的早期症状，如突然出现瘙痒、红斑、发热等表现，应立即停用一切可疑药物，并密切观察。

第三节 急 性 丹 毒

【概述】

俗称"流火"，是由乙型溶血性链球菌感染引起的皮肤和皮下组织内淋巴管及周围组织的急性炎症，以下肢多见。

【临床表现】

1. 足癣、趾甲真菌病、小腿溃疡、慢性湿疹均可诱发本病。

2. 起病急，常有头痛、畏寒、发热等全身症状。

3. 患部皮肤表现为片状红疹，迅速向周围蔓延而成为大片猩红色的损害，边界清楚，压之褪色并有压痛。

4. 皮疹消退局部可留有轻度的色素沉着和脱屑。

5. 白细胞总数升高，以中性粒细胞为主，可出现核左移和中毒颗粒。

【诊断要点】

1. 常有足癣及趾甲真菌病。

2. 起病急，局部红肿，边界清楚。

3. 常有发热和自觉烧灼样疼痛。

4. 除外接触性皮炎、类丹毒等疾病。

【治疗方案及原则】

1. 局部制动，下肢丹毒应卧床，抬高患肢。

2. 内用药物治疗　首选青霉素，480万～640万U，分次静脉滴注。青霉素过敏者，可选用红霉素或喹诺酮类药物。

3. 外用药治疗　25%～50%硫酸镁溶液或0.5%呋喃西林液湿敷，并外用诺氟沙星软膏。

4. 物理治疗、紫外线照射、音频电疗、超短波红外线等有一定疗效。

【处置】

1. 体温升高不明显,皮损范围较小,病情相对较轻的患者,可给予足量有效的抗生素治疗,辅以外用药物治疗,门诊随访。

2. 体温明显升高,皮损范围广泛、中毒症状重的患者,应住院治疗。

【注意事项】

1. 问病史应询问有无足癣、趾甲真菌病、小腿溃疡及有无慢性湿疹等诱因。

2. 有以上诱发因素反复发作的患者应积极治疗原发病。

第四节　急性会厌炎

【概述】

急性会厌炎,又名急性声门上喉炎,是一种较常见的疾病,是以会厌为主的炎性病变。特点是起病急,来势凶,发展快,常会在短时间内引起呼吸道梗阻,窒息死亡。成人及儿童均可发病。

【临床表现】

1. 全身症状　畏寒、发热、头痛、全身不适、食欲减退,小儿可迅速发生衰竭。

2. 吞咽困难　咽喉疼痛,吞咽时加剧,以致影响吞咽。重者饮水呛咳,张口流涎,偶可发生张口困难。

3. 呼吸困难　以吸气性呼吸困难为主,伴有高音调吸气性哮鸣音及呼气性鼾音。小儿及成人的暴发型者可迅速引起窒息(可在4～6小时内突然因喉部黏痰阻塞,发生窒息)。

4. 咽部黏膜可无明显病变,将舌稍压向前下方就能窥见红肿的会厌,可作间接喉镜检查明确。

5. 血常规检查白细胞常有增高,中性粒细胞增高,有核左移现象。

【诊断要点】

1. 起病急,进展迅速。

2. 喉部疼痛或剧痛,吞咽困难,但少有声嘶。

3. 可有吸气性痰鸣,严重者出现吸气性呼吸困难,甚至窒息。

4. 全身畏寒、发热等症状。

5. 会厌舌面黏膜充血,可高度肿胀。

6. 外周血白细胞增高。

【治疗方案及原则】

1. 抗感染　首选青霉素,480万～640万U分次静脉滴注,或头孢菌素(一代或二代)4～6g分次静脉滴注。

2. 激素　氢化可的松 100～200mg 静脉滴注或地塞米松 10mg 静脉注射。

3. 局部用药

（1）庆大霉素 16 万 U、地塞米松 5mg、α-糜蛋白酶 5mg＋10ml 蒸馏水雾化或超声雾化吸入。

（2）卡那霉素 1g、醋酸可的松 25mg、麻黄碱 40mg＋10ml 蒸馏水雾化或超声雾化吸入。

4. 会厌黏膜成形切开术，适用于会厌舌面黏膜肿胀超过自身 3 倍以上无脓肿形成。

5. 切开排脓，适用于局部脓肿形成或脓肿虽有破溃仍引流不畅者。

6. 凡出现呼吸困难、烦躁不安，有三凹症状者，应及时建立人工气道（气管插管或气管切开）。

【处置】

1. 大多数急性会厌炎患者急诊就诊，全身抗生素、激素静脉滴注、局部雾化后，经观察症状缓解，可带药回家继续治疗，门诊随访。

2. 症状重，有明显吞咽困难和经以上治疗症状改善不明显，应收住院作进一步治疗。

3. 出现烦躁不安、发绀、三凹症、肺部呼吸音消失、晕厥、休克应立即进行紧急气管切开术以保持呼吸道畅通，根据病情收住院或收入 ICU 进一步治疗。

【注意事项】

1. 检查咽部，用压舌板检查，应避免刺激引起恶心，加重呼吸困难发生窒息的危险。

2. 治疗过程中，严密观察病情变化。

3. 对于吞咽困难者，应注意全身支持治疗，保持水电解质平衡。

第五节　急性蜂窝织炎（下颌及颈部）

【概述】

蜂窝织炎是指皮下、筋膜及肌肉的结缔组织、脂肪、血管等急性、弥漫性、化脓性炎症。颌下间隙蜂窝织炎是颌下间隙的急性、弥漫性、化脓性炎症。因解剖特点，颌下间隙感染可以蔓延成口底多间隙感染。

【临床表现】

1. 多见于下颌智齿冠周炎，下颌后牙根尖周炎，牙槽脓肿等牙源性感染，或下颌下淋巴结炎的扩散。

2. 全身反应　可有发热、头痛、食欲减退等。

3. 下颌间隙呈弥漫性肿胀、疼痛。

4. 牙源性的可波及口腔底和颌舌沟,出现开口障碍和吞咽困难。

5. 血常规检查,可有白细胞总数升高,中性粒细胞增高,核左移。

【诊断要点】

1. 起病急,病程短,体温升高。

2. 下颌部红肿热痛,伴有张口受限和(或)吞咽困难。

3. 白细胞总数升高,中性粒细胞升高,核左移。

【治疗方案及原则】

1. 抗生素控制炎症

(1) 青霉素 480 万～640 万 U 分次静脉滴注或头孢菌素一代、二代 4～6g 分次静脉滴注。

(2) 加用抗厌氧菌治疗,甲硝唑 400mg 分次静脉滴注或奥硝唑 400mg 分次静脉滴注。

2. 局部治疗

(1) 急性早期,外敷用芙蓉膏,金黄膏或 50％硫酸镁加甘油外敷。

(2) 脓肿形成即行切开引流,有呼吸困难或全身中毒症状应早期切开。

3. 明显呼吸困难者应行气管切开。

4. 体温超过 39℃应按高热常规处理。

5. 进食困难者应补液,维持水电解质平衡。

【处置】

1. 局部红肿压痛,全身中毒症状较轻患者经全身应用抗生素、局部外敷或切开者,可回家继续抗生素应用,门诊随访。

2. 如全身中毒症状明显,高热＞39℃、张口受限、呼吸困难者均应收住院。

3. 胸部 CT 提示纵隔增宽或心影增大明显,应收入院。

【注意事项】

1. 问病史要询问最近有无牙痛及其他口腔疾病,是否经过治疗及处理。

2. 严密注意全身情况,包括精神意识状态,以及有无呼吸道梗塞现象。

3. 对于张口受限、呼吸困难、全身中毒症状严重者,应及时摄胸部 CT 以了解有无纵隔脓肿或心包积脓。

第十四章 水、电解质及酸碱平衡失调

第一节 低渗性脱水

【概述】

脱水指有效血管内容量减少,可以在细胞外液量正常或增加的情况下出现,应该是指相对于机体总溶质的水的缺失。

【临床特征】

危重病患者发生低容量血症可导致神志改变、皮肤和四肢湿冷、心脏缺血及功能不全以及肝肾衰竭的表现,但对于低容量血症来说这些症状均是非特异性的,任何其他原因引起低血压和休克时也常见这些症状。

【诊断要点】

1. 直接依据 低血压、中心静脉压或肺动脉楔嵌压下降。

2. 间接依据 心动过速、少尿、肾钠过度重吸收;脏器功能不全、外周血管收缩。

3. 细胞外容量丢失的潜在来源或血管充盈不足的证据。

【治疗方案及原则】

1. 静脉补液包括晶体液(由水和小溶质组成)和胶体液(由水、电解质和高分子量蛋白及聚合体组成)。

2. 晶体液(如:5%葡萄糖氯化液、0.9%氯化钠、林格液)中的小溶质(钠和氯)和水可以很快地进入间隙腔,因此在补充血管内容量时晶体液效率不高,但在低容量血症伴细胞外液缺失(失血、胃肠道丢失、多尿、出汗等)的患者中补充总的细胞外液量是有效的。

3. 静脉补充的胶体液包括人血白蛋白和6%羟乙基淀粉等。白蛋白是非免疫原性的,但价格昂贵,较其他溶液的优势也不多,而且并未显示能改善结果。羟乙基淀粉是一种人工合成的胶体液,用于容量扩张,目前临床应用较多。新鲜冰冻血浆是一种昂贵和低效的容量扩张剂,应用于纠正凝血因子缺乏。应用全血没有理论基础,而红细胞和其他血液成分应在特定的适应证下(如失血或血小板减少症)应用。

【处置】

1. 对轻度的血容量低者可以口服补液,饮用淡盐水即可。

2. 对中度脱水者饮水困难要静脉补液以晶体液为主,见尿要补钾。

3. 对重度脱水者伴有血压低、尿少等血流动力学不稳定者要用胶体液。

【注意事项】

1. 外科患者最易发生这种缺水。

2. 注意区分高渗性脱水、低渗性脱水和等渗性脱水。

第二节　水　中　毒

【概述】

水中毒通常是指伴有外周性水肿、腹水或其他体液积聚现象的细胞外液量的增加。血管内容量可能减少、正常或增高。

【临床特征】

细胞外液量增加可以局限于某些体液间隙(如腹水)或全身化。水肿通常是细胞外液量增加的主要特征,多积聚于身体的重力依赖区,患者可能出现下背部和骶部水肿而下肢却无水肿。细胞外液量减少时,可以出现循环量不足的依据如心动过速、外周性发绀和神志改变。如果细胞外液量增加时,就可能出现肺水肿的啰音和气喘表现。

【诊断要点】

1. 水肿、腹水或其他细胞外液量增加的依据。

2. 血管内容量可能正常、减少(低容量血症)或增加。

3. 存在细胞外液量增加的潜在原因　肾功能不全、充血性心力衰竭、肝脏疾病,或其他一些钠潴留机制,或过多的钠摄入。

【治疗方案及原则】

1. 防治原发病。

2. 轻症患者,限制水分摄入。

3. 重症患者,给予脱水剂或强利尿剂。

【处置】

1. 严重的血管内容量增高的患者表现为肺水肿、低氧血症和呼吸窘迫。应停止静脉补液(除非严重贫血需要输血)。

2. 根据利尿反应可静脉推注呋塞米(10~80mg),每30分钟可重复应用。

3. 支持治疗包括给氧、变换体位和必要时机械通气。

4. 心源性肺水肿可以应用吗啡、血管扩张剂(硝普钠、ACE 抑制剂)或静脉扩张剂(硝酸盐类)。有创或无创的机械通气治疗有时是必要的。

5. 在血管内容量扩张的情况下如利尿效果差,应紧急行血液透析。

【注意事项】

1. 血管内容量减少和细胞外液量增加的患者,由于血管通透性增高体液可以向间质腔渗漏,患者通常逐渐出现水肿或腹水并伴有血管内容量的减少,待血管内容量纠正后才能进行利尿治疗以避免进一步的容量减少。

2. 血管内容量减少如果伴有已经存在的高容量血症,补液治疗可能加重水肿、腹水或其他体液积聚。但是,通过改善肾脏灌注,适当的尿钠排泄可能减轻水肿。

第三节 低 钠 血 症

【概述】

低钠血症是指血清钠降低,与各种内分泌、肾、神经和呼吸功能紊乱有关,也与药物及其他治疗等有关;一旦血清钠极度低下,则表现为神志改变(低钠血症性脑病)、惊厥发作和死亡率增加。必须细致地纠正严重的低钠血症,并避免进一步的并发症。

【临床特征】

伴渗透压降低的低钠血症往往在血清钠降至 125meq/L 以下时才表现出症状,轻症可出现轻微神经症状,如注意力或计算能力下降,而低钠血症急性发展并且血清钠<115meq/L 或慢性低钠血症时血清钠<105meq/L,就可以出现严重的症状,包括神志改变、惊厥、恶心、呕吐、精神恍惚和昏迷等。低钠血症性脑病可表现为呼吸抑制、反应力低下、二便失禁、幻觉、去皮层强直和惊厥等。

【诊断依据】

1. 血清钠<135meq/L。

2. 神志改变。

3. 大多数病例由常规血清电解质测定发现。

【治疗方案及原则】

低钠血症的严重性(Na⁺<120meq/L)、发展进程和神经系统症状的出现决定治疗的快慢和积极程度。

如果患者无明显症状或低钠血症程度轻或缓慢发展,那么就无须紧急治疗,并禁忌积极的干预,主要积极治疗原发病。

口服盐粒或咸菜,静脉给予 0.9%氯化钠液或高渗盐水。

【处置】

1. 限制水摄入 限制经口和胃肠外途径的水摄入可改善任何原因引起的低钠血症,除了伴有低容量血症,所有低钠血症患者均应考虑这一方法。

2. 高张盐水和呋塞米 最有效的联合治疗低钠血症的方法是应用高张盐水(常用 3％NaCl)和呋塞米。单用呋塞米(给予 40～80mg 通常足以产生明显的利尿作用)可增加钠和氯的排泄,并通过抑制 Henle 袢升支的溶质转运使尿稀释,尽管可使水分排出。

3. 症状严重发生脑疝时,也可先用 20％甘露醇减轻脑水肿,并适当补充含钠液(2/3 张至等张)。

【注意事项】

1. 给 3％氯化钠或甘露醇均能暂时增多血容量,但有引起心力衰竭、肺水肿的危险,故宜慎用。

2. 患者若补充非电解质液过多,速度过快,可引起体内水过多,由于水进入细胞内,细胞外液容量仍可减少。此时宜采用 3％氯化钠溶液治疗,12ml/kg 可提高血钠 10mmol/L。

3. 补 3％氯化钠时不能太快,每小时使血钠上升不能超过 1mmol/L,否则容易诱发脑桥脱髓鞘病变。

第四节 高 钠 血 症

【概述】

高钠血症是指相对于总溶质 TBW 的缺少,并伴有不同体液间隙间水分的移动,血清渗透压＞300mOsm/kg。

【临床特征】

高钠血症和高渗主要影响脑。细胞外间隙溶质的增加(氯化钠、碳酸氢钠、葡萄糖或甘露醇)和机体净水丢失使水分移向细胞外并进入细胞外间隙。脑细胞体积的急性缩小可引起神志改变、思维障碍和意识丧失。脑出血与高渗和高钠血症的关系被认为是由于脑缩小后血管被撕破引起。患者口渴对于低容量血症和高渗是一个重要的线索,多尿和夜尿病史对寻找高钠血症的病因很重要。

【诊断】

1. 血清钠＞145meq/L。

2. 血清渗透压＞300mOsm/kg。

3. 溶质摄入增多的依据,多尿(稀释尿),或水摄入不足。

4. 神志改变。

【治疗方案及原则】

与处理低钠血症一样,过快纠正高钠血症是有害的。理论上快速补液可能引起脑细胞等的过度膨胀,从而引起脑水肿。以下公式非常有助于计算静脉补液的高钠血症患者血清钠的预期变化:Δ 血清 Na^+ =(补液$[Na^+]$-血清$[Na^+]$)/TBW+1,据此就可以估计血清$[Na^+]$纠正的速度。这一公式估计了每补液 1L 血清$[Na^+]$的变化量,TBW 为全身水的计算估计值。

【处置】

1. 补水是治疗的主要目的,如神志清楚无明显胃肠道功能紊乱患者,口服水有效。

2. 因持续呕吐或精神状态变化不能饮水患者,最好进行静脉补液。虽然大部分患者可以给予 5%葡萄糖液,但太快补液可以产生尿糖,因而增加水的排泄,使渗透压增高。

3. 如果容量障碍严重不足以致出现休克,在给予低张盐水或游离水矫正高钠血症前,需用 0.9%盐水和胶体增加容量。

【注意事项】

1. 高渗性非酮酸中毒昏迷治疗过程应频繁监测血糖水平,避免血糖降低过快或低血糖,可伴有血浆葡萄糖降低太快和脑水肿。

2. 如高钠血症时间<24 小时,应在 24 小时内得以矫正,如高钠血症慢性或不知道持续时间,矫正应大于 48 小时,血浆渗透压降低速率每小时不应>2mOsm/L,以避免由于过多脑溶质引起脑水肿。

第五节 低 钾 血 症

【概述】

血清钾浓度低于 3.5mmol/L(正常人血清钾浓度的范围为 3.5~5.5mmol/L)称为低钾血症。

【临床特征】

大多数低钾血症患者无明显症状,但危重病患者轻度的肌无力可能被忽视。较为严重的低钾血症可以引起骨骼肌瘫痪,呼吸肌无力可引起呼吸衰竭。心血管并发症包括心律失常和体位性低血压,心律失常包括室性期前收缩、室性心动过速和室颤。

【诊断】

1. 血清$[K^+]$<3.5meq/L。

2. 通常无症状,但可能有无力。

3. 严重低钾血症影响神经肌肉功能和心脏电活动。心律失常,室性心动过速,地高辛中毒可能性增加。

【治疗方案及原则】

1. 防治原发疾病,去除引起缺钾的原因如停用某些利尿药等。

2. 如果低钾血症较重(血清钾低于 2.5~3.0mmol/L)或者还有显著的临床表现如心律失常、肌肉瘫痪等,则应及时补钾。

【处置】

1. 除非患者口服摄入受限或低钾血症具有生命威胁,一般补钾时首选口服途径。

2. 氯化钾可静脉应用,静脉应用浓度可高达 60meq/L,但单个静脉补液袋内钾的总量应限制在 20~40meq,以避免不注意的情况下过量快速给予,而且这一剂量通过外周静脉给予应至少 1 小时以上。补充的钾一开始在细胞外间隙分布,如果不是快速地向细胞内间隙分布,那么 20~40meq 的钾可以使细胞外液钾上升 2~4meq/L。

【注意事项】

1. 纠正水和其他电解质代谢紊乱引起低钾血症的原因中,有不少可以同时引起水和其他电解质如钠、镁等的丧失,因此应当及时检查,一经发现就必须积极处理。

2. 补钾浓度可先高后低,随着症状的改善和钾浓度的上升调整液体的浓度,但以不低于 0.3% 为准,否则血钾浓度被稀释,血钾进一步减少而导致临床症状恶化。

3. 滴速不宜过快。血钾浓度骤然升高可抑制心肌,甚至发生严重心律失常或心脏骤停。

4. 对于酸中毒的患者,碱性药物的给予应在低血钾彻底纠正后进行,否则会导致血钾进一步降低。

第六节　高 钾 血 症

【概述】

血清钾测定>5.5mmol/L 时,称为高钾血症。因高钾血症常常没有或很少症状而骤然致心脏停搏,应及早发现,及早防治。

【临床特征】

取决于原发疾病如慢性肾功能不全、横纹肌溶解综合征等、血钾升高程度、速度等,患者一般无特异症状,危重病患者可能无任何征兆紧急出现高钾血症。

最严重的状态是缓慢性心律失常,但也可出现无力等症状。

【诊断】

1. 血清[K^+]>5meq/L。

2. 严重高钾血症影响神经肌肉功能和心脏电活动,如心电图异常,可能发生心脏传导阻滞、室颤或心脏停搏。

【治疗方案及原则】

首先要控制引起高钾血症的原因及治疗原发病。一旦发现高钾血症时,应立即停止补钾,积极采取保护心脏的急救措施,对抗钾的毒性作用;促使钾向细胞内转移;排出体内过多的钾,以降低血清钾浓度。

【处置】

1. 钙剂　常用来对抗高钾血症对心脏的作用并使钾向细胞内重分布。静脉给予氯化钙或葡萄糖酸钙本身并不影响血清钾水平,但可直接逆转钾对心脏传导系统的影响。

2. 促进钾的重分布　胰岛素有快速降低[K^+]的作用,但应同时给予葡萄糖,否则易继发低糖血症。严重高钾血症时应用胰岛素的合理方法是以胰岛素1～2U/h的速度经静脉输注,可将5‰葡萄糖溶液配制为含胰岛素8～10U/L,输液速度125ml/h,同时每小时监测电解质和血糖,密切注意低糖血症的发生,根据情况相应地调整胰岛素和葡萄糖的应用。

3. 增加钾排泄　口服或直肠给予阴离子交换树脂(聚磺苯乙烯)可通过结合钾来交换钠。如果胃肠道功能好,可用15～60g加入20～100ml水或山梨醇口服,4～6小时重复,也可用来保留灌肠。

4. 血液透析是降低血清钾的有效方法。

【注意事项】

1. 如果出现引起高钾血症的代谢性酸中毒,可以静脉给予碳酸氢钠来缓解。

2. 使用洋地黄制剂者,使用钙剂应特别小心。

第七节　代谢性酸中毒

【概述】

代谢性酸中毒是由于体内 $NaHCO_3$ 丢失过多或固定酸增多,使 HCO_3^- 消耗过多,导致 pH 下降,即代谢性酸中毒是血浆 HCO_3^- 含量的原发性减少。

【临床表现】

(1) 呼吸代偿性加深加快,可呈 Kussmaul 呼吸,有时呼吸中带有酮味。

（2）中枢神经系统受抑制，表现为头晕、乏力、嗜睡、昏迷。

（3）循环系统功能衰竭，可出现低血压、传导阻滞、室颤甚至急性心力衰竭。

【治疗方案及原则】

去除病因，对乳酸中毒、饥饿性酮症、肺心病合并肾衰、中毒等引起的代谢性酸中毒，尤其强调对因处理，而补碱是次要的，或仅在十分必要时补碱。

【处置】

1. 轻度和中度代谢性酸中毒，pH＞7.20，HCO_3^-＞12mmol/L，不必补碱。严重代谢性酸中毒 pH＜7.20，HCO_3^-＜10mmol/L，一般应补碱，使 pH 上升至 7.20～7.30，HCO_3^- 增加至 14～18mmol/L。

2. 碳酸氢钠是最常用的碱性药物，三羟甲基氨基甲烷（THAM）和乳酸钠临床上较少使用。

3. 补碱量的估计可参考下列公式：补碱量（mmol）＝（预期 HCO_3^- －测得 HCO_3^-）×WB×0.3 或 5％$NaHCO_3$ 量（ml）＝ΔHCO_3^-×WB×0.5。一般先补入估算值的 1/2，再根据血气监测调整。

4. 代谢性酸中毒纠正后，要注意纠正可能出现的低钾、低钙、高钠等电解质紊乱。

【注意事项】

1. 纠正其酸中毒时血清钾浓度更会进一步下降引起严重甚至致命的低血钾。这种情况见于糖尿病患者渗透性利尿而失钾，腹泻患者失钾等。纠正其酸中毒时需要依据血清钾下降程度适当补钾。

2. 严重肾衰竭引起的酸中毒，则需进行腹膜透析或血液透析方能纠正其水、电解质、酸碱平衡以及代谢产物潴留等紊乱。

第八节　代谢性碱中毒

【概述】

代谢性碱中毒是指血浆 HCO_3^- 原发性增加，使 pH 值上升。

【临床表现】

（1）呼吸浅慢。

（2）神经肌肉应激性增高，表现为口角抽动，手足搐搦，腱反射亢进等。

（3）中枢神经系统功能障碍，如烦躁不安，精神错乱，谵妄等。

【治疗方案及原则】

以病因治疗为根本。

【处置】

1. 氯敏感性代谢性碱中毒可补充 NaCl、KCl、NH₄Cl,重症者可补酸。

2. 氯不敏感性代谢性碱中毒可补钾、用保钾类利尿剂、乙酰唑胺等,甚至透析。

3. 常用酸性药物有盐酸精氨酸(10g≌HCl 48mmol)、稀盐酸(50~200mmol/L)、氯化铵等。

4. 碱血症致抽搐者,可补钙剂。

【注意事项】

1. 高钾血症肝功能不良者禁用酸性药物。

2. 严重的代谢性碱中毒,不宜使用氯化铵或盐酸精氨酸。

3. 缺钾和碱中毒更为加重此时必须补足 K^+,纠正细胞内缺钾增加排出 HCO_3^- 的机会,才能使碱中毒得到纠正。

第九节 呼吸性酸中毒

【概述】

呼吸性酸中毒是血浆 H_2CO_3 含量原发性增多,使 pH 下降。

【临床表现】

对中枢神经、循环系统的影响与代谢性酸中毒相同,易致中枢功能障碍。

【治疗方案及原则】

1. 病因治疗是根本,改善通气是关键。

2. 原则上不宜用碱性药物,只有在 pH<7.20,出现危及生命的酸血症而又无机械通气条件时方予补碱。补碱可用 THAM,也可用 $NaHCO_3$。

3. 宁酸毋碱,以免加重组织缺氧和抑制呼吸。

【处置】

1. 改善肺泡通气,排出过多的 CO_2。根据情况可行气管切开,人工呼吸,解除支气管痉挛,祛痰,给氧等措施。

2. 酸中毒严重时如患者昏迷、心律失常,可给 THAM 治疗以中和过高的 H^+。$NaHCO_3$ 溶液亦可使用,不过必须保证在有充分的肺泡通气的条件下才可进行。因为给 $NaHCO_3$ 纠正呼吸性酸中毒体液中过高的 H^+,能生成 CO_2,如不能充分排出,会使 CO_2 浓度升高。

【注意事项】

1. 给氧时氧浓度不能太高,以免抑制呼吸。

2. 人工呼吸要适度,如果通气过度则血浆 PCO_2 迅速下降,而 $NaHCO_3$ 仍在高水平,则患者转化为细胞外液碱中毒,可以引起低钾血症、血浆 Ca^{2+} 下降、中枢神经系统细胞外液碱中毒、昏迷甚至死亡。

3. 一般不给碱性药物，除非 pH 下降甚剧，因碳酸氢钠的应用只能暂时减轻酸血症，不宜长时间应用。

第十节 呼吸性碱中毒

【概述】

呼吸性碱中毒是血浆 H_2CO_3 含量原发性降低，致 pH 上升。

【临床表现】

呼吸性碱中毒的表现同代谢性碱中毒，还有脑血流减少的表现。

【治疗方案及原则】

1. 解除病因。

2. 重复呼吸法。

3. 纠正低钾、高氯。

【处置】

1. 降低患者的通气过度，如精神性通气过度可用镇静剂。

2. 为提高血液 PCO_2 可用纸袋或长筒袋罩住口鼻，以增加呼吸道死腔，减少 CO_2 的呼出和丧失。也可吸入含 $5\%CO_2$ 的氧气，达到对症治疗的作用。

3. 手足搐搦者可静脉适量补给钙剂以增加血浆[Ca^{2+}]（缓注 10% 葡萄糖酸钙 10ml）。

【注意事项】

呼吸性碱中毒临床上较少见，一般无典型表现，常被原发病所掩盖。血气分析 $PaCO_2$ 和 HCO_3^- 下降，pH 增高，结合病史可得出诊断。

第十五章　感染性疾病

第一节　流行性乙型脑炎

流行性乙型脑炎(epidemic encephalitis B)(简称乙脑)是由嗜神经的乙脑病毒所致的中枢神经系统性传染病。蚊子传播,流行于夏秋季,临床上以突然起病,高热、头痛、呕吐、嗜睡或昏迷、惊厥等为特征。少数病例病情重,病程进展快,容易导致死亡。部分患者留有严重后遗症。

【临床表现】

潜伏期:4～21 天,平均 2 周左右。在潜伏期内病毒侵入血液内繁殖,大多数人感染后不出现症状,为隐性感染,但机体可获得免疫。

较典型病例的病程大多为两周左右,大致可分为初期、极期、恢复期三个阶段(表 15-1)。

表 15-1　临床类型

类型	体温	神志	抽搐	时间	后遗症/死亡
轻型	39℃以下	轻度嗜睡	无	1 周内	无
普通型	39～40℃	嗜睡、浅昏迷	偶尔	1～2 周	无
重型	40℃左右	神志昏迷	反复	可达 2～4 周以上	部分有后遗症,少数死亡
极重型(暴发型)	40℃以上	深度昏迷	反复		常死于呼吸衰竭,生存者多留有后遗症

1. 初期　病程第 1～3 天。起病大多急骤,以发热开始,少数可先出现轻度头痛,不适或胃纳差,恶心等前驱症状,然后开始明显发热。热度上升快,1～2天内高达 39～40℃,持续不退,但无畏寒出汗,常伴呕吐和头痛剧烈;呕吐是反射性的,不同程度意识障碍如嗜睡,昏睡。

2. 极期　此期约为 5～7 天,病情发展迅速。突出为脑实质受损症状。表现为高热可达 40℃以上持续不退、意识障碍(由嗜睡、昏睡、谵妄到昏迷)、惊厥或抽搐、呼吸衰竭、脑膜刺激征及颅内压增高,及其他神经系统症状和体征。中枢性呼吸衰竭是乙脑最严重的症状,主要的死因。表现为呼吸节律不规则、双吸气、叹息样呼吸、潮式呼吸、抽泣样呼吸甚至呼吸暂停。这是由于脑实质尤其是延脑病变或脑水肿、脑疝所引起。高热、惊厥或抽搐、呼吸衰竭是"三关"。体检可发现脑膜刺激征,腱反射大多亢进。巴宾斯基征阳性。

3. 恢复期　体温逐渐下降,临床症状不再加重,逐渐减轻、消失。大部分患者不留任何明显后遗症。严重者常遗留反应迟钝、痴呆、失语、吞咽困难、颜面瘫痪、四肢强直性瘫痪等。经积极治疗,多数能在半年内恢复,仅个别留有永久后遗症。

4. 实验室检查

(1) 外周血象:发病1~2天内白细胞总数及中性粒细胞分类增高,后期以淋巴细胞为主。

(2) 脑脊液检查:脑脊液呈无菌性改变。外观清亮、压力增高、蛋白质增高和细胞数轻度增加,氯化物正常,糖正常或偏高。少数病例于病初脑脊液检查正常。白细胞的多少与病变程度及预后无关。

(3) 病毒分离:发病初血液或脑脊液分离病毒可阳性。病程第1周内死亡病例的脑组织中可分离到病毒,但脑脊液和血中不易分离到病毒,不适用于临床诊断。死后6小时内脑组织穿刺分离病毒可阳性,也可作回顾性诊断。

(4) 血清学检查:是近年来开展的流脑快速诊断方法。

1) 特异性IgM抗体测定:用ELISA或间接免疫荧光法。特异性IgM抗体一般在病后3~4天即可出现,脑脊液中最早在病程第2天测到,两周达到高峰,可作早期诊断用。轻、中型检出率可达95%,重型患者免疫低下、抗体出现迟,故检出率低。

2) 其他检查:①补体结合试验,无早期诊断价值。双份血清抗体效价增高4倍为阳性。②血凝抑制试验:抗体出现较早,于第2周效价达高峰,双份血清效价呈4倍增高有意义。③中和试验:特异性较高,抗体出现迟,于2个月时效价最高,可持续5~15年。用于流行病学调查。

【诊断要点】

1. 流行病学资料　明显的季节性(7、8、9月),疫区、蚊叮咬史,10岁以下儿童多见。

2. 临床表现　主要症状和体征,起病急、高热、头痛、呕吐、意识障碍、抽搐、病理反射及脑膜刺激征阳性等。

3. 实验室检查　白细胞数及中性粒细胞均增高;脑脊液检查符合浆液性脑膜炎改变。血清学检查可助确诊。

【治疗方案与原则】

流脑的治疗目前无特效疗法,主要抓好三关(高热、惊厥、呼吸衰竭)是降低病死率的关键。

(一) 一般治疗

应卧床休息,密切观察患者的神志、面色、脉搏、呼吸、血压、瞳孔等生命体征。病室隔离。保证患者休息,饮食以流质、半流质为宜。昏迷患者应注意清洁口腔,吸出口腔及呼吸道分泌物,保持呼吸道通畅,可予鼻饲,高热期以碳水化合物为主。应加强皮肤护理,防止继发感染和皮肤坏死。

(二) 对症治疗

1. 高热的处理 使体温控制在38℃左右。方法是:①降低室温;②物理降温为主,冰敷额、枕部和体表大血管部位(腋下、颈部及腹股沟等)、酒精擦浴,冷盐水灌肠等;③药物降温,测体温2小时1次;④高热伴抽搐者可用亚冬眠疗法,以氯丙嗪和异丙嗪每次各0.5~1mg/kg肌内注射,每4~6小时1次,配合物理降温,疗程约3~5日,用药过程要注意呼吸道通畅。

2. 惊厥的防治 处理包括去除病因及镇静止痉。

(1) 脑水肿所致者以降颅压为主,最有效的办法是合理选用第一线脱水药物,必要时可采取过度通气。可用20%甘露醇,每次0.5~1g/kg,于20~30分钟内静脉推注或快速滴入,根据病情每4~6小时重复应用,同时可合用肾上腺皮质激素、呋塞米、人血清白蛋白等。

(2) 呼吸道分泌物堵塞致脑细胞缺氧者,应以吸痰、给氧为主,保持呼吸道通畅,必要时行气管切开,加压呼吸。

(3) 如因高热所致者则以降温为主。

(4) 若因脑实质病变引起的抽搐,可使用镇静剂。常用镇静剂有:地西泮静脉注射是惊厥现场急救的首选药物。以1mg/min速度,原药静脉注射,必要时15分钟后重复1~2次。每次总量不超过10mg。氯硝西泮、咪达唑仑疗效较地西泮好,不良反应轻。肌内注射苯巴比妥钠可用于预防抽搐,成人每次0.1~0.2g。

3. 呼吸衰竭的防治

(1) 去除病因,采取相应措施:保持呼吸道通畅,解除痰阻,予吸痰和加强翻身拍背引流等,若痰液黏稠可雾化吸入。

气管插管指征见于突发呼吸衰竭或呼吸停止。气管切开指征见于呼吸道阻塞短期内无法解除,或需用人工呼吸通气者。如脑干型呼吸衰竭、呼吸肌麻痹、深昏迷痰阻、假性延髓性麻痹,老年患者应放宽气管切开的指征。

(2) 呼吸衰竭的处理:呼吸兴奋剂的应用:中枢性呼吸衰竭时可应用,如洛贝林,成人每次 3~6mg,小儿每次 0.15~0.2mg/kg,静脉注射或静脉滴注,亦可用尼可刹米、哌甲酯、二甲弗林等,可交替使用。

必要时予人工呼吸机治疗:应月指征为痰阻通气不足,呼吸减慢、暂停或表浅,$PaCO_2$ 升高,PaO_2 明显降低者;有中枢性呼吸衰竭,出现潮式呼吸且伴明显发绀者;突发呼吸停止或自主呼吸消失者。

4. 其他治疗

(1) 抗病毒治疗选择广谱有效的抗病毒药物。利巴韦林 10~15mg/(kg·d)静脉滴注,疗程 1~2 周。阿糖腺苷 10~15mg/(kg·d)静脉滴注 12 小时或更长时间,疗程 2~3 周。

(2) 合理应用激素、丙种球蛋白、干扰素等。α 干扰素 100 万国际单位肌内注射,每日 1 次,3~5 天为一疗程。

(3) 营养脑细胞的药物及高压氧治疗。可使用脑活素、胞磷胆碱、脑神经生长素、脑苷肌肽、脑神经生长素、脑多肽等,但其作用尚未完全得到理论证实。

(4) 对于在急性期大多数昏迷患者,高压氧治疗 2~4 次有助于意识的恢复。实践证明,高压氧综合治疗病毒性脑炎,效果肯定,而且安全可靠,无痛苦,无损伤,易被接受,是一种较为理想的治疗方法。

(5) 恢复期及后遗症处理。中西医结合,要注意进行功能训练(包括吞咽、语言和肢体功能锻炼),可用理疗、针灸、按摩、高压氧治疗等,对智力、语言和运动功能的恢复有较好疗效。

第二节　急性病毒性脑炎

病毒性脑炎(病脑)是指各种病毒感染所引起的脑实质的炎症。有时病毒感染不仅累及脑实质也可累及脑膜,当脑膜及脑实质受累症状明显时又称为病毒性脑膜脑炎。

根据起病和病程特点,病脑一般可分为急性、亚急性、慢性和宫内感染 4 类,本章主要讨论急性病毒性脑炎(acute viral encephalitis)。

【临床表现】

1. 病脑的致病原有多种,不同致病原有其各自不同的临床特点。

约半数病例有前驱症状,如发热、上呼吸道感染症状、流涕、头痛、倦怠;消化道症状,呕吐、呆滞、腹痛、腹泻;皮肤黏膜疱疹、关节痛、肌痛、眼结膜炎。此类表现可在脑症状出现前数日。

2. 通常急性或亚急性起病,数日或 10 余日内症状达高峰,有明显的脑实质损害症状,意识障碍,精神、行为异常,运动障碍,惊厥发作等。

（1）首发症状常以精神行为异常、意识障碍起病。

（2）精神行为异常，性情改变：①抑郁型表现为精神抑郁、情绪低沉，少言少动，发呆；②兴奋型表现为欣快、激动、烦躁、喊叫、打人骂人、撕衣毁物、模仿动作、模仿语言；③行为异常表现如用手抓饭，随意便溺，穿一只拖鞋上学等，或对人过分的亲昵、热情。

（3）大多有不同程度的意识障碍，淡漠、意识朦胧、嗜睡、昏睡，重者昏迷。

（4）可有下丘脑症状：大汗淋漓。

3. 体征主要表现

（1）锥体束征较多见，一侧或两侧肢体不同程度瘫痪，肌张力呈折刀样增强。腱反射亢进，病理征阳性。

（2）部分以锥体外系损害为主，弄舌，肢体多不自主的运动，肌张力呈折铅管样增强。

（3）可出现原始反射，如吸吮、强摸、强握、掌颏反射、掌颌反射。

（4）脑神经障碍面瘫、吞咽困难、咽反射亢进（皮质脑干束受损），有多组脑神经受损伴肢体瘫痪应注意脑干脑炎。

（5）失语。共济失调，眼震，语言障碍，注意小脑炎。

4. 实验室检查

（1）外周血象：白细胞总数增高或者正常，分类可有淋巴细胞升高。

（2）脑脊液检查：腰穿脑脊液压力增高。脑脊液检查对病脑有诊断价值。脑脊液检查为：外观清亮，压力正常或升高，白细胞数正常或轻度增多，只有不到10%的病例细胞数超过 $500 \times 10^6/L$，分类计数以淋巴细胞或单核细胞为主，蛋白质大多正常或轻度增高，糖和氯化物含量正常，少数脑脊液可完全正常。

（3）病原学检查：脑脊液病毒培养。

（4）血清学检查：病毒特异性 IgG 在脑脊液中出现较晚，约在 2 周后，故对早期诊断帮助不大。病毒特异性 IgM 起病早期则可在脑脊液或血液中出现，检测病毒特异性 IgM 抗体是早期确定病毒性脑炎病原的较理想方法。

（5）脑电图（EEG）检查：脑电图检查仅有辅助诊断的意义，其阳性特异性低，不能做病因学诊断。

（6）头部 CT、MRI 检查：发现病变广泛或局限，波及大脑、脑干，发病后 2 周开始出现脑萎缩、囊性软化灶形成、脑疝表现则预后不良，假肿瘤型病毒脑。MRI 因其分辨率更高，更能准确显示各型病毒脑炎性病变的性质、部位及形态，不失为早期诊断及预后判断的重要检测手段。

【诊断要点】

（1）急性或亚急性起病，多有发热。

（2）有脑实质损害的症状及体征。

（3）脑脊液检查 2/3 以上患者可呈非化脓性改变，同时还应进行病毒病因学检查，有条件时应于恢复期复查病毒病因学以指导治疗。

（4）病毒病因学检查：方法主要有脑脊液病毒特异性抗体测定，脑脊液病毒培养、鉴定。

（5）脑电图检查：大脑皮层广泛重度损害。

（6）除外其他诊断，包括排除颅内细菌、螺旋体、真菌、寄生虫、支原体等感染和颅内非炎症性疾病（脑血管疾病、肿瘤、变性病）及中毒脑病，尽量排除感染后脑炎。

病脑诊断金标准是从脑组织和脑脊液中分离出病毒。脑脊液中病毒 DNA 序列检测病毒特异性抗体阳性，有确诊意义。

【治疗方案与原则】

病脑的急性期治疗主要是消除病因，阻止病毒在体内的复制和扩散，尽快控制炎症和免疫反应对脑组织的损害以及对症治疗，维持生命功能正常。

1. 一般治疗和对症治疗

（1）给予足够的热量和营养物质，不能进食者应鼻饲，必要时静脉补液。

（2）有效退热控制体温在正常范围，以降低脑耗氧量和脑代谢。控制高热有物理降温，化学降温，中药治疗。

（3）及时止惊，防止惊厥性脑损伤。惊厥的控制要快速有效控制即刻发作。地西泮静脉注射是惊厥现场急救的首选药物。每次 $0.12\sim0.13mg/kg$。以 $1mg/min$ 速度，原药静脉注射，必要时 15 分钟后重复 $1\sim2$ 次，剂量可递增至 $0.13\sim0.14mg/kg$。氯硝西泮、咪达唑仑疗效较地西泮好，不良反应轻。

（4）降低颅内压，合理使用脱水剂防止脑疝的发生。治疗颅内高压第一线药物有：

1）20%甘露醇，每次 $0.5\sim1g/kg$，于 $20\sim30$ 分钟内静脉推注或快速滴入，每 $4\sim6$ 小时 1 次，疗效确切，脱水迅速，用药 $10\sim20$ 分钟起作用，30 分钟作用最强，可维持 $3\sim6$ 小时。有脑疝征兆者要加大剂量，即刻给予 $3\sim4g/kg$ 静脉推注，需将总量分为 2 次注入，间隔时间为 30 分钟，以防血容量突增，加重心脏负荷。必要时与呋塞米、地塞米松、甘油、白蛋白合用以增加疗效。

2）肾上腺皮质激素：首选地塞米松每次 10mg，每天 3 次，2 天后减量。

3）呋塞米：每次 $1.5\sim2mg/kg$，静脉注射或肌内注射，酌情每日 $2\sim4$ 次，静脉注射 $2\sim5$ 分钟起效，作用维持 $4\sim8$ 小时。

4）10%甘油注射液。

5）人血清白蛋白，降低颅内压作用较缓慢而持久。

（5）加强护理，防止肺内感染、压疮和尿路感染。

2. 病原治疗

（1）抗病毒治疗选择广谱有效的抗病毒药物。

核苷类似物抗病毒药：利巴韦林具有广谱抗病毒作用，常用剂量为 $10\sim$ 15mg/（kg·d），静脉滴注，疗程 1～2 周；阿糖腺苷是嘌呤核苷的同系物，常用剂量为 10～15mg/（kg·d），静脉滴注 12 小时或更长时间，疗程 2～3 周；其他核苷类似物抗病毒药主要有泛昔洛韦、拉米夫定、齐多夫定、斯塔夫定等。

（2）合理应用激素、丙种球蛋白、干扰素等。

关于激素应用问题仍存在争议，但目前多数学者认为需要根据病情使用激素治疗，认为激素减轻脑水肿疗效确切，颅内高压时，其降压作用增强。地塞米松 10mg，每天 3 次，特别是出现颅内高压、脑水肿及脑疝时。

近年来国内外用静脉注射丙种球蛋白（IVIG）治疗各种病脑或脑脊髓炎的临床报道较多，并取得较好的疗效。

干扰素（IFN）具有抗病毒、免疫调节等作用，具有抗病毒作用的干扰素主要是 IFN-α、IFN-β，其中 IFN-α 抗病毒作用最显著。与利巴韦林等联用比单独应用更有效。α 干扰素常用量为每次 100 万国际单位，肌内注射，每日 1 次，3～5 天为一疗程。

3. 其他治疗

（1）给予营养脑细胞的药物。可使用具有神经保护作用的神经代谢药，如脑活素、胞磷胆碱、脑神经生长素、脑苷肌肽、脑多肽等。但上述药物对脑损伤的保护作用尚未完全得到理论证实。

（2）高压氧治疗：高压氧治疗越早越好，在高热控制后即可进行高压氧治疗。

4. 重症病脑的治疗　重症病脑主要表现是意识障碍、颅高压症、中枢性呼吸衰竭、脑疝形成、稽留高热、频繁或持续性抽搐、多器官功能受损至衰竭。这些症状的病理生理互有联系，并常为恶性瀑布效应，病因上也非病毒性脑炎所特有。故应全面详尽询问病历、仔细地全身物理检查、做必要的快速的各项实验室检查、及早做病因学鉴定、严谨的定位、定性分析。密切观察病情改变、早期综合干预，对降低神经系统致残率和病死率有重要意义。在抢救治疗时，及早行病因学治疗很重要。

第三节　流行性脑脊髓膜炎

流行性脑脊髓膜炎（epidemic cerebrospinal meningitis）（简称流脑）是由脑膜炎双球菌所引起的一种危害严重的急性呼吸道传染病。主要表现为突发性高热、头痛、呕吐、皮肤和黏膜出血点或淤斑以及颈强直等脑膜刺激征，少数病例病情重，病程进展快，容易导致死亡。部分严重者病后可遗留耳聋、失明、偏瘫、智力及精神异常等后遗症。

【临床表现】

1. 潜伏期　流脑的初期症状类似上呼吸道感染，出现发热、畏寒、头痛、咳嗽、咽痛、流涕等。1～2 天后病情加剧出现脑膜炎症状。

2. 中毒症状　突发寒战、高热、头痛、全身疼痛、流涕、鼻塞、咽痛等流感样症状。

3. 神经系统表现　头痛、呕吐、神志淡漠、表情呆钝。颅内高压时出现剧烈头痛、呕吐、视乳头水肿，重者呼吸、循环功能受累，甚至意识改变、昏迷、部分或全身性惊厥发作，出现脑疝；体格检查可有脑膜刺激征，表现为颈抵抗，布氏征和克氏征阳性。

4. 皮肤和黏膜损害　有淤点或淤斑，恢复期唇周疱疹。起病数小时后皮肤黏膜出现血点，多呈星状，大小不等，分布不均，指压不退色。出血点急速增多、扩大，互相融合，呈紫红色，多见于肩、肘、臂等皮肤受压部位及口腔黏膜或结膜。

5. 重症表现　起病急骤，病情凶险，如得不到紧急救治，可在 24 小时内死亡。表现为面色苍白、四肢湿冷、皮肤花纹、淤点迅速融合成大片淤斑、血压下降、脉搏细速、脉压缩小等感染性休克表现；频繁惊厥、昏迷加深、角弓反张、呼吸节律改变等中枢性呼吸衰竭表现。

6. 实验室检查

（1）外周血象：发病 1～2 天内白细胞总数及中性粒细胞分类显著增高，可达（20～40）×10^9/L；分类以中性粒细胞为主，占 80% 以上；在感染严重时白细胞总数有时反而减少。

（2）脑脊液检查：脑脊液呈现典型的化脓性改变，表现为脑脊液压力增高，外观混浊，白细胞总数显著增多（>1000×10^6/L），以中性粒细胞为主；糖含量显著降低，常<1.1mmol/L，甚至测不出；氯化物降低；蛋白质含量增高，多在 1000mg/L 以上（早期和休克型除外，部分患者 24 小时内脑脊液可正常）。细菌培养及涂片多为阳性。

7. 病原学检查

（1）涂片检查：包括皮肤瘀点和脑脊液沉淀涂片检查。皮肤淤点淤斑刺破后血液或渗出液涂片或脑脊液涂片革兰染色，可见细胞内革兰阴性双球菌。

（2）细菌培养：血培养和脑脊液培养出或者检测出脑膜炎奈瑟菌。血培养脑膜炎双球菌的阳性率较低，但对慢性脑膜炎双球菌败血症的诊断非常重要。

8. **血清学检查** 是近年来开展的流脑快速诊断方法。

(1) 患者恢复期血清抗体效价较急性期呈 4 倍或以上升高。

(2) 急性期脑脊液乳胶凝集试验脑膜炎奈瑟菌抗原检测阳性;用 PCR 技术检测到患者急性期血清或脑脊液中脑膜炎奈瑟菌的 DNA 片段。

【诊断要点与临床分型】

1. **疑似病例** 有流行病学史和临床表现。

2. **临床诊断病例**

(1) 普通型:有流行病学史和临床表现。

(2) 暴发型(休克型、脑膜脑炎型、混合型):临床诊断病例＋重症表现。

3. **确诊病例** 有流行病学史和临床表现＋病原学检查。

【治疗方案与原则】

1. **一般治疗** 应卧床休息,密切观察患者的神志、面色、脉搏、呼吸、血压、瞳孔等生命体征。皮肤有大片淤斑或有血疱形成者,应加强皮肤护理,防止继发感染和皮肤坏死。流脑发病急骤,病情进展快,应及时建立并保留静脉输液通道。并予适量输入液体,使每日尿量在 1000ml 以上。

2. **对症治疗** 必要时给氧。高热时可用酒精擦浴,头痛剧烈者可予镇痛或高渗葡萄糖、用脱水剂脱水。

3. **病原治疗** 及早采用可穿透血-脑脊液屏障的抗生素静脉注射。青霉素、氨苄西林或头孢曲松钠为首选抗生素。也可选取用磺胺类药物(如磺胺嘧啶或复方磺胺甲噁唑)、头孢噻肟、头孢唑肟等。

(1) 青霉素:青霉素在脑脊液中的浓度为血液浓度的 10%～30%,大剂量注射使脑脊液达有效杀菌浓度。640 万～800 万 U/d,分 1～2 次,静脉滴注。

(2) 氨苄西林:氨苄西林对脑膜炎双球菌、流感杆菌和肺炎球菌均有较强的抗菌作用,故适用于病原菌尚未明确的 5 岁以下患儿。

(3) 头孢曲松钠:1～2g/d,静脉滴注。

4. **休克型流脑的治疗** 重点是抗休克和防治 DIC。抗感染可选两种药物联合使用。

(1) 抗休克治疗:扩容参照感染性休克治疗。血管活性药物常用山莨菪碱(盐酸山莨菪碱):早期轻度休克每次 0.3～0.5mg/kg,重者可用 1mg/kg,静脉注射 10～15 分钟 1 次,直至面色潮红,呼吸循环好转,延长给药间隔时间,或逐渐减量,不可骤停。连用 10 次不见好转,需分析其他治疗是否得当,必要时增补或换用其他血管活性药物,如多巴胺、多巴酚丁胺。

(2) 抗凝、抗纤溶:如出血点迅速融合成大片淤斑者或休克较重伴大量淤点、淤斑者或休克经综合治疗不见好转者,应考虑有 DIC 存在,不必等待实验室检查结果,可用肝素治疗。肝素每次 0.5～1mg/kg,首次静推,以后每 4～6 小时静脉滴注 1 次,一般不超过 24 小时,当休克明显好转,出血点不再增加,淤斑界限清楚时可停用肝素,肝素过量可能导致大量新鲜出血,应立即停用肝素,并按最后一次肝素量用鱼精蛋白中和;6-氨基己酸可在每次肝素用后静脉注射,每次 1～2g。

（3）激素:大剂量、短疗程。

（4）心功能不全治疗:酌情选用洋地黄、酚妥拉明。

5. 脑膜脑炎型的治疗　抗生素的应用可选两种药物联合使用。此外,应以减轻脑水肿,防止脑疝和呼吸衰竭为重点。

惊厥可用地西泮(安定),每次 0.25～0.5mg/kg,静推;必要时人工冬眠。

激素:常用地塞米松,成人每日 10～20mg,儿童 0.2～0.5mg/kg,分 1～2 次静脉滴注。

降颅压:保持患者呈轻度脱水状态,使用 20％甘露醇,每次 5ml/kg,4～6 小时/次,可加用呋塞米;颅高压好转后逐渐减量或延长给药时间,直至停药;呼吸衰竭参见呼吸衰竭治疗。

第四节　化脓性脑膜炎

【概述】

由化脓性细菌引起的软脑膜炎症称为化脓性脑膜炎(purulent meningitis)(简称化脑)。急性细菌性脑膜炎基本上为蛛网膜下腔感染。常见细菌为嗜血性流感杆菌、肺炎双球菌、大肠杆菌、葡萄球菌、溶血性链球菌。细菌通过血流或邻近感染直接到达软脑膜。炎性渗出物分布于软脑膜表面,大多数沉积于颅底脑池,脑膜粘连增厚引起脑神经压迫和交通性脑积水。

脑膜炎双球菌引起的化脓性脑膜炎称为"流行性脑脊髓膜炎"。

【临床表现】

1. 各种细菌所致脑膜炎的临床表现大致相仿　感染、颅压增高、脑膜刺激征。

2. 起病急,高热、头痛、呕吐、食欲缺乏、精神委靡,病初一般神志清楚。

3. 病情进展可发生嗜睡、谵妄、昏迷、脑膜刺激征。

4. 严重者 24 小时内即出现惊厥、昏迷、颈强直、角弓反张。脑水肿进一步加重形成脑疝。

5. 实验室检查

（1）外周血象:白细胞总数及中性粒细胞分类增高,分类以中性粒细胞为主,占 80% 以上。

(2) 脑脊液(CSF)检查:外观混浊、甚至脓性。细胞数:数百到数万 $\times 10^6$/L,多核为主。糖含量降低、氯化物降低、蛋白增加、LDH 明显升高。

(3) 病原学检查:涂片检查找病原菌或脑脊液培养致病菌。

(4) 血清学检查:特异性抗原检测,提供快速病原体诊断。

(5) 脑电图检查:可有改变,但非特异性。

(6) CT 检查可发现局灶性病变及并发症。

(7) 几种新的脑脊液检查:

1) 肿瘤坏死因子(TNF):化脑(+)病毒脑(−)。

2) 磷酸己异构酶(PHI):正常 $<6\mu$/L,化脑 $>40\mu$/L。

3) 干扰素(IFN):病毒感染时 IFN 特异性升高与不彻底治疗化脑鉴别。

4) 细胞酸性磷酸酶染色是细胞内的水解酶颗粒,染色可区别病脑和化脑。

【诊断要点】

1. 有高热、头痛、恶心呕吐、脑膜刺激征阳性。

2. 确诊在于脑脊液的改变。化脑的预后与早期诊断密切相关。

3. CT 检查可参考。

【治疗方案及原则】

化脓性脑膜炎的治疗原则主要有抗感染、抗休克、抗惊厥和降颅压等。强调早期诊断、及时、合理治疗。

1. 一般治疗 应卧床休息,密切观察患者的神志、面色、脉搏、呼吸、血压、瞳孔等生命体征。

2. 对症治疗 必要时止痉、吸氧、吸痰。加强护理,保证充足的能量和液体,高热时可用酒精擦浴、退热药,头痛剧烈者可予镇痛或高渗葡萄糖、适当用脱水剂脱水。

3. 病原治疗 控制感染。关键在抗生素的选用。原则是选择针对病原菌的抗生素、选择易透入 CSF 之杀菌剂、早期、足量、静脉给药,并维持一定时期。

由此可见,及早采用可穿透血-脑脊液屏障的抗生素静脉注射十分重要。青霉素、半合成青霉素或二、三代头孢霉素为首选抗生素。

通常选用对肺炎链球菌、脑膜炎球菌、流感嗜血杆菌三种常见致病菌皆有效的抗生素。包括青霉素、氨苄西林、第三代头孢菌素[头孢噻肟 200mg/(kg·d);头孢三嗪 100mg/(kg·d),甚至可联用万古霉素 40mg/(kg·d)];过敏者可用氯霉素。

抗生素疗程需要特别注意,肺炎链球菌和流感嗜血杆菌脑膜炎静脉滴注有效抗生素 10~14 天;脑膜炎球菌脑膜炎 7 天;金黄色葡萄球菌和革兰阴性杆菌脑膜炎 21 天以上；如果发生并发症，应适当延长。

4. 关于激素的治疗 糖皮质激素可以降低毛细血管通透性，减轻脑水肿和颅内高压，抑制脑内多种炎症因子的产生，减轻其继发性损伤，可减少脑积水、脑神经麻痹等后遗症。

第五节 结核性脑膜炎

【概述】

结核性脑膜炎(tuberculous meningitis)是由结核杆菌引起的脑膜非化脓性炎症。主要表现为：有密切的结核接触史，可有肺部、泌尿生殖系统、肠道等的结核病灶；发病缓慢，具结核毒血症状，伴颅内高压、脑膜刺激征及其他神经系统症状体征，脑脊液检查有异常改变。

【临床表现】

1. 有密切的结核接触史，可有肺部、泌尿生殖系统、肠道等脑膜外的结核病灶。

2. 发病缓慢，具结核毒血症状。

3. 神经系统表现 可伴有颅内高压、脑膜刺激征及其他神经系统症状体征。

4. 脑脊液检查 可有如下发现：①压力增高；②65％的患者的脑脊液白细胞增加，多以淋巴细胞为主；③蛋白质含量增加；④糖含量减少；⑤脑脊液沉渣涂片作抗酸染色找结核杆菌阳性率仅 30％。

5. 影像学检查 应常规作胸部摄片，以便了解肺内有无病变。CT 可以揭示脑实质粟粒性结节、结核球等。

6. 眼底检查 可见脉络膜血管附近有圆形或椭圆形苍白色外绕黄圈的结核结节。

7. 结核皮肤试验(PPD) PPD 常用于结核病的诊断，但有一定的假阳性率与假阴性率。

【诊断要点】

根据密切的结核病接触史；脑膜外的结核病灶；发病缓慢，具结核毒血症状，伴颅内高压、脑膜刺激征及其他神经系统症状体征；脑脊液检查结果符合结核性脑膜炎改变。

【治疗方案及原则】

1. 治疗原则 早期、联合、规律、足量、全程用药。

2. 方案 异烟肼＋利福平＋吡嗪酰胺/乙胺丁醇/链霉素，可采用三联或四联。

3. 药物、疗程

（1）成人：异烟肼，600～900mg/d 静脉滴注，同时加用维生素 B_6。待症状改善后改为 400～600mg/d，口服，疗程至少 1 年。

（2）利福平，成人 600mg/d，口服，疗程至少 1 年以上。

（3）吡嗪酰胺，2～2.5g/d，每日 1 次，2 个月后改为隔日 1 次，每次 2g，或每周 2 次，每次 3g。疗程 4 个月。

（4）乙胺丁醇，750～1000mg/d，口服，每日 1 次，疗程 4 个月。

（5）链霉素，总量为 90g，初为 1g/d，每日 1 次，以后改为隔日 1 次或每周 2 次，达到总量即停药。若因不良反应而无法达到总量，可提前停药。

（6）儿童：异烟肼，15～20mg/（kg·d），症状好转后可改为 10mg/d，疗程 1.5～2 年。

（7）利福平，10～20mg/（kg·d），疗程至少 1 年以上。

（8）吡嗪酰胺，15～30mg/（kg·d），疗程 4 个月。

（9）乙胺丁醇，20～25mg/（kg·d），疗程 4 个月。

（10）链霉素，20～40mg/（kg·d），肌内注射。

重症或症状和脑脊液改善不明显者，或病情反有恶化者可考虑鞘内应用异烟肼，每日或隔日鞘内注射 25mg（儿童）或者说 50mg（成人），加地塞米松，每次 2mg。

4. 积极防治并发症　早期应用肾上腺皮质激素甚为必要。

【处置】

1. 应收住专科病房治疗。

2. 如患者有颅内压增高，应及时控制。

3. 发热者要积极控制体温。

4. 烦躁或抽搐者，适当镇静。

5. 血糖高者应控制血糖。

6. 密切监测生命体征、瞳孔、神志、脑压等变化。

【注意事项】

1. 注意与其他脑膜炎、脑炎或颅内占位鉴别。

2. 昏迷者注意与其他引起昏迷的疾病鉴别　如糖尿病、肝性脑病、中毒、卒中等。

3. 必须严格按照结核病的治疗原则治疗。

4. 合并开放性肺结核者，要注意隔离治疗。

5. 严密观察相应药物的不良反应，尤其是儿童、神志不清者和老年患者，一旦出现,及时处理。

第六节 重型病毒性肝炎

【概述】

重型病毒性肝炎又称暴发性肝炎(fulminant hepatitis),是病毒性肝炎中最严重的一种类型,主要表现有:极度疲乏,严重消化道症状,黄疸迅速加深,出现胆酶分离现象,肝脏进行性缩小,出血倾向,出现肝性脑病、肝肾综合征、腹水等严重并发症,急性黄疸型肝炎病情迅速恶化。临床上依病程分急性、亚急性和慢性重型病毒性肝炎。

【临床表现】

1. 急性重型病毒性肝炎以急性黄疸型肝炎起病,病情发展迅猛,2周内出现极度乏力,严重消化道症状,出现神经、精神症状,表现为嗜睡、性格改变、烦躁不安、昏迷等,体检可见扑翼样震颤及病理反射,肝性脑病在Ⅱ度以上(按Ⅳ度划分)。黄疸急剧加深,胆酶分离,肝浊音界进行性缩小,有出血倾向,PTA<40%,血氨升高,出现中毒性鼓肠,肝臭,肝肾综合征。即使黄疸很轻,甚至尚未出现黄疸,但有上述表现者,应考虑本病的诊断。本型病死率高。

2. 白细胞可升高,红细胞下降,血红蛋白下降。

3. 尿胆红素和尿胆原的检测两者均呈阳性。

4. 血清总胆红素常超过171μmol/L。可出现 ALT 快速下降,胆红素不断升高的胆酶分离现象,提示肝细胞大量坏死;白蛋白下降。

5. 血氨升高。

6. 肝细胞严重损伤时,胆固醇在肝内合成减少,故血浆胆固醇明显下降,胆固醇愈低,预后愈凶险。

7. 病原学检查可见有诊断价值的阳性结果。

8. 影像学检查　B超可动态观察肝脏大小变化等。

【诊断要点】

主要依据:极度疲乏,严重消化道症状如频繁呕吐、呃逆,黄疸迅速加深,出现胆酶分离现象,肝脏进行性缩小,出血倾向,PTA<40%,皮肤、黏膜出血,出现肝性脑病、肝肾综合征、腹水等严重并发症;急性黄疸型肝炎病情迅速恶化,2周内出现Ⅱ度以上肝性脑病或其他重型肝炎表现者,为急性重型肝炎;15 天至 24 周出现上述表现者为亚急性重型肝炎;在慢性肝炎或肝硬化基础上出现的重型肝炎为慢性重型肝炎。病原学阳性结果可进一步明确病毒性肝炎诊断。

【治疗方案及原则】

1. 治疗原则 采取支持和对症疗法为基础的综合性治疗,促进肝细胞再生,预防和治疗各种并发症。对于难以保守恢复的病例有条件时可采用人工肝支持系统,争取行肝移植。

2. 措施

(1) 一般疗法:患者绝对卧床休息,补充足量热量、维生素,尽可能减少饮食中蛋白质,以控制肠内氨的来源,维持电解质和酸碱平衡。

(2) 促进肝细胞再生:①肝细胞生长因子(HGF),每日 120～200mg,静脉滴注,疗程 1 个月或更长;②胰高血糖素胰岛素(G-I)疗法,胰高血糖素 1mg 和胰岛素 10U 加入 10％葡萄糖 500ml(胰岛素/葡萄糖为 1/5),缓慢静脉滴注,1次/天,疗程 14 天。

(3) 人工肝支持系统。

(4) 肝移植。

(5) 护肝降酶:如还原型谷胱甘肽、联苯双酯等,但不宜多用。

3. 积极防治并发症

(1) 积极防治 SIRS 和 MODS。

(2) 肝性脑病:低蛋白饮食;口服乳果糖;口服诺氟沙星;静脉用乙酰谷氨酰胺、谷氨酸钠、精氨酸、门冬氨酸钾镁;纠正假性神经递质可用左旋多巴;纠正支链/芳香氨基酸平衡可用氨基酸制剂;有脑水肿者可用 20％甘露醇和呋塞米。

(3) 上消化道出血:预防出血可使用组织胺 H_2 受体拮抗药,如雷尼替丁(ranitidine);有消化道溃疡者可用奥美拉唑;补充维生素 K、C;输注凝血酶原复合物、新鲜血液或血浆、浓缩血小板、纤维蛋白原等;降低门静脉压力,如普萘洛尔等;出血时可口服凝血酶或去甲肾上腺素或云南白药,应用垂体后叶素、生长抑素。必要时在内镜下直接止血或外科手术治疗。

(4) 肝肾综合征:避免肾损害药物,避免引起血容量降低(如强利尿等)的各种因素。

(5) 继发感染:一旦出现,应及早应用抗菌药物,根据细菌培养结果及临床经验选择抗生素。通常一开始采用联合、强效的抗生素降阶梯治疗方案,以迅速控制感染。

(6) DIC:输注凝血酶原复合物、新鲜血液或血浆、浓缩血小板、纤维蛋白原、维生素 K 等。

【处置】

1. 吸氧,迅速建立静脉通道。

2. 急查血象、血气、电解质、血糖、血氨、肝肾功能、出凝血时间等。

3. 行床边腹部 B 检查和动态观察肝脏变化。

4. 实施重症监护，密切观察病情，防止院内感染。

5. 积极处理和预防各种并发症。

6. 适当的对症治疗。

【注意事项】

1. 一旦诊断重型病毒性肝炎，应尽早采取积极的综合性治疗方案。

2. 出血抢救时应消除患者紧张情绪，必要时用地西泮。出血是其他严重并发症常见诱因，治疗出血时应同时预防其他并发症的发生。

3. 密切观察患者神志变化，皮肤黏膜出血情况、尿量、尿潜血、大便颜色和潜血等。

4. 禁用对肝、肾有损害的药物。

第七节　肾综合征出血热

【概述】

肾综合征出血热（hemorrhagic fever with renal syndrome，HFRS）是由汉坦病毒（Hantan virus，HV）引起的一种自然疫源性疾病，鼠为主要传染源。本病潜伏期 4～46 天，临床上以发热、休克、充血、出血和急性肾衰竭为主要表现。典型病程呈发热期、休克期、少尿期、多尿期和恢复期的五期经过。我国是本病的高发区。

【临床表现】

1. 发热期　除发热外，主要表现为全身中毒症状、毛细血管损伤（主要表现为充血、出血和渗出水肿）和肾损害征（主要表现在尿蛋白阳性，镜检可发现管型等）。

2. 低血压休克期　出现血压下降、神志异常、皮肤苍白皮温厥冷、脉搏细弱或不能触及、尿量减少（肾前性）、中心静脉压低下等。

3. 少尿期　为肾性少尿或无尿，伴氮质血症、尿毒症、酸中毒、水及电解质紊乱，严重患者可出现高血容量综合征和肺水肿表现。

4. 多尿期　新生的肾小管重吸收功能尚未完善，加上尿素氮等潴留物质引起高渗性利尿作用，使尿量明显增加。根据尿量和氮质血症情况可分以下三期：①移行期；②多尿早期；③多尿后期。

5. 恢复期　经多尿期后，尿量恢复为 2000ml，精神食欲基本恢复。

6. 血常规　病初 1～2 天白细胞计数多属正常，第三日后逐渐升高。可见血浆外渗、血液浓缩表现。

7. 尿常规 病程第 2 天可出现蛋白尿,第 4～6 天尿蛋白常达(＋＋＋)～(＋＋＋＋),突然出现大量尿蛋白对诊断很有帮助;镜检可见红细胞、白细胞和管型,尿沉渣中可见巨大的融合细胞,这些融合细胞中能检出汉坦病毒抗原。

8. 血液生化检查 血尿素氮、肌酐升高,血钠、氯、钙在本病各期中多数降低,而磷、镁等则增高,血钾在少尿期升高,可出现肝功能、凝血功能异常。

9. 特异性抗体检测 在第 2 天即能检出特异性 IgM 抗体,1∶20 为阳性。IgG 抗体 1∶40 为阳性,1 周后滴度上升 4 倍有诊断价值。

10. 病原学检查 包括病毒分离、病毒抗原检查和病毒特异性基因检查。

临床分型:①轻型:体温 39℃ 以下;②中型:体温 39～40℃;③重型:体温 ＞40℃;④危重型:在重型基础上并出现重要器官的衰竭;⑤非典型型。

【诊断要点】

主要依据早期三种主要表现(发热中毒症状、充血出血外渗体征和肾损害表现)和病程的五期经过,结合实验室检查,参考流行病学史进行诊断。

【治疗方案及原则】

本病治疗实施综合方案,"三早一就"是本病的总体治疗原则,即早发现、早休息、早治疗和就近治疗。早期应用抗病毒治疗,中晚期则针对不同的病理生理进行对症治疗,治疗中要注意防止休克、肾衰竭、出血和 MODS。

1. 发热期治疗原则

(1) 抗病毒:利巴韦林,1g/d 加入 10％葡萄糖液静脉滴注,连用 3～5 天。

(2) 减轻外渗:可用大剂量维生素 C 降低血管通透性,用甘露醇提高血浆渗透压。

(3) 改善中毒症状:如高热采用物理降温,必要时用 5～10mg 地塞米松静脉滴注。

(4) 预防 DIC:予低分子葡萄糖苷 500ml 静脉滴注以降低血液黏滞性。

2. 低血压休克期治疗原则

(1) 积极扩容:液体应晶、胶体结合,以平衡液为主;休克重者常用双渗平衡盐液;胶体液常用有低分子葡萄糖苷(每天不超过 1000ml)、血浆和白蛋白等。

(2) 纠正酸中毒:常用 5％碳酸氢钠。

(3) 改善微循环:可用血管活性药物(多巴胺、盐酸山莨菪碱等)。

3. 少尿期治疗原则 稳定机体内环境、促进利尿、导泻和透析治疗。

4. 多尿期治疗原则 移行期和多尿早期的治疗同少尿期,多尿后期主要是维持水和电解质平衡,防止继发感染。

5. 恢复期治疗原则 补充营养逐步恢复工作。

6. 并发症的治疗。

【处置】

1. 卧床休息,吸氧,迅速建立静脉通道。

2. 急查血象、血气、电解质、血糖、肝肾功能、出凝血时间等。

3. 及时采血和其他标本,进行可疑的病原体培养/检查。

4. 行床边腹部 B 超检查和胸部 X 线检查。

5. 实施重症监护,密切观察病情,尤其是尿量、CVP、皮肤黏膜出血情况。

6. 积极处理和预防各种并发症。

7. 予以适当的对症治疗。

【注意事项】

1. 确定诊断前,注意与其他感染性疾病、出血性疾病、肾脏疾病鉴别。

2. 避免使用对肾脏有损害的药物。

3. 采取合理的营养支持。

第八节 传染性单核细胞增多症

【概述】

传染性单核细胞增多症(infectious mononucleosis)是 EB 病毒(Epstein-Barr virus,EBV)所致的急性传染病。潜伏期为 5～15 天,起病急缓不一、症状呈多样性,以发热、咽痛、淋巴结及脾肿大和外周血中淋巴细胞增多并出现异常淋巴细胞、血中出现嗜异性凝集抗体及轻度一过性肝炎为特征的临床综合征。最常发生于青少年。

【临床表现】

1. 发热

2. 淋巴结肿大 全身均可受累,但以颈部最为常见,其次为腋下及腹股沟部位。

3. 咽峡炎

4. 肝脾大

5. 皮疹

6. 其他 在不同病期,个别患者可出现不同脏器受累的临床表现。

7. 白细胞总数早期多在正常范围或稍低,发病 1 周后,白细胞总数增高,一般为(10～20)×10^9/L,高者可达 50×10^9/L,单个核细胞增多为主,占 60％以上。异常淋巴细胞增多(10％以上)具有诊断意义。依其形态特征将异常淋巴细胞分为Ⅰ型(空泡型)、Ⅱ型(不规则型)及Ⅲ型(幼稚型)。

8. 嗜异性凝集试验 患者血清中出现一种 IgM 型嗜异性抗体,能凝集绵羊或马红细胞。凝集价在 1：64 以上，经豚鼠肾吸收后仍阳性者，具有临床诊断价值。

9. EBV 抗体检测 一般用于嗜异性凝集试验阴性（特别是学龄前儿童），而临床上疑为本病者。

【诊断要点】

诊断需以典型临床表现（发热、咽痛、肝脾及浅表淋巴结肿大）、外周血异常淋巴细胞＞10％和嗜异性凝集试验阳性为依据，并结合流行病学资料多可作出临床诊断。对嗜异性凝集试验阴性者可测定特异性 EBV 抗体（VCA IgM，EA IgG）以助诊断。

【治疗方案及原则】

1. 本病呈自限性预后良好，主要采取对症治疗。

2. 阿昔洛韦 800mg/d，连服 5 天治疗可取得一定疗效。此外，早期还可试用阿糖腺苷、泛昔洛韦、干扰素等抗病毒药物。

3. 急性期特别是出现肝炎症状时应卧床休息，并按病毒性肝炎对症治疗。

4. 重型患者如有严重咽部或喉头水肿，或有神经系统并发症、心肌炎、血小板减少性紫癜等并发症，应用短疗程肾上腺糖皮质激素。

5. 脾破裂应立即输血、采取手术等措施。

【处置】

1. 急性期应进行呼吸道隔离。

2. 急查血象、血气、电解质、血糖、肝肾功能等。

3. 留取合格痰、血标本做病原学或血清学检测，为确定诊断提供依据。

4. B 超检查腹部器官及肠系膜淋巴结。

5. 病情重者实施重症监护，密切观察病情变化。

6. 及时处理和预防各种并发症。

7. 适当的对症治疗。

【注意事项】

1. 口腔分泌物及其污染物应严格消毒处理。

2. 有明显脾大患者应严禁参加运动，以防脾破裂。

第九节 传染性非典型肺炎

【概述】

传染性非典型肺炎（infectious atypical pneumonia）是由 SARS 冠状病毒引起的急性呼吸系统传染病，又称为严重急性呼吸综合征（severe acute respiratory syndrome,SARS)。临床表现为起病急、发热、头痛、肌肉酸痛、乏力、干咳少痰、腹泻、白细胞减少,严重者出现快速进展的呼吸衰竭。极强的传染性与病情的快速进展是此病的主要特征。

【临床表现】

1. 发病前 2 周内有与 SARS 患者接触史,或曾经前往或居住于目前有 SARS 流行的区域。

2. 潜伏期为 1～16 天,常见为 3～6 天。

3. 典型者起病急,以发热为首发症状;常伴畏寒,头痛、肌肉酸痛、全身乏力,部分患者有腹泻,多为稀便或水样便。常无鼻塞、流涕等上呼吸道卡他症状。

4. 3～7 天后出现干咳、少痰,偶有血丝痰,可有胸痛,肺部体征尚不明显。

5. 病情于 10～14 天达到高峰,感染中毒症状加重,并频繁咳嗽、呼吸困难。

6. 重症患者病情重,进展快,易出现呼吸窘迫综合征。

7. 病程初期到中期白细胞计数正常或下降,淋巴细胞计数绝对值常减少,部分病例血小板减少。尤以 $CD4^+$ 亚群减低明显。

8. 血气分析可发现血氧饱和度降低。

9. 检测血清中 SARS-CoV 特异性抗体阳性　IgG 型特异性抗体效价持续升高,在病后第 6 个月仍保持高滴度;IgM 型抗体发病 1 周后出现,在急性期和恢复早期达高峰,3 个月后消失。

10. 检测样本中的 SARS-GoV 可用于早期诊断。

11. X 线和 CT 检查主要表现为磨玻璃样影像和肺实变影像。必须动态观察肺部病变情况。对于胸片无病变而临床又怀疑为本病的患者,1～2 天内要复查胸部 X 线检查。

【诊断要点】

1. 临床诊断病例　对于有 SARS 流行病学依据,有肺部 X 线影像改变,并能排除其他疾病诊断者,可以作出 SARS 临床诊断。在临床诊断的基础上,若分泌物 SASR-CoV RNA 检查阳性,或血清 SASR-CoV 抗体阳转,或抗体滴度 4 倍及以上增高,则可作出确定诊断。

2. 疑似病例　对于缺乏明确流行病学依据,但具备其他 SARS 支持证据者,可以作为疑似病例,需进一步进行流行病学随访,并安排病原学检查以印证。对于流行病学依据,有临床症状,但尚无肺部 X 线影像学变化者,也应作为疑似病例。对此类病例,需动态复查 X 线胸片或胸部 CT,一旦肺部病变出现,在排除其他疾病的前提下,可以作出临床诊断。

3. 医学隔离观察病例　对于近 2 周内有与 SARS 患者或疑似 SARS 患者接触史,但无临床表现者,应进行医学隔离观察 2 周。

4. 重症 SARS 的诊断标准　具备以下三项之中的任何一项,均可以诊断为重症 SARS。

(1) 呼吸困难,呼吸频率≥30 次/分,且伴有下列情况之一:①胸片显示多叶病变或病灶总面积占双肺部面积的 1/3 以上;②病情进展,48 小时内病灶面积增大超过 50% 且占双肺总面积的 1/4 以上。

(2) 出现明显的低氧血症,氧合指数低于 300mmHg(39.9kPa)。

(3) 出现休克或多器官功能障碍综合征(MODS)。

【治疗方案及原则】

目前尚缺少特异性治疗手段。临床上以对症、支持治疗为主。

1. 隔离和护理　按呼吸道传染病隔离和护理。疑似病例与临床诊断病例分开收治,密切观察病情变化,注意心理辅导。

2. 一般治疗

(1) 卧床休息,避免劳累、用力。

(2) 避免剧烈咳嗽,咳嗽剧烈者给予镇咳;咳痰者给予祛痰药。

(3) 发热超过 38.5℃者,可使用解热镇痛药,或给予物理降温,儿童禁用水杨酸类解热镇痛药。

(4) 有心、肝、肾等器官功能损害,应该作相应的处理。

(5) 加强营养支持。注意水电解质平衡。

(6) 出现气促或 $PaO_2 < 70mmHg$ 或 $SpO_2 < 93\%$ 给予持续鼻导管或面罩吸氧。

3. 肾上腺糖皮质激素的应用　应用指征为:①有严重中毒症状,高热 3 日不退;②48 小时内肺部阴影进展超过 50%;③有急性肺损伤或出现 ARDS。

4. 抗菌药物的应用　主要用于治疗和控制继发细菌、真菌感染,亦可用于对疑似患者的试验治疗,以帮助鉴别诊断。

5. 早期可试用抗病毒治疗。

6. 重症可试用增强免疫功能的药物　疗效尚未肯定,不推荐常规使用。

7. 中医药治疗　应根据不同病情和病期进行辨证施治。

8. 重症病例的处理

(1) 加强对患者的动态观察和监护:包括对生命体征、出入液量、心电图及血糖的监测。有条件的医院,尽可能收入重症监护病房。

(2) 氧疗:对于重症病例,即使无缺氧的表现,也应给予持续鼻导管吸氧,使 SpO_2 维持在 93% 或以上。尽量避免脱离氧疗的活动。

(3) 无创正压人工通气(NIPPV):应用指征为:①呼吸频率>30 次/分;②吸氧 5L/min 条件下,$SpO_2 < 93\%$。

（4）有创正压人工通气：应用指征为：①使用 NIPPV 治疗不耐受，或呼吸困难无改善，氧合改善不满意，$PaO_2 < 70mmHg$，并显示病情恶化趋势；②有危及生命的临床表现或多器官功能衰竭，需要紧急进行气管插管抢救。

（5）糖皮质激素的应用：对于达到急性肺损伤标准的病例，应该及时规律地使用糖皮质激素。

（6）临床营养支持。

（7）预防和治疗继发感染、休克或 MODS 等并发症。

【处置】

1. 按呼吸道传染病隔离治疗和护理，注意医护人员的保护。

2. 及时氧疗、建立静脉通道。

3. 急查血象、血气、电解质、血糖、肝肾功能等。

4. 留取合格痰、血标本做病原学或血清学检测，为确定诊断提供依据。

5. 行床边胸片检查并动态观察胸部变化。

6. 由指定医院专科治疗，必要时实施重症监护，密切观察病情，防止院内感染。

7. 积极处理和预防各种并发症。

8. 适当的对症治疗。

【注意事项】

1. 必须及时按规定上报疫情，积极协助政府控制疫情。

2. 必须采取严格的消毒隔离和防护措施，控制医院感染的发生。

3. 临床诊断病例和疑似病例应当由专门的交通工具转到指定医院进行治疗。

4. 为患者实施吸痰、气管切开和气管插管的医务人员，应当加戴全面型呼吸防护器。

5. 对可疑患者应及时组织有关专家会诊，协助诊治。

第十节　破　伤　风

【概述】

一切开放性损伤甚至小伤口均有可能发生破伤风，其病原菌破伤风杆菌为革兰染色阴性厌氧性芽胞杆菌。

【临床表现】

1. 潜伏期平均 6～10 天，新生儿一般在断脐带后 7 天左右发病。

2. 患者先有乏力、头晕、头痛、咀嚼肌紧张酸胀、烦躁等前驱症状，持续 12～

24 小时左右,接着出现典型的肌肉强烈收缩。

3. 开始感到咀嚼不便,张口困难。随后牙关紧闭;面部表情肌群呈阵发性痉挛,出现特征性"苦笑"貌。腹背部肌群收缩形成"角弓反张"状。轻微刺激均能诱发全身肌肉痉挛和抽搐。

4. 疾病期间患者神志始终清楚。

【诊断要点】

1. 患者可有或无明确外伤史。

2. 有典型性临床表现如牙关紧闭、"苦笑"面容、颈项强直、角弓反张、阵发性全身肌肉痉挛发作等。

【治疗方案及原则】

1. 将患者置于单人暗室隔离,防止声光刺激。

2. 用地西泮、水合氯醛或冬眠等解痉镇静药物,如果无效可在气管切开情况下用肌松剂。

3. 及早做气管切开,以保证呼吸道通畅。

4. 及早使用破伤风抗毒血清注射液。

5. 彻底清创。

6. 应用青霉素 80 万~100 万单位肌内注射,Q6h。

7. 加强支持疗法。

【处置】

1. 收住院,应收单间暗室,防止声光刺激。

2. 加强支持疗法,给予高热量、高蛋白、高维生素饮食维持水电平衡。

【注意事项】

注意预防,对易发人群自动免疫预防接种"类毒素",如患外伤又没做过主动免疫的患者,需被动免疫后尽早注射破伤风抗毒素(TAT)。

第十一节　细菌性痢疾

【概述】

细菌性痢疾简称菌痢,是我国目前夏、秋季常见的肠道传染病,结肠黏膜的化脓性溃疡性炎症为其基本的病理变化。依病程可分为急性、慢性两期。

【临床表现】

1. 潜伏期数小时至 7 天,有畏寒、发热、腹痛、里急后重、腹泻初为稀便转为脓血便。

2. 严重可脱水、酸中毒、血压下降。

3. 中毒型菌痢,起病后可迅速出现发绀和血压下降等周围循环衰竭现象或出现脑病和呼吸衰竭,然而腹泻或痢疾症状多缺如或出现较晚。

4. 病程迁延长达 2 个月以上,为迁延型慢性菌痢。

【诊断】

1. 典型症状。

2. 便常规镜检,每视野白细胞 10 个以上,重者成堆脓细胞,分散红细胞,血白细胞计数和中性粒细胞增加。

3. 起病 1～2 天大便培养。

【治疗方案及原则】

1. 抗生素治疗　最好联合两种以上抗生素以减少耐药菌的机会。如复方磺胺甲噁唑(复方新诺明)、喹诺酮类等。

2. 中毒性菌痢　除抗生素加强使用外需及时抢救治疗,包括降温、纠正水电平衡、纠正循环衰竭、抗休克治疗、脑水肿、脱水治疗等抗休克治疗。

【处置】

1. 除抗生素病原治疗外,应注意补液、维持水电酸碱平衡。

2. 中毒性菌痢应收入监护室进行监护抢救休克治疗。

【注意事项】

菌痢通过粪-口传播,为春秋季肠道传染病,应从预防上切断传播途径。

第十二节　狂　犬　病

【概述】

狂犬病亦称恐水病。是由狂犬病毒侵犯神经系统引起的传染病,人狂犬病多因被感染的犬、猫或野生动物咬伤而感染。此病在我国发病率高,病死率高。

【临床表现】

潜伏期 1～3 个月,可长达数年,1 年内发病者占全部病例 99%。本病分狂躁型和麻醉型两种,以前者多见。

1. 狂躁型　分三期:

(1) 前驱期:有低热、不适、头痛、恶心;已愈合伤口周围出现麻木刺痛蚁抓感,同时有瞳孔散大、流涎、流泪、出汗、心悸等。此期一般 2～4 天。

(2) 兴奋期:患者极度恐怖,当水接触到口唇即引起咽肌痉挛,有"恐水症"四肢肌肉抽搐,但无破伤风的牙关紧闭,辅助呼吸肌痉挛引起呼吸困难,大多患者神志清楚。

(3) 麻醉期:出现局部或全身性弛缓性麻痹及昏迷,6～18 小时后死于呼吸或循环衰竭。

2. 麻醉型 本型约占全部病例 20%。

（1）前驱症状同狂躁型。

（2）病理损害：以脊髓延脑为主，因而出现咽喉肌麻痹，脊髓横断样麻痹等表现。意识始终清楚，终因衰竭死亡。病程约 10～20 天。

【诊断要点】

1. 有狂犬病动物咬伤或抓伤史。

2. 有相应的临床表现。

3. 化验 血 WBC 轻度升高，以中性粒细胞为主。

（1）病毒分离：发病后 4～24 小时取唾液或脑脊液分离鉴定病毒。

（2）免疫荧光抗体技术：用荧光来标记狂犬病毒抗体，直接染色标本涂片检测抗原，阳性率可达 98%。

（3）酶联免疫吸附试验：目前国内多用 ELISA 测定抗体。该方法主要用于流行病学调查，亦可证实狂犬病诊断。

【治疗方案及原则】

1. 狂犬病病情发展难以遏止，患者常死于中枢神经系统进行性损害，治疗措施主要是加强监护及对症处理；预防治疗颅内高压、心律失常等。

2. 多种抗病毒药物，包括干扰素和抗狂犬病免疫球蛋白的疗效均难肯定。

【处置】

1. 暴露后预防最有价值措施是迅速对咬伤或抓伤部位进行局部处理。尽可能在数分钟内进行，但如果受伤后数小时也应做常规处理。方法：立即用 20% 肥皂水反复冲洗，再用大量凉开水反复冲洗；然后用 70% 酒精或 2.5%～5% 碘酒或 0.1% 苯扎溴铵清除和灭活伤口病毒。

2. 伤口不缝合或延期缝合。

【注意事项】

咬伤后应正规接种狂犬病疫苗。

第十三节 性传播性疾病

凡通过性交或类似性交等其他性行为接触传播而发生的感染性疾病均属 STD(sexually transmitted disease)主要包括梅毒、淋病、软下疳、性病性淋巴肉芽肿及艾滋病。

梅 毒

【概述】

由梅毒螺旋体引起,根据其感染方式可分为后天性梅毒(获得性)和先天性梅毒(胎传)两大类。

【临床表现】

1. 胎传梅毒 多在妊娠4个月后受感染,可致早产或死产,娩出婴儿则呈胎传梅毒表现。

(1) 早期胎传梅毒:其发病与症状相当后天获得性梅毒二期,其中33%～58%患儿有梅毒性先天疱疮。口腔和鼻黏膜损害可致哺乳和呼吸困难。

(2) 晚期梅毒表现:是指4岁以后发病的胎传梅毒,临床表现相当于晚期梅毒。

2. 获得性梅毒

(1) 一期梅毒:常见于感染后三周,表现为硬下疳(多见于外生殖器,表面糜烂无痛硬结),传染性强。

(2) 二期梅毒:感染后4年以内,有头痛、畏寒、食欲差、乏力、脱发、骨骼痛等全身症状,有皮肤黏膜梅毒疹,传染性强。

(3) 三期梅毒:感染4年以后,体内螺旋体极少而破坏力强,除皮肤损害外常侵犯多种脏器且可危及生命。皮肤有结节性梅毒瘤,黏膜损害有鼻中隔穿孔。眼部损害,骨树胶样肿。内脏损害:未经治疗患者仅10%可发生心血管梅毒,20%～30%发生脑血管梅毒或脑实质梅毒。

【诊断要点】

除临床表现确诊主要依靠以下试验检查:

1. 梅毒螺旋体暗视野检查

2. 梅毒血清学诊断方法

(1) 非特异性心拟脂抗原的血清学诊断

1) 性病实验室(VDRL)试验

2) 快速血浆反应素环状卡片试验(RPR)

(2) 梅毒螺旋体抗原的血清学诊断

1) 荧光螺旋体抗体吸收试验

2) 梅毒螺旋体血凝试验

3) 抗梅毒螺旋体IgM抗体的测定

【治疗方案及原则】

1. 在诊断明确前提下治疗越早效果越好,而且要彻底防止复发。

2. 治疗首选青霉素以长效为佳,开始时注意出现赫斯海默反应。

(1) 对病期在 2 年以内:可用苄星青霉素 240 万 U 分两侧臀部肌内注射,每周一次,共 2 次即可,或普鲁卡因青霉素 80 万 U,肌内注射,Qd×10 天。

(2) 对病程长于 2 年患者:青霉素剂量同上疗程 15 天,或苄星青霉素 240 万 U 分两侧臀部肌内注射,每周一次,共 3 次。

(3) 心血管梅毒:剂量从小量开始,可用青霉素 80 万 U,肌内注射,Qd×15 天,共用 2 个疗程或更多。

【处置及注意事项】

对梅毒进行全面系统监测,加强宣教。严禁卖淫、嫖娼活动及积极治疗梅毒患者是预防本病的根本措施。

艾 滋 病

【概述】

艾滋病又称获得性免疫缺陷综合征(AIDS)由人免疫缺陷病毒(艾滋病毒)经同性、异性性接触或血液途径传播的严重传染病。最终因全身免疫系统严重破坏导致死亡。

【临床表现】

潜伏期 2~10 年。

1. 进行性体重减轻,不规则发热是早期表现之一。

2. 慢性淋巴结肿大,腹股沟以外的全身淋巴结肿大。

3. 严重的机会性感染,可出现多种病原体在多部位形成混合感染。

4. 卡氏肉瘤和其他肿瘤表现。

【诊断要点】

根据病史,体检及实验室检查进行诊断。

1. 血常规 红细胞下降,中性粒细胞增加,核左移,少数表现粒细胞减少,淋巴细胞常 $<1×10^9/L$。

2. 免疫学检查 体外淋巴细胞转化降低,CD4 逐步下降,因此 $CD4^+/CD8^+$ 比例逐步倒置。

3. 特异性抗原抗体检查 感染 HIV 后 3 周至 3 个月血清出现 HIV 抗体之后临床各期几乎都可测得,故为诊断 AIDS 的主要监测。IgM 型抗体的检测有早期诊断意义,测法有免疫荧光法、酶标法和放免法,如为阳性需重复一次。

【治疗方案及原则】

至今尚无特效药物。

1. 齐多夫定(叠氮胸苷,AZT)300~600mg/d,分次服用。

2. 去羟肌苷（双脱氧肌苷）250mg，2 次/日，口服。

3. 扎西他滨（双脱氧胞苷，ddc）0.75mg，3 次/日，口服。

4. 及时治疗机会感染及各种并发症。

【处置及注意事项】

预防措施包括加强对同性恋、双性恋和静脉途径吸毒者监控管理。并加强血液制品的筛选检测，并大力加强长期宣教工作。

第十四节　脓毒症和多脏器功能障碍综合征

【概述】

脓毒症是创伤、烧伤、休克、感染、大手术等严重并发症，也是诱发脓毒性休克、多器官功能障碍综合征的重要原因。而多脏器功能障碍综合征（MODS）是在以上严重损伤基础上 24 小时后相继出现 2 个或 2 个以上脏器功能不全的综合征。

【临床表现】

1. 有明确的感染病因　包括肠源性内毒素血症。

2. 体温升高、寒战、心率快、呼吸急促、血白细胞数改变。

3. 炎性指标　血清 C 反应蛋白或前降钙素水平升高。

4. 血流动力学指标　高排低阻、氧摄取降低。

5. 代谢指标　胰岛素需要量增加。

6. 组织灌注变化　皮肤灌注改变、内脏灌注变化（包括：尿减少、胃肠功能改变等）。

7. 器官功能障碍　例如尿素和肌酐升高，血小板数降低及其他凝血异常，高胆红素血症等。

【诊断要点】

全身炎症反应综合征（SIRS）即对多种严重临床损伤的全身炎性反应，应具有下列两种或两种以上表现。

（1）体温>38℃或<36℃。

（2）心率>90 次/分。

（3）呼吸频率>20 次/分或 $PaCO_2$<32mmHg。

（4）白细胞计数>12×10^9/L 或<4×10^9/L 或未成熟白细胞>10%。

1. 脓毒症　即至少符合以上两项 SIRS 标准并且具有感染，也可以认为感染引起的 SIRS。

2. 严重脓毒症　具有器官功能障碍、低灌注或低血压的脓毒症。低灌注包括乳酸酸中毒、少尿或急性神志变化等。脓毒症导致的低血压;收缩压<90mmHg或比基础水平降低≥40mmHg。

3. **脓毒性休克** 具有低血压的严重脓毒症;虽经液体充分复苏仍不能恢复或必须应用正性肌力药物或血管收缩药物症状方能改善。严重者出现多脏器功能障碍。

4. **多脏器功能障碍综合征** 指各种感染或非感染因素如(创伤、休克、胰腺炎、大手术等)损害机体发病 24 小时后,同时或序贯发生两个或两个以上器官系统功能障碍的综合征。

【治疗方案及原则】

目前脓毒症和 MODS 治疗尚无统一方案,证实有效措施包括:

1. 均收入重症监护病房,监护生命体征变化,支持衰竭器官,维持内环境稳定。

2. 积极控制感染,祛除原发病灶(如:巨大血肿清除、脓肿切开彻底引流等)。

3. 早期抗凝治疗和活化蛋白 C 的应用。

4. 呼吸机支持治疗及小潮气量肺保护通气。

5. 连续肾替代治疗(CRRT)及高容量血液滤过治疗。

6. 早期目标治疗,包括:液体复苏、血管活性药物、增加氧供等,使患者短时间内达到高混合静脉血氧饱和度,低血乳酸及碱剩余的治疗目标。

7. 小剂量皮质激素治疗如:氢化可的松,一天总剂量 200mg 左右,5～10 天。

8. **积极控制血糖** 争取用胰岛素将血糖控制在 4.4～6.1mmol/L,对改善脓毒症和 MODS 预后有重要意义。

9. 改善胃肠道缺血和功能障碍。

10. **中医中药** 根据病程不同时期,分别以解表化瘀、通腑、扶正为主,以血瘀症为主线贯穿始终。

11. **免疫调理** 此为本病治疗根本途径,是以后研究的重要方向。

【处置及注意事项】

脓毒症和 MODS 预防重于治疗,对 MODS 防治主要是对休克、创伤、感染等症状要早期处理,把治疗重点放在早期阶段。因此在早期诊断、早期发现此类患者诊断上应做进一步研究工作。

第十六章 理化因素、意外伤害

第一节 急性有机磷农药中毒

【概述】

有机磷农药(organophosphorous pesticides)大多数属磷酸酯类或硫代磷酸酯类化合物,是目前应用最广泛的农药,品种达百余种,大多属剧毒或高毒类,我国生产和使用的有机磷农药,绝大多数为杀虫剂。由于生产或使用违反操作规程或防护不当而发生急性或慢性中毒,也可因误服、自服或污染食物而引起急性中毒。对人畜的毒性主要是对乙酰胆碱酯酶的抑制,引起乙酰胆碱蓄积,使胆碱能神经受到持续冲动,导致先兴奋后衰竭的一系列毒蕈碱样、烟碱样和中枢神经系统等症状;严重患者可因昏迷和呼吸衰竭而死亡。有机磷农药大都呈油状或结晶状,色泽由淡黄至棕色,稍有挥发性,且有蒜味。除美曲膦酯外,一般难溶于水,不易溶于多种有机溶剂,在碱性条件下易分解失效。

【临床表现】

1. 急性中毒发病时间与毒物种类、剂量和侵入途径密切相关。经皮肤吸收中毒,一般在接触2~6小时后发病,口服中毒在10分钟至2小时内出现症状。一旦中毒症状出现,病情迅速发展。胆碱能危象是急性有机磷农药中毒(AOPP)的典型表现,包括症状有:

(1) 毒蕈碱样表现:主要是副交感神经末梢兴奋所致,类似毒蕈碱作用,表现为平滑肌痉挛和腺体分泌增加。临床表现先有恶心、呕吐、腹痛、多汗,尚有流泪、流涕、流涎、腹泻、尿频、大小便失禁、心跳减慢和瞳孔缩小。支气管痉挛和分泌物增加、咳嗽、气促,严重患者出现肺水肿。

(2) 烟碱样表现:乙酰胆碱在横纹肌神经肌肉接头处过多蓄积和刺激,使面、眼睑、舌、四肢和全身横纹肌发生肌纤维颤动,甚至全身肌肉强直性痉挛。全身紧缩和压迫感,而后发生肌力减退和瘫痪。可因呼吸肌麻痹引起周围性呼吸衰竭而死亡。

(3) 中枢神经系统:中枢神经系统受乙酰胆碱刺激后有头晕、头痛、疲乏、共济失调、烦躁不安、谵妄、抽搐和昏迷,可因中枢性呼吸衰竭而死亡。

2. 中间型综合征(intermediate syndrom,IMS) 少数病例在急性中毒症状缓解后和迟发性神经病变发生前,约在急性中毒后 24～96 小时,出现以部分脑神经支配的肌肉、屈颈肌肉、四肢近端肌肉和呼吸肌的肌力减退或麻痹为主要表现的综合征,严重者可发生突然死亡。其发生机制与胆碱酯酶受到长期抑制,影响神经-肌肉接头处突触功能有关。

3. 迟发性周围神经病变(organophosphate induced delayed polyneuropathy,OPIDP) 少数急性中毒患者在急性症状消失后 2～4 周,出现进行性肢体麻木、刺痛、呈对称性手套、袜套型感觉异常,伴肢体萎缩无力。重症患者出现轻瘫或全瘫。一般下肢病变重于上肢病变,6～12 个月逐渐恢复。神经-肌电图检查显示神经源性损害。

4. 局部损害 敌敌畏、美曲膦酯、对硫磷、内吸磷接触皮肤后可引起过敏性皮炎,并可出现水疱和剥脱性皮炎。有机磷农药滴入眼部可引起结膜充血和瞳孔缩小。

5. 非神经系统损害的表现 尚可出现心、肝、肾损害和急性胰腺炎等表现。

6. 实验室检查 全血胆碱酯酶活力是诊断有机磷农药中毒的特异性实验指标。以正常人血胆碱酯酶活力值作为 100%,急性有机磷农药中毒时,胆碱酯酶活力值在 50%～70% 为轻度中毒;30%～50% 为中度中毒;30% 以下为重度中毒。对长期有机磷农药接触者,全血胆碱酯酶活力值测定可作为生化监测指标。

【诊断要点】

1. 有机磷农药接触史。

2. 临床呼出气多有蒜味、瞳孔针尖样缩小、大汗淋漓、腺体分泌增多、肌纤维颤动和意识障碍等中毒表现,一般即可作出诊断。为有利于治疗,临床分为三级:①轻度中毒:有头晕、头痛、恶心、呕吐、多汗、胸闷、视力模糊、无力、瞳孔缩小;②中度中毒:除上述症状外,还有肌纤维颤动、瞳孔明显缩小、轻度呼吸困难、流涎、腹痛、腹泻、步态蹒跚,意识清楚;③重度中毒:除上述症状外,并出现昏迷、肺水肿、呼吸麻痹、脑水肿症状之一者。

3. 全血胆碱酯酶活力降低。

4. 尿中有机磷农药分解产物测定有助于有机磷农药中毒的诊断。对硫磷和甲基对硫磷中毒时尿中有其氧化分解产物对硝基酚,而美曲膦酯中毒时在尿中出现三氯乙醇,均可反映毒物吸收。

5. 应与中暑、急性胃肠炎、脑炎等鉴别,还必须与氨基甲酸酯类、拟除虫菊酯类中毒及杀虫剂中毒鉴别,拟除虫菊酯类中毒患者的口腔和胃液无特殊臭味,胆碱酯酶活力正常;杀虫剂中毒者以嗜睡、发绀、出血性膀胱炎为主要表现而无瞳孔缩小、大汗淋漓、流涎等。

【治疗方案及原则】

1. 迅速清除毒物　立即离开现场,脱去污染的衣服,用肥皂水清洗污染的皮肤、毛发和指甲。口服中毒者用清水、2%碳酸氢钠溶液(美曲膦酯忌用)或1∶5000高锰酸钾溶液(对硫磷忌用)反复洗胃,直至洗胃液清亮为止。然后再用硫酸钠 20~40g,溶于 20ml 水,一次口服,观察 30 分钟无导泻作用则再追加水 500ml 口服。眼部污染可用 2%碳酸氢钠溶液或生理盐水冲洗。在迅速清除毒物的同时,应争取时间及早用解毒药治疗,以挽救生命和缓解中毒症状。

2. 特效解毒药的应用　有机磷农药中毒最理想的治疗是胆碱酯酶复活剂与阿托品两药合用,应用原则是早期、足量、联合、重复用药,尤应重用胆碱酯酶复活剂辅以适量的阿托品,尽快达到阿托品化。轻度中毒亦可单独使用胆碱酯酶复活剂。两种解毒药合用时,阿托品的剂量应减少,以免发生阿托品中毒。

(1) 胆碱酯酶复活剂:常用的药物有碘解磷定(pralidoxime iodide,PAM,解磷定)和氯解磷定(pyraloxime methylchloride,PAM-Cl),此外还有双复磷(obidoxime,DMO₄)和双解磷(trimedoxime,TMB₄)、甲磺磷定(P₄S)等。国内推荐使用的肟类复能剂为氯解磷定,因其使用简单(肌内注射)、安全(其抑制胆碱酯酶的有效剂量比重活化剂量大 2 个数量级)、高效(是解磷定的 1.5 倍),应作为复能剂的首选。氯解磷定的有效血药浓度为 4mg/L,只有首次静脉注射或肌内注射才能达到有效血药浓度,静脉滴注由于速度慢、半衰期短、排泄快,达不到有效血药浓度,肌内注射 1~2 分钟后开始显效,半衰期为 1.0~1.5 小时。国内推荐氯解磷定用量见表 16-1,以后视病情及胆碱酯酶活性逐渐延长用药间隔时间,一般一日总量不宜超过 10g,中重度中毒疗程一般 5~7 天,特殊情况可以延长。

胆碱酯酶复活剂应用后的副作用有短暂的眩晕、视力模糊、复视、血压升高等。用量过大,可引起癫痫样发作和抑制胆碱酯酶活力。碘解磷定在剂量较大时,尚有口苦、咽干、恶心。注射速度过快可导致暂时性呼吸抑制。双复磷副作用较明显,有口周、四肢及全身麻木和灼热感,恶心,呕吐,颜面潮红。剂量过大可引起室性期前收缩和传导阻滞。个别患者发生中毒性肝病。

(2) 抗胆碱药的应用

1) 阿托品:阿托品进入人体后在 1~4 分钟内起效,8 分钟达高峰,半衰期为 2 小时,作用维持 2~3 小时,具体用量见表 16-1。用药至毒蕈碱样症状明显好转或患者出现"阿托品化"表现,达"阿托品化"后改为维持量,以后视病情变化随时酌情调整阿托品用量。阿托品化即临床出现口干、皮肤黏膜干燥和心率 90~100 次/分。

2) 长托宁:其作用比阿托品强,毒副作用小,无加快心率的副作用,对中毒酶和外周 N 受体无作用,要与复能剂配伍用。给药方法为:首次剂量,轻度中毒 1~2mg 肌内注射,中度中毒 2~4mg 肌内注射,重度中毒 4~6mg 肌内注射;需要时同时配伍氯解磷定治疗,以后视病情可重复用药。其足量的标准为:口干,皮肤干燥,分泌物消失。一般对心率的影响很小。

(3) 含抗胆碱剂和复能剂的复方注射液:解磷注射液(每支含有阿托品 3mg、苯那辛 3mg、氯解磷定 400mg),起效快,作用时间较长。具体用量见表 16-1。以后视病情,可单独使用氯解磷定和阿托品。

表 16-1　AOPP 联合用药推荐量

用药	轻度中毒	中度中毒	重度中毒
阿托品首剂量	1~3mg 肌内注射或静脉注射,15~30 分/次	3~5mg 静脉注射,15 分/次	5~15mg 静脉注射,5~15 分/次
渐减至维持量	0.5mg 肌内注射,2~6 小时/次	1~2mg 静脉注射,2~6 小时/次	1~2mg 静脉注射,1~6 小时/次
氯解磷定首剂量	0.5g 肌内注射	0.5~1.0g 肌内注射	1.0~1.5g 肌内注射
维持量	0.5g 肌内注射,2~8 小时/次	0.5~1.0g 肌内注射,2~6 小时/次	0.5~1.0g 肌内注射,2~6 小时/次
解磷注射液首剂量	1.0~2.0ml 肌内注射	2.0~4.0ml 肌内注射	4.0~6.0ml 肌内注射
必要时重复	1.0~2.0ml 肌内注射	1.0~2.0ml 肌内注射	2.0~3.0ml 肌内注射

3. 中间型综合征(IMS)的治疗　IMS 多发生在重度中毒及早期胆碱酯酶复活剂用量不足的患者,重用复活剂及时行人工机械通气成为抢救成功的关键。

4. 迟发性神经病变的治疗　治疗上尚无特殊方法,其病程是一种良性经过。早期及时治疗,绝大多数恢复较快,如发展到运动失调和麻痹,则恢复较慢,一般在 6 个月至 2 年可痊愈,鲜有遗留永久性后遗症的患者。治疗可采用以下措施:

(1) 早期可使用糖皮质激素,抑制免疫反应,缩短病程,强的松 30~60mg,1 周后逐渐减量。

(2) 其他药物:营养神经药物大剂量维生素 B 族、三磷酸腺苷、谷氨酸、地巴唑、加兰他敏、胞二磷胆碱等。

(3) 配合理疗、针灸和按摩治疗,同时加强功能锻炼。

(4) 无需用阿托品及胆碱酯酶复能剂。

5. 对症治疗　对症治疗应以维持正常心肺功能为重点,保持呼吸道通畅,在治疗过程中要特别重视呼吸道通畅,防治脑水肿、肺水肿和呼吸中枢衰竭,积极预防感染。

【处置】

1. 有轻度毒蕈碱样、烟碱样症状或中枢神经系统症状,而全血胆碱酯酶活性不低于70%者;或无明显中毒临床表现,而全血胆碱酯酶活性在70%以下者,留院观察治疗。

2. 中重度中毒者需住院治疗,监测生命体征。

3. 中间型综合征患者需行人工机械通气治疗者或中毒后心肺复苏术后的患者可住ICU治疗。

【注意事项】

1. 转院途中,应备好气管插管,作好插管准备。无论是在现场还是送往医院的途中,发现呼吸停止,乃至心搏骤停,立即气管插管、用简易呼吸器给氧,无条件者徒手挤压式人工呼吸,并行胸外心脏按压,直至入院。

2. 口服中毒者应彻底洗胃,如患者没有经洗胃机洗胃治疗,即使时间超过24小时者也应彻底洗胃,洗胃时要注意变动体位,按摩胃区,使胃内各区得到清洗。昏迷患者也应洗胃。

3. 应用阿托品过程中如出现瞳孔扩大、神志模糊、烦躁不安、抽搐、昏迷和尿潴留等,提示阿托品中毒,应停用阿托品。对有心动过速及高热患者,应慎用阿托品。

4. AOPP患者经积极抢救治疗,症状明显缓解的恢复期,病情突然恶化重新出现AOPP的胆碱能危象,这种现象称为"反跳",多在中毒后2～9日,应引起临床医师的足够重视。

5. 出院标准　通常掌握为:①临床症状、体征消失,停药2～3天后无复发;②精神、食欲正常;③全血胆碱酯酶活力达50%～60%以上或血浆胆碱酯酶活力正常而不再下降;④无心、肝、肾等脏器的严重并发症。

第二节　急性鼠药中毒

杀鼠剂(鼠药)(rodenticides)是指用于杀灭家鼠、仓鼠及田鼠等鼠类的药物,对人、畜均有毒性。杀鼠剂种类繁多,主要有抗凝血杀鼠剂、致痉挛剂、取代脲类、有机磷酸酯类、氨基甲酸酯类、无机杀鼠剂、天然植物性杀鼠剂等。目前多见且威胁人类健康的主要是致痉挛剂:毒鼠强和氟乙酰胺。

一、抗凝血杀鼠剂中毒

【概述】

抗凝血类杀鼠剂是国家批准使用的慢性杀鼠剂,是我国最常用的合法鼠药。

抗凝血类杀鼠剂的中毒机制为:干扰肝脏对维生素 K 的作用,使凝血酶原和凝血因子Ⅱ、Ⅶ、Ⅸ、Ⅹ等的合成受阻,导致凝血时间与凝血酶原时间延长;同时,还可直接损伤毛细血管壁,使其通透性增加而加重出血。常用的有:杀鼠灵、敌鼠、大隆、溴鼠隆、杀鼠醚等。

【临床表现】

1. 潜伏期　出血倾向一般出现在服用后 3 天。

2. 中毒后早期出现恶心、呕吐、腹痛、头晕、乏力等症状。

3. 一般 3 天后出现出血症状,轻者往往在损伤处如创口、刷牙后渗血等,重者可自发性全身性出血如皮肤出血点、淤斑、鼻出血、咯血、便血、尿血、阴道出血等,甚至可以因内脏大出血或颅内出血而致死。

4. 可伴有关节疼痛、低热等。

【诊断要点】

1. 鼠药误服、自服史。

2. 全身出血倾向。

3. 实验室检查可见　凝血时间延长、凝血酶原时间延长;凝血因子Ⅱ、Ⅶ、Ⅸ、Ⅹ等活动度下降;可疑食物、胃内容物、血中检出有关毒物。

4. 除外其他引起出血的疾患如血友病、血小板减少性紫癜、DIC 等。

【治疗方案及原则】

1. 清除毒物　及早催吐、洗胃、导泻。

2. 特效解毒剂　维生素 K_1 10～20mg 肌内注射或静脉注射,每日 2～3 次。严重者可用维生素 K_1 120mg 加入葡萄糖溶液中静脉滴注,每日用量可达 300mg。症状改善后可改为肌内注射。

3. 补充凝血因子　重症患者,可输新鲜血、血浆、冷沉淀或凝血酶原复合物等。

4. 中毒严重者,可用糖皮质激素。

5. 大剂量维生素 C 等。

6. 对症及支持治疗。

【处置】

1. 轻症患者,可留急诊观察室观察治疗。

2. 有出血倾向特别是有严重内脏出血或颅内出血者、血流动力学不稳者可收入 ICU。

【注意事项】

1. 人误服、自服被毒死的禽、畜肉可能导致二次中毒发生。

2. 本品在人体内半衰期较长,可达 15～20 天,注意监测凝血时间、凝血酶原时间。

二、毒鼠强中毒

【概述】

毒鼠强(tetramine)又名四二四、没鼠命、三步倒、气死猫,化学名为四甲基二砜四胺,系有机氮化合物,为白色粉末、无臭无味。本品化学性质稳定,属剧毒类杀鼠剂,对人的致死量为 0.1～0.2mg/kg(5～12mg)。中毒作用主要表现为兴奋中枢神经系统,具有强烈的致惊厥作用,致惊厥作用可能是拮抗 γ-氨基丁酸(GABA)的结果,此作用为可逆性抑制。易造成二次中毒。目前,国内外已严格限制生产和使用。

【临床表现】

1. 潜伏期　通过呼吸道、消化道黏膜迅速吸收,潜伏期多在 10～30 分钟。

2. 前驱症状　可有口唇麻木、头痛、头昏、无力等。

3. 神经系统　全身阵发性强直性抽搐为最突出的表现,每次抽搐持续 1～10 分钟,每天发作可达数十次,严重者呈癫痫持续状态,可致呼吸衰竭而死亡。部分患者出现精神症状。

4. 消化系统　有恶心、呕吐、上腹部烧灼感、腹痛等,严重者出现呕血。

5. 循环系统　有不同程度的心悸、胸闷等症状,可发生各种心律失常。

6. 呼吸系统　呼吸加快、呼吸困难、口唇发绀,严重者出现肺水肿、咯血、呼吸衰竭。

7. 脑电图可见 α 波部分受抑制,出现中幅 δ 波和 θ 波。

8. 心电图可表现窦性心动过缓或过速,心律失常,ST-T 异常,QT 间期延长等。

9. 心肌酶升高。

10. 肝功能异常,主要表现为转氨酶升高。

【诊断要点】

1. 鼠药接触史。

2. 以阵发性强直性抽搐、惊厥为主要表现,可伴有精神症状及心、肝等脏器功能损害。

3. 血、尿、呕吐物、胃液、可疑食物、水中检出毒鼠强。

4. 排除有类似临床表现的其他疾患,如以抽搐为主要表现的中枢神经系统感染性疾病、脑血管意外、特发性癫痫、精神病、代谢障碍等疾病;还要与氟乙酰胺中毒鉴别。

【治疗方案及原则】

1. 清除毒物 口服中毒者及早催吐、洗胃和导泻。可留置胃管 24 小时以上,反复洗胃,同时胃管注入药用炭,以吸附残留毒物;毒鼠强经黏膜吸收迅速,口腔、鼻腔及破损皮肤也要彻底清洗。

2. 控制抽搐 是抢救成功的关键,一般苯巴比妥钠和地西泮联用。苯巴比妥钠用法:0.1~0.2g,肌内注射,q6~8h;地西泮首剂 10mg,静脉注射,以后酌情泵入或静点,以控制抽搐为度。

3. 血液净化治疗 血液净化特别是血液灌流可加速毒鼠强的排除,减轻中毒症状、缩短病程。中毒 48 小时以上行血液灌流仍然有效。

4. 解毒剂 目前尚无特效解毒剂,二巯基丙磺酸钠(Na-DMPS)和大剂量维生素 B_6 可能有效。

5. 加强综合治疗,保护脏器功能。

【处置】

1. 轻症患者,可留急诊观察室观察治疗。

2. 抽搐发作频繁,尤其是癫痫持续状态者,合并心、肝等脏器损伤、呼吸衰竭者,应收入 ICU 严密监护治疗。

【注意事项】

在临床上混合杀鼠剂中毒并不少见,注意合并其他鼠药中毒;在毒物检测结果出来前,如不能排除氟乙酰胺中毒,可加用乙酰胺治疗,防止延误治疗。

三、氟乙酰胺中毒

【概述】

氟乙酰胺又名敌蚜胺、氟素儿,是一种高效剧毒、残留性强的有机氟杀鼠剂,在体内脱氨形成氟乙酸,干扰正常的三羧酸循环,导致柠檬酸在体内蓄积和能量合成障碍。主要损害神经系统,对心脏也有明显的损害,可导致各类心律失常,严重时发生室颤。我国目前已明令禁止使用。

【临床表现】

1. 潜伏期 急性中毒的潜伏期与中毒原因、侵入途径和摄入量有关,一般为 2~15 小时。

2. 轻度中毒 口渴、恶心、呕吐、上腹部烧灼感,头痛、头晕、乏力、倦怠,四肢发麻,面部和肢体小抽动。

3. 中度中毒 除上述症状外,出现烦躁不安,阵发性抽搐,呼吸急促、呼吸困难,轻度心肌损害。

4. 重度中毒 除上述症状外,出现昏迷,大小便失禁,全身抽搐,严重心肌损害、心力衰竭、心律失常、室颤、心搏骤停,呼吸衰竭等。

【诊断要点】

1. 氟乙酰胺误服或自服史。

2. 有抽搐等神经系统症状和心肌损伤等表现。

3. 血、呕吐物、胃液或可疑食物中毒物分析发现氟乙酰胺。

4. 排除有类似临床表现的其他疾患,如以抽搐为主要表现的中枢神经系统感染性疾病、脑血管意外、特发性癫痫、精神病、代谢障碍等疾病;还要与毒鼠强中毒鉴别。如中毒表现以心血管系统为主,还应与重症心肌炎等鉴别。

【治疗方案及原则】

1. 清除毒物 口服者用 1∶5000 的高锰酸钾溶液及时、彻底洗胃,之后给予蛋清或氢氧化铝凝胶保护消化道黏膜,并给予导泻;皮肤污染的,立即脱去污染的衣物,用清水彻底清洗。

2. 解毒剂

(1) 解氟灵(乙酰胺):为氟乙酰胺中毒的特效解毒剂,应尽早应用,每次 2.5~5.0g,肌内注射,每日 2~4 次,维持 5~7 天。危重者首剂 5~10g,即全天量的一半。

(2) 若无乙酰胺,可用无水乙醇 5ml 加入 10% 葡萄糖溶液 100ml 中,静脉点滴,每日 2~4 次。或醋精(又名甘油乙酸酯)0.1~0.5mg/kg 体重(成人一般用 6~30mg),肌内注射,每隔 30 分钟可重复注射一次。口服适量白酒或食醋也有一定作用。

3. 控制抽搐 用苯巴比妥钠和(或)地西泮治疗。

4. 保护心脏 给予大剂量葡萄糖、能量合剂、1,6-二磷酸果糖等,并对症处理各种心律失常。

5. 综合对症支持治疗 防止脑水肿、保持呼吸道通畅、维持水电解质平衡等。

【处置】

1. 轻中毒患者,可留急诊观察室观察治疗。

2. 中、重度中毒患者,应收入 ICU 严密监测。

【临床表现】

1. 误服被氟乙酰胺毒死的动物肉、内脏可致二次中毒。

2. 中毒表现以神经系统为主者称中枢型,国内多见;中毒表现以心血管系统为主者称心脏型,国外报道较多。

四、磷化锌中毒

【概述】

磷化锌属于无机杀鼠剂,进入体内与胃酸作用,产生磷化氢和氯化锌,两者对胃肠黏膜有腐蚀作用,可引起溃烂、出血等,所产生的磷化氢对神经、呼吸、心血管系统及肝、肾等均有损害,而且较严重。

【临床表现】

1. 潜伏期　一般口服中毒后 24～48 小时内出现症状。

2. 消化道症状　恶心,呕吐,腹痛,腹泻,口腔、咽部有烧灼感,消化道出血。

3. 呼吸和呕吐物有蒜臭味。

4. 神经系统症状　全身麻木、头晕,重症者可有意识模糊、昏迷或抽搐。

5. 其他　可出现心悸、气短,或心电图示心肌损害;重者还有肝大、黄疸、肾功能损伤等。

【诊断要点】

1. 有服毒病史。

2. 有上述症状与体征。

3. 排除有类似表现的其他疾患。

【治疗方案及原则】

1. 清除毒物　尽早用 0.1%～0.2%硫酸铜或 1∶5000 的高锰酸钾溶液反复彻底洗胃,洗胃后可胃管内注入少量液状石蜡,可使磷溶解但不被吸收。可用硫酸钠 20～30g 口服导泻。

2. 全身对症支持治疗　如有呼吸衰竭者可用呼吸兴奋剂,剧烈腹痛者可用少量阿托品等。

【处置】

一般患者急诊观察室留观,如有重度昏迷、呼吸衰竭、严重肝、肾损伤可收入ICU 监测治疗。

【注意事项】

1. 禁食脂类食物如牛奶、蛋清、脂肪、肉类及油类等,以免促进磷的溶解与吸收。

2. 洗胃与导泻均应细心,以防胃肠出血与穿孔。

3. 禁用硫酸镁导泻,因为其与磷化锌作用生成卤碱而加重毒性。

4. 禁用解磷定、氯解磷定等胆碱酯酶复能剂。

五、安妥中毒

【概述】

安妥为 α-萘硫脲的缩略词(antu),为硫脲类杀鼠剂,属高毒类。可经呼吸道、消化道吸收,主要分布于肺、肝、肾和神经系统,大部分由尿排出。对黏膜有刺激作用,吸收后主要损害肺毛细血管,使其通透性增加而发生肺水肿、肺出血、胸膜炎和胸水等。也可致肝、肾变性坏死。

【临床表现】

1. 口部灼热感、恶心、呕吐、口渴、头晕、嗜睡等。

2. 严重中毒时可出现呼吸困难、发绀、肺水肿、躁动、全身痉挛、昏迷等。

3. 部分患者可出现肝大、黄疸、血尿、蛋白尿等。

【诊断要点】

1. 有安妥误吸或误服、自服史。

2. 有上述临床表现。

3. 胃内容物或尿液中安妥测定。

【治疗方案及原则】

1. 清除毒物　口服者立即用清水或 1：5000 高锰酸钾溶液洗胃，并用硫酸镁导泻。

2. 解毒剂　目前无特效解毒剂，可试用半胱氨酸 100mg/kg 肌内注射，或 10％硫代硫酸钠溶液 20～50ml 静脉注射，每日 2～4 次，或谷胱甘肽 0.3～0.6g 肌内注射或静脉注射，可降低安妥的毒性。

3. 肺水肿者，可应用肾上腺皮质激素，必要时使用呼吸末正压机械通气。

4. 对症支持治疗。

【处置】

轻症患者急诊观察室留观，如有呼吸困难、肺水肿、昏迷、严重肝、肾损伤可收入 ICU 监测治疗。

【注意事项】

1. 禁用碱性液洗胃，因安妥在碱性溶液中可大量溶解，增强毒物吸收。

2. 忌食油类食物，因脂类可加速毒物的吸收。

六、灭鼠优中毒

【概述】

灭鼠优又名抗鼠灵、吡明尼，为取代脲类杀鼠剂，属高毒类。可抑制烟酰胺的代谢，造成维生素 B 族的严重缺乏，使中枢和周围神经肌肉接头处、自主神经和心脏传导等方面的障碍。还可致胰腺 β 细胞破坏引起高血糖。

【临床表现】

1. 口服者出现恶心、呕吐、腹痛、纳差等胃肠道症状。

2. 随后神经系统功能障碍，如体位性低血压、四肢疼痛性感觉异常、肌力减弱、视力障碍、昏迷、抽搐等。

3. 早期可有短暂低血糖，后出现血糖升高，常伴酮症酸中毒。并可见血清淀粉酶和脂肪酶增高。

【诊断要点】

1. 有灭鼠优误服、自服史。

2. 有上述临床表现。

3. 胃液中灭鼠优测定有助于诊断。

【治疗方案及原则】

1. 清除毒物 口服者尽早催吐、洗胃、导泻。

2. 解毒剂 尽早使用解毒剂烟酰胺 200～400mg 加入 250ml 液体中静脉滴注,每日 1～2 次。

3. 血糖升高时给予胰岛素治疗。

4. 对症治疗。

【处置】

轻症患者急诊观察室留观治疗;如有昏迷、癫痫样发作、严重高血糖伴酮症酸中毒昏迷应收入 ICU 严密监测治疗。

第三节 亚硝酸盐中毒

【概述】

亚硝酸盐中毒是指误食或误服含有亚硝酸盐或代谢后产生亚硝酸盐的食物或药物,而引起的血红蛋白携氧障碍,表现为全身青紫的一组病症。亚硝酸盐多从消化道吸收中毒,又称为肠源性发绀。

【临床表现】

1. 轻度中毒 口唇、耳廓、指甲等皮肤黏膜呈典型的蓝灰色发绀样改变,伴头痛、头晕、乏力等,实质性脏器可没有损害,此时患者血中高铁血红蛋白浓度可达 10%～30%。

2. 中度中毒 发绀明显加重,患者可有恶心、呕吐、呼吸急促,此时患者可存在实质性脏器损害,但功能尚未衰竭,血中高铁血红蛋白浓度可达 30%～50%。

3. 重度中毒 发绀进一步加重,实质性脏器功能衰竭,患者可出现呼吸衰竭、休克、脑水肿甚至死亡,血中高铁血红蛋白浓度超过 70%。

【诊断要点】

1. 有食用硝酸盐或亚硝酸盐含量较高的腌制食品、腐烂蔬菜或误食工业用亚硝酸盐史。

2. 症状 头晕、头疼伴口唇、面部及全身皮肤青紫、呼吸困难,严重者呼吸衰竭、昏迷、惊厥而死亡。

3. 血液中高铁血红蛋白浓度超过 10% 和剩余食物中亚硝酸盐的定量检验超标。

【治疗方案及原则】

1. 停止接触毒物　停止进食有毒的食物或药物。

2. 清除残留毒物　催吐、洗胃、导泻、静脉输液、利尿等。

3. 治疗高铁血红蛋白血症　轻度中毒者可用葡萄糖及维生素 C 2～5g 静脉点滴。中度以上的中毒,应用解毒剂亚甲蓝(美蓝)1～2mg/kg,以 10%～25% 葡萄糖稀释后,缓慢静脉注射(10～15 分钟),2～4 小时后可重复,必要时 1 小时后重复。

4. 高压氧治疗　高压氧对本病有特效,可迅速纠正机体缺氧状态,血氧分压增高,可以加速置换出与高铁血红蛋白结合的亚硝酸盐,恢复亚铁血红蛋白。轻、中度患者经 1～3 次高压氧治疗即可治愈,大多数昏迷患者经 1 次治疗即清醒,重度经 3～5 次可治愈。

5. 对症治疗　呼吸抑制者使用呼吸兴奋剂,维持水、电解质及酸碱平衡,应用肾上腺皮质激素,必要时输血、换血,积极防治肺水肿、脑水肿、缺氧性脑病、中毒性心肌炎、休克、中毒性肝炎、高热、肾衰竭等。

【处置】

1. 轻度中毒　经早期催吐、洗胃、导泻处理后,可大量口服清水或静脉输注葡萄糖和维生素 C。

2. 中度中毒　除了早期洗胃、导泻处理后,应给予小剂量亚甲蓝(美蓝)1～2mg/kg,加入 50% 葡萄糖 40ml 中静脉注射,必要时 2 小时后再次使用,可有效逆转高铁血红蛋白血症。

3. 重度中毒　除了应月亚甲蓝外,要对症处理休克、抽搐、呼吸衰竭等;胃肠道刺激症状主要用补液和抗胆碱能药作对症处理。

4. 严重中毒者可考虑输血或换血治疗。

【注意事项】

1. 若患者有明确的毒物接触史,结合患者有发绀的表现,一般能作出对亚硝酸盐中毒的诊断,但对于病史不详者,要注意与其他引起缺氧症状的疾病鉴别。

2. 亚甲蓝注射要慢,剂量不可过大,若超过 10mg/kg,则效果相反,这是因为亚甲蓝快速进入血液可成为氧化剂,反而使高铁血红蛋白增加。此外剂量过大可增加红细胞脆性,造成心肌损害、神经系统兴奋。

3. 高压氧治疗前后及氧舱内不应停止常规治疗。

第四节 百草枯中毒

【概述】

百草枯(paraquat),又名一扫光,其 20％的溶液又称克芜踪,化学名 1,1'-二甲基-4,4'-联吡啶阳离子盐,一般为其二氯化物。遇碱水解,酸性条件下稳定,进入泥土很快失活,是目前使用最广泛的除草剂之一。百草枯经呼吸道、皮肤、消化道及腹腔均可吸收,该品对人畜有剧毒,严重病例多系口服所致,人经口服致死量 1～3g,吸收后很快达血浆浓度峰值,在体内广泛分布,以肺和肌肉组织浓度较高,经肾小管以原形从肾脏排出。主要中毒机制是造成组织细胞的过氧化损害。由于Ⅰ型、Ⅱ型肺泡上皮细胞主动摄取和蓄积百草枯,故肺损伤为最突出的表现。

【临床表现】

1. 消化系统 经口中毒者有口腔烧灼感,口腔、食管黏膜糜烂溃疡、恶心、呕吐、腹痛、腹泻,甚至呕血、便血等。严重者发生中毒性肝病,表现为肝区疼痛、肝脏肿大、黄疸和肝功能异常,肝脏衰竭等。

2. 中枢神经系统 表现为头晕、头痛、肌肉痉挛、抽搐、幻觉、恐惧、昏迷等。

3. 心脏 可见心肌炎、心包出血,心电图表现有窦性心动过速和过缓、心律失常、QT 间期延长,ST 段下移等。

4. 肾脏 表现为肾区叩痛,尿蛋白阳性,血 BUN、Cr 升高。严重者发生急性肾衰竭。

5. 肺脏 表现为胸痛、发绀、呼吸困难,早期多为刺激性咳嗽,呼吸音减低,两肺可闻及干湿啰音,大量口服者,24 小时内可出现肺水肿、出血,常在 1～3 天内因 ARDS 而死亡。非大量摄入或经皮缓慢吸收者多呈亚急性经过,服药后有一个相对无症状期,于 3～5 天出现胸闷、憋气,2～3 周呼吸困难达高峰,患者往往在此期死于肺功能衰竭。少数患者可发生气胸,纵隔气肿等并发症。胸部 X线表现可随时间的改变而改变,由于病情程度可成局限或广泛。中毒早期(3 天至 1 周),主要为肺纹理增多,肺野呈毛玻璃样改变,严重者两肺广泛高密度影,形成"白肺",同时出现肺实变,部分小囊肿,中毒中期(1～2 周),肺大片实变,肺泡结节,同时出现部分肺纤维化。中毒后期(2 周后)呈局限或弥漫性网状纤维化。动脉血气分析呈低氧血症。

6. 皮肤、黏膜 接触浓缩液可以引起皮肤的刺激、烧灼,1～3 天后逐渐出现皮肤烧伤,表现为红斑、水疱、溃疡等,吸收量大时可造成全身中毒损害。高浓度百草枯接触指甲后,可使指甲出现白点,甚至横断、脱落。眼结膜、角膜接触百草枯后,可引起严重的炎性改变,24小时后逐渐加重,形成溃疡,甚至继发虹膜炎,影响视力,另外可有鼻、喉刺激,鼻出血等。

7. 其他 可有白细胞升高、发热、血尿、肾上腺坏死等。也可出现贫血、血小板减少和高铁血红蛋白症。

【诊断要点】

1. 确切的百草枯接触史及临床表现。

2. 尿定性、定量测定和血浆百草枯浓度测定可明确诊断,判断预后。

【治疗方案及原则】

1. 阻止毒物继续吸收 皮肤污染者,立即脱去衣服,用肥皂水彻底清洗。眼睛污染者立即用流动清水冲洗,时间不应少于15分钟。经口中毒者,立即催吐,尽早彻底洗胃,可用清水或2%碳酸氢钠溶液,洗毕可口服或经洗胃管给吸附剂,如15%漂白土或7%的皂土溶液1L,活性炭悬液也为可行选择,恶心呕吐明显可适量频服并给予胃动力药物,然后用硫酸镁、硫酸钠或甘露醇导泻。

2. 清除已吸收的毒物 血液灌流、血液透析能清除血液中的百草枯,前者对百草枯的清除率为后者的5～7倍,一般二者联合应用,越早效果越好。在肾功能允许的情况下,适量补液,使用利尿剂,加速排出。

3. 竞争剂 普萘洛尔可能与结合于肺组织的毒物竞争,使其释放出来,用法为每天10～30mg。

4. 防治毒物损伤 及早应用自由基清除剂,如维生素C、维生素E、A,还原型谷胱甘肽等。早期应用糖皮质激素和免疫抑制剂对部分中、重型患者有效,可选用甲泼尼龙、地塞米松、硫唑嘌呤、环磷酰胺。一些中药如银杏叶提取物、丹参等具有抗过氧化损伤和纤维化作用,可以试用。一般不主张氧疗,以免加重肺损伤,除非 $PaO_2 < 5.3kPa$(40mmHg)或发生 ARDS 时可吸入>21%氧气或用 PEEP 机械通气。

5. 其他 保护胃黏膜,防治感染,对症,支持治疗。

【处置】

1. 所有消化道吸收、浓缩液或大面积稀释液皮肤接触患者必须留观,监测肝、肾、肺等重要脏器功能。按操作说明喷洒致上呼吸道损害者专科处理后可不必留观。

2. 洗胃、吸附剂灌入及导泻措施以最短时间完成后即行血液净化,保证足够的液体量以利肾脏排泄。

【注意事项】

1. 儿童常由于接触史不明而延误诊断,如玩耍残留农药容器等,特别是不明原因出现肾、肝、肺序贯损害应疑及百草枯中毒,检验血尿百草枯浓度。

2. 由于百草枯快速吸收入血,排毒措施必须争分夺秒,切不可因洗胃时间过长而影响吸附剂灌入,尽快排出有吸附剂的大便为导泻成功。现场不具备洗胃条件时可行催吐,黏土过滤液也可使之失活。

3. 有些患者声称进口未咽下需按中毒处理,百草枯中毒早期表现相对稳定,但多数预后恶劣,开始救治不可放松,应向家属交代发病规律及不良预后,有条件应行血尿浓度测定。

【预后】

百草枯目前尚无特效治疗,病死率通常达 70％以上,预后与摄入百草枯的量有关。

1. 轻型 百草枯摄入量<20mg/kg,患者除胃肠道症状外,其他症状不明显,多数患者能够完全恢复。

2. 中到重型 百草枯摄入量 20～40mg/kg,患者除胃肠道症状外可出现多系统受累表现,1～4 天内出现肾功能、肝功能损伤,数天至 2 周内出现肺部损伤,多数在 2～3 周内死于肺功能衰竭。

3. 暴发型 百草枯摄入量>40mg/kg,严重的胃肠道症状,1～4 天内死于多器官功能衰竭,极少存活。

第五节 急性酒精中毒

【概述】

急性酒精中毒系指因饮酒过量引起的以神经精神症状为主的中毒性疾病,严重时可累及呼吸和循环系统,导致意识障碍、呼吸和循环衰竭,甚至危及生命。

急性酒精中毒与酒中所含乙醇浓度及饮用量有关。人饮酒的中毒剂量个体差异很大,而血液中乙醇的致死浓度则差异较小,一般为 87～152mmol/L(4000～7000mg/L)。

【诊断和临床特征】

急性酒精中毒因人而异,临床上大致分为三期。

1. 兴奋期 饮酒者血乙醇浓度达 11mmol/L(500mg/L)时,可感觉头痛、欣快、兴奋、言语增多,情绪不稳定,易感情用事或有攻击行为。

2. 共济失调期 血乙醇浓度达 11～33mmol/L(500～1500mg/L)时,可出现共济失调,表现为动作笨拙,步态蹒跚,语无伦次,言语含糊不清。

3. 昏睡期 血乙醇浓度达 54mmol/L(2500mg/L)以上时,即转入昏睡期,面色潮红或苍白,瞳孔散大,体温降低,特别是血乙醇浓度达 87mmol/L(4000mg/L)以上时,患者常陷入深昏迷,心率快,血压下降,呼吸慢且带鼾声,甚至大小便失禁,抽搐,呼吸麻痹。

小儿过量摄入乙醇,很快进入沉睡,不省人事,一般无兴奋过程。由于严重低血糖,可发生惊厥、休克、脑水肿等。老年人因其肝功能减退,乙醇在肝内代谢速率减慢,易引起急性酒精中毒,并易诱发心脑血管疾病发作。

有过量饮酒史,呼出气中有明显的酒味,结合临床表现和经过,诊断不难做出。饮酒史不明确者应注意排除有机溶剂和药物中毒,必要时采血、尿、唾液、呼出气、胃内容物作为标本,作乙醇定性检测,以确定诊断。

【救治要点】

1. 轻症患者可予以催吐法洗胃,以对症处理为主,应避免活动以防外伤。

2. 重症患者可予以插胃管洗胃,中止乙醇进一步吸收,洗胃后可注入牛奶、蛋清等保护胃黏膜。

3. 静脉滴注葡萄糖溶液,积极防治休克、脑水肿。呼吸和循环功能衰竭,并纠正水电解质失衡及低血糖。

4. 可给予 B 族维生素肌内注射或加入静脉补液中,以促进乙醇的氧化代谢。

5. 可静脉注射纳洛酮 0.4～0.8mg 以缩短昏迷时间,1 小时后可重复使用。

6. 对狂躁患者可给予地西泮 5～10mg 肌内注射,禁用氯丙嗪及苯巴比妥类药物。

第六节　急性毒蘑菇中毒

【概述】

毒蘑菇,又称毒蕈,为食用后能引起中毒的蕈类,常在采集野生鲜蕈时缺乏识别经验误服所致。在我国目前已鉴定的蕈类中,有毒蕈约 80 多种,其中含剧毒可致死的不足 10 种。

毒蕈的种类不同,其毒性及毒作用机制差异较大。①黑伞蕈属和乳菇属的某些蕈种含有类树脂物质,可对胃肠道产生刺激作用;②毒蝇伞蕈、丝盖伞属及杯伞属蕈等含有毒蝇碱,可兴奋副交感神经并产生明显的临床症状,即毒蕈碱样症状;③某些裸盖菇属及花褶伞属蕈类含有毒素可致幻觉和精神失常;④鹿花蕈(又称马鞍蕈)含鹿花蕈素,具有强烈的溶血作用;⑤存在于毒伞属蕈、褐鳞小伞蕈及秋生盔孢伞蕈中的剧毒毒素,如毒伞七肽(phallotoxins)及毒伞十肽(amatoxins),可使体内大部分器官发生细胞变性,特别是毒素可直接作用于肝细胞核,抑制 RNA 聚合酶,减少肝糖原的合成致肝细胞坏死及肾小管上皮细胞坏死,病死率高,对人的致死量约为 0.1mg/kg 体重,含有此类毒素的新鲜菇 50g

即可使成人致死。

【诊断和临床特征】

毒蕈所含有毒成分复杂,一种毒蕈可含有几种毒素,而一种毒素又可存在于数种毒蕈中,因此,中毒后临床表现往往较为复杂,可归分为五类。

1. 胃肠毒型 潜伏期为 0.5～6 小时,主要症状为剧烈腹痛、腹泻。腹痛多为阵发性上腹部或脐周部痛,水样便,体温不高,经适当对症处理后即可迅速恢复。一般病程 2～3 天,死亡率低。

2. 神经型 潜伏期约 1～6 小时,除胃肠道症状外,主要为副交感神经兴奋表现,如流涎、流泪、多汗、瞳孔缩小、脉缓等,严重者可发生肺水肿和昏迷。

3. 精神失常型 此型主要表现为误食后能产生精神症状,引起幻觉、视物模糊、色觉异常、手舞足蹈、狂笑等症状,1～2 天可自行恢复。

4. 溶血型 潜伏期多为 6～12 小时,先以恶心、呕吐、腹泻等胃肠道症状为主,发病 3～4 天后出现溶血性黄疸,肝脾肿大,少数患者出现血红蛋白尿。给予肾上腺皮质激素治疗可很快控制病情,病程 2～6 天,死亡率一般不高。

5. 肝肾损害型 此型中毒最严重,临床表现十分复杂,按其病情发展可分为 6 期。①潜伏期:一般于误服后 10～24 小时发病,但也可短至 6～7 小时;②胃肠炎期:出现恶心、呕吐、脐周部腹痛、水样便腹泻,多在 1～2 天后缓解;③假愈期:胃肠炎症状缓解后,患者暂时无症状,或仅感乏力、食欲差等,但此时毒肽已逐渐进入内脏,肝损害已开始。轻度中毒者肝损害不严重,可由此进入恢复期;④内脏损害期:严重中毒患者在发病 2～3 天出现肝、肾、脑、心等内脏损害,以肝损害最严重,可出现肝大、黄疸、肝功能异常,严重者可出现肝坏死,甚至肝性脑病。肾实质受损,可出现少尿、无尿或血尿,导致肾衰竭;⑤精神症状期:多数患者继内脏损害后,出现烦躁不安,表情淡漠,思睡,继而出现惊厥、昏迷、甚至死亡;⑥恢复期:经及时治疗后的患者在 2～3 周后进入恢复期,各项症状好转并痊愈。

对有误服毒蕈史而出现上述症状者可做出诊断,必要时赴现场采集、检查蕈种,并用此蕈喂动物以证实其毒性。

【救治要点】

1. 中止尚未吸收的毒素,及时催吐、洗胃、导泻。可用 1∶4000 高锰酸钾液反复洗胃,洗胃后可常规口服或经胃管注入药用炭混悬液,以吸附毒素减少其吸收,同时也给予硫酸镁导泻。

2. 药物治疗 胃肠毒型,可给予一般的对症处理;对毒蝇伞蕈引起的神经、精神型可采用阿托品治疗,用法:阿托品 0.5～1mg 肌内注射(儿童 0.03～0.05mg/kg),可重复用药;溶血型毒蕈中毒可用肾上腺皮质激素治疗、口服碳酸氢钠片碱化尿液,同时给予护肝治疗。

3. 对毒伞蕈属等引起的肝肾损害型中毒,在病程假愈期之前毒素尚未全部与靶细胞结合时,可大量输液,促进毒素排出体外。可使用短程大剂量皮质激素,如地塞米松 20～40mg/d 静脉注射,大剂量维生素 C、K 静脉注射。病程进展达内脏损害期,除积极对症治疗和护肝治疗外,可试用含巯基类解毒剂,如二巯丁二钠或二巯基丙磺酸钠,其作用机制可能是与毒伞毒素结合,打断毒素分子中的硫醚键,使其毒性减弱,从而保护了体内含巯基酶的活性。

【注意事项】

毒蕈中毒目前还缺乏特效治疗方法,中毒时常多人同时发病,必要时应赴现场急救。一面急救患者,一面询问引起中毒的毒蕈种类和食用量。急救治疗后应及时转送医院继续治疗,如有大批患者中毒,应遵照先重后轻的原则,按病情轻重次序转送。如收集患者食用的毒蕈标本,应同时移交给接诊医师,以便评估毒蕈毒性,供治疗时参考。

第七节　急性镇静催眠药物中毒

【概述】

急性镇静催眠药物中毒系一次性或短时间内服用大剂量具有镇静催眠作用的药物引起的以中枢神经系统抑制为主要症状的急性疾病,严重者可导致死亡。

镇静催眠药均具有脂溶性,其吸收、分布、蛋白结合、代谢、排泄以及起效时间和作用时间,都与药物的脂溶性有关。脂溶性大的药物易通过血-脑脊液屏障,作用于中枢神经系统,起效快,作用时间短,可按其作用时间长短分为长效、中效、短效及超短效四类,如表 16-2。

表 16-2　镇静催眠类药物作用时间及常用药物

类别	半衰期(h)	巴比妥类药物	半衰期(h)	苯二氮䓬类药物
长效类	24～96	巴比妥和苯巴比妥	>30	氯氮安定、氟胺安定
中效类	18～48	异戊巴比妥	6～30	硝basic安定、去甲羟安定
短效类	18～36	司可巴比妥	<5	甲基三唑氯安定
超短效类	3～6	硫喷妥钠		

【诊断和临床特征】

1. 急性巴比妥类药物中毒

(1) 轻度中毒:约催眠剂量的 2～5 倍,可出现嗜睡、言语不清、反应迟钝、判断和定向障碍。

（2）中度中毒：约催眠剂量的 5～10 倍，可出现沉睡，强刺激虽能唤醒，但不能答问，随后进入昏迷状态。呼吸略变浅慢，唇、手指、眼球可有震颤。

（3）重度中毒：约催眠剂量的 10～20 倍，可出现深度昏迷。早期可有四肢强直、腱反射亢进、踝阵挛阳性；后期则各种反射消失，瞳孔时大时小，呼吸变浅或不规则。短效类中毒易发生肺水肿，脉搏细速，血压下降，严重者出现休克，尿少或尿闭，氮质血症等。

2. 急性苯二氮䓬类药物中毒

（1）轻度中毒：头晕、嗜睡、记忆力减退、语言模糊，动作不协调等。

（2）重度中毒

1）中枢神经系统症状：出现昏迷及低体温，体温常在 34～35℃ 之间。

2）呼吸抑制：本类药物中毒均有不同程度呼吸抑制，开始时表现为呼吸浅而慢，逐渐出现呼吸困难和呼吸性酸中毒，严重时可致呼吸骤停。

3）心血管系统功能抑制：由于药物作用引起容量血管扩张、心输出量减少，导致有效血容量减少，出现血压下降、脉搏增快及尿量减少等；重者出现休克、心搏骤停和肾衰竭。

4）其他：安定类药物中毒者可伴有锥体束征，肌张力增高和震颤等；瞳孔由小变大，对光反射消失等。甲喹酮尚可发生过敏反应，其发生率约0.2%～3.4%。

对具有明确的使用此类药物史而出现上述表现者，可作出诊断。对病史不详而出现上述症状者，应注意与脑血管意外、一氧化碳中毒及其他药物中毒相鉴别，必要时可对呕吐物、血或尿液进行药物定性，协助诊断。

【救治要点】

1. 洗胃　经口服中毒清醒者，可首先使用催吐法洗胃，并询问药名、剂量及服用时间和是否经常服用该药等。昏迷者宜插管洗胃，洗胃液宜选用温清水。服药时间超过 4～6 小时者，洗胃效果不佳，但服药剂量大者仍应洗胃，洗胃后经胃管注入用药用炭 50～100g 加 100ml 水制成的混悬液，并用硫酸钠 10～15g 导泻，以减少药物的吸收。忌用硫酸镁液，因镁剂可加重对中枢神经系统的抑制作用。

2. 加强生命支持治疗　急性巴比妥药物中毒的主要致死原因为呼吸和循环衰竭。因此，维持有效的气体交换和有效血容量是抢救成功的关键。深昏迷伴呼吸抑制者宜尽早气管插管，必要时气管切开，建立人工呼吸，纠正低氧血症并维持酸碱平衡；对出现低血压者，应首先扩容，必要时使用血管活性药物。

3. 促进已吸收药物的排出　静脉补液 5% 葡萄糖及等渗盐水 2000～3000ml/d；选用快速利尿剂或甘露醇，此对中、长效苯巴比妥类药物中毒效果较好,利尿前应注意水及电解质平衡,给药方法:呋塞米 1mg/kg 静脉注射,每 6 小时重复使用,使尿量达 300～400ml/h;此外,还可碱化尿液,静脉注射 5％碳酸氢钠 150～250ml,使尿 pH 达 7.5～8.0,可促进巴比妥经肾脏排泄。

4. 特效解毒剂 氟马西尼(flumazenil)为苯二氮䓬类拮抗剂,能竞争性结合到 BZ 受体部位,逆转或减轻中枢神经系统的抑制。给药方法:首次 0.2mg 稀释后缓慢静脉注射,可每 1～2 小时静脉给氟马西尼 1mg。

5. 对症治疗 低体温者,应注意保暖;心律失常者,予以心电监护,在纠正水与电解质平衡的基础上,给予抗心律失常药物治疗;可适量选择性应用呼吸兴奋剂,如贝美格、印防己毒素、尼可刹米、戊四氮等,具有促进清醒和兴奋中枢的作用,但不建议常规使用;静脉注射纳洛酮有助于缩短昏迷时间;预防性应用抗生素,以防继发感染。

6. 人工肾或腹膜透析 具有下列情况者可考虑:①服用致死量的中、长效巴比妥药物中毒;②重度中毒对一般治疗方法疗效不佳者;③肝、肾功能不全伴有高钾血症、酸中毒者;④同时服用较大剂量的其他镇静催眠药物。

第八节 抗抑郁药中毒

【概述】

临床常用的抗抑郁药为三环类抗抑郁药(tricyclic antidepressants,TCA),主要有丙米嗪(imipramine)、氯米帕明(chlorimipramine)、阿米替林(amitriptyline)、多塞平(doxepin)等。

TCA 口服后约 1～4 小时达血浆峰值浓度,并迅速分布到肝、肾、心、肺及脑等组织,其与组织细胞结合量远大于和血浆蛋白结合量[两者之比约为(10～30)∶1]。半衰期约 24 小时。主要经肾由尿排出,少数由胆汁和粪便排出。

【诊断和临床特征】

一次顿服 TCA 1250mg(25mg×50 片)可能引起死亡。超剂量服药可出现严重毒性反应。临床表现为 TCA 超量中毒特征性的昏迷、惊厥发作和心律失常三联征。另外还可见高热、低血压、肠麻痹、尿潴留、呼吸衰竭、心脏骤停等。

1. 抗胆碱能样不良反应 轻者在治疗期出现口干、轻度散瞳、视物模糊、手指震颤、心动过速,继续服用,以上不良反应多能减轻或消失;重者可出现眼内压增高、尿潴留等,此时应减量或停服。个别严重患者可引起阿托品危象,表现瞳孔散大、面色苍白、心动过速、胸闷、恐惧、濒死感,可持续数十分钟。如原有心血管疾病,则此种反应可导致心肌损害、休克或猝死。

2. 神经精神方面　一般无锥体外系反应。轻则失眠或嗜睡，震颤，肌阵挛；重则可出现共济失调、延髓麻痹、幻觉、妄想、躁狂状态。大剂量可引起不同程度意识障碍或急性谵妄状态。

3. 心血管系统　可出现体位性低血压、心动过速、各种心律失常，宜立即停用本药，并给予对症处理，重者可出现休克、心脏骤停而猝死。

4. 血液系统　可出现嗜酸粒细胞增加，少数可有白细胞减少。

【救治要点】

TCA 治疗过程中应密切观察不良反应，如为轻度不良反应，可减量继续服用观察，如不良反应加重应立即停用。

（1）维持患者的呼吸和循环功能：对昏迷、呼吸抑制及反复癫痫发作者应保持气道通畅，及时气管插管，人工通气。纠正低血压及休克。主张用直接作用类似拟交感药，如去甲肾上腺素；不主张用肾上腺素、异丙肾上腺素、多巴胺、间羟胺。禁止催吐以防发生吸入性肺炎。

（2）在 12 小时内误服大量本类药物时，立即由胃管灌入药用炭混悬液（50～100g 药用炭加于 250～500ml 水中），灌入胃中洗之，每 2～6 小时服药用炭 30～50g 直至排出的粪便含有药用炭为止。

（3）因 TCA 和组织细胞结合量远大于和血浆蛋白结合量，故强化利尿疗效有限。因此应以补液促进毒物排泄为主。

（4）可用胆碱酯酶抑制剂毒扁豆碱 2mg 缓慢静脉注射，可迅速缓解 TCA 引起的抗胆碱能反应，但抢救中应密切观察毒扁豆碱本身的毒反应重，目前不主张应用。

（5）持续心电监护：对有心律失常患者，在抢救时应禁用钠通道阻滞剂中能延长复极时间（延长 P-R、QRS 和 QT 间期）的药物，如奎尼丁、普鲁卡因胺等；可采用钠通道阻滞剂中能缩短复极时间的药物，如利多卡因、苯妥英钠。

（6）控制癫痫发作：地西泮 10～20mg 静脉注射，苯妥英钠 10～15mg/kg，静脉注射或静脉滴注，速度不超过 1mg/(kg·min)。

第九节　阿片类药物、毒品中毒

【概述】

阿片类药物主要指阿片生物碱类镇痛剂，如吗啡和可待因。临床上主要用以镇痛作用，但本类药物反复连续应用，易产生耐受、成瘾，成瘾后一旦停药即出现戒断症状，在不断增大剂量过程中，如用量过大或滥用此类药物可引起急性中毒。

吸毒者所滥用的药物、植物或其他化学物质统称为毒品,其种类包括:①麻醉镇痛剂,如海洛因、吗啡、鸦片、美沙酮等;②迷幻剂,包括大麻、麦角二乙酰胺(LSD)等;③镇静催眠剂,包括巴比妥类、苯二氮䓬类药物;④兴奋剂,包括安非他命(amphetamines)、去氧麻黄碱(俗称冰毒)和古柯碱(cocaine);⑤其他类,包括可待因止咳糖浆、酒精、烟草、有机溶剂等。在我国,海洛因是目前流行最主要的毒品。

【诊断和临床特征】

吗啡中毒与海洛因中毒临床表现基本一致,可分为轻度中毒和重度中毒。

1. 轻度中毒　表现为头晕、头痛,恶心、呕吐,兴奋或抑郁,瞳孔缩小,心率减慢,血压降低,肌张力先增高后减低,有时出现幻想,便秘,尿潴留。

2. 重度中毒　昏迷,针尖样瞳孔,呼吸高度抑制为吗啡中毒的"三联征"。通常意识改变与呼吸抑制及用药剂量有关,可呈深睡、浅昏迷或深昏迷,可伴有腱反射消失,亦可出现惊厥、角弓反张、牙关紧闭等。常可见体位性低血压、心动过缓和缺氧症状,严重时可由于缺氧、酸中毒和组胺释放导致非心源性肺水肿。

有过量使用本类药物,特别是静脉注射或烟(烫)吸毒品史,而出现上述临床表现者,排除其他中毒后,即可作出诊断。怀疑为吗啡中毒时,可诊断性静脉注射纳洛酮,即刻解除呼吸抑制者,可协助诊断,血、尿此类药物浓度检测,或尿吗啡定性测定可确定诊断。注意:海洛因吸毒者,有时因一时无法得到毒品引起重度海洛因戒断综合征(severe heroin withdraw syndrome,SHWS),其昏迷、发绀等临床表现与海洛因重度中毒者相似,且两者均有吸毒史,容易造成误诊。

【救治要点】

1. 轻度中毒者　以对症处理为主,注意观察意识状态和呼吸改变。中毒症状解除后,应帮助患者建立信心,进行脱毒治疗。

2. 重度中毒者　应予以急救处理,挽救生命。①保持呼吸道通畅并给予吸氧,对呼吸抑制、严重缺氧者应及时予以气管插管,进行人工通气;②应尽快使用解毒剂治疗,纳洛酮(naloxone)是阿片受体拮抗剂,能逆转或减轻阿片类药物所造成的昏迷和呼吸抑制。首剂 0.4～0.8mg 静脉注射或肌内注射,继之 2mg 加入 5% 葡萄糖溶液 500ml 中 4～6 小时滴完。可重复使用至呼吸恢复。纳洛酮静脉注射后可即刻诱发呕吐,应保持气道通畅,对高血压、心律失常者慎用;③对症治疗:经口服中毒者,应常规洗胃;及时纠正低氧血症,出现肺水肿、脑水肿者,予以脱水、利尿治疗;预防和控制感染;适当支持治疗;合并镇静类药物中毒时,可给予促进清醒药物处理等。

【注意事项】

本类药物或毒品中毒发生时,轻度中毒者,对症治疗和支持治疗为主,静脉输液促进毒物排泄,并密切观察呼吸、瞳孔变化及意识状态。重度中毒时,应首先保持呼吸道通畅,吸氧,建立静脉通道,快速静脉注射纳洛酮 0.4~1.2mg。

如诊断为毒品中毒,应按有关规定加强管理。

第十节 毒 蛇 咬 伤

【概述】

世界毒蛇有 160 种左右,我国有 47 种。常见的有 10 余种,如金环蛇(bungarus fasciatus)、银环蛇(bungarus multicinctus)、眼镜蛇(cobra naja naja)、眼镜王蛇(cobra naja hannah)、蝰蛇(vipera)、尖吻蝮蛇又叫五步蛇或蕲蛇(agkistrodon acutus)、白眉蝮蛇(agkistrodon halys)、竹叶青蛇(trimeresurus albolaoris)、烙铁头蛇(trimeresurus mucrosquamatus)及各种海蛇(hydrophiidae)等。

蛇类主要分布在南方温暖地区,北方地区种类数量少。南方地区 3 月份直到晚秋,均有毒蛇伤人;但 7~9 月份毒蛇繁殖季节,伤人最多。海蛇分布在北部湾至山东沿海的河口地区。伤死率因毒蛇种类、进入体内毒量及临床表现不同而异,全世界因毒蛇咬伤每年致死 5 万~6 万人。

【诊断和临床特征】

蛇毒中毒诊断要点:

1. 有蛇咬伤史者即可考虑诊断。判断是毒蛇还是无毒蛇咬伤,可参考局部伤痕判断。

2. 被咬伤的局部,可有成对或单一深牙痕,有时伴有成串的浅牙痕。在咬伤的局部,立即出现麻木、肿胀、剧痛或出血等表现,尤其混合毒及血循毒类毒蛇咬伤时更明显;神经毒为主者出现局部剧痛,但肿胀不明显。蛇咬伤后,有时可能找不到深牙痕,只有局部或全身症状,不可轻易否定诊断。只有 2~4 排浅牙痕,而无局部肿痛或全身症状者,通常为无毒蛇伤。

3. 被咬伤的肢体,一般多在数分钟内出现局部症状,以后出现全身性中毒症状。某些神经毒类为主的蛇咬伤,局部以麻木为主,全身以嗜睡为首发中毒症状,常易被伤者忽视而延误诊治。

4. 咬伤后患者的全身中毒症状,常先出现心动过速,嗜睡,恶心,昏厥,全身无力,上睑下垂。

5. 神经毒类中毒的致死原因主要是急性呼吸衰竭;血循毒及混合毒类中毒常见的致死原因为急性凝血障碍、失血及继发性急性肾衰竭和急性心力衰竭。

不同种类毒蛇咬伤的临床表现不同,特别是咬伤后未发现毒蛇者,需做出临床鉴别诊断,可参考表 16-3。

表 16-3　神经毒、血循毒、混合毒毒蛇咬伤的临床鉴别

项目	神经毒蛇类	血循毒蛇类	混合毒蛇类
蛇种	金环蛇、银环蛇、海蛇	竹叶青蛇、烙铁头蛇、五步蛇、圆斑蝰蛇	眼镜蛇、眼镜王蛇、蝮蛇
局部表现			
红、肿、热、痛	金环蛇、海蛇局部稍肿	明显	明显
伤口流血不止	-	常有	-
水疱、血泡、瘀斑	-	常有	不定
组织坏死、溃烂	-	有	有
局部感觉麻木、痒	有	-	-
全身表现			
困倦、嗜睡	有	-	有
呼吸改变	早期正常,中期加快,后期麻痹	早、中期快,后期麻痹	早、中期快,后期麻痹
神志变化	易昏睡	早、中期清醒,后期昏迷	易昏睡
上睑下垂	常有	-	常有
复视或吞咽麻痹	有	-	有
咽部异物感,声嘶、失语或流涎	有	-	有
肌肉麻痹	有	一般无	有
畏寒、发热	少见	一般有	一般有
恶心、呕吐	有	-	有
广泛出血	-	有	不定
腹痛、腹泻	-	常有	-

【救治要点】

1. 结扎防止毒素扩散　毒蛇咬伤后,立即在肢体咬伤处的近心端结扎止血带或代用物,结扎不宜过紧,一般以阻断静脉血液回流为准。为了防止肢体远端因血液循环阻断而发生组织坏死,应每隔 20 分钟放松止血带 1～2 分钟,待伤口处理后 20～30 分钟方可解除。

2. 清创

(1) 冲洗:用 1：5000 高锰酸钾溶液(紧急时冲洗液可为冷开水、肥皂水、生理盐水、3％过氧化氢等任一种)冲洗伤口后,用消毒手术刀于伤口牙痕处作"十"字切开,深达皮下组织。

(2) 排毒:用拔火罐或吸奶器反复吸出毒液,也可链霉素或青霉素类小空瓶,把底磨掉、磨平后,将底部罩在伤口上,用注射器插入橡皮塞内抽吸。紧急情况下,现场无拔火罐或吸奶器等物品时,可直接用口吸吮,但吸吮者口腔应无破损,吸吮后,伤口应消毒,吸吮者应漱口。将患肢置于下垂位置,利于引流、减少

毒素吸收。可将伤口部位浸入 2％冷盐水中，用手自上而下、自四周向伤口中心挤压排毒。

（3）湿敷：彻底排毒后，用 2％生理盐水或 1：2000 高锰酸钾或 1：5000 呋喃西林溶液湿敷，以利于毒液继续排出；如伤口已发生坏死、溃烂，可用 0.1％胰蛋白酶溶液湿敷。对伤口周围水疱或血泡，可先用消毒注射器抽出渗出液，然后再湿敷。

（4）封闭：可用胰蛋白酶 2000mg 加入 0.25％～0.5％普鲁卡因 20～60ml 中，在伤口周围作局部浸润注射，并在伤口上方 2～3cm 处作环形封闭注射，胰蛋白酶可破坏蛇毒毒素中的蛋白质成分，用药前可先肌内注射异丙嗪 25mg 或静脉注射地塞米松 5～10mg，以防止过敏反应。对伤口肿胀明显，发生组织坏死者，也可用 10％依地酸二钠 4ml 加入到 0.25％普鲁卡因 80～100ml 中，于伤口周围局部浸润注射。

3. 应用解毒药物　抗蛇毒血清治疗：先抽取 0.1ml 抗蛇毒血清，加 1.9ml 生理盐水充分混合均匀后，取 0.1ml 皮试，观察 15～20 分钟。若皮试局部皮丘直径不超过 2cm，周围没有毛细血管扩展或水疱，为阴性，否则为阳性。

常用剂量：抗金环蛇血清 5000U；抗蝰蛇血清 5000U；抗蝮蛇血清 8000U；抗五步蛇血清 10 000U；抗眼镜蛇血清 10 000U。将抗毒血清 10ml，加入 5％葡萄糖盐水 60～80ml，缓慢静脉滴注。在毒蛇咬伤后 3～4 小时之内使用最佳。必要时 4～6 小时重复给药。

使用多价抗毒血清，可根据毒蛇咬伤的可能种类使用。成人与儿童剂量相同。

对皮试阳性或可疑阳性者，先用地塞米松 10mg 加入 5％葡萄糖液 200ml，静脉滴注，之后用 5％葡萄糖盐水 500ml 加入抗毒蛇血清 1～2ml 缓慢静脉滴注，严密观察 30 分钟左右，若无反应，可能已经脱敏，此时可将剩余的抗蛇毒血清加入葡萄糖盐水中，静脉持续滴注。使用抗蛇毒血清后，要继续观察血清反应；除速发过敏反应外，有时会有迟发的血清病发生。

4. 中药治疗

（1）中草药治疗：应用越早，效果越好。常用中草药有：七叶一枝花（蚤休）、半边莲、扛板归、八角莲、山梗菜、徐长卿、望江南、木芙蓉、三叶鬼针草、鸭拓草等，具有清热解毒、止痛消肿及散瘀作用。

（2）中成药治疗：常用的有季德胜蛇药，上海蛇药，2 号注射剂，吴江蛇药，红卫蛇药，群生蛇药等。

5. 对症及支持疗法

（1）吸氧：一般吸高浓度氧，鼻管吸氧即可。

（2）凝血障碍及 DIC 的治疗：除及早使用抗毒血清终止全身中毒外，尚无其他特效药物。冷凝蛋白或新鲜血液及血液成分，小量多次静脉输注，有一定效果。但大量输注这类制品，有时会加重病情。

（3）输液：输液的原则是量出为入。过多的输液可能加重中毒症状，引发心、肺、肾急性功能衰竭。输液时可加入维生素 C 500mg，维生素 B_1 100mg 和（或）维生素 K_1 10mg，肌内注射，2 次/天。输注液体中可加入 ATP、辅酶 A 等。

（4）预防感染：以青霉素为主，也可依情况同时加用其他抗生素。

（5）预防破伤风：使用破伤风抗毒素，先做皮试，无过敏者，一次肌内注射1500U 即可。

（6）心搏骤停、休克、心力衰竭、呼吸衰竭、急性肾衰竭、颅内出血和急性肌膜间隙综合征的治疗。血循毒及混合毒类毒蛇咬伤的患肢，常因肢体重度水肿压迫肌肉易致急性肌膜间隙综合征，应及时诊断，及早手术减压。形成该综合征时，间隙内压力常超过 $40cmH_2O$。某些毒蛇咬伤可出现垂体前叶或肾上腺损害，引起激素缺乏，适时使用有关激素是必要的。

【注意事项】

毒蛇咬伤发病急、病情重、严重并发症多，现场进行伤口处理和上述有关急救后，应紧急转送条件较好的医院进一步治疗。转送途中，患者卧位或半坐位，保持呼吸道通畅，保持伤口部位下垂，便于毒液引流和减少毒素吸收，如伤口尚未得到彻底处理，结扎的止血带不可解除，但必须注意定时放松，以免导致组织缺血坏死。

治疗中应禁用中枢抑制及肌肉松弛药物：如吗啡、氯丙嗪、巴比妥类、苯海拉明、箭毒、氯琥珀胆碱。慎用抗凝药物：如肝素、枸橼酸钠、双香豆素类药物。

如已捕杀毒蛇，应同时报告鉴定或辨认结果。

第十一节　螫　伤

【概述】

膜翅目昆虫（如黄蜂、蜜蜂和螫蚁）等用尾部的毒刺刺入人体皮肤后释射毒液发生局部和全身反应称螫伤。

【临床表现】

1. 黄蜂、蜜蜂和螫蚁　螫咬部位水肿，可波及邻近关节。再次螫咬后，可能增加全身毒性反应的机会，表现：眼痒、荨麻疹，消化道功能紊乱、咳嗽，也可发生呼吸和循环衰竭。螫咬后 10～14 天可发生与血清病相似的迟发型反应，包括发热、不适、头痛、荨麻疹、淋巴结肿大和多发性关节炎。

2. 蚁科 火蚁(火蚁属),每次叮螫留有皮丘,6～24 小时后出现菌水疱,局部坏死、瘢痕及全身反应。在致敏患者中其毒液可与其他膜翅目昆虫螫咬发生交叉反应。

3. 蛛形纲(毒蜘蛛和蝎子等)

(1) 棕色隐士蜘蛛(褐皮花蛛属):螫咬引起轻微红斑性皮肤损伤,数日至数周后痊愈。有的螫咬后即刻发生疼痛、水疱形成和皮肤变成浅蓝色,3～4 天皮损坏死,形成焦痂。褐皮花蛛咬中毒是被螫咬后 1～2 天发热、寒战、呕吐、关节痛、肌痛、出血点、溶血,严重者抽搐、肾衰竭、弥散性血管内凝血和死亡。

(2) 黑寡妇蜘蛛(毒寇蛛):螫咬后局部疼痛,1 小时出现红斑(常似靶形)、肿胀和痉挛。常累及大肌群,腹壁肌肉疼痛性痉挛酷似腹膜炎,疼痛持续 3 天,肌无力和痉挛持续数周至数月。有的可出现高血压、呼吸衰竭、休克和昏迷。

(3) 蝎子(蝎科):刺尾蝎属的鸣蝎螫咬后局部烧灼感,无咬痕。儿童与老年人全身反应多见,心动过速、分泌物增多、眼球浮动、角弓反张和肌震颤。眼球浮动具有特殊诊断意义。

【诊断要点】

1. 昆虫螫咬史,捕捉到螫咬昆虫是最好的诊断。

2. 局部反应 常表现荨麻疹、红、肿、热、痛。

3. 全身反应 发热、呼吸困难或窘迫、血压降低或休克,出、凝血障碍、多器官功能障碍或衰竭,以致死亡。

4. 特殊试验 轻叩螫咬部位产生剧痛提示蝎子螫咬诊断;眼球浮动对鸣蝎螫咬诊断有特殊意义。

5. 局部反应引起的红肿与蜂窝织炎鉴别较困难。

【治疗方案及原则】

所有膜翅目昆虫螫咬伤治疗相同,发生过敏性休克时应立即 ABC 复苏。

(一) 一般处理

1. 患者保持镇静,卧床休息。

2. 应用镇痛和镇静药。

3. 结扎螫咬部位近心端,用消毒后尽快拔除或针拔出毒刺。

(二) 伤口局部处理

1. 抬高患肢可减轻肿胀。

2. 用弱酸或弱碱溶液冲洗清洁伤口,后用冰袋冷敷。

(三) 抗过敏治疗

1. 轻度局部反应口服抗组胺和镇痛药;反应严重者用 1：1000 肾上腺素,0.3～0.5ml,皮下注射;10～15 分钟后可重复注射;苯海拉明 40mg 肌内注射,静脉输注雷尼替丁 50mg、甲泼尼龙 125mg 或氢化可的松 100～200mg。

2. 抗毒血清　严重毒液螫入应用马血清提取的抗毒血清 1～2 支,30 分钟内静脉注入;应用从山羊提取的抗蝎毒血清 1～2 支能立刻缓解症状。

（四）其他治疗

1. 低血压者　5％葡萄糖生理盐水溶液或复方氯化钠溶液静脉输注,必要时加输多巴胺和肾上腺素。

2. 呼吸困难　吸氧,应用沙丁胺醇吸入剂和氨茶碱或葡萄糖酸钙静脉输注。

3. 肌痉挛和肌震颤　苯二氮䓬类疗效迅速,葡萄糖酸钙静脉注射。

4. 发生 MODS 患者　早期应用血液净化。氨苯砜（50～200mg/d）和高压氧对部分进行性局部损害有预防作用。

【处置】

1. 对蝎子螫咬患者进行安慰很重要,用镇痛药治疗后短期观察出院。

2. 发生过敏反应者接受免疫治疗。

3. 保守治疗有效的轻症患者观察数小时后出院。严重者收住 ICU。

4. 有低血压和呼吸窘迫者至少应治疗观察 6 小时以上。必要时,重复抗组织胺药和糖皮质激素治疗。

5. 有全身反应和溶血患者必须住院,考虑输血和血液透析。

【注意事项】

1. 有气道痉挛或过敏性休克者首选肾上腺素;有过敏症状者立即应用抗组织胺药。

2. 发生气道梗阻者立即行气管内插管或气管切开。

3. 用 β 受体阻断药者对液体输注和肾上腺素无效时,可予高血糖素 1～2mg,每 5 分钟一次。

4. 糖皮质激素用于治疗持续性或迟发性过敏反应。

5. 抗毒血清治疗也能引起严重过敏反应。

6. 昆虫螫咬过敏复发率为 40％～60％,可行脱敏治疗。

第十二节　急性一氧化碳中毒

【概述】

在日常生活或生产中,含碳物质不完全燃烧产生一氧化碳,经人体吸入后血液碳氧血红蛋白（HbCO）浓度升高,引起机体不同程度的缺氧表现即为急性一氧化碳中毒。

【临床表现】

1. 急性中毒分型　通常按中毒程度分为三度。

（1）轻度中毒：血液 HbCO 浓度介于 10％～20％；头晕、头痛、恶心、呕吐、心悸、四肢无力、嗜睡、意识模糊、视物不清、感觉迟钝、谵妄、幻觉、抽搐和口唇黏膜呈樱桃红色。

（2）中度中毒：血液 HbCO 浓度介于 30％～40％；呼吸困难、意识丧失、昏迷，对疼痛刺激可有反应，瞳孔对光反射和角膜反射迟钝，腱反射减弱，呼吸、血压和脉搏可有改变。

（3）重度中毒：血液 HbCO 浓度高于 50％以上；深昏迷，各种反射消失，去大脑皮层状态：睁眼无意识，不主动进食或大小便，呼之不应，推之不动，肌张力增强。

2. 急性中毒并发症　一氧化碳中毒迟发脑病：急性一氧化碳中毒意识障碍恢复后，约 2～60 天"假愈期"，出现下列表现之一：①精神意识障碍：呈现痴呆木僵、谵妄状态或去大脑皮质状态；②锥体外系神经障碍：表情淡漠、四肢肌张力增强、静止性震颤、前冲步态；③锥体系神经损害：偏瘫、病理反射阳性或二便失禁；④大脑皮质局灶性功能障碍：失语、失明、不能站立及继发性癫痫；⑤脑神经及周围神经损害：视神经萎缩、听神经损害及周围神经病变。

【诊断要点】

1. 一氧化碳暴露史。

2. 中毒的相关症状和体征。

3. 血液 HbCO 测定。

4. 除外脑血管意外、脑震荡、脑膜炎、糖尿病酮症酸中毒。

【治疗方案及原则】

1. 立即将患者转移到空气新鲜的地方，保暖，保持呼吸道畅通。

2. 吸氧或高压氧治疗。

3. 人工呼吸　呼吸停止时，用呼吸机维持呼吸。

4. 血浆置换　危重患者可考虑血浆置换。

5. 治疗脑水肿　20％甘露醇和（或）呋塞米快速静脉滴注。三磷腺苷、糖皮质激素有助于缓解脑水肿。

6. 控制抽搐　脑水肿引起抽搐者，地西泮 10～20mg 静脉注射，抽搐停止后再静脉滴注苯妥英钠 0.5～1g，4～6 小时内重复应用。

7. 促进脑细胞代谢　三磷腺苷、辅酶 A、细胞色素 C、维生素 C 和甲氯芬酯（氯酯醒）250～500mg 肌内注射；胞磷胆碱 500～1000mg 加入 5％葡萄糖溶液 250ml 静脉滴注，每天一次。

8. 防治并发症和后发症

(1) 保持呼吸道通畅,必要时气管切开。

(2) 防止压疮和肺炎:合理选用抗生素。

(3) 鼻饲营养支持。

【处置】

1. 轻度中毒者　经吸氧后可完全恢复。

2. 重度中毒患者　昏迷时间过长者提示预后严重,可发展成去大脑皮层状态,也有些患者仍能恢复。

3. 迟发脑病者　恢复较慢,少数可留有持久性症状。

4. 重度中毒患者应收住 ICU。

【注意事项】

1. 加强预防 CO 中毒的宣传。居室内火炉要安装严密烟囱,预防逆风倒烟。

2. 安全操作规程,煤气发生炉和管道要经常检修以防漏气。

3. 加强矿井下空气中 CO 浓度监测和报警。我国规定车间空气中 CO 最高容许浓度为 $30mg/m^3$。

4. 进入高浓度 CO 的环境内时,要戴好防毒面具。

第十三节　淹　溺

【概述】

人淹没于水或其他液体后,液体充塞呼吸道及肺泡或反射性引起喉痉挛发生窒息和缺氧处于临床死亡状态称为淹溺。出水后暂时性窒息,有大动脉搏动者为近乎淹溺。

【临床表现】

1. 淹溺　淹溺者被解救出后神志丧失、呼吸停止或大动脉搏动消失,处于临床死亡状态。

2. 近乎淹溺　临床表现取决于溺水持续时间长短、吸入介质量多少、性质及器官损害程度有关。

(1) 症状:头痛、视觉障碍、剧烈咳嗽、胸痛、呼吸困难、咳粉红色泡沫样痰。溺入海水者口渴感明显,也可有寒战、发热。

(2) 体征:颜面肿胀、球结膜充血、发绀、口鼻充满泡沫或泥污;精神状态改变,烦躁不安、抽搐、昏睡、昏迷和肌张力增加;呼吸表浅、急促或停止。肺部干湿啰音;心律失常、心音微弱或消失;腹部膨隆,四肢厥冷。

【诊断要点】

1. 落水或其他液体介质史。

2. 神志障碍、呼吸道症状,有或无心搏停止。

3. 应注意同时伴有颈椎损伤等。

【治疗方案及原则】

1. 打捞 发现落入水或其他介质后尽快设法将淹溺者救出。

2. 保持气道通畅 尽快采取头低腹卧位,拍打背部行体位引流,迅速清除口鼻腔中污水、污物、分泌物及其他异物。

3. 心肺复苏 对于昏迷和呼吸停止者口对口人工呼吸,气管内插管。转运过程中,继续心肺复苏。复苏期间注意防止误吸。

4. 吸氧 吸入高浓度氧或高压氧治疗。有条件可行机械通气。

5. 复温 体温过低者,采用体外或体内复温措施。

6. 处理并发症 惊厥、心律失常、低血压、肺水肿、ARDS、急性消化道出血、电解质紊乱和代谢性酸中毒者进行相应治疗。

【处置】

1. 所有淹溺或近乎淹溺者应收住监护病房观察 24～48 小时。

2. 预防发生 ARDS。

3. 无低氧血症或神经系统并发症者,出院随访。

【注意事项】

1. 水上作业或活动者,进行预防淹溺常识宣传教育和自救互救知识技能训练。

2. 从事水中活动或工作者,应严格进行体检。

3. 避免在浅水区潜泳、跳水。划船或用划水橇滑行时穿救生衣。水上运动前严禁饮酒。

4. 淡水可引起溶血和肺损伤,海水淹溺易发生肺水肿和低氧血。应注意区别处理。

5. 大多数淹溺者猝死的原因是严重心律失常,注意预防。

第十四节 电 击 伤

【概述】

电流或电能引起人体电生理变化和不同程度组织损伤或器官功能障碍甚至死亡称为电击。

【临床表现】

1. 轻度电击 瞬间感觉异常、痛性肌肉收缩、惊恐、面色苍白、头痛、头晕和心悸等。触电部位局部皮肤和组织电烧伤。

2. 重度电击 心搏、呼吸骤停和神志丧失，不及时进行心肺复苏即可致死。

3. 烧伤 高压电击处至少有两处严重皮肤烧伤，烧伤处组织炭化或坏死成洞。有衣服点燃，出现与触电部位无关的大面积皮肤烧伤。

4. 急性肾衰竭 严重电击可引起肾脏损伤。

5. 神经系统 电击后数日或数周可出现上升性或横断性脊髓炎、多神经炎综合征。复苏后幸存者遗留有定向力丧失和癫痫发作。

6. 骨折 触电后可发生脊椎压缩性骨折或肩关节脱位，由高处坠地可发生长骨骨折。

7. 约半数电击者有单侧或双侧鼓膜破裂；单侧或双侧白内障；孕妇电击后可发生流产或死胎。

【诊断要点】

1. 触电史，电流类型和强度。

2. 心肌损伤和心律失常。

3. 神经系统 抽搐、昏迷、瘫痪或截瘫，周围神经病。

4. 皮肤烧伤和骨折及脱位。

5. 注意除外心肌梗死、脑血管意外和中毒。

【治疗方案及原则】

1. 切断电源 用绝缘物使患者与电源断离。

2. 心肺复苏 心搏和呼吸停止者立即进行心肺复苏和供氧。

3. 急性肾衰竭 静脉输注乳酸钠林格液，维持尿量在 $50\sim75ml/h$；肌球蛋白尿者，乳酸钠林格液 1L 加甘露醇 12.5g，静脉输注碳酸氢钠碱化尿液，维持尿量在 $100\sim150ml/h$；高钾血用葡萄糖溶液加胰岛素或血液透析治疗。

4. 外科处理 坏死组织清创术；腔隙综合征患者腔隙压力升高行减压术。

5. 外周神经损伤治疗 数天后神经损伤不缓解者，用环氧酶抑制剂或联合抗氧化剂治疗。

【处置】

1. 高压电和雷击者收住 ICU，48 小时心电监测和进行相关检查。

2. 电击伤的妊娠妇女应住院监测胎儿情况。

3. 无症状的低压电击者，心电图和尿液检查正常，观察 $6\sim8$ 小时出院。

【注意事项】

1. 大量肌组织坏死和急性肾衰竭会发生致命性高钾血症。

2. 电击后 $24\sim48$ 小时常出现消化道出血和弥散性血管内凝血。

3. 复苏后 24～48 小时常出现神经源性肺水肿和严重室性心律失常。

4. 坏死组织清创术后，预防注射破伤风抗毒素。

第十五节 中 暑

【概述】

中暑(heat illness)是指在高温、高湿环境下，人体体温调节中枢功能障碍、汗腺功能衰竭和水、电解质丢失过多所致的疾病。临床表现为高热、大量出汗或汗闭、虚脱、晕厥或昏迷等中枢神经系统症状。

【临床表现】

1. 症状和体征

1) 热痉挛：在高温环境下剧烈运动和大量出汗后，由于体钠严重丢失，出现强直性肌肉痉挛，常见于活动较多的四肢肌肉、腹部、背部肌肉的肌痉挛和收缩疼痛，尤以腓肠肌为特征，常呈对称性和阵发性。

2) 热衰竭：是热痉挛的继续和发展，常见于老年人和慢性疾病患者，主要由于大量出汗导致脱水、失钠、血液浓缩、血容量不足所致。主要表现为乏力、头晕、头痛、口渴、胸闷、恶心、呕吐、心悸、多汗、呼吸增快、脉搏细速、心律失常、皮肤湿冷、晕厥、肌痉挛、血压下降甚至休克，但中枢神经系统损害不明显。

3) 热射病：由于长时间热衰竭或产热过多、散热减少所致，表现为高热(直肠温度≥41℃)，皮肤干燥、剧烈头痛、眩晕、恶心、呕吐、灼热、谵妄、昏迷、抽搐发作、呼吸急促、心动过速、瞳孔缩小、脑膜刺激征等表现，严重者出现休克、心力衰竭、脑水肿、肺水肿、急性呼吸窘迫综合征、急性肾衰竭、急性重型肝炎、DIC、多脏器功能衰竭或心搏骤停。

2. 实验室检查

(1) 血常规：血液浓缩、白细胞总数增高和中性粒细胞增高，可见中毒颗粒，血小板减少。

(2) 尿常规：可见蛋白、管型、红细胞、白细胞。

(3) 生化：转氨酶轻度或中度升高，血肌酐和尿素氮升高，肌酸激酶(CK)增高，电解质紊乱(如低钠、低氯、低钾或高钾血症等)。

(4) 血气分析：呼吸性酸中毒、代谢性酸中毒、呼吸性碱中毒。

(5) 心电图：各种心律失常和 ST-T 改变。

3. 特殊检查

(1) 怀疑有 DIC 时应检测凝血酶原时间、APTT 以及纤维蛋白原。

(2) 怀疑颅内出血或感染时，应进行脑 CT 或脑脊液检查。

【诊断要点】

1. 病史及分型

（1）了解患者发病前工作场所的温度、湿度和热辐射强度、居室的室温和通风情况。

（2）热痉挛以四肢肌肉对称性痉挛抽搐为特征,热衰竭以水、电解质紊乱、循环衰竭为特征,热射病以中枢神经系统症状为特征。

2. 危重指标

（1）体温持续高达 41～42℃。

（2）昏迷超过 48 小时伴有频繁抽搐。

（3）重度脱水出现休克。

（4）出现脑水肿、心、肝、肾衰竭、DIC。

【治疗方案及原则】

1. 立即脱离高温环境,转移到阴凉通风处,脱去衣服以利散热,饮用含钠的清凉饮料。

2. 吸氧　立即吸氧,保持呼吸道通畅,必要时应行气管插管,防止呕吐物误吸。

3. 物理降温

（1）酒精或凉水擦浴。

（2）头颈、腋下、腹股沟处放置冰袋,同时注意室内空气通风。

（3）用冰盐水 200ml 进行胃或直肠灌洗。

（4）可用冰 5% 葡萄糖盐水 1000～2000ml 静脉滴注,开始时滴速应控制在 30～40 滴/分。

4. 化学降温

（1）氯丙嗪注射液 25～50mg 在 2 小时内静脉滴注,有调节体温中枢、扩张血管、松弛肌肉、降低氧耗的作用,但低血压患者禁用。

（2）地塞米松注射液 10～20mg 静脉注射或静脉滴注,有助于降温和减轻脑水肿。

5. 防治脑水肿及抽搐

（1）脑水肿和颅内压升高者静脉给予 20% 甘露醇。

（2）糖皮质激素有一定的降温、改善机体的反应性、降低颅内压作用,可用地塞米松。

（3）抽搐发作者,可静脉输注地西泮。

6. 维护脏器功能

（1）呼吸衰竭者行气管插管,呼吸机辅助通气。

（2）肺水肿时可给予毛花苷丙、呋塞米、皮质激素。

（3）及时发现和治疗肾功能不全、肝功能不全。

（4）质子泵抑制剂预防上消化道出血。

7. 纠正水、电解质及酸碱紊乱

（1）低血压：生理盐水或乳酸林格液静脉输注恢复血容量，必要时应用血管活性药物升高血压。

（2）存在酸中毒时，可酌情给予5%碳酸氢钠静脉滴注。

【处置】

1. 先兆中暑和轻症中暑者可在对症处理后留院观察，病情平稳后门诊复查。

2. 重症中暑者在初步治疗后需住院治疗。

3. 伴有严重并发症的重症中暑患者需要入住监护病房。

【注意】

1. 中暑患者体温升高程度和持续时间与死亡率相关，因此需要及早降低体温，以测量肛温为准，当肛温降至38℃时，应停止降温。

2. 小分子葡萄糖苷有抗凝作用，不应作为扩容药输注过多，以免加重凝血功能障碍。

3. 治疗低血压应用血管收缩药时会引起皮肤血管收缩，影响散热。

4. 健康青壮年发生热射病时常有横纹肌溶解，需注意急性肾衰竭和致命性高钾血症的发生。

第十六节　鱼　胆　中　毒

【概述】

鱼胆中所含胆盐、胆汁毒素和氰化物有关，组胺类物质的致敏也起到一定作用。鱼胆汁吸收后首先到达肝脏，而后由肾脏排泄，故以肝肾毒害为主。

【临床表现】

1. 消化系统症状　恶心、呕吐、腹痛、腹泻、肝区叩击痛、肝大、黄疸、肝性脑病、腹水。

2. 泌尿系统症状　腰痛、肾区叩击痛、少尿、无尿、颜面及下肢水肿。

3. 心血管系统症状　第一心音低钝、心动过速或过缓、心脏扩大、心力衰竭、阿-斯综合征。

4. 神经系统症状　头晕、头痛、嗜睡、烦躁不安、四肢麻木、神志模糊、谵语、抽搐、癫痫、昏迷。

5. 血液系统症状　贫血、溶血、血小板减低。

6. 其他　畏寒、发热、全身皮疹。

【诊断要点】

1. 有过量食用鱼胆史。

2. 潜伏期约 2～3 小时，最短 30 分钟，最长 6 小时。

3. 消化道症状、肝脏损伤、急性肾衰竭、循环和神经系统表现。

4. 除外胃肠炎、急性黄疸型肝炎等疾病。

【治疗方案及原则】

1. 洗胃　72 小时之内患者均应常规洗胃，洗胃后用 50％硫酸镁 50ml 导泻，加速毒物排出。

2. 肾上腺皮质激素　地塞米松 10～20mg 静点，每日两次。

3. 肾衰竭　尽早血液透析或灌流。

4. 脏器功能支持　有心、肺、肝、脑等功能损害时应对症处理。

第十七节　强 酸 中 毒

【概述】

强酸主要是指硫酸、盐酸和硝酸等无机酸，有强烈的刺激和腐蚀作用。经口误服、皮肤接触、呼吸道大量吸入酸雾会引起局部烧伤和全身中毒。

【临床表现】

1. 经口误服者　口腔、咽部黏膜灼伤、坏死、溃疡，口腔、咽部、胸骨后及上腹部剧烈灼痛，恶心、呕吐、吞咽困难、喉头水肿或痉挛、窒息。

2. 皮肤及眼部等接触部位　呈现灰白、黄褐或棕黑色，周围皮肤发红，界限分明，眼角膜混浊、穿孔，视力减退、失明。

3. 吸入酸雾者　呛咳、咯血性泡沫痰、喉头水肿、痉挛、支气管痉挛、呼吸困难、发绀、窒息、肺水肿、休克、昏迷。吸入高浓度强酸烟雾，呼吸中枢因反射性抑制会出现"电击样"死亡。

【诊断要点】

1. 接触、误服、吸入强酸史。

2. 典型局部腐蚀、全身中毒的临床表现。

【治疗方案及原则】

1. 口服中毒

（1）取仰卧位，垫高下肢，禁用洗胃和催吐，禁用碳酸氢钠，选用镁乳、蛋清、牛奶等口服以保护食管、胃黏膜。

（2）纠正酸中毒、抗休克。

（3）呼吸困难、喉头水肿者应气管切开吸氧。

（4）口服皮质激素 2～3 周以减少纤维化，预防消化道瘢痕狭窄。

（5）疼痛剧烈者应给予镇痛剂。

2. 皮肤灼伤　立即脱掉衣服，用清水冲洗，然后用生理盐水清洗，禁用强碱液冲洗。

3. 眼部烧伤　立刻用清水冲洗，染后用 3% 碳酸氢钠溶液清洗，之后滴入 1% 硫酸阿托品药水。

4. 吸入中毒

（1）立即脱离现场，出现呼吸困难、窒息者应气管切开吸氧。

（2）疼痛剧烈者应给予镇痛剂。

（3）纠正电解质紊乱，防止休克。

（4）抗生素防治继发感染。

第十八节　强 碱 中 毒

【概述】

强碱中毒是指钾、钠、钙的氢氧化物及碳酸氢钠等经皮肤或消化道进入人体，引起局部烧伤及全身中毒症状。

【临床表现】

1. 皮肤及眼部等接触部位　可见皮肤充血、水肿、糜烂，眼角膜混浊、穿孔、视力减退、失明。

2. 口服中毒　口腔、咽部、食管、胃肠黏膜灼伤、坏死、溃疡，烧伤部位剧烈疼痛，恶心、呕吐、腹痛、腹泻、血样便、口渴、严重者消化道穿孔、休克。

【诊断要点】

1. 接触、误服强碱史。

2. 典型的局部腐蚀，全身中毒表现。

【治疗方案及原则】

1. 皮肤烧伤　立即脱去衣服，大量清水冲洗。

2. 眼部烧伤　生理盐水清洗。

3. 口服者

（1）禁用催吐和洗胃，可口服牛奶或蛋清。

（2）纠正电解质紊乱，防止休克。

（3）血钙降低者可予葡萄糖酸钙。

（4）口服皮质激素 2～3 周减少纤维化和预防消化道瘢痕狭窄。

（5）剧痛者给予镇痛剂。

（6）使用抗生素防治继发感染。

第十九节　冻　　僵

【概述】

冻僵又称意外低体温，是指人体长期暴露于寒冷环境中，机体散热量超过产热量，致使体温过度下降，新陈代谢降低而导致的全身损伤。

【临床表现】

1. 快速冻结型　体温急剧下降，迅速出现呼吸、循环衰竭，进入昏迷状态。

2. 缓慢冻结型

（1）直肠温度降至 33℃时，表现血压下降、寒战停止、肌肉、关节发硬。

（2）直肠温度降至 30℃时，表现意识模糊、幻觉、反应迟钝。

（3）直肠温度降至 28℃时，表现呼吸、心跳缓慢、心律失常。

（4）直肠温度降至 25℃时，表现昏迷、血压测不到、呼吸微弱且不规则，瞳孔散大，对光反射消失。

（5）直肠温度降至 23℃时，表现呼吸、心跳停止。

【诊断要点】

1. 特定受冻过程环境。

2. 体温（直肠温度）降低，全身冰冷。

3. 根据受冻时间长短、快慢不同，呼吸、循环、神经系统出现相应变化。

【治疗方案及原则】

1. 祛除病因　迅速将患者移至温暖处，脱去湿冷衣服。搬动时要小心、轻放，避免碰撞后引起骨折。

2. 复温

（1）患者体温在 32～33℃时，可用毛毯或被褥裹好身体。逐渐自行复温。

（2）体温<31℃时，应加用热风或用 44℃热水袋温暖全身。

（3）将患者浸泡于 40～44℃或稍低温度的水浴中，使其缓慢复温。

（4）鼻饲管内灌入加温饮料。

3. 对症治疗

（1）心肺复苏。

（2）纠正缺氧、血液浓缩、提高血压。

（3）纠正电解质紊乱和酸中毒。

（4）预防血栓形成和脏器功能衰竭。

第二十节 高 原 病

【概述】

高原病通常是指在海拔 3000m 以上的高原环境中，由于短期或长期适应不全引起的以缺氧为主要表现的一组疾病。

【临床表现】

1. 急性高原病

（1）急性高原反应：胸闷、心悸、恶心、呕吐、头晕、头痛、乏力。

（2）高原肺水肿：初期表现劳力性呼吸困难、干咳，严重者端坐呼吸、心动过速、咯粉红色泡沫痰。

（3）高原脑水肿：剧烈头痛、幻听、幻视、共济失调，严重者昏迷。

（4）高原视网膜出血：视力模糊、视野缺损、短暂失明。

2. 慢性高原病

（1）慢性高原反应：胸闷、乏力、食欲缺乏、记忆力减退、头晕、头痛、失眠。

（2）高原红细胞增多症：头晕、头痛、失眠、注意力不集中、颜面发绀、杵状指。

3. 亚急性高原病　主要有肺心病、心功能衰竭、液体潴留和红细胞增多表现。

【诊断要点】

1. 进入海拔较高或高原地区后发病。

2. 病情与进入高原速度、海拔高度以及有无适应明显相关。

3. 易地治疗或氧疗有效。

【治疗方案及原则】

1. 休息　适当休息和绝对卧床。

2. 氧疗　鼻导管吸氧（1～2L/min）或面罩吸氧（6～8L/min）。

3. 易地　氧疗无效时，迅速转送至低海拔区。

4. 肺水肿

（1）绝对卧床休息。

（2）氧疗：早期、大流量（6～8L/min）给氧。

（3）氨茶碱：轻者口服，重者氨茶碱 0.25g 加入葡萄糖溶液静脉滴注，4～6小时可重复一次。

（4）硝苯地平：一般舌下含服 20mg，以后每 8 小时口服 10mg。

（5）硝普钠：剂量从 15μg/min 开始，每 3～5 分钟增加一次，根据效果和血压调节。

（6）利尿剂：因有脱水，通常不用。血容量充足者，可用呋塞米 40～80mg 静脉注射。

（7）糖皮质激素：地塞米松 20～30mg/d 静脉滴注，连用 2～3 天。

5. 脑水肿

（1）氧疗：持续吸氧，流量 3～6L/min。

（2）减轻脑水肿：20％甘露醇 0.5～2.0g/kg 静脉滴注，每 8 小时一次；地塞米松 20～30mg/d 静脉滴注，1～2 次/天；呋塞米 20～80mg 静脉滴注。

（3）脑保护：低温冬眠、钙拮抗剂、抗自由基和抗氧化剂。

（4）辅助治疗：预防和控制感染、保持呼吸道通畅、营养支持。

（5）下送：治疗条件有限时，在进行必要处理后尽早下送。

（1）阿苯达唑：一顿不得超过 400mg，以后每天 1 片 1 次 100mg。

（5）噻苯咪唑：剂量是 10g/mm，分服，连 3～5 天，根据效果和病情。

（6）利尿药：可选醛固酮、速尿、双氢克尿噻、氨苯蝶啶用量应以及 10～20U/s，维持正常。

（7）肾上腺皮质激素：泼尼松长（或泼尼龙）口服剂量每日 8～8 片。

3. 脱水治疗

（1）氯化：甘露醇等适宜。

（2）甘露醇大量：20% 甘露醇 0.5～1.0g/kg 脱水降压正 连 3 小时，人 地塞米松 20～8mg/d 静脉滴注 每日 1～2 次，天，或甲泼尼龙 20～60mg 静脉注射。

第十七章 休 克

第一节 休 克 总 论

【概述】

休克（shock）是指在各种强烈致病因素作用下，引起有效循环血量急剧减少，导致机体组织血流灌注不足为特征的循环衰竭状态。在休克状态下血流不足以提供细胞的营养需求和代谢垃圾的有效清除，这样可导致细胞功能障碍，甚至死亡。休克大致可分为感染性休克、低血容量性休克、心源性休克、过敏性休克、神经源性休克、创伤性休克等。

【临床表现】

1. 低血压　成人收缩压低于 90mmHg，或比基础血压降低 60mmHg，脉压小于 20mmHg。儿童低于相应的标准[儿童正常收缩压＝80＋（2×年龄），mmHg]则示低血压。注意一些健康成人正常状态下血压可能低于 90mmHg；相反，先前有高血压的患者在出现休克时血压可能在正常范围。

2. 生命征的体位性改变　如果患者仰卧位无明显低血压，而又高度怀疑休克存在，需进一步测定坐位或直立位血压、脉搏。注意每次改变体位后需等 3～5 分钟，待血压、脉搏稳定后再进行测定。

3. 其他提示休克的重要征象　①心动过速；②交感神经兴奋：精神紧张或烦躁、焦虑、大汗、过度换气等；③外周循环低灌注：肢端湿冷（网状青斑）、外周脉搏搏动未扪及或细弱等；④精神状态改变：表现为烦躁不安、易激惹、神志淡漠、嗜睡、昏迷等。

【诊断要点】

休克诊断需满足：①致休克因素；②一定程度的血压下降；③组织灌注不良及缺氧表现。低血压不一定是休克，必须要有微循环和组织灌注不足表现。

【治疗方案及原则】

1. 病因治疗　尽早除去病因对及时中止休克的恶性循环非常重要。

2. 抗休克治疗　包括吸氧监护，容量复苏，血管活性药物使用，纠正酸中毒等。

3. 其他治疗措施 疼痛处理、激素,纳洛酮及机械辅助装置(三腔管、穿刺、反搏等)的使用。

4. 防治并发症 如 ARDS、急性肾衰竭、DIC 等。

【处置】

1. 一旦诊断休克,应立刻给予休克体位。患者取头低脚高位,不用枕头,腿部提高 30°,以利最大血流量流入脑组织;心力衰竭患者可采用半卧位;注意保暖和安静。

2. 实施重症监护,密切观察病情变化。临床监测,包括生命体征、心脏节律、尿量、精神状态、如血压很低或临床休克持续存在需行血流动力学监测。

3. 建立静脉通路。

4. 必要的临床评价 包括抽血标本查全血细胞计数、电解质、肝肾功能、心肌酶学、动脉血气、血型分析等项目,十二导联心电图,安置尿管等。

5. 及时处理和预防各种并发症。

【注意事项】

休克治疗的目的在于改善全身血流灌注,恢复和维护患者的正常代谢及器官功能。措施应及时、恰当,争取在短时间内(1~4 小时)改善微循环障碍,避免不可逆的脏器损害。

第二节 心源性休克

【概述】

心源性休克是泵血功能衰竭,心脏排血不足,组织缺血缺氧导致进一步微循环障碍引起的临床综合征。心源性休克是心脏泵衰竭的极期表现,可由多种病因引起,主要原因是大面积心肌梗死和急性心肌炎。

【临床表现】

表现为呼吸困难、端坐呼吸、咯粉红色泡沫痰、晕厥、神志淡漠、濒死感等。血压降低,收缩压低于 12.0kPa(90mmHg)或者原有高血压者,其收缩压下降幅度超过 4.0kPa(30mmHg);心率增加、脉搏细弱;面色苍白、肢体发凉、皮肤湿冷有汗;有神志障碍;尿量每小时少于 20ml;肺毛细血管楔压(PCWP)低于 2.67kPa(20mmHg)、心脏指数(CI)低于 2L/(min·m^2)。

【诊断要点】

凡确诊为急性心肌梗死和心肌炎患者,出现下列情况应考虑合并心源性休克:①收缩压≤90mmHg 或高血压患者低于原血压 80mmHg,至少持续 30 分钟;②脏器低灌注:神志改变、发绀、肢端发冷、尿量减少(<30ml/h);③除外由

于疼痛、严重心律失常、低血容量、药物等因素引起的低血压或休克。

【治疗方案及原则】

即使得到最好的治疗，患者预后仍很差。死亡率在内科治疗患者中为70％，外科干预后患者死亡率为 30％～50％。

1. 病因治疗 对急性心肌梗死合并心源性休克患者，最好采取 PTCA 进行血管再通；如没有上述条件，建议只要无禁忌证，立即予静脉溶栓治疗。

2. 抗休克治疗 包括吸氧监护，容量复苏，血管活性药物使用，纠正酸中毒，抗心律失常治疗等。

3. 其他治疗措施 如主动脉内球囊反搏术，用于严重的、难治的、其他方法无效的心源性休克。

4. 防治并发症 如 ARDS、急性肾衰竭、DIC 等。

【处置】

1. 一般紧急处理 所有患者均需建立静脉通路、高流量面罩吸氧及心电监测。绝对卧床休息，止痛，心电监护，留置尿管以观察尿量。

2. 药物干预 包括镇痛，溶栓，血管活性药物，抗心律失常药物等。

3. 条件允许行介入治疗或冠脉搭桥术，特别是对有左主干或三支冠脉病变者，采取紧急冠脉搭桥术，能提高生存率。

4. 冠心病监护病房（CCU）治疗。

【注意事项】

心源性休克的救治关键在于早期识别，明确诊断，稳定生命征和充分给氧，监测血流动力学变化，迅速开展特殊治疗，尤其是心脏介入治疗的应用。

第三节 感染性休克

【概述】

各种病原微生物及其毒素侵入人体，导致全身性感染，如在全身性感染同时伴低血压（如收缩压＜90mmHg，或去除其他可引起血压下降因素之后较原基础血压下降幅度超过 40mmHg）和组织灌注不良，且经充分容量复苏后低血压和组织灌注不良状态仍持续存在，或必须应用血管活性药物才能维持血压正常，此种情况称感染性休克。

【临床表现】

1. 大多有感染病史伴随寒战、高热、多汗、出血、栓塞、衰弱及全身性肿胀等全身性感染的常见表现。

2. 过度通气，是感染性休克早期有价值的体征，应高度重视。

3. 少尿。

4. 意识障碍。

5. 全血细胞分类计数,白细胞计数$>12\times10^9$/L 或$<4\times10^9$/L,严重感染的患者如出现以上症状,要考虑到感染性休克的可能。

【诊断要点】

1. 临床上有明确的感染。

2. 有 SIRS 的存在。

3. 收缩压低于 90mmHg 或较原基础值下降的幅度超过 40mmHg,至少一小时,或血压依赖输液或药物维持。

4. 有组织灌注不良的表现,如少尿(<30ml/h)超过一小时,或有急性神志障碍。

5. 可能在血培养中发现有致病微生物生长。

【治疗方案及原则】

感染性休克的死亡率与患者基础情况、感染病原体、初始抗生素使用及并发症发展有关。革兰阴性菌全身性感染的死亡率达 30%。初始针对病原体使用有效的抗生素可提高存活率,不适当使用抗生素使死亡率增加一倍。

1. 抗感染治疗 急诊应用抗生素,抗生素应广谱,对革兰阴性、阳性菌及厌氧菌均有效;足量;免疫正常患者可单用一种广谱抗生素,如三代头孢菌素。免疫力减退患者常用有重叠覆盖的两种广谱抗生素。

2. 抗休克治疗,包括吸氧监护,容量复苏,血管活性药物使用,纠正酸中毒等。

3. 其他治疗措施,皮质激素、人工冬眠,物理降温使体温降至 37℃,可降低氧耗及代谢水平。

4. 防治并发症,如 ARDS、急性肾衰竭、DIC 等。

【处置】

1. 监护、吸氧。

2. 密切观察病情变化。

3. 建立静脉通路,扩容补液。

4. 必要的临床评价和微生物培养 血、尿液、分泌物及感染组织革兰染色和培养可以明确感染微生物。

5. 及时处理和预防各种并发症。

【注意事项】

血培养是诊断血管内感染的首要方法,但不加区别的血培养实用性甚低。

第四节　过敏性休克

【概述】

过敏性休克是由于已致敏的机体对抗原物质（如某些药物、异种蛋白等）发生的强烈全身性变态反应综合征，抗体与抗原结合使机体释放一些生物活性物质如组胺、缓激肽、5-羟色胺和血小板激活因子等，导致全身毛细血管扩张和通透性增加，心排血量急剧减少，血压下降达休克水平；此外，还可发生荨麻疹、喉头水肿、支气管痉挛和呼吸窘迫。

【临床表现】

1. 有用药或毒虫刺咬等致敏原接触史。

2. 发作时情况　多为突发，大多数患者过敏性休克发生于接触抗原5分钟内，有的几十秒钟内便可发病，在极短时间内陷入休克状态。

3. 早期表现　超过90％的患者合并荨麻疹、红斑或瘙痒症。早期可出现眼痒、流泪、鼻塞、打喷嚏或卡他性鼻炎，头晕、胸闷、气短及腹部不定位的隐痛或绞痛，继之则可出现喉头水肿和支气管水肿等呼吸道症状。

4. 呼吸困难和循环衰竭　患者可表现为呼吸困难、面色苍白、四肢厥冷、发绀、烦躁不安、脉搏细弱，血压显著下降。心动过速常见，在非常严重的过敏反应中也可以表现为心动过缓。

5. 其他表现　患者还可有胃肠道症状如恶心、呕吐、腹泻甚至大小便失禁等和泌尿生殖系症状如子宫收缩、尿急感。

【诊断要点】

过敏性休克的诊断不依赖于实验室检查和特殊检查，根据过敏原接触史、患者特征性临床表现即可诊断。如患者在作过敏试验、应用药物或动物血清时突然出现前述症状，应考虑到过敏性休克的发生。

【治疗方案及原则】

1. 立即停用或清除引起过敏反应的物质。

2. 抗过敏治疗，首选肾上腺素。

3. 抗休克治疗。

【处置】

1. 立即脱离过敏原，平卧，吸氧，肌内注射肾上腺素。

2. 监护、吸氧、建立大内径的静脉通道输入等渗晶体液。

3. 开放气道，解痉平喘。对有全身性症状或体征的患者，应立即估计气道开放情况。可行气管插管、气管切开术及环甲膜穿刺。

4. 早期使用肾上腺皮质激素及抗组织胺类药物。

5. 应转入 ICU,严密监测。

【注意事项】

应警告出院患者症状有复发的可能,并指导其万一发生反应以后如何寻求进一步治疗。但要注意排除:迷走神经血管性晕厥;低血糖性晕厥、虚脱及用药过量等临床情况。

第五节 失血性休克

【概述】

失血量过大超过机体代偿功能,不能提供足够的组织灌注及氧供,发生失血性休克,多发生于创伤,但也可发生于自发性出血(如胃肠道出血及分娩)时。临床上最常见的是急性发作的失血性休克。

【临床表现】

1. 头晕,面色苍白,出冷汗,肢端湿冷。

2. 烦躁不安或表情淡漠,严重者昏厥,甚至昏迷。

3. 脉搏细速,血压下降,呼吸急促,发绀。

4. 尿少,甚至无尿。

【诊断要点】

1. 继发于急性大量失血史。

2. 有口渴、兴奋、烦躁不安,进而出现神情淡漠,神志模糊甚至昏迷等。

3. 表浅静脉萎陷,肤色苍白至发绀,呼吸浅快。

4. 脉搏细速,皮肤湿冷,体温下降。

5. 收缩压低于 90mmHg,或高血压者血压下降 20% 以上,毛细血管充盈时间延长,尿量减少(每小时尿量少于 30ml)。

6. 中心静脉压和肺动脉楔压测定有助于监测休克程度。

【治疗方案及原则】

1. 立即进行生命体征监测 心电图、血压、呼吸、脉搏和尿量。

2. 血常规和血型、血生化及电解质、血气分析。

3. 迅速补充血容量。

4. 在扩容的基础上应用血管活性药物维持组织灌注。

5. 病因治疗 迅速查明原因,制止继续出血包括外科手术治疗。

【处置】

1. 在迅速诊断和治疗潜在出血的同时应纠正休克。

2. 血氧血压心电监测,应建立两个以上大口径静脉通道。

3. 液体复苏,必要时输血治疗。

4. 完成最初的补液、术前准备等基本处理后,失血性休克患者应转入手术室或 ICU,严密监测,精心治疗。

【注意事项】

严重失血性休克患者可发生凝血机制障碍,MOF 等并发症。对发生出血性休克的孕妇而言,保证母亲的组织灌注是保证胎儿供血的关键。

第十八章 创伤急救

第一节 多发伤

【概述】

多发伤是指人体同时或相继遭受两个以上解剖部位或脏器的创伤,而这些创伤即使单独存在,也属于严重创伤。

【临床表现】

1. 伤情复杂、伤势严重,多表现为生理功能急剧紊乱,脉细弱、血压下降、氧合障碍。

2. 有效循环量大减(含血液及第三间隙液),低容量性休克发生率高。

3. 根据不同部位、脏器和损伤程度,早期临床表现各异:

(1) 开放伤可自伤口流出不同性质和数量的液体。

(2) 颅脑伤表现有不同程度的神志改变和瞳孔变化。

(3) 胸部伤多表现呼吸功能障碍、循环功能紊乱、低氧血症和低血压。

(4) 腹部伤早期表现为腹内出血、腹部刺激征或低血压。

(5) 脊柱、脊髓伤可出现肢体运动障碍或感觉丧失。

(6) 长骨干骨折可表现肢体变形或活动障碍。

【诊断要点】

1. 抢救生命为第一要素,危重伤员应先抢救,后诊断。

2. 详细询问病史,了解致伤物体的性质及机体着力部位。

3. 生命体征尚不稳定的危重伤员,以物理检查为主,初步诊断为致命伤者不宜搬动伤员进行特殊检查,以免加重伤势,耽误抢救时间。

4. 多处伤的临床表现,可相互重叠或掩盖,早期应重点检查头、胸、腹部内出血和脏器伤。

5. 一处伤处理后伤情、休克仍无改善,应积极寻找引起休克的其他原因,不可满足一处伤的诊断,失去手术的最佳时机。

6. 多处伤、伤情复杂,伤势发展变化快,主要矛盾可能转化,因此必须动态观察伤势的演变趋向,以防漏诊、误诊。

【治疗方案和原则】

1. 复苏液体以晶体为主,如血细胞比容<30%,应输入浓缩红细胞。

2. 活动性出血伤员,在控制出血前维持收缩压 80～85mmHg 的可允许低血压水平,但时间愈久,纠正难度更大,并发症愈多,因此尽早控制出血仍是关键。过量、快速输液提高血压仅会加重出血,并可能导致组织水肿。因此应严密监测,随时调整。

3. 保持呼吸道畅通和气体交换,充分氧供,保持 SaO_2>90%。

4. 一般伤员经初期液体复苏,收缩压达 80～90mmHg 后,即可在继续输液的前提下进行相应的手术处置。

5. 凡大血管或实质脏器伤出血不止、生命体征进行性恶化或机体生理潜能已达极限,处于死亡三角(低体温、凝血障碍、酸中毒)的危重伤员,如不进行手术干预难以扭转恶化趋势和挽救生命。此时不能耐受大而复杂的手术,应行损伤控制性手术。

(1) 第一步为立即手术,用最简单方法控制出血和污染。

(2) 第二步为 ICU 监护,包括液体复苏、呼吸支持、纠正酸中毒、低体温和凝血障碍。

(3) 待呼吸功能、血流动力学基本稳定,死亡三角得以纠正,于伤后 24～72 小时进行确定性手术。

【处置】

1. 麻醉期间经过继续复苏、耐受并完成外科手术者,如生命体征相对稳定,未出现重要脏器功能障碍,术后可进入专科监护室进一步观察治疗。

2. 经过急诊科高级复苏 2～4 小时后生命体征仍不稳定者,或大手术、损伤控制性手术后出现原发性重要脏器功能障碍者应立即转入 ICU 进行进一步复苏和重要脏器功能支持。

【注意事项】

1. 严重休克、昏迷伤员不可能提供可靠的外伤史和明确的症状、体征。而开放性损伤、肢体伤却可引起医师的注意而急于处理,容易忽略或延误其他部位闭合性重要脏器伤的诊断。

2. 伤势稳定后应裸体直视触扪,对任何皮肤擦伤、淤斑、皮下血肿或触压痛都不可忽视。必要时检查耳、鼻、口腔、直肠、阴道,有时可提供诊断线索。

3. 在处置上必须有全局观点,判明威胁生命最大的主要损伤优先处置,如两处均处于危急状态,可分为两组同时进行处置。

4. 多处伤在处置上有时会发生矛盾,一伤的积极处置可能对他伤是有害的。如出血性休克同时伴发颅脑损伤时,限制性低血压对减少出血可能是有利的,但动脉压低颅脑灌注压不足,脑细胞缺血、缺氧会加重脑损伤。此时除输入晶体液外,配合呋塞米适当输入血浆、白蛋白,适当提高收缩压亦是必要的。如伤情允许立即止血仍是关键。

第二节 烧 伤

【概述】

由热力(火焰灼热气体、液体或固体)或电能、化学物质、放射线作用于不同厚度和含水量的皮肤而造成不同深度的损伤,又称灼伤。使机体失去防御细菌入侵的屏障,同时引起全身血流动力学、代谢、免疫等多方面严重紊乱。因此烧伤不仅是皮肤损伤,也是全身性疾病。

【临床表现】

1. 皮肤痛觉灵敏,疼痛剧烈,口渴,情绪焦虑,烦躁不安。

2. 大量体液从创面丢失,并渗漏至第三间隙或淤积于静脉系统,有效循环大减,形成低血容量性休克,血压下降,组织灌注不良。

3. 吸入性烧伤可发生喉头水肿和急性肺损伤,呼吸窘迫,通气换气功能障碍,低氧血症。

4. 目测法判断烧伤深度。

(1) Ⅰ度,红斑,干燥,无水疱,触之微敏。

(2) 浅Ⅱ度,有水疱,创底潮红,压之褪色,触之过敏。

(3) 深Ⅱ度有或无水疱,创底潮湿,可见脉络状毛细血管网,触之相对迟钝。Ⅲ度,蜡白或焦黄,干燥、坚韧,可见树枝状栓塞血管,感觉消失。

【诊断要点】

1. 询问病史

(1) 滚烫开水、油质、沥青、凝固汽油燃烧时,其温度持续时间各不相同,温度愈高,持续时间愈久,烧伤愈深。

(2) 环境空间愈小,产生的烟雾愈浓,积聚愈多,CO_2浓度愈高,愈合并有CO_2中毒的可能。

(3) 塑料制品燃烧时,可产生多种有害气体,可造成严重吸入性化学损伤。

2. 电烧伤时如有电流进出两个创面,应警惕深层组织损伤,可深及肌肉及大血管,甚至发生继发性出血或整个肢体坏死。

3. 酸烧伤时蛋白凝固迅速成痂,早期深度较难判断。

4. 碱烧伤时强碱使细胞脱水,脂肪皂化,范围可继续扩大或加深,创面剧痛。

5. 烧伤面积评估,通常用九九法,小面积烧伤或健康皮肤可用手掌法计算。

6. 烧伤严重度分类

(1) 轻度:总面积<9%的Ⅱ度烧伤。

(2) 中度:总面积10%～29%,或Ⅲ度面积<10%。

(3) 重度:总面积30%～49%,或Ⅲ度面积在10%～19%,或总面积不足30%,但下列情况之一者:全身情况较重或已有休克;复合伤;中、重度吸入伤。

(4) 特重:总面积>50%或Ⅲ度>20%。

7. 迅速检查血压、脉压、心率、呼吸、每小时尿量;实验室检查包括血尿常规、血小板、血细胞比容、电解质、血气和肝肾功能。

【处理】

1. 液体复苏,伤后48～72小时为休克期,应尽早、快速、足量输液,输液公式有:

(1) 公式1(成人简化公式):第一个24小时输液总量(ml)=烧伤面积×100(如体重特重或特轻±1000ml)。扣除基础水分2000ml后,余量的1/3为胶体液,2/3为晶体液。

(2) 公式2:第一个24小时:胶体液(ml)=烧伤面积(Ⅱ度、Ⅲ度)×体重(kg)×0.5(特重伤增至0.75);晶体液(ml)=烧伤面积(Ⅱ度、Ⅲ度)×体重(kg)×1.0,基础水分2000ml(小儿按体重计算)。

(3) 上述公式输液总量的一半,在伤后8小时内输入,另一半在其后16小时内均匀输入。第2个24小时,基础水量不变,晶胶体量均减半。

2. 保持呼吸道通畅,充分供氧,必要时气管插管或切开,保持SaO_2>90%。

3. 止痛选用哌替啶与异丙嗪肌内注射或静推。

4. 插入尿管,计算每小时尿量。

5. 除轻度烧伤、化学烧伤外,应在伤情稳定、休克好转后处理创面。

6. 伤周健康皮肤剃毛并用外用消毒液冲洗、擦净。

7. 创面处理

(1) 以大量清水洗净,化学烧伤冲洗、稀释时间不少于半小时,比使用弱酸、弱碱中和更能缩短时间,利于治疗。

(2) 包扎疗法适用于中、小面积或肢体污染轻的浅Ⅱ度烧伤。

(3) 暴露疗法适应于大面积深度烧伤或会阴部污染严重的烧伤。

(4) 深度烧伤者如条件许可,尤其是功能部位,可考虑积极去痂。

(5) 颈、胸、四肢环形Ⅲ度焦痂,影响呼吸或循环时应切开减压。

【注意事项】

1. 烧伤面积、深度在伤后一周后应多次复查、核实。

2. 休克期度过顺利与否，与伤后伤情发展、并发症的发生和预后密切相关。

3. 输液公式仅为参考，应根据伤情和各项检查结果适时调整：如收缩压>90mmHg、中心静脉压 8～12cmH$_2$O、脉搏<120 次/分，呼吸平稳、安静、SaO$_2$>90％，尿量>50ml/h，血细胞比容在 30％左右，四肢温暖、周围循环改善，应认为输液量适度。液体量不足，延缓休克的纠正，过量则有发生肺、脑水肿之虑。

4. 创面污染严重或浅Ⅱ度烧伤>5％应常规预防性注射破伤风抗毒血清。

5. 液体回收期为感染高峰期，伤后即行创面多处、多次细菌培养。早期可选用抗革兰阳性球菌或广谱抗生素，其后根据培养结果调整敏感的抗生素。

6. 如合并严重机械性肌肉损伤或红细胞因热力直接破坏，可出现血红蛋白尿或肌红蛋白尿，应增加尿量和碱化尿液。

7. 与战时不同，平时原则上争取就地治疗，如必须后送应在休克已被控制，全身情况稳定后再转运。

第三节　颅脑损伤

一、头皮裂伤

【概述】

头皮是颅脑防御外界暴力的表面屏障，具有较大的弹性和韧性，既有缓冲外界暴力的作用，又能将暴力通过头皮和颅骨传入颅内，造成脑组织损伤。头皮本身血运丰富，抗感染能力和伤后愈合能力都很强。

【临床表现】

1. 一般出血均较多，个别就诊时可有休克表现。

2. 头皮裂伤可合并挫伤，甚至头皮缺损。

3. 合并碎骨片外露，脑脊液流出或脑组织外溢，须按开放性脑损伤处理。

【诊断要点】

1. 头皮单纯裂伤

(1) 常因锐器的刺伤或割伤，大多数限于头皮或深达骨膜。

(2) 少数锐器可直接戳入或劈砍进入颅内，造成开放性颅脑损伤。

2. 头皮复杂裂伤

(1) 常为钝器损伤或头部碰撞外物所致。

(2) 裂口多不规则。

(3) 创缘有挫伤痕迹。

(4) 创口内常有毛发、泥土等异物。

(5) 严重时往往伴有颅骨骨折或脑损伤。

【治疗方案及原则】

1. 单纯头皮裂伤 尽早清创缝合，即使超过 24 小时，只要没有感染征象，仍可彻底清创一期缝合。

2. 头皮复杂裂伤

(1) 做好输血准备。

(2) 清创多数需在麻醉下进行。

(3) 彻底清创，可适当延长伤口或附加切口，缓解缝合困难。

(4) 头皮缺损，可采用转移皮瓣修补。

(5) 头皮撕裂伤，尽量保护残蒂血运，松解周围头皮，慎勿张力过大缝合。

【处置】

1. 剃光伤口周围至少 8cm 以内的头发。

2. 局部麻醉。

3. 生理盐水冲洗伤口，然后用肥皂水刷净伤口周围皮肤，去除泥土、毛发等异物。

4. 再用生理盐水至少 500ml 冲净肥皂泡沫，无菌干纱布拭干创面。

5. 局部消毒后，铺无菌巾，由外及里分层清创，去除残留异物和失活组织，彻底止血。

6. 分别缝合帽状腱膜和皮肤。

7. 术后给予抗菌药物和 TAT 注射。

【注意事项】

1. 头皮裂伤处理不当，可能造成感染，并继发颅骨骨髓炎、脑膜炎、脑脓肿等后果。

2. 大的裂伤或较粗大的头皮动脉出血，可造成失血性休克。

3. 清创时，创缘不可切除过多，以 2～3mm 为限，以免张力过高，影响愈合。

4. 伤口缝合困难时应于伤口两侧皮下充分游离，减张后缝合。

5. 检查和处理头皮裂伤时要争分夺秒，不得延误更重要的颅脑损伤诊治。

二、头 皮 血 肿

【概述】

头皮富含血管，遭受钝性打击或碰撞后，可使组织内血管破裂出血，而头皮保持完整。头皮出血常在皮下组织中，帽状腱膜下或骨膜下，血肿所在部位和类型有助于分析致伤机制，并对颅脑损伤作出估计。

【临床表现】

1. 皮下血肿　范围局限较小,触之硬,有时中心较软,疼痛十分显著。

2. 帽状腱膜下血肿　较大,可蔓延至全部头皮,有波动感,疼痛较轻,可有贫血貌。

3. 骨膜下血肿　常局限于骨缝之间,触之较硬,偶有波动感。

【诊断要点】

1. 有钝物打击或碰撞外伤史。

2. 根据血肿位置和范围,触诊的软硬度,确定血肿类型。

【治疗方案及原则】

1. 早期予以加压包扎和冷敷以防止其发展,并能止痛。但骨膜下血肿不可强力加压。

2. 24～48小时后改为热敷,以促其吸收。

3. 血肿较大,可能血肿呈凝块不易抽吸,可分次穿刺抽吸后加压包扎。

4. 对已有感染的血肿,需切开引流,应用抗生素,防止感染向颅内蔓延。

【处置】

1. 帽状腱膜下血肿和骨膜下血肿经处理后,需留观和进一步检查。

2. 头皮血肿伴意识障碍,需行X线和CT检查,并住院治疗。

【注意事项】

1. 血肿穿刺必须无菌操作,以免引起感染。

2. 骨膜下血肿,可与硬膜外血肿相通,应在CT检查后确定治疗方案。

3. 婴幼儿较大血肿,可能引起休克,必要时需补充血容量之不足。

三、颅盖骨折

【概述】

颅盖骨折的重要性不在其本身,而在于并发的脑、脑膜、颅内血管以及脑神经的损伤。一般来说,闭合性颅脑损伤伴有颅骨骨折者,说明外力较大,脑的损伤亦较重。粉碎性骨折或凹陷性骨折的碎骨片可以直接刺入和压迫脑组织,造成较重的局部脑损伤。

【临床表现】

1. 患者有外伤后头痛、头晕、恶心呕吐及短暂意识丧失等表现。

2. 与骨折对应部位的头皮肿胀,挫裂伤或头皮血肿。

3. 凹陷骨折,可出现脑局灶受损症状和局灶性癫痫。

4. 并发颅内血肿,可出现脑受压症状。

5. 如静脉窦受压后影响血液回流,可引起颅内压增高。

6. 开放性骨折刺破静脉窦,可引起致命性大出血。

【诊断要点】

1. 明确的外伤史和局部头皮挫裂伤或头皮血肿。

2. 头颅 X 线片可确诊,而且优于 CT。

【治疗方案及原则】

1. 单纯线形骨折无需特殊处理。

2. 凹陷骨折手术适应证

(1) 位于功能区。

(2) 骨折凹陷深度在 1cm 以上者。

(3) 骨折片刺入颅内者。

(4) 骨折引起偏瘫、失语和局灶性癫痫者。

(5) 影响额面部美观者。

3. 颅骨骨折应留诊观察,警惕颅内血肿形成,如有患者烦躁、意识障碍、肢体活动不灵等,紧急行 CT 检查,并进一步处理。

4. 婴幼儿凹陷骨折,有自行恢复的可能,如无明显局灶症状,可暂不手术。

【处置】

1. 将凹陷骨折撬起整复术。

2. 将凹陷骨折周边成骨瓣整个锯下,经整复后再放回原位固定。

3. 碎骨片摘除及颅骨成形术。

4. 伤口污染严重的,摘除碎骨片后应在 6 个月后再施行颅骨形成术。

【注意事项】

1. 无颅骨骨折而脑损伤严重者不少见。

2. 儿童颅骨弹性较大,外伤时颅缝错开的机会较多,也属颅骨骨折范畴。婴幼儿颅骨质软,着力部位可为看不到骨折线的乒乓球样凹陷。

3. 单纯行头颅 CT 检查很容易漏诊,所以应常规行普通 X 线片检查。

4. X 线所见的骨折长度多较实际骨折线短。

5. 线性骨折通过脑膜血管沟或静脉窦时,应警惕发生硬膜外血肿的可能。

6. 枕骨的线行骨折应特别予以重视,若损伤横窦,可并发颅后窝或骑跨枕部的硬膜外血肿,并且常发生额叶和颞叶底部的对冲性血肿。

四、颅底骨折

【概述】

单纯颅底骨折少见,多与颅盖骨折并存。颅底水平的外力,头部挤压变形,和头部垂直打击、垂直坠落均可造成颅底骨折。临床主要靠脑脊液耳、鼻漏来诊断。颅底骨折可仅限于某一颅窝,亦可横行穿过两侧颅底或纵行贯穿前、中、后颅窝,骨折线常与鼻旁窦、岩骨或乳突气房相通,而形成隐性开放性骨折,引起颅内继发感染是最严重的问题。

【临床表现】

1. 颅前窝骨折

(1) 双眼周围淤血呈紫蓝色,俗称"熊猫眼"。

(2) 单侧或双侧嗅觉障碍。

(3) 少数可有视神经损伤表现。

(4) 脑脊液鼻漏。

(5) CT 示颅内积气。

2. 颅中窝骨折

(1) 颞肌肿胀或耳后迟发性淤斑。

(2) 听力障碍和面瘫,也可有动眼、滑车、三叉和外展神经麻痹。

(3) 脑脊液耳漏,也可鼻漏。

(4) CT 示颅内积气。

3. 后颅窝骨折

(1) 乳突和枕下可见皮下淤血。有时在咽后壁发现黏膜下淤血。

(2) 可有舌咽、迷走、副神经和舌下神经损伤表现。

(3) 拍 X 线汤氏位照片可见骨折线。

【诊断要点】

1. 明确外伤史及一般神经系统症状。

2. 脑脊液鼻漏、耳漏。

3. 颅底薄层 CT 扫描,可能显示骨折线。

4. 头颅 CT 显示颅内积气。

5. 双眼、颞部、耳后、枕下肿胀淤血。

6. 相应脑神经损伤表现。

【治疗方案及原则】

1. 密切观察病情变化,警惕继发性颅脑损伤出现。

2. 有脑脊液漏者应视为开放性颅脑损伤,应用抗生素预防感染。

3. 漏液持续 4 周以上不能自愈者应行开颅脑脊液漏修补术。

【处置】

1. 需住专科病房。

2. 耳鼻孔均不可填塞和冲洗,可于鼻孔内滴入抗生素溶液。保持耳道清洁。

3. 嘱伤员不要用力咳嗽,打喷嚏和擤鼻涕。

4. 一般不作腰椎穿刺。

5. 取头高位,保持头偏向不漏一侧数天,多数可在 2 周内自愈。

【注意事项】

1. 颅底骨折的 X 线诊断价值较小,可拍摄不同角度的颅底片增加检出率。

2. 继发颅内感染者应先控制感染后行手术修补漏孔。

3. 事先确定脑脊液漏的部位,是手术修补成功与否的关键。

4. 警惕颅底骨折合并颈内动脉海绵窦瘘。

5. 迟发脑脊液漏液因化验有糖可与过敏性鼻炎鉴别。

6. 警惕延迟出现的脑脊液漏。

五、脑 震 荡

【概述】

脑震荡是脑损伤中最轻的一种,其特点是头部外伤后短暂意识障碍,清醒后有近事遗忘,无神经系统功能缺失表现。过去认为"仅属一过性脑功能障碍而无确定的器质性损害"。近代认为是脑干网状上行激活系统功能受损导致意识障碍,并伴有亚细胞结构和分子水平的改变。

【临床表现】

1. 颅脑外伤后立即出现短暂的意识丧失,一般不超过半小时,偶尔为意识混乱或恍惚。

2. 常有头痛、恶心、呕吐、眩晕、畏光、乏力等症状。

3. 明显的近期遗忘(逆行性遗忘)现象。

【诊断要点】

1. 意识障碍大多不超过半小时。

2. 有逆行性遗忘,伴有头痛、恶心、呕吐、头晕等症状。

3. 伤后可有自主神经功能紊乱表现。

4. 无神经系统阳性体征。

5. 头颅 CT 扫描和腰穿检查均正常。

【治疗方案及原则】

1. 对伤员以休息、观察为主。

2. 对症处理,适当给予止痛和镇静剂以及改善脑供血的药物。

【处置】

1. 密切观察意识、瞳孔及生命体征 24～48 小时,待病情稳定后可回家休息。

2. 诸多原因不能留观,应向家属交代注意事项,如有异常迅速复诊。

3. 卧床休息一周,劝说伤员不要过度紧张或有脑震荡后遗症的恐惧感,增强康复信心。

【注意事项】

1. 具有典型脑震荡表现的伤员,仍有出现继发性颅脑损伤的可能。

2. 注意脑震荡与轻度脑挫裂伤有时较难鉴别。

3. 观察期间避免使用吗啡类等影响较大的药物。

4. 伤后出现的诸多症状应注意心理疏导和解释工作。

六、脑 挫 裂 伤

【概述】

脑挫裂伤是脑挫伤和脑裂伤的统称,是指暴力作用于头部造成脑组织的器质性损伤。通常发生在暴力打击的部位和对冲的部位,或因脑组织的变形和剪性应力引起原发性脑损伤。

【临床表现】

1. 意识障碍,伤后立即出现,症状超过半小时或持续数日甚至更长。

2. 局灶症状与体征 偏瘫、抽搐、失语等。

3. 高颅压症状 头痛、恶心、呕吐,持续时间较长,严重时出现脑疝。

4. 重症者可伴生命体征紊乱。

5. 头部 CT 扫描显示脑挫裂伤灶为低密度水肿区,其中有点片状高密度出血灶或伴小的硬膜下或脑内高密度血肿。

【诊断要点】

1. 头部外伤史。

2. 伤后昏迷史较长。

3. 体查有神经系统阳性体征。

4. 头颅 CT 可明确部位及范围。

【治疗方案及原则】

1. 无手术指征者 留院观察,予脱水、止血、补液、营养支持等治疗,除积极采用防止脑水肿,脑保护,促苏醒外,还要严密观察病情,动态监测血压,脉搏,呼吸,血氧饱和度及对比患者的意识和瞳孔变化,并做好急诊手术准备。

2. 手术指征

(1) 脑挫伤范围广泛,水肿严重,中线明显偏移。

(2) 在药物治疗情况下病情持续恶化,意识障碍进行性加重,并出现新的神经系统体征,甚至出现脑疝。

(3) 双侧脑挫裂伤,中线移位不明显,但临床症状重,头颅 CT 显示三脑室、基底池和环池变小、消失。

【处置】

1. 无手术指征者

（1）密切观察瞳孔、意识及生命体征变化。

（2）止血、脱水、止痛、补液、促醒、神经营养等治疗，重症者可用人工冬眠疗法。

（3）对症支持治疗，维持机体生理平衡及防止并发症。

（4）头痛严重并蛛网膜下腔出血多者，可隔日腰穿放出血性脑脊液以减轻头痛，但应注意控制颅内压。

2. 有手术指征者 排除手术禁忌证后应急诊行手术治疗。手术方式主要有去骨瓣减压术及内减压术，术中应尽量清除非功能区挫伤失活的脑组织，以免术后产生难以控制的脑水肿。

【注意事项】

1. 婴幼儿及高龄患者，循环功能明显紊乱者，不宜用亚低温疗法。

2. 脱水利尿药注意水电解质平衡，长期大量的脱水则需密切注意肾功能的变化。

3. 暂无手术指征者亦需密切观察病情，对形成迟发性颅内血肿及严重的脑水肿应作好充分准备，如病情变化及时复查头颅 CT。

七、脑 干 损 伤

【概述】

是指中脑、脑桥和延髓的损伤，是一种严重的颅脑损伤，常分为两种：原发性脑干损伤，外界暴力直接作用下造成的脑干损伤；继发性脑干损伤，继发于其他严重的脑损伤后，因脑疝或脑水肿引起的脑干损伤。

【临床表现】

1. 意识障碍 伤后即刻出现持续意识障碍，轻者对痛刺激可有反应，重者昏迷程度深，一切反射消失。昏迷持续时间长，恢复慢，甚至终身昏迷不醒。

2. 生命体征变化 脑干内有呼吸中枢及心血管运动中枢，当脑干损伤时生命体征变化往往比较明显。

（1）呼吸功能紊乱：呼吸中枢分布于延髓、脑桥和中脑下端的网状结构内，脑干损伤常常在伤后立即出现呼吸节律的变化，即呼吸不规律。

（2）心血管功能紊乱：延髓内有心跳加速中枢、心跳抑制中枢、血管收缩中枢和血管舒张中枢。当延髓严重损伤时，可出现血压和心率的大幅波动。

（3）体温变化：原发性脑干伤，多伴有下丘脑损伤，出现中枢性高热，另因交感神经功能受损,出汗功能障碍亦可致发热。

3. 眼球活动和瞳孔变化　中脑损伤时,可出现双侧瞳孔大小不定、形状变化不定或双侧瞳孔散大。脑桥损伤时,瞳孔极度缩小,光反射消失,两眼同向偏斜或两眼球分离。脑干损伤严重者,眼球固定,双侧瞳孔散大,光反射消失。

4. 锥体束征　包括肢体瘫痪、肌张力增高、腱反射亢进及病理反射阳性。中脑损伤可出现去大脑强直,表现为肌张力增高,两上肢过伸并内旋,下肢亦过度伸直,头部后仰呈角弓反张状。损伤轻者可为阵发性,重者则持续发作。

5. 脑干损伤部位不同可出现第 3～12 对脑神经损害并出现相应的脑神经瘫痪体征。

【诊断要点】

1. 有脑干损伤的临床表现　伤后立即昏迷,持续时间长,瞳孔多变,去大脑强直,病理征以及显著的生命体征变化。

2. 经 CT 和 MRI 检查证实有脑干创伤的直接或间接征象。

【治疗方案及原则】

1. 保护中枢神经系统

(1) 酌情采用冬眠疗法,降低脑代谢。

(2) 脱水积极抗脑水肿。

(3) 使用激素及神经营养药物。

2. 全身支持疗法　维持营养,预防和纠正水、电解质紊乱。

3. 积极预防和处理并发症　最常见的是肺部感染、尿路感染和压疮。

(1) 加强护理,严密观察,早期发现,及时治疗。

(2) 意识障碍严重、呼吸功能紊乱的患者,早期实施气管切开或气管插管。

4. 对于恢复期患者,可用促醒药物及神经营养药物,并尽早行高压氧治疗。

【处置】

1. 急性期治疗

(1) 密切观察瞳孔、神志及生命体征变化。

(2) 予物理降温,冬眠合剂,如有条件可予亚低温治疗。

(3) 持续给氧,保持呼吸道通畅,意识障碍较重的尽早行气管插管或气管切开,必要时机械辅助通气,同时维持血压稳定。

(4) 20% 甘露醇 250ml 静脉滴注,一日 3～4 次。肾功能不全者可用甘油果糖。

(5) 激素的使用。地塞米松成人首次剂量 12mg,以后每 6 小时 4mg,一周后逐渐停药。儿童每次 0.5～1mg/kg,每日 3～6 次。

(6) 注意防治各种并发症如消化道出血、肺部感染、顽固性呃逆等。

2. 恢复期应着重于脑干功能的改善,可用苏醒药物,高压氧舱治疗,增强机体抵抗力和防治并发症。

【注意事项】

1. 原发性脑干损伤患者单从症状体征难以和继发性相区别,因此必须依靠CT 或 MRI 结果明确诊断。

2. 如果出现脑干创伤性水肿时,CT 可见脑干肿大、密度减低、脑池压闭,死亡率可高达 70%,则应及时给予大剂量激素,强力脱水,冬眠降温及巴比妥治疗。

3. 伤后患者血压可能波动较大,注意调整甘露醇用量。

4. 尸检报告颅脑损伤后脑干损伤发生率高达 49%~75%,因此临床发生率与实际发生率可能存在较大差别。

八、急性硬膜外血肿

【概述】

急性硬膜外血肿是颅脑外伤后 3 天内发生于颅骨内板与硬脑膜之间的血肿,约占外伤性颅内血肿的 30%。常见于颅骨线形骨折,以额颞部和颞顶部最多。

【临床表现】

1. 颅内压增高　头痛、呕吐、躁动不安、Cushing 反应(血压升高、脉压增大、体温上升、脉搏及呼吸缓慢)。

2. 意识障碍　昏迷-清醒-再昏迷,部分病例不典型。

3. 神经系统体征　早期多无神经受损体征,血肿增大压迫功能区产生相应神经系统体征;致小脑幕切迹疝时,有患侧瞳孔散大,对光反射减弱,对侧肢体偏瘫等征象;后颅窝血肿可出现枕骨大孔疝。

4. 头颅 CT　颅骨内板下梭形密度增高影,CT 值 40~100Hu。

【诊断要点】

1. 颅脑外伤史。

2. 头痛呕吐进行性加剧,躁动不安。

3. 意识障碍　昏迷-清醒-再昏迷。

4. 可出现脑疝表现。

5. 神经系统阳性体征,如偏瘫、失语等。

6. 头颅 CT 或 MRI 影像学表现。

【治疗方案及原则】

1. 非手术治疗　适用于神志清楚,病情稳定,血肿较小。一般采用脱水、激素、止血及活血化淤药物治疗。

2. 手术治疗 适应证：血肿量超过 40ml 或中线移位大于 1cm，意识障碍进行性加重，有脑疝表现。

【处置】

1. 密切观察瞳孔、神志及生命体征变化。

2. 采用非手术治疗者予脱水、止血及对症处理。

3. 具备手术指征者应急诊行手术治疗。术前准备时间最好不超过 1 小时，如脑疝时间过长，合并有较重脑挫裂伤或估计术后脑水肿较重的患者，可于清除血肿后行去骨瓣减压术。

【注意事项】

1. 顶部跨矢状窦的硬膜外血肿，头颅 CT 平扫可能未见明显异常，但可见脑室缩小，头痛症状重，可加行头颅冠状位或矢状位扫描，或行头颅 MRI 检查排除。

2. 无手术指征的硬膜外血肿，距受伤时间 10 小时以内慎用强力脱水药，否则可能加速血肿扩大。

3. 单纯颅骨线形骨折患者，特别是骨折缝横越血管窦走行处者，出现头痛加剧、躁动不安、血压升高或出现新的神经系统阳性体征时，应高度怀疑急性硬膜外血肿，及时行头颅 CT 检查以确诊。

4. 慎用止痛剂、镇静剂，以免掩盖病情。

5. 对于已出现脑疝的患者，手术开始时可先于血肿正中部钻孔，吸除部分血肿迅速减压后，再行骨瓣开颅清除血肿。

九、急性硬膜下血肿

【概述】

颅脑损伤常见的继发性损害，包括复合型硬膜下血肿和单纯型硬膜下血肿，前者为脑挫裂伤、皮层动静脉出血，血液积聚于硬膜下所致，病情较危重。后者为单纯的桥静脉损伤所致，病情相对较轻。

【临床表现】

1. 伤后意识障碍进行性加深。

2. 伤后早期可因累及某些功能区而出现偏瘫、失语、癫痫发作等。

3. 严重者可出现脑疝。

4. CT 示脑表面新月形或半月形高密度影，并多可见有脑挫裂伤征象。

【诊断要点】

1. 外伤后原发性昏迷时间较长，随之出现颅内高压和局灶体征，应怀疑急性硬膜下血肿。

2. 高颅压症状 头痛、恶心、呕吐，严重时出现脑疝。

3. 影像学检查。

【治疗原则及方案】

1. 手术治疗 手术指征：

（1）无论 GCS 评分多少，急性硬膜下血肿患者 CT 扫描提示血肿厚度大于 10mm 或中线结构移位大于 5mm 者均应手术清除血肿。

（2）昏迷（GCS 评分低于 9 分）伴有硬膜下血肿厚度小于 10mm 或中线移位小于 5mm，在受伤至入院时间内 GCS 评分减少 2 分或更多和（或）双侧瞳孔不对称或双瞳孔散大固定和（或）颅内压大于 20mmHg 者。

（3）急性硬膜下血肿患者（GCS 评分低于 9 分）行血肿清除术后，应行去骨瓣及硬膜减张成形术。

2. 非手术治疗 对神智清楚，病情稳定，保守治疗后症状减轻，CT 检查无脑室受压及基底池等变窄、消失，中线结构移位小于 5mm 可行非手术保守治疗观察。

【处置】

1. 密切观察瞳孔、神志及生命体征变化。

2. 采用非手术治疗者予脱水，止血及对症处理。

3. 具备手术指征者应急诊行手术治疗。

【注意事项】

1. 对薄层硬膜下血肿患者，虽血肿量不大，但如脑挫伤严重，脑肿胀及中线结构移位明显，须手术行血肿清除及去骨瓣减压。

2. 术中应清除挫裂坏死的脑组织，避免术后恶性脑水肿。

3. 翻开皮瓣后即可于血肿中央部位钻一骨孔，稍扩大后先将脑膜挑开放出部分血肿，可起到迅速减压的作用。

4. 减压骨窗必须至中颅窝底并将蝶骨大翼外侧切除，以减轻对脑干和侧裂血管的压迫。

十、脑 内 血 肿

【概述】

脑内血肿是指脑实质内的血肿，可发生于任何部位的脑组织，发生率占颅内血肿的 5%。外伤性脑内血肿常继发于脑挫裂伤，多发于额、颞叶，其次为顶叶、枕叶、基底节区、小脑、脑干等处。

【临床表现】

1. 急性及亚急性脑内血肿 以意识障碍进行性加重为主，未累及重要神经功能区可仅表现头痛、头昏、恶心、呕吐、视乳头水肿等高颅压症状,若累及重要功能区,除上述一般表现外,还可伴有偏瘫、失语、偏身感觉障碍、偏盲、视野缺损、癫痫等症状。

2. 迟发性外伤性脑内血肿　伤后首次头颅 CT 未见血肿形成,经历一段时间后,出现进行性意识障碍加重及颅内高压的表现,复查 CT 可见血肿形成。

【诊断要点】

1. 有明确的头部外伤史。

2. 出现颅内压增高、意识障碍逐渐加重及神经系统阳性体征。

3. 头颅 CT 检查为首选方法。

【治疗方案及原则】

1. 动态观察病情　观察意识、瞳孔及生命体征的改变,是否有神经系统阳性体征出现或原有体征加重。

2. 颅内压监测　对于指导脱水药物应用、手术指征的参考、患者预后有重要作用。

3. 脑水肿治疗　合并脑挫裂伤常有不同程度脑水肿,常用脱水剂:①20％甘露醇,每次 0.5～1.0g/kg(成人每次 250ml)静脉快滴,次数依病情而定。②呋塞米,20～60mg 静脉推注,每 8～12 小时一次。③浓缩血清白蛋白:成人每天用量 10g/d。④甘油果糖。相互之间联合用药可增加脱水效果。同时作好术前准备,如有手术指征,即尽早手术。

4. 手术治疗　手术指征:①伴有高颅压表现且逐渐加重。②局灶脑损害体征。③幕上血肿＞40ml,幕下血肿＞10ml,或中线结构偏移＞1.0cm。④意识障碍逐渐加深。⑤颞叶血肿及硬膜外血肿可适当放宽手术指征。

5. 其他　并发症处理,如:消化道出血、神经源性肺水肿。

【处置】

1. 急性及亚急性脑内血肿　血肿量较小,临床症状轻,病情平稳者经脱水非手术治疗后可取得很好效果,而病情发展迅猛者则死亡率、重残率较高。

2. 迟发性外伤性脑内血肿　本病重在加强临床观察,尽早复查头颅 CT,了解颅内情况指导调整治疗方案。

【注意事项】

1. 头部外伤后部分患者临床症状不重,但要警惕迟发性脑内血肿的发生。

2. 脱水剂使用时要注意肾功能状态及水电解质平衡。

3. 受伤后短期内大量使用脱水剂,有致颅内血肿增大可能。

十一、脑 室 出 血

【概述】

脑室出血可分为外伤性脑室出血和自发性颅内出血所致脑室出血。前者原因有二：其一因暴力作用使脑组织猛烈活动时撕破室管膜血管所致，其二为外伤所致脑实质血肿破入脑室。后者往往为高血压脑出血、动脉瘤、血管畸形、血液疾病等引起。

【临床表现】

除原发病表现外，可出现下述症状：

1. 意识障碍　意识多丧失，昏迷较重，持续时间长。

2. 中枢性高热，呼吸急促，去脑强直。

3. 双侧瞳孔缩小或散大，对光反射迟钝或消失。

4. 脑膜刺激征多明显。

【诊断要点】

CT 检查示明显高密度影充填部分脑室系统，一侧或双侧，全脑室铸型者较少。

【治疗方案及原则】

1. 积极治疗原发病。

2. 少量脑室出血可自行吸收，采用腰椎穿刺引流血性脑脊液即可。

3. 脑室出血量大，引起脑室铸型时，需行脑室切开或钻孔冲洗引流术，必要时可用尿激酶溶解血凝块。

【处置】

1. 一般治疗　维持呼吸道通畅，吸氧，必要时可予脱水治疗。

2. 尽早行 CT 检查，如有手术指征，尽快做好术前准备。

3. 对症治疗　高热可予物理降温。

【注意事项】

1. 若患者已出现中枢性呼吸衰竭，应予气管插管。若脑室出血引起急性脑积水，急诊行脑室穿刺外引流术。

2. 积极治疗原发病，若原发血肿量较大，可行血肿清除术。

3. 及时处理原发及继发脑损害，可予脱水、神经营养等治疗。

十二、脑 疝

【概述】

颅腔由大脑镰、小脑幕分为幕上左右及幕下三个腔室。当颅腔内某一分腔有占位性病变时,该分腔的压力比邻近分腔的压力高,脑组织从高压区向低压区移位,从而引起一系列临床综合征,称为脑疝。常见的脑疝类型为小脑幕切迹疝及枕骨大孔疝。

【临床表现】

1. 小脑幕切迹疝

(1) 颅内压增高症状:剧烈头痛,频繁呕吐,烦躁不安。

(2) 意识改变:嗜睡、浅昏迷以至深昏迷。

(3) 瞳孔改变:双侧瞳孔不等大,病侧瞳孔散大,对光反射迟钝或消失,对侧瞳孔正常。如脑疝继续发展,可出现双侧瞳孔散大,对光反射消失。

(4) 运动障碍:多发生于瞳孔散大侧的对侧,即对侧肢体偏瘫,后期可波及双侧,四肢肌力减退或去大脑强直。

(5) 生命体征紊乱:表现为血压、脉搏、呼吸、体温的改变,严重时血压忽高忽低,呼吸忽快忽慢,最后呼吸停止,血压下降,心脏停搏而死亡。

2. 枕骨大孔疝　　常只有剧烈头痛,反复呕吐,生命体征紊乱和颈项强直、疼痛,意识改变出现较迟,瞳孔的改变发生晚而呼吸骤停发生较早。

【诊断要点】

一般根据临床症状及体征,即可诊断有无脑疝形成,并可行 CT 检查以明确脑疝病因。

【治疗方案及原则】

1. 保持呼吸道通畅,吸氧,吸痰,必要时气管插管或切开。

2. 脱水治疗　　由静脉输入高渗降颅压药物。

(1) 20%甘露醇 250ml 快速静点,2～4 次/日。

(2) 呋塞米 20～40mg 静脉注射,1～2 次/日。

3. 手术治疗

(1) 脑室外引流术。

(2) 开颅手术去除病因,如血肿、肿瘤。

(3) 脑脊液分流术:适用于有脑积水的患者。

(4) 减压术:小脑幕切迹疝时可行颞肌下减压术,枕骨大孔疝时可行枕下减压术。

【处置】

1. 患者经保持呼吸道通畅、脱水治疗后,若一般状况许可,立即行 CT 检查以明确脑疝病因,同时做好术前准备。

2. 若患者已出现呼吸微弱,呼吸骤停甚至心脏骤停,则应就地抢救,行气管插管,气囊或呼吸机辅助呼吸,心肺复苏等抢救措施,争取为患者获得进一步检查及治疗机会。

【注意事项】

1. 询问病史时要详细询问既往史以及此次发病史，从而对脑疝原因有一定判断方向。

2. 脑疝患者禁行腰穿及灌肠等检查处置。

十三、颅脑开放伤

【概述】

颅脑开放伤又称为开放性颅脑损伤，泛指火器性或非火器性致伤物所造成的头皮、颅骨、硬膜和脑组织均向外界开放的损伤。

【临床表现】

1. 全身症状

（1）意识改变：轻者可始终清醒，重者可出现持续昏迷。若继发颅内血肿，可引起脑疝征象。

（2）生命体征：颅脑开放伤多有失血，常出现面色苍白、脉搏细弱、血压下降等表现，即使伴有颅内血肿，其生命体征变化也多不典型。

（3）癫痫：闭合性脑损伤较多见。

（4）颅内感染：头痛、呕吐、颈强直，伴高热。

2. 局部体征

（1）轻者局部伤口很小，甚至被头发所掩盖，有时系钢针、铁钉致伤。

（2）重者可见伤口裂开，颅骨外露，脑组织或脑脊液流出，患者常处于濒危状态。

3. 脑部症状 因受伤部位和范围而异。

（1）脑功能损害：偏瘫、失语、偏身感觉障碍及视野缺损，严重的颅脑开放伤可累及脑干或基底节等重要结构。

（2）脑神经损害：多见于嗅、视、面及听神经。

【诊断要点】

1. 头部外伤史。

2. 头面部伤口有脑组织或脑脊液流出。

3. 辅助检查。

（1）头颅正侧位 X 线片：了解骨折范围、骨折碎片、异物残留及颅内积气情况。

（2）CT：了解骨折情况，骨折碎片与异物在颅内的具体位置，有无伴发颅内血肿及脑脓肿。

【治疗方案及原则】

1. 手术处理

（1）争取伤后 6～8 小时内清创。一般伤后 48 小时内，可予早期彻底清创。伤后 3～6 天，若伤口轻度感染，也应予以清创，并酌情全部或部分开放伤口。伤后 7 天以上或伤口明显感染者，需待感染局限化或伤口愈合后，再进一步处理。

（2）清创包括由外至内冲洗伤口，去除血块、异物、碎骨片，清除坏死挫伤脑组织，严密止血，缝合硬脑膜，修补颅骨缺损，缝合各层头皮，留置引流管。

（3）对于压迫静脉窦的骨折片，如未引起明显症状，尽量避免撬动，以免发生大出血，或在有充分输血及止血条件下手术。

（4）头皮缺损不能直接缝合者，可酌情做弛张切口、植皮或转移皮瓣。

2. 术后处理

（1）选用广谱、脑脊液中浓度高的抗生素预防感染。

（2）抗癫痫药物治疗，可用苯妥英钠、丙戊酸钠等药物。

【处置】

1. 止血及包扎伤口，抗休克治疗，做简要的神经系统检查。

2. 病情稳定后，做全面神经系统检查。

3. 行头部 CT 及 X 线检查。

4. 备皮，做好术前准备，注射破伤风抗毒素及抗生素。

【注意事项】

1. 详细询问病史，细致查体，尤其患者有休克表现时，应注意有无合并胸腹部闭合性损伤。

2. 术前根据 CT 及 X 线片，充分估计术中可能发生情况，制订完备的手术方案。

3. 颅脑开放伤术后癫痫发生率较闭合性颅脑损伤多，应注意随访，了解有无晚期癫痫发生。

十四、颅脑火器伤

【概述】

颅脑火器伤多见于战时，是指由火器，如枪弹、弹片造成的颅脑损伤。

【临床表现】

1. 生命体征紊乱

（1）一般伤后多立即出现呼吸缓慢，频率不规则，甚至暂时性呼吸停止。

（2）常伴有血压一过性下降，脉细速，为原发反应性休克。若伤口出血较多，可引起失血性休克。

（3）若伤及脑干及下丘脑时,则可出现呼吸频率紊乱,心律不齐,高热,血压下降。若延髓受累,可出现病理性呼吸,甚至出现中枢性呼吸衰竭。

（4）若继发颅内血肿,可出现呼吸及脉搏变慢,血压升高。

2. 意识障碍　大多有意识障碍,仅少数患者可无原发意识障碍。

3. 神经功能缺损　根据受伤部位而异。

（1）原发性脑损伤以偏瘫、失语、视野缺损为多见,偶有癫痫、感觉障碍、脑神经麻痹等征象。

（2）若患者处于昏迷状态,往往很难如实表现出神经系统受损伤的症状及体征。

4. 颅内压增高

（1）早期主要是颅内继发血肿和脑水肿所致。

（2）晚期多为继发颅内感染、脑脓肿或脑脊液循环受阻所致。

【诊断要点】

1. 头部火器伤史。

2. 查体时注意寻找射入口及射出口。

3. 辅助检查。

（1）常规颅骨正侧位片检查,必要时加拍 Towne 位片以显示后颅窝情况。

（2）CT 对判定伤道方向、部位,异物残留及有无继发血肿形成极为重要,尤其是飞射物在颅内反弹形成多个创道时,只有 CT 检查才能确定具体伤情。

【治疗方案及原则】

1. 急救与后送

（1）急救:包扎伤口,减少出血及污染,保持气道通畅,避免窒息。

（2）后送:根据伤情及战况而定。对于濒死的患者,不宜急于后送,而应就地抢救。

2. 创伤的后期处理

（1）早期处理(伤后 3 天以内):尽早行彻底的颅脑清创术及修复术。如患者全身状况较差,生命体征不平稳,应先予积极救治及支持治疗,病情好转后再行手术。

（2）延期处理(伤后 3 天至 1 周):应先行颅骨 X 线及 CT 检查,了解颅内伤道、异物情况,以及有无颅内血肿或感染灶,以决定下一步处理方法。如伤口感染不明显,可行清创术。

（3）晚期(伤口 1 周以上)不宜彻底清创,可扩大创口引流,加强抗感染及支持治疗,待炎症局限再进一步处理。

【处置】

1. 包扎伤口,减少出血及污染。

2. 昏迷患者注意保持气道通畅,防止窒息。

3. 备皮,清洁创口外周,行颅骨 X 线及 CT 检查,完善术前准备。

4. 尽早应用大量抗菌药物治疗,并注射破伤风抗毒素。

【注意事项】

1. 颅脑火器伤往往合并胸腹部复合伤,查体时不可忽略,尤其患者有休克表现者。

2. 危及生命的胸腹伤应优先处理,然后再处理颅脑伤。如同时已有脑疝征象,应在有良好麻醉和输血保证下,两方面手术同时进行。

3. 有颅内血肿等脑受压征象,或伤道有活动性出血者,优先手术。

4. 颅脑穿透伤手术先于非穿透伤,后颅窝伤也应尽早处理。

5. 术后加强抗感染和颅脑伤的一般治疗。

第四节 颈 部 损 伤

一、颈血管及胸导管伤

【概述】

与身体其他部分的损伤比较,颈血管(包括动脉和静脉)及胸导管的损伤并不常见,一旦损伤就可能产生严重的后果。其主要危险是:大出血、空气栓塞、纵隔气肿、窒息以及胸导管伤后患者的严重脱水和消耗。

【临床表现】

1. 颈部动脉损伤

(1) 颈部动脉损伤中以颈总动脉的损伤最常见,其次还有颈内动脉、颈外动脉、锁骨下动脉等的损伤。

(2) 常会引起猛烈的大出血,短时间内可致患者死亡;如伤道狭窄可引起大血肿,不但压迫气管而使呼吸困难,以后还有形成搏动性血肿的可能,如同时合并大静脉损伤,则往后可在颈总动脉和颈内静脉间形成动静脉瘘。

2. 颈部静脉损伤

(1) 颈部大静脉损伤中以颈内静脉、颈外静脉与锁骨下静脉的损伤常见。

(2) 可引起严重的出血,但主要危险是发生空气栓塞:空气进入静脉时,常伴有吸吮声,患者有恐惧、呼吸急促、脉搏快而不规则以及胸痛等症状,大量空气进入心脏内,心脏搏动立即停止,患者立即死亡。

3. 胸导管损伤

（1）常发生在左锁骨上方的刺伤或手术时。

（2）主要症状是自伤口有乳白色乳糜不断流出，24 小时可达 1000ml 以上，引起患者的严重脱水和消耗。

【诊断要点】

1. 颈部外伤史或手术史。

2. 有严重出血、呼吸困难、搏动性血肿或空气栓塞的症状者，多为颈部血管损伤。

3. 伤口有乳白色乳糜不断流出者多为胸导管损伤。

【治疗方案及原则】

1. 颈部动脉损伤

（1）单纯颈总动脉损伤，或颈总动脉、颈内动脉、锁骨下动脉同时损伤时，紧急处理可在锁骨上方将颈总动脉直接压向颈椎横突，手术解剖可在胸锁乳突肌内缘切开显露。原则上颈总动脉和颈内动脉行血管修补术、血管对端吻合术或血管移植术。40 岁以上患者及锁骨下动脉损伤者均不宜采用损伤血管断端结扎止血术。

（2）其他动脉如颈外动脉等损伤时，均可在其损伤处的上下予以结扎处理。

2. 颈部静脉损伤

（1）大静脉出血的紧急处理措施是压迫和加压包扎止血。

（2）手术时应将患者的头、颈、躯干上部降低，同时给予加压呼吸。

（3）颈内静脉损伤时原则应行静脉修补、血管对端吻合或血管移植术。

（4）其他颈部静脉损伤可在损伤静脉的上下端结扎止血。

（5）发生严重空气栓塞时，应立即行右心室穿刺或颈内静脉置管吸气处理。

3. 胸导管损伤　可行局部纱布填塞或胸导管断端结扎术。

【处置】

1. 对颈部血管损伤的患者应紧急采取压迫止血的同时，住院急诊手术抢救。

2. 对胸导管损伤的患者也应住院治疗。

【注意事项】

1. 在 40 岁以上的患者，结扎颈总动脉或颈内动脉可引起同侧大脑的严重血液循环障碍而发生偏瘫或死亡，所以重建损伤血管为治疗原则。

2. 在施行动脉修补、对端吻合或血管移植时，破损的血管壁应切除，以避免发生继发感染和术后再出血的危险。

3. 在结扎颈内静脉时，可使约 3% 的患者发生死亡，尤其是对侧颈内静脉发育不全者。

二、喉、气管、咽、食管损伤

【概述】

喉、气管、咽和食管损伤多来自外界的直接暴力，多为锐器伤，常见于刎颈、战伤、工伤、交通事故、运动意外伤害和自缢等。根据颈部皮肤与损伤器官是否相通，可分为闭合性及开放性两种，后者约占临床病例的 90%。

【临床表现】

根据致伤器官不同临床表现也有所不同。

1. 闭合性损伤　患者可出现声嘶、呼吸困难、吞咽困难和疼痛、皮下气肿甚至咯血或纵隔气肿等表现。

2. 开放性损伤　气管开放性损伤可见血性泡沫喷出、呼吸急促，若伴咽和食管损伤时伤口常可见唾液和食物流出；伤及喉返神经时可出现失声，累及大血管时可发生窒息。

3. 颈部检查　可见局部肿胀、淤血、积气；喉、气管软骨骨折可触及软骨错位或气管塌陷；间接喉镜检查可见喉黏膜红肿、裂伤、出血，声门变形、声带活动受限、不对称或固定，损伤重者可见气管和食管相通；致伤因素不同，个别患者可见颈部软组织内异物。

【诊断要点】

1. 颈部外伤史。

2. 伤口中有空气、泡沫性血液或者唾液、食物溢出。

3. 颈部皮下气肿或纵隔气肿的表现。

4. 可触及喉或气管软骨错位。

5. 内镜检查　疑气管或食管损伤者，可行气管镜或食管镜检查，以明确损伤的部位和范围。

【治疗方案及原则】

1. 颈部制动。

2. 保持呼吸道通畅。

（1）气管插管：如喉、气管、咽、食管损伤严重或由于血肿、气肿、气管移位等致呼吸困难者可行气管插管，气管插管困难者，应行气管切开或环甲膜切开为宜。

（2）气管切开术：指征为喉骨骨折、破裂；喉及气管分离；气管断裂或撕裂；颈部创伤伴严重颌面部损伤；气管插管困难和风险较大者。

（3）环甲膜穿刺或切开术：对颈部严重创伤伴口腔、颌面部外伤者可行环甲膜穿刺或切开术。

3. 保守治疗 喉、气管、咽或食管钝性损伤，无并发呼吸困难的闭合性损伤患者，可密切观察，采用非手术治疗。要求患者安静、少语，限制颈部过度运动和避免用力咳嗽，进软食和半流质饮食。

4. 外科治疗

（1）清创缝合术：对未并发呼吸困难和大出血的单纯喉、咽和气管开放性损伤患者，喉黏膜用5-0号肠线缝合；喉软骨用26～28号金属线固定；气管用细丝线或细肠线缝合；咽、食管裂伤用细丝线缝合修补并行引流术。

（2）喉软骨复位及探查术：对伴有喉软骨骨折直接喉镜下施行复位不成功者，或喉软骨粉碎性骨折者，需行颈部探查，直视下复位。术后在喉和气管内放置支架，固定6～8周，以防狭窄。

（3）食管、气管颈部造口术：气管、食管横断，断端缺损严重＞4cm，端端吻合困难或食管断端挫伤水肿严重者可行断端气管或食管颈部切口造口术。

（4）喉裂开术：对喉外伤并发有声门下血肿者，应及时行喉裂开术，在保留黏膜层的前提下清除血肿，留置支撑物6～10天，以防喉狭窄。

（5）喉整复术：对CT检查发现单个前成角状或旁中线移位的甲状软骨板骨折、多发性甲状软骨或环状软骨骨折及环杓关节脱位，易导致术后喉支架不稳定者需行探查喉整复术，加强喉支架的稳定性，有效地预防喉狭窄。

（6）其他治疗

1）早期给予大剂量抗生素预防感染。

2）加强全身支持疗法，流质或半流质饮食，必要时鼻饲。

3）对症处理：吸氧、止痛、雾化吸入等。

4）注射破伤风抗毒血清。

【处置】

1. 合并呼吸困难或窒息者，应即刻现场施行气管插管、环甲膜穿刺或气管切开术，并开通急救绿色通道，手术治疗，术后ICU病房治疗或专科治疗。

2. 急诊专科收住，急诊手术治疗。

3. 闭合性损伤，生命体征平稳者，专科收住行保守治疗。

【注意事项】

1. 咽部清创时尽可能保留残余黏膜，细致对位缝合，消灭死腔。

2. 喉粉碎骨折，尽量保留破碎的软骨，避免喉复位后软骨缺如过多。

3. 颈部损伤患者病情变化迅速，常需重症监护，术后监测。

第五节 颌面部损伤

一、颌面部软组织损伤

【概述】

颌面部软组织伤较常见,根据病因和伤情可分为擦伤、挫伤、切伤、刺伤、撕裂伤、咬伤、火器伤等。

【临床表现】

1. 擦伤 表现为表皮撕脱,真皮外露,创面渗血。

2. 挫伤 皮肤完整,但有皮下出血,表现为局部肿胀、青紫、疼痛等。

3. 切伤 伤口边缘整齐,深浅不一,表现为出血、组织外露、疼痛等。

4. 刺伤 伤口虽小,但伤道可能较深,有渗血、疼痛等表现。

5. 撕裂伤和咬伤 伤口深浅不一、边缘整或不整,深部组织外露,可累及皮下血管和神经。

6. 火器伤 局部伤道虽小,但深浅不一,多有致伤物存留于伤道内。

【诊断要点】

1. 有较明确的外伤史。

2. 局部疼痛和功能障碍。

3. 轻者局部组织肿胀、青紫、创面渗血;重者可出现皮肤撕脱、组织严重裂伤、出血、深部组织外露、面部形态畸形、功能障碍等。

4. X 线检查 火器伤多可见伤道内异物影。

【治疗方案及原则】

1. 处理原则

(1) 按照颌面部整形外科要求早期彻底清创。

(2) 立即修复,争取一期缝合。

(3) 最大限度地保留损伤组织,解剖缝合复位,对创伤形成的窄蒂组织瓣或完全撕脱的较大组织行微创再植定位缝合,以减轻术后毁容的程度。

2. 治疗方案 根据损伤部位和器官不同,清创、缝合的要求也有所不同。

(1) 要先清创闭合与口腔、鼻腔、鼻窦贯通的创口。

(2) 面颊部全层较大缺损,可行带蒂组织或游离组织移植,也可先行黏膜和皮肤缝合,然后二期再行整形。

(3) 硬腭洞穿伤较大,逐层缝合困难时,可行硬腭黏膜粘骨膜瓣转移闭合洞穿伤口。

（4）眼睑不论是外叶、内叶还是全叶撕裂伤，应即时行泪点、泪小管、眼轮匝肌和皮肤的对位缝合。对眼睑缺损大者，应遵循整形外科无创技术以游离肌皮瓣、复合瓣或带蒂肌皮瓣修复。

（5）鼻部损伤清创后解剖对位缝合，如遇鼻翼缺损并鼻骨骨折者，应及时行骨折整复，可选用额部岛状皮瓣法、局部皮瓣法、鼻唇沟皮瓣法或耳廓复合片法修复。

（6）耳部损伤清创后应按层缝合，如遇撕脱缺损时可行局部皮瓣修复。

（7）舌损伤修复时尽量保持舌的长度，缝合时要带入较多组织，防止缝合组织扯裂。

（8）面部损伤合并腮腺及其导管或神经损伤时，应及时行导管端端吻合并置入导管以防吻合处狭窄；腮腺外被膜应严密缝合并加压包扎；神经尽可能行对端吻合。

3. 其他治疗

（1）抗生素的应用。

（2）对症处理：止血、镇痛、镇静及支持治疗等。

（3）肌内注射破伤风抗毒血清。

【处置】

1. 出现窒息、出血、休克、昏迷等危及生命的体征时，需先行急救处理。

2. 对于未合并别处损伤的擦伤、挫伤、刺伤及小的切伤，可在门诊行清创缝合，术后带药回家治疗。

3. 有合并伤、严重的撕脱伤、面部组织缺损较大及火器伤的患者，均应住院手术治疗。

【注意事项】

1. 颌面部损伤患者术前不剃眉毛，胡须可剪短，以作为清创后被撕裂的皮瓣正确对位的标志。

2. 特殊部位的损伤应请相关专业科室处理。

3. 清创缝合时应充分考虑到愈后对患者面容及功能的影响。

4. 清创时应尽量用软毛刷将停留在皮肤内的异物拭净，以防愈合后遗留印迹。

5. 鼻部软组织损伤常易和鼻骨骨折同时发生，故应重视鼻骨骨折的早期诊断。

二、颌面骨骨折

【概述】

颌面骨骨折见于上、下颌骨、鼻骨、颧骨及颧弓等薄弱部位。

【临床表现】

1. 上颌骨骨折　可出现口、鼻腔、耳出血,眶周淤血,复视及动眼神经、视神经损伤,脑脊液漏等。

2. 下颌骨骨折　骨折段异常活动,咬𬌗关系错乱,张口受限,患部感觉麻木。牙松动、移位,流涎等,有时还影响呼吸、咀嚼和吞咽等。

3. 鼻骨骨折　伤后有局部疼痛,鼻出血,鼻塞,骨擦音,出血,鼻梁塌陷等。

4. 颧骨和颧弓骨折　可有张口受限和疼痛,复视,眶周淤斑、鼻出血、眶下神经支配区麻木,外形凹陷,压痛,与上颌骨间呈台阶状。

【诊断要点】

1. 有外伤史。

2. 有局部疼痛、出血、畸形,骨擦音等表现。

3. X线片和CT检查有助于确定骨折类型和骨折段移位情况。

【治疗方案及原则】

1. 根据骨折类型及移位情况可采用手法复位、切开复位内固定等方法使骨折段尽量达功能复位。

2. 选择稳固的固定方法。

3. 开放性骨折软组织清创原则同颌面部软组织损伤。

【处置】

1. 对于颌面骨骨折的患者原则都应住院治疗。

2. 对有其他严重合并伤或生命体征不平稳的患者应收住 ICU 病房抢救,待生命体征平稳后再给予相应的专科治疗。

【注意事项】

1. 骨折复位后固定要稳固。

2. 应及早进行功能锻炼。

3. 病情严重暂时不能行复位的患者,应作暂时固定以减少其痛苦。

4. 面部多发性骨折且病情严重者需先行气管切开。治疗原则是先将下颌骨复位,再整复其他面骨。

第六节　胸　部　创　伤

一、张力性气胸

【概述】

又称高压性气胸。常见的原因是严重的闭合性胸部创伤,胸壁伤口不大,但与胸膜腔呈活瓣式相通。气胸的气来源于较大较深的肺部裂口或支气管裂伤，破口与胸膜腔相通，呈活瓣状。当吸气时，空气进入胸膜腔，呼气时空气不能排出，于是胸腔内压力迅速增高，伤侧肺受压萎缩，纵隔向健侧明显移位，对侧肺间接受压。上下腔静脉因失去胸腔负压作用，又有移位扭曲，回心血量受阻，这一系列变化在短时间内导致呼吸循环的衰竭。

【临床表现】

1. 患者有明显的呼吸困难，端坐呼吸，发绀，缺氧严重者烦躁不安甚至休克昏迷。

2. 创伤者或有胸部伤痕，常伴有面、颈、上胸部及上肢的皮下气肿。患侧胸廓饱满，呼吸运动减弱，叩呈鼓音，呼吸音消失，气管移位，穿刺有高张力气体抽出。

3. 血压降低甚至休克，心率快，氧饱和度、氧分压低。

4. X线下可见大量胸腔积气，患肺萎缩，纵隔移位，纵隔气肿或皮下气肿。

【诊断要点】

1. 胸外伤或诊断过肺大疱的病史。

2. 根据上述临床表现及 X 线检查诊断容易明确。

3. 鉴别自发性食管破裂。

【治疗方案及原则】

1. 快速减压　紧急情况下用 16 号穿刺针往前胸锁骨中线 2～3 肋间隙刺入胸腔排气减压。

2. 吸氧，输液，预防或控制感染。

3. 常规作胸腔闭式引流。纵隔气肿明显，有纵隔器官受压时，在胸骨切迹上方切开皮肤至气管前筋膜排气减压。

4. 住院治疗　制订确定性治疗方案，如剖胸探察、支气管、肺裂口修补或食管修补等。

二、开放性气胸

【概述】

胸壁伤口直通胸膜腔，使其与外界大气交通，空气随呼吸运动经伤口往返出入，破坏了胸膜腔与外界大气之间的正常负压差，不但造成伤侧的肺萎缩、纵隔移位和对侧肺膨胀受限，更重要的是随着一吸一呼的呼吸运动，气体在伤口气道内的左右往返引起纵隔摆动，影响正常的血液循环，很快引起严重的呼吸循环衰竭，是胸外伤早期死亡的原因之一。随着伤因的不同，这类伤员或许伴有胸壁以及胸内脏器损伤，如心脏、大血管伤，支气管、肺裂伤等，亦或有胸内异物。

【临床表现】

1. 患者烦躁不安,痛苦表情,呼吸急促或发绀,脉快而弱,血压降低或呈休克状态。可见不同情况的胸壁伤口:随呼吸可听到空气出入伤口的声音。伤侧呼吸音消失,或许可以听到纵隔摆动的声音。

2. 如果合并有胸内脏器损伤,可以出现相应的临床表现,如胸廓的骨折,肺、支气管裂伤、心脏、大血管或食管、膈肌损伤等。

3. X线检查可见伤侧气(液)胸,气管、纵隔移位,胸廓骨折、异物等。

【诊断要点】

1. 外伤史。

2. 临床表现及可见的胸部伤口。

3. X线检查结果。

【治疗方案及原则】

1. 吸氧、安慰患者、稳定情绪,镇静止痛。

2. 变开放气胸为闭合气胸,这是紧急而首要的措施。在事故现场或院前急救简捷处理伤口后,在深吸气末,用无菌敷料或油纱填压包扎固定,减轻纵隔移位或纵隔摆动,稳定呼吸和循环。同时建立静脉通道,补液等。

3. 马上胸腔闭式引流,逐渐恢复胸膜腔负压,促进肺的膨胀和终止纵隔移位及摆动。此时,再打开伤口,从容不迫地做清创处理。

4. 住院治疗　再进一步仔细检查核实诊断,根据伤情做(专科)确定性治疗。

5. 应用抗生素预防感染。

三、(创伤性)血胸

【概述】

胸部损伤引起的胸膜腔积血称之为血胸。发生率在胸部创伤中约占25%～75%。血胸血的来源主要为:①心脏大血管破裂;②胸壁血管损伤;③肺组织裂伤。开放性胸伤和伴有肺裂伤的钝生胸伤往往是血胸、气胸同时存在,称之为血气胸。

【临床表现】

1. 通常有胸部伤痕、胸痛、胸部压痛。

2. 临床症状与检查发现和出血量呈正相关。

(1) 成人小量(<500ml)血胸可见明显的反应,X线可见肋膈角消失。

(2) 中等量(500～1000ml)血胸可见脸色苍白,呼吸、心率加快,血压下降,下胸部叩诊浊音和呼吸减弱等表现。X线可见明显的胸腔积液或气胸。

（3）大量（＞1000ml）血胸伤者可有严重呼吸循环障碍。伴有面色苍白、烦躁不安、口渴、呼吸困难、四肢湿冷、血压降低等。伤侧下胸部叩浊以及呼吸音进一步降低。X线或CT检查可见更多的胸腔积液，以及其他的阳性表现。

3. 判断出血是否为持续性，下列情况应考虑出血仍在继续：

（1）经输血、补液等抗休克措施后生命体征仍不稳定或暂时好转不久又恶化。

（2）胸穿抽出的血颜色鲜红，血红蛋白与外周血相近，而且很快凝固。

（3）血红蛋白和血细胞比容持续下降。

（4）胸腔引流量≥200ml/h连续3小时。但需警惕心脏大量出血凶猛时血液很快凝固而不能引出。

【诊断要点】

1. 确切的外伤史。

2. 上述急性失血的临床表现。

3. 血红蛋白、血细胞比容降低，X线检查有胸腔积血表现。

4. 胸腔穿刺抽出鲜红色不凝固的血液。

【治疗方案及原则】

主要是抗休克和对持续出血的外科手术治疗。

1. 少量的血胸可穿刺抽出积血，再密切观察，对症治疗。

2. 中等及其以上出血量的血胸，应给予输血补液及抗休克治疗。立即放置胸腔闭式引流，清除积血，促使肺部复张，胸腔闭式引流对于活动性出血，既是治疗又是诊断。当胸腔引流量每小时≥100ml，连续3小时以上应积极外科手术止血。

3. 凝固性诊断成立时，亦应开胸探查，清除凝血块及修补损伤的组织器官。

4. 支持治疗和有效的呼吸道护理，促进肺的膨胀，预防感染以及避免胸内积液和残腔。

四、心脏压塞

【概述】

无论是闭合性或开放性胸部损伤，均可引起心脏的损伤出血，当心包腔内急性少量（100～200ml）积血，心包内压力急剧上升，限制心脏舒张期充盈，致使回心血液受阻，静脉压上升，回心血量减少，心脏排血量随之降低，动脉血压下降，产生急性循环衰竭。

【临床表现】

1. 患者面色苍白，心前区闷胀疼痛，呼吸困难，烦躁不安。

2. 主要呈现 Beck 三联征　①颈静脉怒张。②心搏微弱心音遥远。③静脉压升高,动脉压下降,常可出现奇脉。

3. 若合并胸内大血管损伤,损伤性房室间隔缺损,心脏瓣膜损伤,冠脉损伤等,则可有相应的临床表现。

4. 胸部特别是心脏体表投影区的伤痕或伤口。

【诊断要点】

1. 胸部创伤病史,心脏体表投影区的伤口。

2. 患者面色苍白,心前区闷胀疼痛,呼吸困难,烦躁不安、休克或昏迷。

3. 呈现 Beck 三联征。

4. 剑突下左肋弓旁心包穿刺抽出血液。

5. X 线检查可见心影明显增大,搏动减弱,心脏各弓平直。

6. 床旁心脏超声可见心前壁的前方、心后壁的后方有液性暗区有助于诊断。

【治疗方案及原则】

1. 紧急情况下心包穿刺排血减压。

2. 吸氧、输血、输液及抗休克治疗,准备开胸手术。

3. 濒临死亡或发展至心搏骤停者,应急诊手术室紧急开胸,心包减压。

4. 手术一般从左侧第四肋间前外侧切口,沿膈神经前方切开心包,吸除积血和凝血块即可找到心脏破口,以 3-0 无创针线作确实性缝合。心包切口缝合前在膈神经后方作开窗引流。胸腔常规置闭式引流。

5. 术后密切观察生命体征、胸腔引流量、常规应用抗生素预防感染。

【注意事项】

1. 无论何种类型的心脏损伤,在急诊室不能过分依靠 X 线、CT、心电图和 B 超等这些检查,既耽误时间,诊断价值又有限。而应重视认真的体格检查,体表伤口的位置,受伤到就诊的时间和必要的扩创探查,方能提高诊断的准确性。

2. 抢救休克时注意控制输血输液的量与速度。心脏大血管损伤剖胸术前过多过快补液有害无益,尤其是心脏压塞时,大量补液非但不能增加心排出量,反因心内压增高增加出血和凝血块冲脱诱发致命性再出血,错过手术时机。

3. 心脏破口在冠状血管附近时缝线应穿过冠状血管的下方心肌缝合,以免伤及冠状血管。

4. 心脏伤口缝合后要仔细检查,有无其他伤口出血,如有异物应同时摘除。

五、连枷胸

【概述】

连枷胸定义为连续至少 2 根肋骨的两处以上骨折。连枷胸也可合并肋软骨关节断裂。其定义的关键在于连枷胸局部活动胸壁可随呼吸出现矛盾运动。连枷胸约占胸外伤的 5%。出现连枷胸时应考虑胸内严重损伤可能。

【临床表现】

1. 症状　疼痛、呼吸困难。
2. 体征　胸壁淤斑，挫伤，反常运动，伤侧呼吸音降低，湿啰音。
3. 胸片　可见多根多处肋骨骨折、肺损伤及血胸、气胸或血气胸。
4. CT　可见胸片类似变化。
5. 血气分析　严重者有低氧高碳酸血症、呼吸性酸中毒等。

【诊断要点】

1. 胸部外伤史。
2. 胸壁疼痛、呼吸困难，胸壁的反常呼吸运动。
3. 胸部 X 线检查示多根多处肋骨骨折。
4. 动脉血气分析有低氧和高碳酸血症。

【治疗方案及原则】

原则：稳定连枷浮动段，消除反常呼吸，维持良好的换气功能。

方案：

1. 控制疼痛
2. 给予湿润性氧气。
3. 静脉输液。
4. 胸壁固定，控制反常呼吸。
5. 大范围肋骨骨折导致胸壁软化，应尽早行气管内插管。
6. 外科干预　仅适用于因其他指征需行胸腔内手术或大面积连枷胸者。
7. 合并伤的处理。

【处置】

1. 轻度连枷胸患者，可在普通病房治疗，监测生命体征。
2. 重度连枷胸患者，入住监护病房，严密生命体征监护。
3. 有胸壁反常呼吸、动脉血血气分析正常者，可用胸带加压包扎，有助于控制胸壁软化，必要时鼻腔及面罩双重给氧。
4. 多根肋骨多处骨折有胸壁软化反常呼吸伴发绀者，最理想的治疗方法是经口腔或鼻腔气管插管辅助呼吸，保持呼吸道通畅，严格呼吸道管理，充分镇痛。2 周后胸壁相对固定，反常呼吸纠正后即可拔除气管插管，并加用胸带包扎固定。
5. 肋骨牵引法及内固定法　已很少用来治疗胸壁软化反常呼吸，除非有剖胸探查指征者可同时考虑做肋骨骨折处钢丝缝合或 10 号丝线 8 字形缝合骨折处固定之。

【注意事项】

1. 如果连枷胸合并大范围肺挫伤,患者必须行气管插管以辅助通气而改善氧供。

2. 诊治过程中要评估外伤机制。

3. 注意合并伤的诊治。

4. 肺挫伤和继发疼痛是呼吸衰竭发生的主要原因。

六、肺 挫 伤

【概述】

肺挫伤是一种实质细胞损伤。早期的病理改变主要是肺泡内出血、肺不张、水肿、实变和实质破坏,这些改变在早期是可逆的,在伤后 12~24 小时内呈进行性发展;如果病变不能有效控制,可进一步发展成 ARDS。肺挫伤后的主要病理生理改变是肺的通气/血流比例失调引起组织缺氧。肺挫伤后的原发或继发炎症反应又进一步引起健康肺组织的损伤,进而引发全肺损伤,造成全身组织缺氧。

【临床表现】

1. 胸部严重外伤后胸部疼痛。

2. 呼吸困难,痰中带血。

3. 胸片 肺挫伤早期,尤其是损伤后 4~6 小时,胸片表现为粟粒样或斑片状阴影。

4. CT 表现为肺纹理增多、增粗,轮廓模糊,伴有斑点状阴影或边缘模糊不清的片絮状影。CT 敏感性高,可明确损伤部位、性质、程度,尤其对伤势严重且有复合伤的患者,可快速明确诊断,大大提高治愈率。运用胸部 CT 进行三维重建可以较准确地判断出肺挫伤的体积,据此可以用来判断肺挫伤后的病情发展以及指导下一步治疗。

5. 放射性同位素检查 对肺挫伤后的肺水肿和渗出情况灵敏准确,对肺挫伤有较高的诊断价值。一般较少应用。

6. 动脉血气 低氧血症。

【诊断要点】

1. 明确的胸部外伤史。

2. 胸痛、呼吸困难、痰中带血。

3. 肺部影像学动态变化 胸片肺粟粒样或斑片状阴影;CT 肺纹理增多、增粗,轮廓模糊,伴有斑点状阴影或边缘模糊不清的片絮状影。

4. 低氧血症和高碳酸血症的动态变化。

【治疗方案及原则】

1. 一般的肺挫伤无需特殊处理，只要进行相关的对症处理即可痊愈。

2. 严重肺挫伤患者的治疗主要包括以下几方面。

（1）对症处理解除病因：主要是针对并发肋骨骨折的患者，采用胸壁固定的方法可达到好的效果。充分止痛也是改善通气，减轻并发症的有效措施。

（2）机械通气治疗：当患者 $PaO_2 < 60mmHg$，应该早期行气管插管机械通气，以纠正通气不足。

（3）吸入一氧化氮：外源性一氧化氮（iNO）进入通气良好的肺泡，作用于肺循环系统，可促进肺泡周围毛细血管的扩张，改善局部氧气弥散状况，从而改善肺通气/血流比例失调，在临床上具有一定的应用价值。

（4）药物治疗：曾试用的药物有：抗氧化剂（如超氧化物歧化酶）、蛋白酶抑制剂、磷脂酶 A_2 抑制剂（如米帕林）、肝素和葡萄糖苷、C5a 及 TNF 的抗体、钙通道阻滞剂（如维拉帕米）、其他扩血管药（如腺苷）、PGE 和 PGI_2 以及非特异性抗感染药物如肾上腺皮质激素、己酮可可碱（PTX）、吡咯烷二硫代氨基甲酸盐（PDTC）、山莨菪碱，利多卡因等。

（5）肺泡表面活性物质治疗：目前产品主要分为合成制剂和天然制剂。由于目前 PS 价格昂贵，成人的用量及给药时机不易掌握，在成人肺损伤病例中并没有较大范围的应用。

（6）体外模式氧合（ECMO）也可以有效治疗严重肺挫伤。

【处置】

主要以对症治疗和改善通气功能为主。严重肺挫伤患者采用机械通气。

【注意事项】

1. 严重胸外伤致肺挫伤常伴有失血性休克，由于肺挫伤后肺泡膜通透性增加，过量补充液体会加重肺水肿，应当限制液体输入量，在积极抗休克的同时，减少晶体的摄入量。

2. 通气相关性肺损伤的预防　可应用保护性通气包括低潮气量、容许性高碳酸血症、反比通气、最佳 PEEP 值通气等模式。

3. 肺挫伤合并失血性休克时的液体复苏　在保证血容量足够、血压稳定的前提下，可以使出入液量呈轻度负平衡。除因创伤出血过多必须输血，一般尽量不输血，尤其避免输库存血。

七、心肌挫伤

【概述】

因钝性暴力所致的心脏创伤，只要没有原发性心脏破裂或心内结构损伤，一般统称为心脏挫伤(cardiac contusion)。心脏挫伤在闭合性心脏损伤中比较常见,也是最容易被忽略的一种损伤。有时可合并胸骨骨折或多发性肋骨骨折。其病理改变为心外膜下或心内膜下呈片状的出血性淤斑,或大块心肌出血、坏死,外观为暗红色出血区。在24小时内损伤区有多核白细胞浸润,继之心肌纤维水肿和坏死,最后吸收,瘢痕形成。

【临床表现】

1. 症状　多数有胸部外伤史,胸痛、胸闷、心悸为主要症状。心律失常为轻度心脏损伤的主要表现,心悸、气短或一过性心绞痛可见于中度损伤。较重的心肌挫伤或合并心脏其他部位损伤才可能出现心力衰竭。

2. 体格检查　一般无明显体征。胸壁外伤表现。听诊可有各种心律失常。

3. 心电图　ST-T改变包括T波高尖、低平和倒置,房、室性期前收缩,窦性心动过速,束支传导阻滞等。

4. 化验检查　在心肌挫伤的早期诊断中,血清心肌酶检查有很高的特异性,也是最可靠的诊断方法。临床常用的指标有天冬氨酸转移酶(AST)、乳酸脱氢酶(LD)及其同工酶,C反应蛋白,血栓前体蛋白到肌酸激酶及其同工酶(CK-MB)、肌红蛋白等。CK及CK-MB值高于正常值2倍。

5. 心脏彩超　对于胸外伤的患者不是常规例行检查而是选择性进行,血流动力学不稳定的患者都应该进行心脏彩超检查以快速明确是否是心脏损伤所致以及是否需要手术处理。

6. 心肌显像检查　通常用^{201}Ti示踪检查心肌血流量,可直接显示心肌损伤的区域。心脏断层显像除显示心肌实质,心脏内、外膜损伤出血外,还可以研究心肌代谢变化。

【诊断要点】

1. 明确的胸部外伤史。

2. 胸痛、胸闷、心悸症状,或伴有心律失常。

3. 心电图改变、放射性核素心肌显像、超声心动图、配合以血清酶学检查,是诊断心脏挫伤的主要方法。

【治疗方案及原则】

1. 卧床休息。

2. 吸氧。

3. 营养心肌　滴注极化液或果糖二磷酸钠和门冬氨酸钾镁。

4. 镇静止痛。

5. 监测心电和心肌酶变化,根据变化再进行针对性处理。

6. 手术治疗　心肌挫伤的患者有发生迟发性心脏破裂或者心包填塞的可

能性,当心肌挫伤患者突然发生强烈胸痛和心脏压塞的症状和体征,应考虑心壁破裂;或者发现新产生的心脏杂音,应怀疑是室间隔或心脏瓣膜的破裂。这些情况都应该考虑手术治疗。

【处置】

1. 对症治疗为主。

2. 有明显心电图异常和酶学指标升高,应监护 48 小时。如果 48 小时内不发生进一步心律失常,患者可以转移到非监护病床。

【注意事项】

1. 注意合并伤的诊治。

2. 防止漏诊 胸部受到撞击、挤压后只考虑到胸壁表面损伤、肋骨骨折和血气胸等,而忽略了心脏挫伤。常因漏诊,对心脏挫伤不能及时治疗,出现心包积血、积液、心包压塞、甚至心搏骤停等严重后果。可结合病史、症状、心电图及酶学检查及时发现心肌挫伤的存在。

八、膈　疝

【概述】

创伤性膈疝是由于外伤致膈肌破裂,腹腔脏器疝入胸腔所致。创伤性膈肌破裂发生率占胸腹部创伤的 2.3%～6.7%。其临床表现缺乏特异性,易被伴发的胸腹部脏器的损伤所掩盖,误诊率高。所以对每一个就诊的胸、腹部创伤患者都应想到创伤性膈疝的可能。任何胸、腹部的创伤如刀刃利器伤、车祸、挤压伤、坠落伤、枪伤、炸伤、闭合性腹部钝挫伤时腹腔脏器对膈肌的冲击等均有可能造成膈肌的破裂,由于胸膜腔内为负压,膈肌破裂后较难自行闭合,当压差急剧增大时,腹腔内脏器疝入胸腔,形成膈疝。常见疝入物有胃、结肠、脾、大网膜、小肠、肝等。一经确诊均需手术治疗,所以提高早期诊断率并及时的手术治疗是降低死亡率的关键。

【临床表现】

1. 症状

(1) 急性期(伤后即刻):主要表现为剧烈疼痛、呼吸困难、发绀、心率加速,出现创伤性休克或神经源性休克。

(2) 潜伏期(伤后几周、几个月或几年):左上腹疼痛、左下胸痛或左肩痛,类似于消化性溃疡或胆囊炎症状,也可完全没有症状。

(3) 梗阻或绞窄期(伤后数年):患者除有急性机械性肠梗阻的症状如疼痛、呕吐、停止排便排气或里急后重外,有严重的呼吸困难、大量胸腔积液,有肠道穿孔时,可引起气胸、中毒症状。

2. 体征　可见患侧胸部饱满,肋间隙增宽,呼吸动度明显减弱或消失,叩诊呈鼓音或浊音,部分胸部可闻及肠鸣音。腹部平坦或凹陷,腹肌紧张,上腹部空虚感。严重者多有血压下降,呼吸、心率增快,大汗,皮肤湿冷等休克表现。

3. X线检查　伤侧膈上升,膈顶模糊或消失;出现线状或弧状肺不张,纵隔向健侧移位。胸腔内团块状阴影、气液平面或胃肠袋影;经鼻插入胃管可在膈肌之上;心脏及纵隔向健侧移位;食管吞钡可见膈以上胃肠影。

4. B超检查　方便安全,对确定肝、脾在胸腹腔中的位置,膈肌的完整性、运动及疝入胸腔内的脏器情况有帮助。

5. CT扫描和MRI检查　是无创安全可靠的检查方法。可以显示膈肌和疝入器官的性质与状态。特别是MRI,多参数成像和流动效应等对软组织的分辨力更强。多方位、多层面成像(特别是冠状面和矢状面成像)有利于判断疝入器官与周围器官与组织之间的关系,可以指导手术进路。

6. 腹腔动脉造影　可见胃十二指肠动脉、肠系膜动脉、结肠动脉及大网膜动脉向患侧膈方向移位并抬高。

7. 胸腔镜检查　诊断阳性率达100%,能同时清除积血和血块,止血,修补肺裂伤及膈肌损,胸腔镜多用于胸腔损伤的急性期(24小时内),合并有难以诊断的其他脏器损伤时。潜伏期和梗阻期因胸膜腔粘连,一般不做胸腔镜检查,但可以做腹腔镜检查。做腹空镜检查时应注意术中发生张力性气胸的危险。

8. 胸腔闭式引流　如疝入胃、肠破裂或坏疽穿孔时可见消化道内容物。

【诊断要点】

1. 明确严重外伤史。

2. 胸腹部临床表现　胸腹部共存疼痛症状及胸腹部体征。

3. 影像学检查发现膈肌的结构和完整性破坏及腹腔内脏器进入胸腔。

【治疗方案及原则】

1. 目前一致认为创伤性膈疝一旦明确诊断,应当采取手术治疗。潜伏期可以择期手术。急性期和梗阻期是急诊手术治疗的适应证。选择急诊手术还是择期手术主要取决于患者的全身状况及疝内容物的绞窄程度。

2. 手术途径分经胸、经腹和胸腹联合三种。具体选择时要根据患者胸腹部伤情,按先重后轻的原则而定,先处理危及生命的部位及脏器损伤。

3. 嵌顿脏器已绞窄并出现休克者,应边抗休克边手术,如果合并伤严重须紧急处理时应先处理合并伤,再行膈肌修补。

4. 陈旧性创伤性膈疝常伴有脱水、低蛋白血症和贫血改变,术前应予以纠正,术后放置闭式引流,以利肺膨胀和积液引流。

【处置】

1. 选择性手术患者术前应尽可能纠正酸、碱、水电介质失衡,营养不良者应加强营养支持;老年者应检查排除合并的心血管疾病和肺功能障碍;有肺部感染者应使用抗生素控制感染。

2. 急诊手术者应尽量简化手术,以解除胸腔内压迫、还纳腹腔脏器为目标,同时仔细探查可能存在的合并伤。

【注意事项】

1. 术后应常规禁食、水,进行有效的胃肠减压,半卧位,避免突然增加腹压的运动和动作,保持大便通畅等,术后 21 天膈肌已经良好愈合之后再逐渐恢复正常人的活动。

2. 防止漏诊 由于创伤性膈疝的临床表现错综复杂,特别是在复合性外伤患者,伤情复杂,容易为致命伤掩盖。加上多科参与处理,如协同不好或对创伤性膈疝临床认识与警惕性不够,容易漏诊、误诊。诊断时要抓住外伤史、临床表现和X线检查的特点,尤其是潜伏期和梗阻期询问病史更应详细,要全面系统的体检。

以下几点提示有创伤性膈疝的可能:

(1) 病史中有使腹压急剧增高的严重创伤。

(2) 出现不能以单纯心脏、肺部原因解释的心悸、呼吸困难。

(3) 患者出现颈静脉怒张、气管移位、一侧呼吸音减弱、肺肝浊音界上移。

(4) 第四前肋以下胸腹部和脊柱外伤后反复出现腹痛、腹胀、呕吐等不完全梗阻情况或胸闷、气短,卧位时发生或加重。结合X线检查的特点可确诊。

九、食 管 破 裂

【概述】

食管破裂可发生于钝性损伤、锐器伤及火器伤,也可因剧烈呕吐致自发性食管破裂。由于含有各种细菌的食物及反流胃内消化液溢入纵隔内,可引起严重纵隔感染。

【临床表现】

1. 症状 其症状与损伤部位有关:

(1) 颈段食管破裂时,主要表现颈部疼痛,吞咽困难及声音嘶哑。

(2) 胸段食管破裂时,主要表现为胸骨后或上胸部剧烈疼痛;食管穿孔进入胸膜腔时,可引起液气胸,因而可有患侧胸痛、呼吸困难及发绀等症状。

(3) 腹段食管破裂时,可出现上腹部腹膜炎症状。

2. X线检查 颈部穿孔可以发现颈部筋膜平面含有气体,气管移位,食管后间隙增宽,正常的颈椎生理弯曲消失。有些患者可以在食管后间隙发现有气液平,颈部或纵隔气肿以及气胸、气腹。胸部食管穿孔时发现纵隔影增宽,纵隔内有气体或气液平,胸腔内气液平。腹部食管穿孔时可发现膈下游离气体。

3. 食管造影 对怀疑有食管穿孔,普通 X 线有证据支持,一般情况允许的患者可用食管造影来明确穿孔的大小和部位。在透视下口服造影剂可以显示食管腔、食管穿孔的部位及食管远端有无狭窄。口服碘油造影剂的效果较好,刺激性小。

4. 纤维胃镜检查 对胸部创伤、异物引起的食管损伤有重要诊断价值,当食管造影阴性时,有时用纤维胃镜可直接看到食管损伤的情况,并能提供准确的定位,了解污染的情况。食管镜的结果也有助于治疗的选择。

5. CT 检查 当临床怀疑有食管损伤而 X 线又不能提示确切的诊断依据时,进一步的诊断还包括选用胸部或腹部的 CT 检查。食管穿孔的 CT 影像包括:①围绕食管的纵隔软组织内有气体。②在纵隔或在胸腔的脓腔紧靠食管。③充气的食管与一个邻近纵隔或纵隔旁充液的腔相通。胸腔积液特别是左侧胸腔积液则更进一步提示食管穿孔的可能。另外用 CT 对患者进行最初疗效的随诊观察,也是特别有效的方法。

6. 其他 诊断性胸腔穿刺,抽得胸腔液体的 pH 低于 6.0,并且淀粉酶的含量升高,是一项简单而有诊断意义的方法。在怀疑有食管损伤的病例口服小量亚甲蓝后可见引流物胸腔穿刺液中有蓝色,同样有助于诊断。

【诊断要点】

1. 有外伤、呕吐或食管镜检查等病史。

2. 有突发性胸痛或上腹部疼痛,且向肩背部放射,并有发热、气促及呼吸困难,颈部可扪及皮下气肿等。

3. 外周血白细胞计数增高。

4. X 线检查可见纵隔影增宽或积气及一侧或双侧胸腔积液积气。

5. 食管碘油造影时可确定破裂部位。

6. 胸腔穿刺抽出含食物的液体(多为酸性液体)即可诊断;口服亚甲蓝胸腔穿刺抽出蓝色液体,即明确诊断。

【治疗方案及原则】

1. 非手术治疗

(1) 禁食:在怀疑或诊断有食管损伤时,应立即停止经口进食、进水,并嘱患者尽可能地减少吞咽动作。

(2) 胃肠减压:常规应用胃肠减压,以减少胃液的潴留,反流食管,采用多孔胃管,置在破裂上下缘,以达到有效吸引,防止食管内容物溢入纵隔。除胃肠减压外有时还需经鼻腔间断吸引口咽部分泌物。

（3）广谱抗生素：食管穿孔后引起的主要病理是食管周围组织的炎症感染，如纵隔炎，胸膜炎或腹膜炎，因此一旦怀疑有食管损伤应早期选用广谱有效抗生素。广谱抗生素需使用至少 7～14 天。

（4）维持营养：由于食管穿孔的治疗时间较长，往往需停止经口进食 10 天以上，因此不论是否采用保守治疗，都需要在最初治疗时，同时建立预防性的胃肠外营养或有效的胃肠道营养，如空肠造瘘。

（5）及时纠正和维持水、电解质平衡。

（6）经食管灌洗：置胸腔引流食管进入脓腔，达漏口处，并用负压吸引。用呋喃西林溶液漱洗口腔，再口服含抗生素的无菌盐水（如庆大霉素），晚 10 点到晨 6 点停服，胸腔引流出的液体污浊时或量较多时，口服量增加。一旦引流量减少，液体转清，即开始进食牛奶、豆浆，每次进食后服抗生素，用无菌水冲洗食管，防止食物残渣在食管腔外存留。引流量少于 30～50ml 时，行食管造影或口服亚甲蓝，证实瘘口封闭，X 线胸片无积液，改为开放引流，逐步退出。这种方法利于早期肺膨胀，消灭残腔，促进食管早期愈合。当不进食时将胃肠减压管放在穿孔部位，用生理盐水或抗生素溶液灌入冲洗。

（7）穿过癌瘤或气管食管瘘的部位，在食管腔内置管或置入支架。

2. 手术治疗

（1）引流：在 CT 引导下置入引流管。这种方法对颈部穿孔和胸部穿孔患者都有效。一期修补效果有怀疑时，加固缝合组织不可靠时，可在局部加用引流。

（2）一期缝合：早期诊断的患者，有手术适应证时，应行急诊手术，缝合修补穿孔的食管。分层闭合黏膜和肌层是手术修复成功的关键。7～10 天后行食管造影，如没有造影剂外溢，则可恢复经口进食。

（3）加固缝合：用食管周围有炎性反应增厚的胸膜、网膜、肺肌瓣等包绕食管。

（4）同时处理食管疾病：穿孔发生在狭窄或肿瘤的上段，穿孔远端有梗阻，这种穿孔几乎不能自行愈合。在患者的情况能够接受手术、病变的食管又可以切除的情况下，最好的处理办法是手术切除病变的食管。食管切除后，采用一期还是二期消化道再建，一旦决定做食管切除，应做颈部吻合。

（5）食管外置：食管外置或旷置的手术近年来已很少使用，只有在患者的营养状况极度不良时，用前述方法均不适合或无效的病例，才用颈部食管外置造瘘术或胃造瘘减压术。这种手术包括：缝闭贲门，胸段食管自颈部拔出外置以减少胸内污染，后期再做空肠或结肠代食管术。

【处置】

1. 有以下情况首先采用非手术治疗　①器械引起损伤穿孔，特别是在颈部的穿孔。②溃疡性狭窄和贲门失弛缓症或食管静脉曲张用硬化剂治疗后,在扩张时引起的穿孔,以及食管周围有纤维化形成,能限制纵隔的污染。③从食管穿孔到诊断已经间隔几天,但症状轻微。④早期诊断小的局限的穿孔。⑤穿孔后引起的污染仅限于纵隔或纵隔与壁层胸膜之间,没有造影剂溢入附近体腔。⑥有效的脓腔引流使穿孔对胸腔污染很小。⑦从损伤到诊断未经口进食。⑧穿孔的位置不在肿瘤部位、不在腹腔、不在梗阻的近端。⑨症状轻微,无全身感染迹象。

2. 有以下情况应采用手术治疗　①食管破裂发生在 12 小时以内。②经积极非手术治疗,瘘口经久不愈。③估计破口较大,愈合后将产生食管狭窄。④有异物残留不能去除影响愈合者。⑤食管原有狭窄或肿瘤,必须手术治疗才能解除者。

【注意事项】

1. 许多非手术治疗的方法既是治疗的手段,又是观察病情变化的方法,同时又是手术治疗必不可少的术前准备。

2. 当损伤发生在食管梗阻的近段或在梗阻的部位,或当诊断过晚(一般>24 小时),直接修补损伤的食管则是禁忌的。

3. 食管造影检查尽量避免使用钡剂,如使用钡剂一旦漏出食管外,手术清除困难。应注意,尽管使用造影作为常规诊断手段,但仍有 10% 的假阴性,因此当造影阴性时也不能完全除外食管穿孔。

十、主动脉破裂

【概述】

胸部钝性或锐性暴力均能导致胸主动脉破裂,锐性暴力引起的胸主动脉裂伤或横断伤多当场死亡,胸部钝性暴力伤最常见的为车祸及高处坠落、房屋倒塌或塌方引起大血管内压突然升高,通常导致主动脉壁的全层破裂,也可只累及内膜或内膜和中层。依据解剖资料,36%～54% 发生在主动脉峡部,8%～27% 累及升主动脉,8%～18% 发生在弓部,11%～21% 累及远端降主动脉。然而,外科资料显示 84%～100% 的破裂发生在峡部,只有 3%～10% 发生在升主动脉或降主动脉。在存活的患者中,围绕主动脉外膜的组织对进一步破裂起保护作用,保证短期生存及转送到医院。在尸体解剖中发现主动脉破裂可以发生在所有的主动脉段,但很少发生在腹主动脉。钝性伤也可以对其他大血管产生损伤。无名动脉根部断裂最常见,左锁骨下动脉根部断裂少见,左颈动脉断裂最少见。

【临床表现】

主动脉破裂的表现变化多端。主动脉破裂本身的特殊体征或症状少于 50%。

1. 症状　呼吸困难,背部肩胛骨间区疼痛,但不受呼吸影响,有些患者伴下肢活动不便。

2. 体征　肩胛骨间区可闻及杂音,上肢的脉搏搏动强度和血压大于下肢,如主动脉夹层破裂至主动脉瓣时,则有主动脉瓣关闭不全的杂音。

3. X 线检查　对排除主动脉损伤诊断没有敏感性,在标准前后位 X 线片上至少有 15 个明显的征象与钝性主动脉损伤或破裂有关,但没有一个征象是异常敏感、特异或可预测主动脉破裂的。

4. CT　以下几个发现提示主动脉破裂:壁增厚、造影剂溢出、充盈缺损、主动脉周边血肿、内膜活瓣、附壁血栓、假性动脉瘤和假性主动脉缩窄。

5. 经食管超声心动图成像(TEE)　表现为主动脉壁上有附着物。血管壁的增厚往往提示主动脉破裂或附壁血栓的形成。此外,彩色多普勒超声还能确定包括损伤部位在内的血流动力学的改变。TEE 的敏感性、特异性、阴性预测值及阳性预测值分别为 93%、100%、99% 及 100%。

6. 主动脉造影　在目前一些成像技术尚未问世之前,主动脉造影技术早已确立了其在诊断主动脉损伤和其他血管损伤的地位。但由于其有创,需要介入放射学小组和造影剂应用及假阴性率高而应用越来越少。

7. 磁共振血管造影(MRA)　能很好地显示血管结构,在主动脉破裂及动脉瘤等复杂的主动脉疾病的诊断及复查中也占有重要地位。

【诊断要点】

1. 有下列症状和体征应高度怀疑　病史:遭受车祸或高空坠落减速损伤或重物塌落胸部挤压。症状和体征:出血性休克表现(收缩压<90mmHg)、胸部多发性骨折、心脏杂音、声音嘶哑、呼吸困难、背痛、血胸、四肢血压差异、截瘫或下肢轻瘫。

2. X 线检查可有以下征象　纵隔扩大(>8.0cm);纵隔与胸腔横比(M∶C)>0.25;气管向右侧移位;主动脉轮廓模糊;主动脉结消失;左胸顶冠征;左主支气管受压;主肺动脉窗不清;脊柱旁线增宽;第一肋骨折;肺挫伤;胸脊柱骨折。

3. CT、TEE 或 MRA　单独或结合应用能明确主动脉破裂部位和累及范围。

【治疗方案及原则】

1. 术前评估　95% 主动脉破裂患者往往同时合并有其他损伤,临床上一般采用标准的 ATLS 救治方案,该方案包括控制气道通气、血流动力学稳定、X 线胸片、各项血液生化指标和血气参数的获取等。其中控制气道通气、血流动力学稳定被认为是最为重要的,包括气管插管、胸腔置引流管、心肺复苏、颅脑外伤的稳定以及剖腹剖胸术等急救措施。而当患者的病情不稳定,需要立即直接抢救生命手术治疗时,为了获得最佳抢救时机可省略耗时的检查。

2. 手术时机

(1) 无需开腹、开颅、骨盆固定术且病情稳定的患者一旦确诊主动脉损伤必须及时开胸行主动脉修补术。

(2) 合并有颅内出血及胸、腹、骨盆或腹膜后血肿等则必须在开胸前处理。

(3) 主动脉破裂出血应立即手术,然而,由于此种情况迅即死亡,因此很少遇到。对于不会危及生命的损伤的处理应该放在主动脉修补术后进行。

(4) 为了不延误手术时机,血流动力学不稳的患者在进行各项检查之前就得送往手术室。胸腹切开术可以确定和控制活动性出血。

(5) 对于遭受严重复合伤且血流动力学不稳的患者在胸腹切开术之前最好收入 ICU 直至病情稳定并能适应手术。在此阶段,应用短效的 β 受体阻滞剂可以降低血管壁的张力以及稳定血压。当合并严重肝损伤其可引起再次或活动性出血的严重危险时,有目的地延迟确切的主动脉修补是一安全选择。

3. 手术 主动脉破裂必须手术修补,但迄今未出台一套标准的、被证实是完美的手术方案。究其原因,主要是对于术中脊髓保护及最佳保护方案的选择分歧较多。对此,目前主要存在两种观点:①单独应用"钳夹-缝补"技术已足够;②需应用下半身体外循环灌注技术,这有助于保护脊髓和各内脏免受主动脉钳夹之后缺血性损伤的打击。

【处置】

1. 术前准备 完善各项血液学检查:全血细胞计数、凝血试验、血电解质、尿素氮及肌酐等。麻醉诱导前需加用降血压药和 β 受体阻滞剂。

2. 术中右股动脉和右桡动脉置管分别监测下半身和上半身灌注压。并准备左腹股沟区以利左心转流。

3. 安置温度探头、外周动脉血氧饱和度监测仪和心电图监测仪进行持续监测。

4. 脊髓保护 在主动脉修补术中应用低温体外循环停搏技术既可保护脊髓又提供了良好术野;近来研究显示应用下半身灌注技术以及把阻断时间控制在 30 分钟以内能把截瘫的发生率降为零。

5. 手术切口 标准的后外侧经第四肋间剖胸术能很好地显露主动脉峡部和降主动脉近端。切口的长度应使下肺静脉下方降主动脉的分离和左颈总动脉和左锁骨下动脉之间主动脉弓的分离变得更为简便。

6. 下半身灌注 包括:部分左心转流、右心房-股动脉转流、Gott 分流等。

【注意事项】

1. 主动脉破裂以抢救生命为主,动脉重建为辅。多数动脉破裂的患者都存在合并伤,应根据病情先处理致命性损伤。

2. 注意术中脊髓保护,详细了解脊髓血供,避免脊髓缺血时间大于 30 分钟,低血压时间不宜过长,切记以止血为目标。

十一、气管支气管损伤

【概述】

气管支气管损伤主要包括外伤性和医源性两种。损伤部位可见于颈段气管、胸段气管或支气管。按损伤程度可分为气管黏膜撕裂、穿孔、断裂、阻塞闭锁、气管狭窄、坏死及气管-食管或血管瘘。

【临床表现】

单纯气道黏膜撕裂临床症状可不明显或仅有少量血痰,气急、发绀、刺激性咳嗽、咯血及气胸则提示存在较严重的气管支气管损伤。颈部穿透伤患者可发现开放伤口中有漏气。皮下或纵隔气肿为气道破裂穿孔的主要表现,可伴有咯血和呼吸困难。胸部闭合伤病例若气道破口不与胸膜腔贯通可无气胸,而多数病例破入胸膜腔后引起严重的持续性的气胸。

插管引起的气管撕裂几乎均发生于膜部,且多为纵形的裂口,长度多与气囊长度相仿(4～6cm),但亦可能因插管移位及正压通气等因素而进一步扩大;大多表现纵隔或皮下气肿,少数可伴有气道出血,其危险性在于正压通气下可致张力性气胸而引起呼吸循环衰竭。由于本症多继发于严重的外伤,常因合并其他损伤出现不同的症状和体征而被忽视,此类陈旧性损伤病例可表现反复呼吸道感染、支气管扩张和肺不张。

【诊断要点】

关键在于加强认识、提高警惕、及时发现。颈部外伤伴有伤口漏气或皮下气肿者应高度怀疑气道损伤可能,及时进行纤维支气管镜检查,盲目气管插管可能加重损伤甚至导致致命的后果。胸外伤患者有咯血和皮下气肿即应怀疑气道损伤的可能性,而气胸在置管引流后不能缓解或有持续大量漏气有助诊断。

X 线胸片常见气胸、纵隔气肿或皮下气肿,有时支气管周围可见气体影或有管腔阻塞征象;主支气管完全断裂使患侧肺失去支撑,胸片表现为肺门下垂而非气胸引起的肺组织向肺门处的压缩,可资鉴别;CT 可显示合并肺不张、肺挫伤、血气胸或纵隔血肿,发现管壁缺损或变形等提示气管损伤可能,但 CT 并不比常规 X 线胸片更具诊断价值。确诊仍须依靠纤维支气管镜检查,并可进行精确定位及估计损伤的程度和范围以指导治疗。

【治疗方案及原则】

单纯气道黏膜撕裂多呈自限性而无需特殊治疗。大多数急诊气道破裂穿孔则比较凶险,首先必须保持气道通畅以保证供氧并清除气道内的分泌物。对急性期漏气严重、呼吸维持困难而全身情况不稳定的患者应在确诊后行气管插管或切开,置管通过破口或至健侧主支气管行单肺通气,但最好在纤维支气管镜引导下插管以防损伤加重。颈部穿透伤致气管完全断裂者紧急情况下亦可经开放伤口直接插管抢救。气管支气管破裂穿孔一经诊断原则上应尽早手术,且早期在健康组织上修补成功率极高。保守治疗仅限于少数破口较小(短于 2～3cm或小于周径的 1/3)、位置靠近头端易于处理的病例,且无合并其他(如食管等)损伤、症状体征轻微、无感染征象、气道能保持稳定通畅、自主呼吸平稳无困难;胸内气管支气管损伤无持续漏气或置胸管引流后肺能完全复张者可在严密观察下先予保守治疗,除此之外的气管支气管损伤均应及早手术。保守治疗的方法为使用抗生素防治感染及将气管插管的气囊插过穿孔部位远端以保持呼吸道稳定通畅,但应注意插管时勿使损伤加重,并尽可能避免正压通气以防撕裂范围进一步扩大。

【处置】

急诊手术的麻醉处理至关重要,麻醉诱导前患者在清醒状态下行气管插管,保留自主呼吸,这样有助于在无法保证插管到位的情况下确保供氧;如能在纤维支气管镜引导下插管则可一次到位插管至损伤部位或至健侧主支气管;有条件的单位亦可仅将插管置于声门下而采用高频通气方式以保证供氧,并有助于防止插管通过破裂处引起破口进一步扩大;若气管插管不能到位、通气维持有困难则需紧急开胸,通过术者手指引导使插管进入健侧主支气管。近年来亦有借助体外循环(ECMO)以保证插管困难病例术中氧合的做法,此法应可在气管损伤手术中借鉴。手术方式一般包括修补、对端吻合、袖型切除、肺叶或全肺切除、自体组织修补或重建等,现在看来绝大多数病例均可通过修补或对端吻合而获治愈,除极个别伴有肺实质严重损伤者外,少有需要行肺切除者,陈旧性主支气管断裂所致一侧全肺不张在术中清除管腔内分泌物后经插管通气亦均能良好复张。合并相关损伤应争取同期修复,尤其是伴有食管裂伤者应予修补并采用邻近健康组织或大网膜包盖间隔。

【注意事项】

近端 2/3 气管损伤可经颈部径路修补,于胸骨切迹上方一横指处作弧形切口,经中线分开颈前肌显露气管,暴露有困难时亦可加行部分或全部胸骨劈开。探查明确气管损伤的范围,彻底清创后以 3-0 可吸收缝线间断缝合修补裂口,于腔外打结以减少术后气道刺激并防上日后因肉芽增生发生狭窄;气管完全断裂者应以粗线悬吊气管远近断端,经手术野插管至远端,先吻合后壁膜部,然后将插管插过吻合口再缝合前壁,最后将悬吊缝线打结于前壁减张。修补缝合后可以颈前肌瓣覆盖以促进吻合口愈合。术后置皮片或负压引流,并于颏下置粗线悬吊于胸骨前方皮下,以保持患者术后颈屈位2周。

远端1/3气管或主支气管损伤需经胸修复。气管、隆突及右侧或同时双侧主支气管损伤经右后外切口进胸、离断奇静脉后暴露良好,左主支气管断裂发生于距隆突2cm以上者居多,可经左后外切口修复。陈旧性一侧主支气管断裂的病例一般进胸后先游离远端支气管残端,吸除分泌物并行插管鼓肺,再游离近端支气管断端,切除狭窄之瘢痕组织直至正常气管后行对端吻合,吻合口以邻近纵隔胸膜、心包或带蒂肋间肌包盖进行加固。无论何种形式的修补,术后应绝对避免正压通气,并争取尽早拔除气管插管。手术并发症包括吻合口裂开、狭窄、喉返神经损伤、呼吸道感染等,延迟诊断者并发纵隔感染、吻合口裂开、呼吸道感染甚至呼吸衰竭的危险性大大增加。

十二、肋 骨 骨 折

【概述】

由直接或间接暴力作用造成肋骨骨性结构损伤,称为肋骨骨折。肋骨骨折多见于中年和老年人。因第1～3肋骨有锁骨及肩胛骨保护,第8～10肋骨前端连接于肋软骨上,第11、12肋骨前端游离;故以第4～7肋骨最易发生骨折。根据骨折的情况,分为单处肋骨骨折(一根肋骨仅有一处骨折)、多处肋骨骨折(一根肋骨有两处以上骨折)及多根多处肋骨骨折(包括连枷胸)。

【临床表现】

1. 有直接或间接的受伤史,伤处可有淤血、肿胀。
2. 胸痛 骨折处局部疼痛,在深呼吸及咳嗽时加重。
3. 咯血、气胸及皮下气肿 当骨折断端刺破胸膜和肺组织可发生咯血、气胸及皮下气肿。
4. 骨折部位有较明显的直接压痛和间接压痛。可有畸形及骨擦感。
5. 多根多处肋骨骨折时(包括连枷胸),有胸壁塌陷及胸廓反常呼吸运动。
6. 可因剧烈疼痛和(或)连枷胸而致呼吸困难。

【诊断要点】

1. 有明确的胸部外伤史。
2. 伤后局部肿胀、淤斑、疼痛、咳嗽、深呼吸或躯干转动时疼痛加重。
3. 局部有凹陷或突起畸形,压痛明显,有时可扪及骨擦感及骨折断端。
4. 胸廓挤压征阳性。

5. 多根双处骨折者,局部可出现胸壁塌陷及反常呼吸。

6. 合并气胸、血胸者,可出现胸闷、气促,严重者甚至休克。气胸患者,可出现皮下气肿,扪之有捻发音,患侧叩诊鼓音。血胸患者,患侧叩诊浊音。

7. 胸部 X 线照片可了解骨折的情况,并观察有无气胸、血胸、肺不张等并发症,但肋软骨骨折则不能显示。

8. CT 扫描可了解肺挫伤的严重程度。

【治疗方案及原则】

1. 止痛,充分止痛有利于肋骨骨折患者咳嗽、排痰,保持呼吸道畅通,预防肺功能不全。方法包括药物止痛、肋间神经封闭、骨折痛点封闭及骨折固定。

2. 闭合性单处肋骨骨折,多无明显错位且多能自行愈合,治疗以解除局部疼痛和防止与处理肺部并发症为主。常采用多头胸带包扎固定;亦可用弹性绷带在胸部环形包扎。鼓励早下床活动及咳嗽咳痰。

3. 闭合性多根多处肋骨骨折,治疗包括:①纠正呼吸功能紊乱。②固定塌陷胸壁,控制反常呼吸。③治疗肺挫伤及其他并发症。

(1) 纠正呼吸功能紊乱。保持呼吸道通畅,必要时行气管插管或气管切开,实行呼吸机辅助呼吸。

(2) 固定塌陷胸壁,控制反常呼吸。

1) 包扎固定法。适用于胸壁塌陷范围较小或现场急救。即在胸壁塌陷区施加外力,或用厚敷料覆盖于胸壁软化区,外加胶布或用多头胸带包扎固定。

2) 牵引固定法。适用于胸壁塌陷范围较大者。局麻下,用无菌布巾钳夹住塌陷胸壁中央处的肋骨,再用绳带吊起,通过滑轮重力牵引,使塌陷的胸壁复位。也可用有机玻璃板或钢丝夹板做成固定于整个胸廓的支架,巾钳夹住塌陷胸壁向外牵引并固定于支架上。

3) 内固定法:适用于错位较大、病情危重并有开胸探查指征的患者。

(3) 治疗肺挫伤及其他并发症

1) 限制液体输入量在 1500～2000ml/d,晶胶比例为 2:1。

2) 早期、短程大剂量激素治疗。

3) 应用抗生素预防感染。

4) 双侧反常呼吸伴严重肺挫伤,呼吸明显窘迫,低氧血症,$PaO_2 < 8.0kPa$(60mmHg),$PaCO_2 > 6.67Pa$(50mmHg),肺分流$\geq 25\%$的伤员,实行呼吸机辅助呼吸。合并血气胸者应先作闭式引流,注意张力性气胸、气管损伤等并发症的发生。一旦血气分析基本正常,逐渐停用呼吸机。

5) 合并血胸或腹内脏器损伤出血导致休克,应同时给予输血、输液、补充血容量等纠正休克,必要时应手术探查止血。

4. 开放性肋骨骨折,保持呼吸道通畅。伤口彻底清创,6~12 小时内,污染不严重,可一期缝合,同时可行骨折内固定术;受伤时间长,污染重,二期缝合。

【处置】

1. 闭合性单处肋骨骨折无明显错位并排除其他并发症者,采用多头胸带或弹性绷带在胸部环形包扎固定后,可带药回家继续治疗。有明显错位并有其他并发症者,应留置观察或住院治疗,并根据并发症进行相应治疗。

2. 闭合性多根多处肋骨骨折(槌枷胸)者,应积极纠正呼吸功能紊乱;胸壁塌陷范围较小或现场急救可用包扎固定法,范围较大或院内宜用牵引固定法固定塌陷胸壁,控制反常呼吸;同时治疗肺挫伤及其他并发症。

3. 对因并发症出血致休克者,同时采取积极的抗休克治疗。

4. 对伴有呼吸窘迫者,应进行呼吸机辅助呼吸;一旦血气分析基本正常,应逐渐撤离呼吸机。

5. 开放性肋骨骨折,在保持呼吸道通畅同时,根据受伤时间和伤口污染程度进行彻底清创、TAT 及预防感染治疗。

【注意事项】

1. 闭合性单处肋骨骨折无明显错位并排除其他并发症患者,应在 24 小时后复查 X 线胸片,以防漏诊。

2. 闭合性多根多处肋骨骨折(槌枷胸)者,在积极处置呼吸功能紊乱和并发症的同时,应立即固定塌陷胸壁,控制反常呼吸,以免进一步影响呼吸循环功能。

3. 对有呼吸窘迫需进行呼吸机辅助呼吸的患者,应先处置血气胸、气管损伤、张力性气胸和开放性气胸等并发症。

4. 对严重血胸、大血管损伤、心脏损伤、腹内脏器损伤出血及气管损伤、张力性气胸和开放性气胸等,应积极进行抗休克和手术治疗。

十三、胸 骨 骨 折

【概述】

胸骨骨折少见,一般占胸部创伤的 1.5%~2.5%。多发生于胸骨体与胸骨柄连接的胸骨体部,主要因胸骨区受直接暴力撞击或挤压所致。骨折线通常为横形。若有移位,通常是下折端向前移位,上折端重叠在其后方,而胸骨后的骨膜常保持完整。常因合并严重胸内脏器或其他部位损伤导致死亡,死亡率达 30%。

【临床表现】

1. 胸骨区疼痛,咳嗽及深呼吸时疼痛加重。

2. 局部压痛显著。

3. 如有移位,局部可见变形及异常活动。

4. 常合并有楗枷胸、肋软骨骨折、纵隔气肿。严重者因骨折移位压迫纵隔内大血管及气管,发生呼吸困难及发绀。

【诊断要点】

1. 明确的受伤史。

2. 心前区压痛、畸形或异常活动。

3. 可触及骨折断端。

4. 胸部 X 线摄片(前后位、侧位及斜位)可确诊。

5. 诊断时注意如楗枷胸、心肌及心脏损伤、支气管损伤、大血管损伤、脊柱损伤及腹内脏器损伤等并发症排除。

【治疗方案及原则】

1. 无移位的胸骨骨折,主要以卧床休息、止痛为主。

2. 有移位的胸骨骨折,待全身伤情稳定后,早期行骨折复位。

3. 无论有无移位的胸骨骨折,均应待并发症得到处置稳定后,再作处置。

【处置】

1. 胸骨骨折无移位,无并发症者,可口服止痛剂,严重者于骨折部位采用 1% 普鲁卡因 10～20ml 封闭以镇痛,用胸带包扎,休息 2～3 周即可适当活动。

2. 全身伤情已稳定的,有移位的胸骨骨折,早期行骨折复位。

(1)闭式手法复位:在局麻下将伤员肩胛间垫至胸椎过伸,双臂上举过头,用手法加压胸骨复位,然后肩胛间垫以小枕及骨折部位用沙袋压迫,卧位休息。

(2)手术固定法:骨折移位明显,手法复位困难,或伴有楗枷胸反常呼吸需手术固定者。在气管插管全麻下,于骨折部作纵形切口,用骨膜剥离器分离骨折断端并撬起骨折端,使上下端复位,在上下骨片各钻 2 或 3 个孔,用不锈钢丝缝合固定骨折,缝合切口,可不置引流。

【注意事项】

1. 后前位胸部 X 线摄片,不易发现胸骨骨折。

2. 胸骨骨折患者多合并有楗枷胸、心肌及心脏损伤、支气管损伤、大血管损伤、脊柱损伤及腹内脏器损伤等,诊断及治疗过程中,要注意排除。一旦合并有上述情况,应首先进行积极处置;待全身情况稳定后,再行骨折治疗。

3. 悬吊重力牵引及胸壁外固定牵引因稳定不佳,且患者需卧床、搬运不便,现已较少使用。

十四、脂肪栓塞

【概述】

脂肪栓塞是创伤后,特别是多发性骨折的一个严重并发症。它是由于脂肪栓子堵塞小动脉和毛细血管,脂肪栓子受脂肪酶的作用而分解成脂肪酸,进而造成一系列病理改变,主要病变发生在肺脏。严重的脂肪栓塞发病急骤,病势凶险,死亡率也较高,但也可不引起临床症状或与其他并发症的症状相似,因此,常不易早期诊断。一般在创伤后有 10% 左右的伤员发生这种并发症。

【临床表现】

1. 创伤后第 2～3 日突然出现面色苍白、心率加快(可至 120～140 次/分),呼吸增快(30～40 次/分),体温升至 39℃以上。

2. 呼吸困难逐渐加重,并形成 ARDS。

3. 累及脑时轻者可有头痛和躁动不安等;重的则可出现谵语、精神恍惚、颈项强直甚至昏迷。也可出现各种定位症状,如偏瘫、抽搐、瞳孔不等大等。

4. 累及皮肤时可出现皮肤出血点,通常分布于前胸部、腋窝、颈部等处。

5. 开始时,胸片无明显阳性发现,随后显示局限的或多灶性的浸润;如病情继续发展,胸片可显示"暴风雪"样的弥漫性大块浸润阴影。

6. 血气分析可见 PaO_2 明显下降。

【诊断要点】

1. 严重创伤,尤其是多发性骨折,曾发生低血容量休克者。

2. 呼吸增快、呼吸困难。

3. 皮肤出血点。

4. 神志恍惚、谵语、躁动、昏迷。

5. 检眼镜检查,可见脉络膜血管内脂肪滴。

【治疗方案及原则】

1. 立即有效地固定伤肢。

2. 尽快纠正低血容量的休克状态。

3. 呼吸支持治疗。

4. 药物治疗,包括抑肽酶、利尿剂、肾上腺皮质激素、低分子葡萄糖苷等。

5. 对症支持治疗。

【处置】

1. 对于下肢长骨骨折和合并多发骨折患者应常规拍胸片和作首次血气分析。

2. 在急诊科或现场就强调做好充分的临时外固定。

3. 严格记录血压,体温,脉搏和呼吸,观察皮肤出血点。

4. 如出现意识障碍,PaO$_2$<8kPa,或胸片有浸润性病灶、肺水肿,则应气管内插管输入40%氧,超过3天应作气管切开,仍不能明显提高氧分压,可用呼气末正压法。

5. 常规应用广谱抗生素预防和治疗肺部感染。

【注意事项】

1. 在骨折固定不确切的情况下搬动患者,手法整复粗暴,手术的髓内钉打入过猛均可诱发和加重脂肪栓塞。尤其当脂肪栓塞出现时,随意搬动患者可加重症状,应该避免。

2. 严重创伤,尤其是多发性骨折时,应积极预防感染,防治休克、缺氧、酸中毒等易感因素。

十五、创伤性窒息

【概述】

创伤性窒息是胸部严重挤压伤以后出现的临床征象,在胸部挤压瞬间受伤者声门突然紧闭,胸腔内压力骤升,迫使静脉血流挤回上半身,引起头部、肩部、上胸部毛细血管破裂,血液外溢,造成点状出血。常见于车辆辗轧、工程塌方、骚乱中遭踩踏及房屋倒塌等事故中。除胸部受挤压有肺出血、纵隔出血、大血管和(或)支气管损伤外,还可合并其他多发伤,如肝、脾破裂等。

【临床表现】

1. 出现典型创伤性窒息特征 上胸、头、颈部广泛出现针尖大小密集的紫蓝色淤血点。

2. 各器官功能障碍

(1) 视力障碍:眼睑及眼周围皮肤有淤斑,球结膜下出血、水肿并呈紫色环;部分患者视力障碍,视物不清甚至失明(此时须与Purtscher视网膜病相鉴别)。

(2) 意识障碍:伤后可出现意识障碍,甚至可出现5～10小时的短时间昏迷(最长不超过40小时),醒后头痛、头晕等。部分患者可四肢抽搐或癫痫样发作,甚至出现下半身永久性麻痹。

(3) 听力障碍:少数患者可引起耳鸣、耳聋及鼻出血。

3. 胸部表现 多数伤员有胸闷、胸痛等;有的出现窒息感、呼吸急促甚至明显的呼吸困难等。并可出现胸骨、肋骨骨折或胸内脏器损伤的临床表现。

【诊断要点】

1. 胸部挤压伤或胸部骤然钝性撞伤病史。

2. 临床表现

(1) 临床可见面、颈、肩和上胸部的皮下以及眼球结膜、鼻和口腔黏膜出现广泛性淤斑和出血点。

(2) 呼吸困难。

(3) 严重者可发生视网膜、肺组织或颅内出血，造成视力障碍、气管痉挛，气管分泌物增加，甚至昏迷。

3. 辅助检查

(1) 胸部 X 线检查：多数患者有肺挫伤，可见到大片阴影。

(2) 胸部 CT 检查：发现患者胸部 X 线片呈现的肺挫伤，实际上是被肺泡内出血所包绕的肺撕裂伤，而肺间质则无明显损伤。

(3) 检眼镜检查：可见视乳头水肿、视网膜出血、视网膜水肿或渗出。

【治疗方案及原则】

1. 止痛，给予镇静剂。

2. 充分给氧吸入。

3. 取半卧位，鼓动伤员咳嗽排痰。

4. 解决支气管痉挛，可用氨茶碱加高渗葡萄糖液注射。

5. 必要时行气管切开。

6. 输液，量要适宜，速度要慢。

【处置】

1. 单纯性创伤性窒息极少且不会致死，多数患者均可同时有合并伤。严重的颅脑、胸腔内脏器合并伤可直接危及伤员的生命，因而对于有典型症状的创伤性窒息患者应予以高度警惕。

2. 皮下组织淤斑、出血点多能自行恢复，不需特殊处理。

3. 窒息者立即行心肺复苏，在复苏的同时，应迅速完成神经系统检查。注意观察患者的神志、瞳孔、肌张力和各种病理反射，有条件者应迅速将患者转移到重症监护治疗室。

4. 当有颅脑症状出现，疑有脑水肿时，应进行脱水治疗。

5. 胸部其他损伤如肋骨骨折、气胸、血胸等则予以相应处理。

6. 大剂量类固醇的应用。有间接性视神经损伤、视网膜损伤或脑水肿，可考虑使用超大剂量地塞米松，每日 3～5mg/kg。

【注意事项】

1. 诊断 主要靠胸腹部创伤后，出现典型的挤压伤发绀综合征，但须与颅底骨折、脑挫伤以及上纵隔肿瘤相鉴别。

2. 现场急救 要及时、正确移去作用压力，及时有效地进行心肺复苏。

3. 对单纯性创伤性窒息患者，仅在密切观察下进行对症处理，保持呼吸道通畅、给氧、镇静、止痛、取斜坡卧位以及少量输液等支持疗法。

4. 特殊处理主要是针对有合并伤的窒息患者。

十六、穿 通 伤

【概述】

穿通伤发生于枪弹伤、刀伤和刺伤，产生既有入口又有出口的伤道。因动能直接和质量与速度的平方有关，即：$E = 1/2MV^2$，故速度的损伤作用大。

【临床表现】

1. 入口与出口大小相同　常见于高速、稳定的枪弹正位击中人体较薄弱的部位，而又未破坏组织的回缩力时，此时出入口的损伤均较轻，边缘较整齐，出血和组织损伤均较少。

2. 出口大于入口　见于多数枪弹伤，投射物击中人体后，因受阻而失去稳定性，甚至发生翻滚，从而增加了投射物与组织接触面积。此时入口边缘多较整齐，皮肤略有缩回，出血很少。而出口常有皮肤撕裂，边缘不整齐，出血较多，甚至有组织外翻。

3. 入口大于出口　多发生在近距离射击时。枪弹的初速度和撞击速度几乎完全一致，产生的冲击力很大，破坏了入口处皮肤组织的回缩力而造成皮肤撕裂，从而形成较大入口，而出口损伤轻。

【诊断要点】

1. 有枪弹伤、刀伤和刺伤史。

2. 发现既有入口又有出口的伤道。

【治疗方案及原则】

1. 彻底清创。

2. 尽可能消灭死腔。

3. 充分引流。

【处置】

1. 反复冲洗伤口。

2. 探查伤道内有无重要脏器损伤和异物。

3. 彻底止血。

4. 清除异物和失活组织。

5. 在出入口放置引流条，必要时可做对口冲洗。

6. 应用抗生素。

【注意事项】

1. 出口有时不一定与入口在一直线上，甚至远离入口。

2. 伤道内可能有大于投射物直径的空腔。

3. 火器造成的穿通伤除机械性损伤外，还有烧灼伤。

4. 穿通伤往往伴有重要脏器损伤,应予重视。

第七节 腹部创伤

一、脾破裂

【概述】

脾脏是腹部创伤中最容易受伤的器官,其发生率在闭合性腹部损伤中约占20%～40%。脾破裂也可见于左上腹或左下胸部的穿通伤,约占6%～10%。在病理性脾肿大时,更易破裂。按病理解剖脾破裂可分为中央性破裂、被膜下破裂和真性破裂三种。

【临床表现】

1. 疼痛 伤后左上腹持续性胀痛,继而蔓延至整个腹部。可牵涉至左腰。疼痛程度随创伤类型表现不同,绝对大数疼痛剧烈,但少数可以短暂而轻微。

2. 休克 严重脾脏破裂,出现面色苍白、口渴、烦躁、脉搏增快、血压骤降等休克表现。轻型或延迟性脾破裂可能暂无休克症状,而在数天、数周后突然出现休克表现。

3. 其他症状 腹胀、恶心、呕吐等。

4. 体征 腹式呼吸受限,腹部压痛,腹肌紧张,反跳痛。以左上腹最明显。严重脾破裂,腹部检查有移动性浊音,表现腹腔内大量积血。

【诊断要点】

1. 外伤史 钝性暴力打击或子弹、弹片、刀刃等锐器刺伤左下胸、左上腹。医源性损伤系由手术牵拉和器械意外损伤所致。

2. 症状和体征 腹痛、腹胀、出现腹膜刺激征、血压下降或休克。

3. 血常规检查 血红蛋白、血细胞比容下降是腹部内出血的指征。

4. 诊断性腹腔穿刺是最简便、快速、有效、安全的腹腔内出血诊断方法。

5. B超检查 是无创伤、简便、快速、有效、安全的脾破裂诊断方法。

6. CT扫描诊断 对脾破裂诊断的特异性100%。

7. 选择性动脉造影诊断 是正确性很高的脾破裂诊断方法。

【治疗方法及原则】

遵循"抢救生命第一,保脾第二"的原则。

1. 纠正休克 静脉穿刺,建立足够大的静脉输入通道,立即用晶体液复苏,如输平衡盐2L后,仍有低血压,应及时补充全血。

2. 脾破裂的手术治疗 脾切除术是治疗脾破裂的主要手术方法。对腹腔内大量出血,剖腹探查,控制大出血是必须的。对大部分脾破裂须行脾切除术,对脾裂伤较轻,创口较整齐者,尽可能保留脾脏。方法有生物胶粘合止血,单纯缝合修补,脾破裂捆扎及部分脾切除等。自体脾移植,主要针对儿童、防止小儿日后发生脾切除后凶险性感染。术后要密切观察,警惕腹腔内再发生出血。

3. 脾破裂非手术治疗 无休克或容易纠正的一过性休克,影像学检查(B超、CT)证实脾裂伤比较局限、表浅,无其他腹腔脏器合并伤者,可不手术,但应严格制动。并严密观察血压、脉搏、腹部体征,血细胞比容及影像学等变化。

4. 以往已呈病理性肿大的脾发生破裂,应予以切除。

5. 在野战条件下,原则上都应行脾切除术,以确保安全。

6. 延迟性脾破裂一般发生在 2 周以内,但也有迟至数月以后的,脾脏应予以切除。

【处置】

1. 对于有腹部外伤,而未发现脾破裂的患者,应留院观察 24 小时,待腹部症状减轻后可离院。

2. 脾破裂非手术治疗的患者

(1) 必须收入 ICU 密切监测生命体征。

(2) 定时由专科医师检查患者。

(3) 详细认真地进行体格检查。

(4) 定期复查 CT。

(5) 检测血细胞比容,维持血细胞比容不低于 0.25。

3. 对来院时已处于休克的患者 要积极抗休克、术前准备,有条件时可在急诊手术室剖腹探查。

【注意事项】

1. 脾脏是一个重要的免疫器官,脾切除后可造成免疫功能低下,有可能发生暴发性感染。

2. 小儿脾破裂,脾切除更应慎重。

3. 患者烦躁不安时,不能用地西泮等镇静药,以免掩盖病情。

4. 脾切除术后患者,要预防深静脉血栓及肺栓塞。

二、肝 破 裂

【概述】

肝破裂,无论在平时和战时均十分常见,约占腹部损伤的 15%～20%。是由暴力撞击、高空坠落或利器穿通腹腔而引起肝实质撕裂或挫伤。可分为肝包膜下血肿和肝撕裂伤(肝破裂)。单纯性肝破裂死亡率约为 9%,合并多个脏器损伤和复杂性肝破裂的死亡率高达50%。

【临床表现】

1. 失血性休克　是肝破裂患者的主要症状之一。表现为面色苍白、口渴、烦躁、脉搏增快、血压骤降等。休克是肝破裂患者院前、急诊室、手术室死亡的主要原因。

2. 腹膜炎　绝大多数肝破裂患者有腹痛、腹胀、腹部压痛、反跳痛、肌紧张、肠鸣音消失、恶心、呕吐等腹膜炎症状体征。创伤肝周围积血及胆汁刺激膈肌，可呈现右上腹、右下腹痛及右肩痛。肝破裂腹腔大量积血可引起严重腹胀，移动性浊音和直肠刺激症状。肝包膜下血肿可能无明显腹膜炎症状体征，仅有肝浊音界增大。

【诊断要点】

1. 外伤史　钝性腹部创伤，尤其右下胸，右腰、右季肋部，右上腹撞击伤或车祸事故；高空坠落伤；右下胸，右上腹，右季肋部刀刃、弹丸、弹片贯通伤后，均应考虑有肝破裂的可能。

2. 症状和体征

(1) 右上腹疼痛或压痛，右下胸的挤压痛。

(2) 右肩部放射痛，这是由于右侧膈肌受累及所致。

(3) 钝器击伤者，常伴有右下胸肋骨骨折及临床表现。

(4) 失血性休克表现：低血压，血红蛋白及血细胞比容降低。

(5) 腹膜炎表现：腹部压痛、反跳痛。

3. 特殊检查

(1) 诊断性腹腔穿刺和灌洗：诊断性腹腔穿刺诊断正确率80%～90%。对多数肝破裂，腹腔穿刺可抽吸出不凝血。对损伤较轻，腹腔出血量较少且血流动力学稳定者，腹腔灌洗可协助诊断。

(2) 腹部B超检查：B超诊断肝破裂正确率99.4%。不仅能正确诊断出腹腔和腹膜后积血，而且能正确显示肝破裂部位、形态，简便易行，经济可靠。对发现肝包膜下血肿，更有帮助。

(3) 腹部CT检查：应对血流动力学稳定的患者施行检查，对诊断肝破裂有较高的特异性和敏感性。亦可为肝破裂非手术治疗判断提供依据。

【治疗方案及原则】

1. 纠正失血性休克，快速输入晶体液及输血。

2. 非手术治疗　以往探查证明无或仅轻微活动性出血肝破裂患者占50%～80%。现代快速、高质量CT检查、能确定肝破裂位置及范围，有无活动性出血。所以对入院时一些较小的包膜下血肿或小撕裂伤，血流动力学稳定者，可行保守治疗,儿童肝破裂的非手术治疗取得很好的成功率。

3. 剖腹探查 应尽快进行,肝破裂手术治疗的基本要求是彻底清创,确切止血,清除胆汁溢漏和建立通畅引流。首先控制出血,再根据破裂的程度、类型,可分别采用清创、止血、缝合、肝段或肝叶切除、肝动脉结扎、出血部位填塞等不同方式处理。术后均应在创面或肝周放置引流管以引流渗出的血液和胆汁。

4. 腹腔镜治疗 对一些较小的包膜下血肿或小撕裂伤,血流动力学稳定者,可采用腹腔镜诊治。

【处置】

所有肝破裂患者都应收住院,非手术治疗和术后患者都要在 ICU 严密观察生命体征。

【注意事项】

1. 当肝破裂合并颅脑损伤出现昏迷,脊柱损伤合并截瘫,精神异常及吸毒患者腹膜炎症状、体征可能被掩盖,导致漏诊、漏治,应提高警惕。

2. 延迟性出血是肝破裂非手术治疗后最常见的并发症。治疗取决于伤员血流动力学稳定性。

3. 常温下每次阻断肝血流的时间不宜超过 30 分钟,若需控制更长时间,可分次进行。

三、胰腺损伤

【概述】

胰腺损伤约占腹部损伤的 1%~2%,因其位置深而隐蔽,损伤后症状体征缺乏特异性,初期临床表现不明显,诊断较为困难,甚至在手术探查时也有漏诊的可能。胰腺损伤多发生于暴力较猛烈的上腹部钝性损伤中,胰腺被挤压于后方的脊柱上,造成胰腺的挫伤、撕裂伤甚至横断,胰腺损伤后常并发胰瘘,多合并周围组织和脏器的损伤,死亡率达 20% 左右。

【临床表现】

腹痛一般局限于上腹部,腹膜刺激症状不剧烈。胰腺损伤或胰管断裂后,胰液积聚网膜囊内而表现为上腹明显压痛和肌紧张,膈肌受刺激时,出现肩部疼痛。胰液溢入腹腔可对腹膜产生强烈刺激,出现弥漫性腹膜炎。体征最明显处一般即是损伤所在。胰腺损伤伴有大血管损伤时,表现为腹膜后出血,出现面色苍白,脉搏加快,严重时脉搏微弱,血压不稳,甚至休克。

【诊断要点】

1. 外伤史 胰腺闭合性损伤系上腹部强力挤压所致。穿透性损伤系利器、子弹或投射物等,凡入口位于下胸、上腹和腰部均有可能造成胰腺损伤。医源性胰腺损伤也应引起注意。

2. 症状体征 上腹部疼痛和压痛,在受伤早期较轻或不明显,几小时后加重。腹肌紧张较少见,可出现背部疼痛和麻痹性肠梗阻等表现。

3. 淀粉酶升高 血尿或腹腔灌洗液中淀粉酶升高。但约30%的胰腺损伤并无淀粉酶升高。

4. CT 目前认为CT是诊断胰腺损伤最敏感的无创检查手段。在血流动力学稳定,可疑胰腺损伤CT检查是可靠的诊断方法。

【治疗方案及原则】

1. 纠正休克、建立静脉通路,快速输液,尽快输血。

2. 剖腹探查 迅速剖腹探查,目的是止血,清创。控制胰腺外分泌及处理合并伤。根据伤情作血肿及坏死组织清除,引流,胰腺修补,切除,胰管空肠吻合,甚至胰十二指肠切除术。术后腹内均应留置引流管,引流管不仅要做到引流通畅,而且不能过早拔出,最好同时使用烟卷引流和双套管负压吸引。

3. 胰腺损伤后应禁食。应用生长抑素及全胃肠外静脉营养支持治疗。

4. 预防性应用抗生素。

【处置】

1. 对可疑有胰腺损伤,而血流动力学稳定的患者都应留院观察。

2. 对全部有胰腺损伤临床证据的患者都应收住院。

【注意事项】

1. 对有外伤史的患者应该想到胰腺损伤的可能。

2. 胰腺损伤强调早期手术,延误手术,死亡率将直线上升。

3. 凡在手术探查时发现胰腺附近有血肿者,应将血肿切开,检查出血来源。

4. 胰腺损伤可能合并邻近大血管的损伤,不能因发现血管损伤而忽视对胰腺的探查。

5. 胰瘘多在4～6周内自愈,少数流量大的瘘可能需引流数月之久,但很少需要二次手术。

6. 因胰腺损伤常合并周围脏器损伤,要注意"外科控制性手术"的应用,避免出现"手术很成功,治疗不成功"。

四、肠　损　伤

在解剖上,肠管占腹腔、盆腔很大的空间,在腹部和盆腔受到损伤时,肠管损伤的发生率很高。因其致伤因素、受伤方式、临床表现不尽相同,在处理方面各有所异,故予以分述。

（一）十二指肠损伤

【概述】

十二指肠大部分位于腹膜后，损伤的发生率很低，约占整个腹部创伤的3.7%～5%。损伤多见于十二指肠降部、水平部、伤后并发症和死亡率较高。

【临床表现】

十二指肠破裂后，可有胰液和胆汁流入腹腔而引起腹腔炎。如损伤发生在腹膜后部分，早期常无明显体征，后因腹膜后溢出的空气、胰液和胆汁在疏松结缔组织内扩散，而引起严重的腹膜后感染，出现右上腹或腰部持续性疼痛且进行性加重，可向右肩放射。右上腹或右腰部有明显的固定压痛，腰背部体征相对轻微而全身情况不断恶化，有时有血性呕吐物出现。

【诊断要点】

1. 外伤史　十二指肠穿透性损伤较常见，钝性十二指肠损伤少见。

2. 腹部症状和体征　腹腔炎的临床表现。

3. X线检查　平片可见，腰大肌轮廓模糊，有时可见腹膜后呈花斑状改变（积气）并逐渐扩展；胃管内注入水溶性碘剂可见外溢。

4. CT 有助于诊断，尤其是口服水溶性造影剂后做 CT 检查会更有帮助。

5. 诊断性腹腔穿刺和灌洗　吸出物中可发现食物残渣和十二指肠内容物。

【治疗方法及原则】

1. 抗休克。

2. 胃肠减压。

3. 应用广谱抗生素。

4. 剖腹探查　手术方式取决于伤口大小和部位，十二指肠裂口不大，边缘整齐，血运良好，且无张力者可行单纯修补术，占 70%～80%。十二指肠裂口较大不能修补者可行带蒂肠片修补术、损伤肠段切除吻合术，十二指肠憩室化、胰头十二指肠切除术。对于十二指肠肠壁内血肿，引起梗阻者，经两周保守治疗无效后，可手术清除血凝块、修补肠壁或行胃空肠吻合术。

5. 术后要保持引流通畅，加强营养支持，纠正水、电解质和酸碱平衡失调；开放性创伤者应使用破伤风抗毒素。

【处置】

对全部有临床表现的十二指肠损伤患者都应收住院处理。

【注意事项】

1. 对上腹部损伤者，医师首先要提高警惕，想到十二指肠损伤的可能性。

2. 手术探查时,如发现十二指肠附近腹膜后有血肿,组织被胆汁染黄或在横结肠根部有捻发音,应高度怀疑十二指肠腹膜后破裂,此时应探查十二指肠降部和横部。

(二) 小肠(空肠、回肠)损伤

【概述】

小肠损伤在腹部闭合性损伤中比较常见,约占 5%～15%,但在腹部开放性损伤时却是较常见的。在腹部损伤中小肠损伤的发生率超过 80%,在穿透腹膜的腹部刀伤中小肠损伤占 30%。

【临床表现】

早期既出现明显的腹膜炎,表现为腹肌紧张,腹部压痛,反跳痛,肠鸣音减弱或消失。部分患者小肠裂口不大或穿破后被食物残渣,纤维蛋白甚至突出的黏膜所堵塞,可无弥漫性腹膜炎表现。合并有肠系膜损伤时以腹腔出血的表现为主。小肠破裂后,少数患者有气腹,表现为腹胀,恶心,呕吐等。

【诊断要点】

1. 外伤史　有腹部穿透性或钝性损伤史。

2. 腹部症状体征　受伤后腹痛、恶心、呕吐、腹胀症状及腹部压痛、肌紧张、反跳痛、移动性浊音、肠鸣音消失等体征。

3. 诊断性腹腔穿刺和灌洗　可抽到食物纤维、胆汁。

4. 腹腔镜检查　是一种安全有效的微创诊疗技术。

5. CT　显示小肠壁缺损和肠周围积液或小肠壁血肿视为小肠损伤的金标准。

【治疗方案及原则】

1. 治疗休克　若有休克存在应首先予以纠正。

2. 剖腹探查　尽快进行,以控制出血和减少小肠内容物对腹腔的污染。手术方式可根据损伤情况采用缝合修补或做肠段切除吻合。

3. 充分胃肠减压,应用广谱抗生素和营养支持。

【处置】

1. 对有腹部外伤史,可疑小肠损伤者应留院观察。

2. 对所有小肠破裂穿孔者均应收住院。

【注意事项】

1. 小肠损伤缺少敏感、特异性的诊断措施,所以急诊室医师必须对之保持警惕,以减少误诊。

2. 手术时要对整个小肠和肠系膜进行系统细致地探查,肠系膜血肿即使不大也应切开探查以防遗漏小的穿孔。

（三）结、直肠损伤

【概述】

结直肠损伤常发生于腹部的穿透伤。由于大肠内含有更多的细菌和更多的颗粒物质，而且大肠的血液循环比小肠差，所以结直肠损伤比小肠损伤危害更为严重。

【临床表现】

1. 腹腔内结肠破裂　主要表现为腹痛、腹胀、压痛、腹肌紧张、反跳痛、肠鸣音消失等急性腹膜炎症状体征。远端结肠损伤有便血症状。

2. 腹膜外结肠破裂　缺乏特异性临床表现，主要表现为后腰痛、腹胀，而腹部压痛及反跳痛、腹肌紧张可以不明显。

3. 直肠破裂　直肠腹膜内破裂，引起弥漫性腹膜炎或盆腔腹膜炎临床表现。直肠腹膜外破裂缺乏腹膜炎症状体征，但均可引起肛门流血，出血性休克是直肠损伤的常见症状。

【诊断要点】

1. 外伤史　开放性损伤多为穿透伤，闭合性损伤以坠落伤为主。

2. 腹部、盆腔症状体征　腹腔内破裂：主要表现为腹痛、腹胀、压痛、腹肌紧张、反跳痛、肠鸣音消失等急性腹膜炎症状体征。腹膜外结肠破裂：缺乏特异性临床表现。直肠腹膜内破裂，引起弥漫性腹膜炎或盆腔腹膜炎临床表现。

3. 肛门指诊　手指染血。

4. 诊断性腹腔穿刺和灌洗　对腹腔内破裂有诊断价值。穿刺见大肠内容物，灌洗液呈混浊便样液体，显微镜检查腹腔灌洗液含细菌。

5. B超、CT　可提示腹腔积液或结肠后积液、腹膜后积气、腰大肌影模糊。

6. X线腹部平片　腹腔内破裂时，可见膈下游离气体，但膈下无游离气体也不能排除结肠损伤。骨盆平片对诊断合并骨盆骨折以及骨盆异物有重要意义。

【治疗方案及原则】

1. 纠正休克，维持循环稳定。

2. 广谱抗生素应用　尽量选用强有力的抗生素，注意用对厌氧菌有效的药物。

3. 剖腹探查　右半结肠裂口小，腹腔污染轻，全身情况良好的患者可考虑一期修补或一期切除吻合。大部分患者需采用肠造瘘或肠外置术，3～4个月后患者情况好转后，再关闭瘘口。对比较严重的损伤一期修补后，应加作近端结肠转流性造口，确保肠内容物不再进入远端。直肠下端破裂时，应充分引流直肠周围间隙以防感染扩散，施行乙状结肠造口术，使粪便改道直至伤口愈合。

【处置】

所有结直肠破裂、穿孔者均应收住院处理。

【注意事项】

1. 对有腹部穿透伤或坠落伤的患者,应想到结直肠损伤的可能。

2. 结直肠壁薄、血运差、气体多、粪便多、细菌多、愈合能力差的解剖特点,在损伤的治疗上至今仍存在争议。

五、膈 肌 损 伤

【概述】

膈肌损伤严格讲应为胸腹联合伤,在临床上比较常见。由穿透性或钝性伤所致。穿透伤多因锐器或火器伤直接贯通胸腹壁而损伤膈肌,常伴有失血性休克,其部位与直接外力方向一致。特点为裂口小,发生膈疝时常可引起疝入脏器绞窄、坏死或穿孔。钝性伤多因胸腹部钝挫、挤压、冲撞、坠落而引起。

【临床表现】

1. 穿透性膈肌损伤

(1) 以胸部伤表现为主:伤口出血,常有肺裂伤,胸壁血管损伤和肋骨骨折等,引起血胸或(和)气胸,胸痛,心包积血等。

(2) 以腹部伤表现为主:合并肝、脾和肾等实质脏器损伤造成腹腔出血,胃肠等空腔脏器损伤时,内容物溢出可造成腹腔或胸腔的急性感染。

(3) 同时有胸部伤和腹部伤表现。

(4) 仅表现严重创伤性休克,而胸腹部伤的表现均不突出。

2. 闭合性膈肌损伤

(1) 闭合性膈肌破裂的裂口较大,有时达 10cm 以上,腹部脏器很容易通过膈肌裂孔疝入胸腔,常见疝入胸腔的腹内脏器依次为胃、脾、结肠、小肠和肝。

(2) 疝入胸腔的腹内脏器发生嵌顿与绞窄,可出现腹痛、呕吐、腹胀和腹膜刺激征等消化道梗阻或腹膜炎表现。并发胃肠破裂时可引起胸腹腔感染。

(3) 血气胸和疝入胸腔的腹腔脏器引起肺挤压和纵隔移位,导致呼吸困难,伤侧胸部呼吸音降低,叩诊呈浊音或鼓音等。

【诊断要点】

1. **外伤史** 绝大多数患者均有明确的胸腹部或腰背部突然受暴力或锐器伤史。

2. **临床表现** 同时出现消化和呼吸两个系统综合征,是创伤性膈肌损伤的重要特征。

3. **X 线检查** 胸片上显示一侧膈肌抬高,膈顶轮廓消失,肋膈角模糊,膈上出现肠管阴影或液平面,纵隔向健侧移位。由于膈肌破裂的部位及裂孔大小不同,疝入的脏器不同,X线表现亦有不同征象。

4. 上消化道造影检查　在排除梗阻或绞窄的情况下可行上消化道造影。

5. 诊断性腹腔或胸腔穿刺　可抽出血液、气体或混有胃肠内容物的脓性液体。

6. CT检查　CT诊断膈肌破裂有较高的特异性,有2/3的患者可以诊断。

7. 腔镜检查　胸腔镜和腹腔镜是一种安全有效的微创诊疗技术。

【治疗方案及原则】

1. 穿透性膈肌破裂的治疗首先在于防治休克。一般均需急诊手术治疗。通常胸部伤仅需行胸腔闭式引流术,然后剖腹探查和修复腹内脏器损伤,同时修补破裂膈肌。若有进行性血胸或持续性大量漏气时,必须紧急剖胸探查,处理胸内脏器损伤和修补膈肌,接着剖腹探查处理腹内脏器伤,尽量避免作胸腹联合切口。膈肌修补用不吸收缝线。

2. 闭合性膈肌破裂必须手术治疗,若无腹腔内脏破裂,则经胸切口径路显露佳,若探查发现有脾或肾等破裂时,亦可经膈肌裂口予以修复或切除。若确诊有腹内脏器破裂时,则宜作经腹切口径路,迅速还纳和修复腹内脏器,修补膈肌,多数不需要再开胸而只需行胸腔闭式引流术。

3. 腹腔镜修补创伤性膈肌破裂,是一种安全、有效的微创技术,有可能取代部分常规手术方式。

【处置】

1. 对下胸部和上腹部的钝性伤和穿通伤,怀疑膈肌损伤时,一定要留院观察或住院观察。

2. 明确有膈肌损伤时,立即住院,行膈肌修补术。术后入ICU,严密观察生命体征。

3. 对来院时已处于休克的膈肌损伤患者,入ICU积极抢救休克,尽快手术。

【注意事项】

1. 膈肌破裂的正确诊断,取决于临床医师对膈肌破裂的高度警惕,对胸腹伤或多脏器损伤患者胸部X线片的仔细阅读以及手术时对膈肌细致、周密检查。

2. 任何第4肋间以下胸部火器伤或锐器伤均有可能造成膈肌损伤。

3. 闭合性膈肌破裂时容易伤及心包腔,称为膈肌心包破裂,容易漏诊。

4. 膈肌破裂后初期可能不易诊断,临床体征和胸部X线检查结果均缺乏特异性,CT检查有利于诊断。

5. 膈肌破裂出现膈疝时,应慎作胸腔穿刺或闭式胸腔引流术,因为可能伤及疝入胸腔的腹内脏器。

6. 右侧膈肌有肝脏保护，左侧相对缺乏脏器保护，所以膈肌破裂合并膈疝多发生于左侧。

第八节 泌尿生殖系统损伤

一、肾 损 伤

【概述】

肾脏在解剖结构上位置隐藏，周围有较好的保护，因此肾损伤较少见。然而，肾脏系实质性器官，如来自腹部的暴力正中肾区则可造成损伤。肾损伤原因有直接暴力、间接暴力、弹伤、爆炸伤、穿刺伤及肾脏有积水、囊肿等易致病理性自发破裂。随着腔内泌尿学的开展，医源性肾损伤有所增加。根据肾脏创伤的程度分为四类：①挫伤；②撕裂伤；③碎裂伤；④肾蒂伤。

【临床表现】

1. 肾区损伤史 直接暴力或间接暴力，在肾本身已有病变者，则更易发生损伤。

2. 血尿 肾实质裂伤波及肾盏、肾盂时，可出现肉眼全血尿。肾挫伤等可有显微镜下血尿。

3. 休克 伴有后腹膜巨大血肿者，提示肾实质损伤严重，肾包膜破裂或肾蒂撕裂伤。如休克与血肿情况不符，应注意有无复合伤存在。

4. 腹部疼痛和压痛、腰肌紧张、腰部出现肿块等。

5. 合并感染 可出现高热、全身中毒症状，开放性肾损伤可有尿液从伤口流出。

6. 肾区检查 根据出血和尿外渗程度可出现腰肌紧张、压缩及腰部肿块，合并腹腔脏器破裂可出现腹膜刺激征。

7. 尿液检查 尿内出现红细胞。

8. 血红蛋白和血细胞比容 持续降低，说明有活动性出血。

9. X 线检查

（1）泌尿系统平片：肾轮廓增大，腰大肌阴影模糊或消失。

（2）静脉尿路造影：可确定肾损伤程度和范围，以及两侧肾功能。

10. 放射性核素肾图 可反映两肾功能。

11. B 型超声检查 有助于了解双侧肾脏情况。

12. CT 可显示肾皮质裂伤，尿外渗和血肿范围，以及了解肝、脾、胰、大血管的情况。

【诊断要点】

1. 根据受伤的部位及有无血尿等病史。

2. 为明确诊断,应针对不同情况选择一些实验室检查。

【治疗方案及原则】

1. 防止休克 无论有无休克,入院时均应尽快建立输液通道,镇静止痛,绝对卧床。有休克者,多示伤情严重,应在抗休克的同时抓紧检查,确定伤情,如系大出血或是并发胸腔脏器创伤,应毫不犹豫地进行手术治疗。

2. 非手术治疗

(1) 绝对卧床休息2~4周,严密观察生命体征,观察血尿变化,定期行相关检查。

(2) 补充血容量和热量,维持水、电解质平衡,保持足够尿量,必要时输血。

(3) 早期使用抗生素预防感染。

(4) 对症治疗。

(5) 应用止血药物。

3. 手术疗法 手术指征:①开放性肾损伤;②伴有腹腔内脏器伤,或疑有腹腔内大出血或是弥漫性腹膜炎;③抗休克治疗血压不能回升或升而复降,提示有大出血;④尿路造影等客观检查提示有明显造影剂外溢、有较大肾实质破裂或肾盂、输尿管创伤;⑤肾动脉造影显示有肾动脉损伤或栓塞;⑥非手术治疗过程中肾区肿块不断增大,肉眼持续不止,短期内出现严重贫血;⑦明显肾周围感染。

开放性肾损伤:需做开放伤口的清创并探查器官有无损伤,并做相应的处理和引流。

闭合性肾损伤:经严密观察,休克继续进展,腰部肿块明显增大,或怀疑有腹腔内脏损伤者,需施行手术治疗。根据肾损伤的程度、范围施行相应的肾修补,部分肾切除或在对侧肾功能好的前提下,行患侧肾切除术。

肾损伤后期的并发症应进行相应的治疗,如腹膜后尿囊肿,肾动脉狭窄引起的恶性高血压、肾积水,损伤性动静脉瘘,以及尿外渗处理不当引起的尿瘘等,都必须做手术处理。

二、输尿管损伤

【概述】

输尿管是细长的管道器官,隐藏在腹膜后间隙内,受到脊柱、椎旁肌肉、腰大肌和腹腔脏器的保护,本身又有一定的活动度,所以输尿管损伤较为罕见。输尿管损伤亦偶尔发生在枪弹伤或外来暴力损伤。输尿管易被忽略,有时可延误至出现腹膜后尿外渗或尿性腹膜炎,感染后发生脓毒血症,输尿管狭窄或结扎后侧肾积水,以及尿液从输尿管损伤处漏出形成尿瘘等症状时才被发现。输尿管损伤根据致伤原因,临床上常分为手术损伤、外伤性损伤、器械损伤和放射损伤。依创伤程度可分为挫伤、破裂、断裂及一段缺损。

【临床表现】

1. 伤口漏尿或有血尿及肾区疼痛,腹痛,腰部不适等症状。

2. 腹腔感染后则有高热、寒战及泌尿系统感染症状。

3. 输尿管断裂可出现无尿,继而发生肾功能减退。

【诊断要点】

1. 有损伤史 如输尿管内器械操作或盆腔手术等。手术怀疑输尿管损伤时,应请专科有经验的医师会诊明确诊断。

2. 单纯一侧输尿管被误扎,多数患者可出现局部肾区胀痛,继发感染时,出现寒战和发热;双侧输尿管损伤造成梗阻,引起少尿或无尿,出现尿毒症。也有一部分患者输尿管被误扎后,当时没有发现,其后也无明显症状,在以后做静脉肾盂造影时,才发现该侧肾功能已丧失。

3. 输尿管损伤后,可有尿外渗以及发热、寒战等感染症状,局部可有压痛、腰肌紧张和肿块,并伴有腹胀。尿外渗还可引起阴道漏尿或腹部囊性肿块(尿囊肿)。

4. 血尿 血尿并不是输尿管损伤一定出现的症状,但在盆腔部位手术后的患者,一旦出现血尿,则应引起高度重视。

5. 体检 可发现腰腹部压痛或腹膜刺激征,尿外渗积聚可扪及肿块,伤口内可出现尿液漏出。

6. 静脉尿路造影和逆行尿路造影可确定损伤部位及范围。

7. B型超声检查可发现尿外渗和梗阻所致的肾积水。

8. 输尿管瘘和膀胱瘘的鉴别,通过导尿管注入亚甲蓝液于膀胱,若伤口或阴道未见亚甲蓝液流出,可排除膀胱瘘。对于怀疑有膀胱、输尿管、阴道瘘的患者,行腹腔镜检查,具有临床实际的意义。

9. 术后无尿引起急性肾衰竭,实验室检查可明确诊断。

【治疗方案及原则】

1. 输尿管挫伤和逆行性插管所致小穿刺伤可暂行观察,不作特殊处理。

2. 输尿管侧面损伤与不完全撕裂伤并证实有尿外渗时,可立即插入双丁形输尿管支架或于腰区腹膜外做切开引流,输尿管支架在2周后经膀胱镜拔除。

3. 手术时输尿管完全结扎或断裂应做输尿管端端吻合,并留置导尿支架管,术后3~4周拔除。

4. 输尿管部分或大部缺损,根据撕裂伤部位及缺损长度,采用输尿管膀胱吻合或膀胱瓣输尿管成形术、肾自体移植术。

5. 输尿管损伤后,数周内若输尿管和膀胱未被广泛剥离,局部又无感染,可做一期输尿管膀胱再吻合,如果局部感染而吻合有困难时,可先做肾造瘘,等感染控制后 6 个月再行修复;若损伤后时间过久,合并肾积水或感染,肾功能严重损害,而对侧肾功能正常者,可施行患肾切除术。

三、膀 胱 损 伤

【概述】

膀胱损伤多发生于外伤性骨盆骨折,以及医源性损伤,如膀胱镜检查、经尿道电切术、盆腔手术及疝疝修补术等,膀胱破裂根据伤后病理改变及与腹膜的关系,可分为腹膜外型、腹膜内型及混合型膀胱破裂。

【临床表现】

1. 膀胱外伤史或可能引起膀胱损伤的医源性检查或手术史。

2. 膀胱破裂后尿液流入腹腔或膀胱周围,患者虽有尿急或排尿感,但不能排尿或仅排出少量血尿。

3. 下腹部及耻骨区疼痛,腹膜内膀胱破裂引起腹胀、腹痛伴肌紧张,严重时出现休克。

4. 尿液从伤口、阴道或肛门漏出。

5. 体检 耻骨上压痛,直肠指检在直肠前壁有饱满感,提示腹膜外膀胱破裂;腹肌紧张、压痛、反跳痛并有移动性浊音,提示腹膜内膀胱破裂。

6. 导尿术 膀胱空虚或仅有极少量血尿。

7. 膀胱内注水实验 从导尿管内注入灭菌生理盐水 200～300ml,片刻后抽出,如有膀胱破裂,抽出量会明显减少。

8. 骨盆平片和膀胱造影术 可了解骨盆骨折情况及膀胱破裂范围和程度。

9. 膀胱造影检查 膀胱造影是诊断膀胱破裂最可靠的检查方法,能为手术提供较为确切的临床资料。

【诊断要点】

1. 导尿检查及膀胱注水实验 导尿管插入膀胱后无尿导出或仅导出少量血尿。注入无菌生理盐水 100～200ml,5～10 分钟后抽出量明显少于注射量。

2. 膀胱造影 为确定性的诊断方法,可见造影剂外溢于膀胱周围或进入腹腔。

3. 注气体检查 透视或 X 线片膈下有气体。

【治疗方案及原则】

1. 全身治疗　根据具体情况予以抗休克、对症等治疗。

2. 轻度膀胱损伤　可留置导尿管引流尿液,并预防感染。

3. 手术治疗　根据膀胱损伤的程度、范围以及合并损伤毗邻脏器的程度、性质及范围施行相应的手术。

四、尿 道 损 伤

【概述】

尿道损伤是泌尿系统损伤中最常见的一种。尿道损伤按其损伤原因可分为尿道内损伤、尿道外损伤、开放性损伤以及尿道非暴力性损伤。尿道内损伤大多是应用器械或由于误注某些化学药物所致;尿道外损伤以骑跨伤引起球膜部损伤以及骨盆骨折引起的尿道损伤多为常见;开放性损伤多为枪弹或锐器引起的贯通伤。

【临床表现】

1. 尿道损伤史　如尿道器械检查致伤、尿道骑跨伤、骨盆骨折等。

2. 尿道内出血　血液从尿道口流出。

3. 排尿困难　表现为疼痛、下尿路梗阻和尿潴留。

4. 尿外渗　尿道外伤引起尿潴留,如未得到及时处理,可导致尿液从尿道破损裂口渗出而形成尿外渗。尿外渗的范围随损伤的部位而异,临床表现各异。

5. 检查损伤部位是否有血肿及尿外渗情况。当骨盆骨折引起后尿道断裂时,直肠指检可发现能浮动的前列腺尖端,周围有柔软的血肿、压痛。

6. 如系尿道部分裂伤,可试行导尿管插入膀胱导出清亮的尿液,证明有尿道部分损伤而膀胱没有受伤。

7. X线检查骨盆平片可确定是否有骨盆骨折,必要时在严格无菌操作下行尿道造影可明确尿道损伤的部位及尿外渗情况,但易引起逆行感染。

【诊断要点】

详尽的病史,仔细地临床检查及实验室检查。

【治疗原则及方案】

1. 防治休克　骨盆骨折合并尿道断裂的患者多有休克,应镇静、补液,必要时输血。

2. 急性尿潴留的处理　若不能插入导尿管,可做耻骨上膀胱穿刺造瘘,防止尿外渗。

3. 由于尿道损伤病情严重,不能一期修复尿道,或已造成严重尿外渗合并感染拟先施行耻骨上膀胱造瘘及尿外渗部位多处切开引流,应用抗生素,以后再做二期手术。

4. 尿道轻度挫伤，但能自行排尿者，用抗生素预防感染，必要时插入导尿管引流一周。

5. 尿道部分裂伤，能插入导尿管的可留置导尿 7～10 天，并卧床休息和预防感染。若不能插入导尿管，可做耻骨上膀胱造瘘，尿流改道 2 周后如能恢复排尿，即可拔除耻骨上膀胱造瘘管，定期尿道扩张。如尿道狭窄严重，扩张有困难者，应在 3 个月后做经尿道内切开术或狭窄段尿道切除对端吻合术。

6. 尿道完全断裂，应做耻骨上膀胱造瘘、会阴血肿清除和尿道断端吻合术。

7. 后尿道断裂，多伴骨盆骨折，早期可做膀胱造瘘及尿道会师术。

8. 尿道损伤后期常并发尿道狭窄，需做定期扩张术。严重狭窄者，可经尿道镜直视下切开或用激光消除狭窄部的瘢痕组织，或于 3 个月后经会阴部切除尿道瘢痕组织，做尿道端端吻合术，后尿道狭窄段过长者，可做耻骨后尿道、尿道与膀胱颈或前列腺部尿道吻合术。

9. 后尿道损伤合并直肠损伤，早期可立即修补，并做暂时结肠造口；后尿道损伤并发尿道直肠瘘，应等待 3～6 个月后再做修补手术。

五、阴茎损伤

【概述】

单纯的阴茎损伤较少见，开放伤多于闭合伤且多合并尿道伤，伤及海绵体者可引起严重出血及休克。按其损伤类型，主要有阴茎皮肤切割伤、撕裂伤及剥脱伤。诊断并不困难，一般不需要特殊器械的检查，伤后初期处理时，应尽可能保留一切尚有的组织特别是海绵体，注意其整形和功能效果。

【临床表现】

1. 损伤史　如阴茎折断，患者可感到阴茎白膜断裂的响声，伤处剧痛继而阴茎肿胀，皮下出血等。

2. 根据损伤类型的不同，阴茎局部可见到淤血、出血、阴茎海绵体断裂、皮肤撕裂或剥脱，或刀割横断。阴茎形态异常以及尿道有损伤者，出现尿道损伤的相应症状。

【诊断要点】

根据病史、体检即能明确诊断。

【治疗方案及原则】

1. 阴茎皮肤伤　应注意感染和异物存留，必须清创缝合、止血、控制感染，皮肤剥脱伤者，新鲜伤口清创后做植皮术，或将裸露海绵体埋于阴囊皮下，二期复位整形。

2. 阴茎断裂　轻者保守治疗，包括镇静止痛、早期冷敷，并应用止血药及女性激素、抗生素及压迫绷带。重者手术清除血肿,修复破裂白膜。

3. 阴茎离断 时间短者应立即做再植术,用显微外科技术至少吻合一条阴茎背动脉及阴茎浅、深两条阴茎背静脉。

4. 阴茎脱位 手法将阴茎复位并留置导尿管,必要时手术复位并缝合固定。

5. 阴茎嵌顿绞窄 及时去除嵌顿绞窄的原因,包皮嵌顿者拟做复位或将背侧嵌顿部位做纵切横缝解除嵌顿。

六、睾丸及阴囊损伤

【概述】

常见的阴囊损伤分为开放性损伤及闭合性损伤。开放性损伤:①切割伤:边缘整齐;②撕裂伤:创缘不整齐,应注意是否合并内容物损伤;③战伤:一般多为复合伤。闭合性损伤常为阴囊皮肤淤血、阴囊积血及睾丸损伤。阴囊皮肤血运丰富,愈合能力强,故清创时应保存所有存活的阴囊皮肤。

【临床表现】

1. 有外伤病史。

2. 可见阴囊皮肤撕脱或阴囊部肿胀、压痛等。睾丸、附睾损伤时,该部有明显压痛。

3. 精索扭转常突然发生,表现为睾丸向上移位或呈横位,精索及阴囊部肿胀、疼痛。

4. 阴囊损伤引起的血肿,有时需与嵌顿性疝、急性睾丸炎、附睾炎相鉴别。

5. 开放性损伤检查创口即可明确诊断。

6. 体格检查以明确损伤程度是否合并内容物损伤,明确内容物损伤程度,并有鉴别诊断意思。

7. B型超声及CT等检查。

【诊断要点】

闭合性创伤应注意与睾丸扭转相鉴别;后者亦常发生于外伤后,但睾丸上提疼痛减轻,向下牵引疼痛增加。鉴别诊断有困难者,应早期手术探查,以免阴囊内容物坏死。

【治疗方案及原则】

1. 单纯闭合性损伤 一般卧床休息,抬高阴囊,局部冷敷或热敷、止痛等,并用抗生素预防感染。

2. 阴囊撕裂伤 应尽量保留睾丸,阴囊皮肤撕裂应予以修补,较大皮肤缺损可植皮。

3. 阴囊血肿　用非手术治疗,待血肿稳定后抽出积血,严重阴囊血肿则需手术止血或切开引流。

4. 睾丸损伤　原则上尽可能保留睾丸,行清创术,缝合裂伤的睾丸白膜及做切开引流。

5. 精索扭转者　应急症手术,将扭转松解,固定睾丸。

七、女性生殖器损伤

【概述】

女性会阴及阴道血运丰富,伤后易发生大出血,常见的创伤为会阴撕裂伤、会阴血肿及阴道撕裂伤。创伤严重者,日后可发生会阴及尿道狭窄。按其病因可分为:

1. 外伤性损伤　见于交通事故、高处跌落会阴触碰于硬物上或刀剪等锐器刺伤或切割伤。

2. 分娩损伤　会阴撕裂伤多发生于分娩的第二产程中。依据其创伤程度分为3度:前庭黏膜、阴道黏膜或外阴皮肤撕裂者为Ⅰ度;撕裂深及会阴肌肉者为Ⅱ度;撕裂达肛门外括约肌甚至直达直肠壁者为Ⅲ度。

3. 性交损伤　粗暴性交有时可致外阴及阴道损伤,轻者黏膜挫伤,重者可致阴道穹隆部裂伤。

4. 手术损伤　阴道内手术不当,可误伤会阴或阴道。

【临床表现】

伤后局部有出血及疼痛。伤后出血较多,严重可发生休克,局部疼痛严重者,应疑有血肿形成。

【诊断要点】

会阴及阴道检查时,对会阴撕裂伤应检查其深度及范围,确定裂伤程度。会阴及大小阴唇明显肿胀、呈暗紫色、触痛明显者,应疑有血肿形成,需行阴道及阴道触诊,确定血肿的部位及大小。性交所致者裂伤多发生于阴道后穹隆处,呈新月形,需用阴道扩张器方能显露。

【治疗方案及原则】

1. 抗休克,抗感染。

2. 会阴撕裂伤的治疗　分娩时的Ⅰ、Ⅱ度撕裂伤,待胎盘娩出后立即按原来解剖关系分层对位缝合,缝线间距适当,既保证有效的止血又不留空隙。阴道壁用2-0或3-0铬制肠线连续或间断缝合,其他各层组织均用丝线缝合。Ⅲ度撕裂伤,创口应彻底清洗,并用一带黑丝线的雷凡诺纱布塞入直肠,防止粪便下流,待手术必将其取出。阴道裂口及直肠裂口分别用3-0肠线修补,注意肛门括约肌亦应对位缝合。

3. 外阴及阴道血肿的治疗 血肿不大者,可置冷敷,加压,并严密观察。血肿较大或小血肿在继续增大者,应切开血肿,取出凝血块,结扎活动性出血点,并按层严密缝合止血。血肿并发感染,应切开引流。

4. 阴道裂伤的治疗 阴道裂伤有活动性出血者,缝合止血。出血不严重且缝合有困难时,可用纱布填塞压迫或局部用止血粉止血。

第九节 骨科创伤

一、脊柱骨折

【概述】

脊柱骨折是一种严重创伤,其发生率占全身各部分骨折的 5%~7%,在矿山创伤中,脊柱骨折发生率约占 10%,脊柱骨折脱位常伴发脊髓和神经根损伤,导致伤情更加严重复杂,处理也困难。

【临床表现】

患者常有脊柱遭受外力或从高处坠落史,伤后主诉脊柱某个区域疼痛或运动障碍。伴有脊髓损伤者,可有双下肢完全或不完全瘫痪或大小便功能障碍。检查时可发现脊柱某一部位有肿胀、压痛或畸形,有时在伤部两棘突间可摸到明显凹陷和皮下血肿,合并瘫痪者,多表现为弛缓性瘫痪。

【诊断要点】

1. 凡脊柱遭受到外力,伤后有脊柱某个区域疼痛、压痛、肿胀者,均应考虑脊柱损伤可能。

2. 根据外伤史、局部疼痛和肿胀、压痛,特别是伤部脊椎棘突的局限性压痛、畸形(包括后突或凹陷畸形),可诊断脊柱损伤。

3. 同时合并有下肢瘫痪,或大小便功能障碍者,可诊断脊髓损伤。

4. 所有临床怀疑有脊柱、脊髓伤的伤员,均应进行 X 线检查(正侧位,甚至斜位),有条件行 MR 检查。

【治疗方案及原则】

1. 正确急救和搬运凡疑有脊柱、脊髓伤的伤员,均应按脊柱骨折进行急救和搬运。对合并有休克或其他部位脏器伤者,可根据患者的呼吸、循环情况给予相应急救处理,待情况稳定后再送相应医院治疗。

2. 轻度椎体压缩骨折不需特殊整复和固定,重复进行功能锻炼;重度椎体压缩骨折应予整复和固定,矫正畸形。

3. 脊柱骨折合并脊髓损伤的治疗原则为整复骨折脱位,稳定脊柱,恢复血管和脊髓减压。

4. 开放性脊柱损伤　尽早彻底清创,减压及固定。

【处置】

1. 颈椎损伤　颈椎损伤颈椎骨折或骨折伴脱位很容易造成严重的脊髓损伤。故单纯棘突或横突骨折,极轻微的椎体压缩骨折可卧床休息或头胸石膏固定外,多数颈椎损伤患者安全而有效的方法是采用颅骨牵引法。损伤较轻、儿童或缺乏颅骨牵引条件时也可使用颈椎牵引带牵引。少数经牵引未能恢复的关节突交锁需进行开放复位。

2. 胸腰段脊柱损伤的治疗

(1) 轻度椎体压缩骨折:应着重进行功能锻炼。卧床时间 3～4 周,即可下地活动,应避免屈腰。

(2) 重度椎体压缩骨折:应予整复和固定,矫正畸形,以恢复脊柱的生理功能。

(3) 椎体压缩骨折合并脱位:可采用切开复位,作内固定予以稳定。

【注意事项】

1. 怀疑有颈椎损伤的患者在接诊后均应予颈围保护。

2. 凡疑有脊柱、脊髓伤的伤员,均应按脊柱骨折进行急救和搬运。

3. 椎体压缩骨折合并脱位的患者的治疗应特别小心,否则可加重脊柱移位甚至造成脊髓损伤。

4. 加强护理及支持治疗,预防压疮,尿道及呼吸道感染的发生,进行全身综合性及肢体方面的功能康复疗法。

二、脊髓损伤

【概述】

约有 20% 的脊柱损伤伴有脊髓损伤。脊柱脊髓损伤的患者,其后果极为严重,可致终身残疾,甚至因并发症而死亡,因此对脊髓损伤患者的准确检诊,及时有效的治疗至关重要。

【临床表现】

患者常有脊柱遭受外力或从高处坠落史,伤后主诉脊柱某个区域疼痛或运动障碍。伴有脊髓损伤者,可有双下肢完全或不完全瘫痪或大小便功能障碍。

【诊断要点】

1. 有无脊髓损伤。

2. 损伤平面,即损伤是颈髓还是胸腰髓。

3. 损伤范围,包括损伤的节段范围和横断面的范围。

4. 损伤时间。

5. 损伤后节段水平的变化。

【治疗方案及原则】

凡有脊髓损伤的患者,应常规放置导尿管,防止尿失禁、膀胱膨胀和尿潴留。全面检查患者,不延误胸腹脏器损伤和颅脑损伤等的处理。治疗方法可分为非手术治疗和手术治疗两大类。

【处置】

1. 截瘫患者无手术指征,情况不允许手术时,适宜非手术治疗,包括:

(1) 卧床休息。

(2) 加强护理,防治各种并发症。

(3) 中西医药治疗。

2. 手术治疗包括椎板切除减压内固定和脊髓前路减压植骨内固定术。

【注意事项】

1. 怀疑有颈髓损伤的患者在接诊后均应予颈围保护。

2. 凡疑有脊髓损伤的伤员,均应按脊柱骨折进行急救和搬运。

3. 椎体压缩骨折合并脱位的患者的治疗应特别小心,否则可加重脊柱移位甚至造成脊髓损伤。

4. 加强护理及支持治疗,预防压疮,尿道及呼吸道感染的发生,进行全身综合性及肢体方面的功能康复疗法。

三、骨盆骨折

【概述】

骨盆骨折是一种严重外伤,多由直接暴力骨盆挤压所致。多见于交通事故和塌方。战时则为火器伤。国外资料表明50%骨盆骨折是由于交通事故造成,骨盆骨折半数以上伴有合并症或多发伤。最严重的是创伤性失血性休克及盆腔脏器合并伤,救治不当有很高的死亡率。随着对骨盆骨折这类损伤机制认识的加深和长期的临床治疗研究,对骨盆骨折的诊断治疗方案逐渐成熟,国外从20世纪90年代初,我国从90年代后期,对复杂的骨盆骨折进行了规范的手术治疗。

【临床表现】

1. 患者有严重外伤史,尤其是骨盆受挤压的外伤史。

2. 疼痛广泛,活动下肢或坐位时加重。局部肿胀,在会阴部、耻骨联合处可见皮下淤斑,压痛明显。从两侧髂嵴部位向内挤压或向外分离骨盆环,骨折处均因受到牵扯或挤压而产生疼痛(骨盆挤压分离试验)。

3. 患侧肢体缩短,从脐至内踝长度患侧缩短。但从髂前上棘至内踝长度患侧常不缩短,股骨头中心脱位的例外。在骶髂关节有脱位时,患侧髂后上棘较健侧明显凸起,与棘突间距离也较健侧缩短。表示髂后上棘向后、向上、向中线移位。

4. 骨盆骨折并发症　创伤失血性休克;腹膜后血肿;尿道或膀胱损伤;直肠损伤;神经损伤。

5. 影像学有骨折的表现。

【诊断要点】

1. 患者有严重外伤史,尤其是骨盆受挤压的外伤史。

2. 查体

(1) 注重生命体征的检查,包括血压、呼吸、脉搏、体温。

(2) 骨盆部位的血肿、皮肤伤口或皮肤挫伤。

(3) 骨盆或下肢的移位。

(4) 可扪及骨盆骨擦感,骨盆分离、挤压试验阳性。

(5) 直肠或阴道指检可触及骨折断端。

(6) 神经系统检查可发现腰丛和骶丛神经损伤。

3. 骨盆的放射影像学检查可确诊。

(1) 普通 X 线检查包括骨盆的前后位、入口位、出口位和斜位。

(2) CT 检查可以多层面、多角度了解骨盆的部位及移位的情况;三维 CT 重建更可清楚直观地显示骨折部位。

(3) DSA 技术能了解骨盆骨折所伴随的血管损伤,同时也可提供血管损伤的治疗方法、类型、移位方向、旋转畸形的情况。

(4) 超声检查能提供骨盆骨折所伴随的损伤,目前的超声技术还能提供骨折本身的一些情况。

(5) 比较传统的还有 X 线断层摄影术、放射性核素骨扫描等,目前已很少应用。

4. 骨盆骨折的分类

(1) 简单分类法

(2) AO 分类

(3) Tile 分类

(4) Young-Burgess 分类

【治疗方案与原则】

1. 应根据全身情况,首先对休克及各种危及生命的并发症进行处理。

（1）全面评估患者的生命体征，保持呼吸道的畅通。

（2）积极处理颅腔、胸腔、腹腔和盆腔危及生命的伴随症状或合并伤。

（3）积极全身抗休克治疗。

2. 对骨盆骨折进行有效、简单的固定，对于生命体征不稳定的可以在抢救室进行骨盆外固定架固定。

3. 根据生命体征稳定性选择不同的进一步检查方法，以明确骨折的类型和骨折的并发症，指导下一步治疗。

【处理】

1. 对于任何骨盆骨折引起的血流动力学不稳定都需要进行综合的抗休克治疗。

2. 对于合并损伤要进行相应的治疗。

（1）膀胱破裂可进行修补，同时作耻骨上膀胱造瘘术。对尿道断裂，宜先放置导尿管，防止尿外渗及感染，并留置导尿管直至尿道愈合。若导尿管插入有困难时，可进行耻骨上膀胱造瘘及尿道会师术。

（2）腹膜后血肿采取诊断治疗性动脉血管造影，行动脉血管栓塞；髂总动脉和髂外动脉破裂需行手术修补，一侧髂内动脉可以结扎，静脉破裂也不能栓塞治疗，且易导致肺栓塞，出血量大也需手术治疗。

（3）直肠损伤，应进行剖腹探查，做结肠造口术，使粪便暂时改道，缝合直肠裂口，直肠内放置肛管排气。

（4）女性生殖系统损伤，根据妇科处理原则进行治疗。

（5）神经损伤。多在骶骨骨折时发生，组成腰骶神经干的骶 1 及骶 2 最易受损伤，可出现臀肌、腘绳肌和小腿腓肠肌群的肌力减弱，小腿后方及足外侧部分感觉丧失。骶神经损伤严重时可出现跟腱反射消失，但很少出现括约肌功能障碍，预后与神经损伤程度有关，轻度损伤预后好，一般一年内可望恢复。

（6）下肢静脉血栓形成，可在腔静脉，血栓的近端放置滤网，再进行取栓。

（7）血栓栓塞，根据不同的部位和器官，以及严重程度给予相应的治疗。

3. 骨盆骨折的处理步骤

（1）骨盆骨折的非手术处理方法

1）卧床，需 6～12 周。

2）骨盆带固定。

3）石膏固定。

4）骨牵引。

5）手法复位。

6）骨盆夹。

（2）手术治疗

1）骨盆外固定。

2）骨盆钳技术。

3）重建骨盆稳定治疗,根据不同的骨折类型采取不同的手术路径:髂腹股沟入路,髂股入路,髂骨入路,耻骨联合上切口,骶髂关节后方入路,骶髂关节前方入路,骶髂关节横切口。

【注意事项】

1. 骨盆骨折是常见的创伤类型,要注重预防和宣教。

2. 骨盆骨折往往伴有其他部位脏器损伤,病情比较复杂,在治疗过程中要有整体观,要注重主要生命体征的支持。

3. 治疗要按一定的程序进行。

4. 要注重护理。

四、髋 臼 骨 折

【概述】

髋臼骨折是高能量严重暴力造成的创伤,尤其在车祸等交通事故频发的今天,这种创伤更加令人忧虑,髋臼骨折可由骨盆骨折时耻骨、坐骨、髂骨骨折而波及髋臼,也可由髋关节中心性脱位所致。髋臼骨折是一种非常复杂的粉碎性骨折,局部的解剖复杂,往往伴有并发症,治疗非常困难,要做到解剖复位、坚强的固定、早期活动是很困难的。用传统的牵引治疗疗效差,创伤性关节炎、关节强直的发生率高,其致命性和致残性非常高,随着对髋臼骨折长期的临床治疗研究,对髋臼骨折的诊断治疗技术也越成熟,但由于髋关节是人体主要的承重关节,骨折后的创伤性关节炎、异位骨化、不能达到解剖复位,长期卧床缺乏运动所引起的骨质疏松仍然困扰着髋臼骨折治疗的效果。

【临床表现】

1. 患者有严重外伤史。

2. 有髋部的疼痛和活动障碍。

3. 髋部有肿胀,髋关节主动及被动活动受限。

4. 有可能伴有并发症表现,如盆腔血管损伤引起出血性休克,盆腔脏器损伤,神经损伤等表现。

5. 有影像学表现。

【诊断要点】

1. 患者有严重外伤史。

2. 查体。

（1）注重生命体征的检查，包括血压、呼吸、脉搏、体温。

（2）髋部的血肿、皮肤伤口或皮肤挫伤。

（3）髋关节畸形，主动或被动活动受限。

（4）有时可扪及骨盆骨擦感，骨盆分离、挤压试验阳性。

3. 髋臼的放射影像学检查可确诊。

（1）普通 X 线检查包括骨盆的前后位、闭空位和斜位。

（2）CT 检查可以多层面、多角度了解骨盆的部位及移位的情况；三维 CT 重建更可清楚直观地显示骨折部位、类型、移位方向、旋转畸形的情况。

（3）DSA 技术能了解骨折所伴随的血管损伤，同时也可提供血管损伤的治疗方法之一。

（4）超声检查能提供骨折所伴随盆腔的损伤，目前的超声技术还能提供骨折本身的一些情况。

4. 髋臼骨折的分类 Letournel 分类：AO 分类。

【治疗方案与原则】

1. 应根据全身情况，首先对休克及各种危及生命的并发症进行处理。

（1）全面评估患者的生命体征，保持呼吸道的畅通。

（2）积极处理颅腔、胸腔、腹腔和盆腔危及生命的伴随伤或合并伤。

（3）积极全身抗休克治疗。

2. 髋臼骨折总的治疗原则是解剖复位，有效的内固定及早期功能锻炼。

3. 对于骨折无移位或移位很少，一般可以行对症处理。

4. 对于移位较大或伴有股骨头脱位要在早期复苏后尽早处理。

5. 如果闭合复位困难或复位后难以维持正常的位置，手术治疗是其必要的选择。

【处理】

1. 对于任何骨盆骨折引起的血流动力学不稳定都需要进行综合的抗休克治疗。

2. 对于合并损伤要进行相应的治疗

（1）膀胱破裂可进行修补，同时作耻骨上膀胱造瘘术。对尿道断裂，宜先放置导尿管，防止尿外渗及感染，并留置导尿管直至尿道愈合。若导尿管插入有困难时，可进行耻骨上膀胱造瘘及尿道会师术。

（2）腹膜后血肿采取诊断治疗性动脉血管造影，行动脉血管栓塞；髂总和髂外动脉破裂需行手术修补，一侧髂内动脉可以结扎，静脉破裂也不能栓塞治疗，且易导致肺栓塞，出血量大也需手术治疗。

（3）直肠损伤，应进行剖腹探查，做结肠造口术，使粪便暂时改道，缝合直肠裂口,直肠内放置肛管排气。

（4）女性生殖系统损伤,根据妇科处理原则进行治疗。

（5）下肢静脉血栓形成,可在腔静脉,血栓的近端放置滤网,再进行取栓。

（6）血栓栓塞,根据不同的部位和器官,以及严重程度给予相应的治疗。

3. 髋臼骨折的非手术处理方法

（1）对于无移位的髋臼折或移位小于 3cm,行牵引治疗,外展 30°,膝曲 15°,牵引重量 2～3kg,牵引 1～2 周,非髋臼顶骨折 4 周拄拐下床,髋臼顶骨折 10 周后下床。

（2）明显移位的髋臼骨折或伴有股骨头脱位或伴有坐骨神经症状要早期进行手法复位,并行股骨髁上牵引,位置同上,牵引重量为体重的 12%,如复位达到要求,牵引时间为 12～16 周。

4. 手术治疗处理方法

（1）对于非手术治疗未达到要求的,患者能耐受手术的都应行手术治疗。

（2）根据不同的骨折类型选择不同的手术入路:K-L 入路,经大转子截骨入路,Y 型扩展入路,髂股入路及延长入路等。

【注意事项】

1. 骨盆骨折是常见的创伤类型,要注重预防和宣教。

2. 骨盆骨折往往伴有其他部位脏器损伤,病情比较复杂,在治疗过程中要有整体观,要注重主要生命体征的支持。

3. 治疗要按一定的程序进行。

4. 要注重护理。

五、股骨骨折

（一）股骨颈骨折

【概述】

股骨颈骨折常发生于老年人,由于老年人骨质疏松,不需要太大的外力就可发生骨折。随着人的寿命延长,其发病率日渐增高。而青壮年往往需要严重损伤才可发生。也有一些是由于过度过久的负重或行走而出现疲劳性股骨颈骨折。其临床治疗中存在骨折不愈合(约有 15%)和股骨头缺血坏死(约有 20%～30%)两个主要问题。

【临床表现】

1. 有髋部疼痛,不能站立或行走。

2. **体检** 大多数屈髋、屈膝或外旋畸形;髋部可能伴有肿胀或淤斑;移动患肢或在患肢足跟部或大粗隆部叩击时,髋部感疼痛明显;有患肢活动障碍。

3. 影像学检查 髋部 X 线可提供骨折的类型;髋部 CT 检查可以更确切的提供骨折的情况,并可进行三维重建;髋部 MRI 可以判断是新近还是陈旧性骨折。

【诊断要点】

1. 有明显外伤史或跌倒史。

2. 有上述的症状、体征及影像学检查的证据,特别是影像学检查不仅能确定诊断,同时还可以提供骨折的类型,为治疗方案的制订提供依据,并可判断预后。

3. 股骨颈骨折的分型

(1) 按骨折线的部位分型

1) 股骨头下骨折

2) 股骨颈头颈部骨折

3) 股骨颈中部骨折

4) 股骨颈基底部骨折

(2) 按骨折线的方向分型

1) 股骨颈外展骨折:颈干角增大,Pauwel 角小于 30°,Linton 角小于 30°。

2) 股骨颈外展骨折:Pauwel 角大于 30°,Linton 角大于 30°,此型发生股骨头坏死率高。

(3) 按骨折移位程度分型:Garden 分型。

1) Ⅰ型:不完全骨折。

2) Ⅱ型:完全骨折,但无移位。

3) Ⅲ型:完全骨折,有部分移位。

4) Ⅳ型:完全骨折,并完全移位。

【治疗方案及原则】

1. 首先要确保患者生命体征的稳定,优先处理其他危及生命的损伤。

2. 尽早对移位的骨折进行手法复位及牵引固定,以恢复骨折后血管扭曲、受压或痉挛。

3. 对于需要手术切开复位固定的患者,应尽快创造条件,尽早手术,股骨颈骨折手术原则上不超过 2 周。

4. 非手术适应证

(1) 无明显移位的骨折,外展型或嵌入型等稳定性骨折。

(2) 年龄过大,全身情况差,或合并有严重的心、肺、肝、肾等功能障碍不能耐受手术者。

5. 手术适应证

（1）内受型骨折和有移位的骨折。

（2）65 岁以上老年人的股骨头下型骨折。

（3）青少年的股骨颈骨折应尽早达到解剖复位。

（4）陈旧性骨折不愈合。

（5）影响功能的畸形愈合。

（6）股骨头缺血坏死。

【处理】

1. 闭合复位内固定

2. 切开复位内固定

3. 人工关节置换术　对年龄超过 65～70 岁以上新鲜股骨颈头下或粉碎性骨折有移位者,陈旧性骨折不愈合或股骨头已坏死而髋臼无骨关节炎者,可行人工股骨头置换手术。

4. 具体方法

（1）股骨颈基底骨折:不完全骨折及外展嵌插骨折,可采用皮肤牵引或骨牵引。

（2）股骨颈中段骨折:可行单钉、多针或加压内固定。

（3）股骨颈头下型骨折:此类愈合困难,常发生坏死,对 65 岁以上老年人多施行人工关节置换。对此年龄以下者,宜选择多枚针或加压钉内固定。

（4）儿童股骨颈骨折:儿童股骨颈的主要血供来自髓内动脉。用 4 枚 2mm 克氏针,经皮穿针内固定,损伤较少,术后髋部人字石膏固定 12 周。并密切观察有无股骨头坏死发生。

（5）股方肌蒂骨瓣移植术:术前先行胫骨结节骨牵引 1 周,以松解挛缩的髋周肌肉和矫正骨折移位。手术暴露股骨颈和股骨头,将骨折复位,沿股骨颈长轴凿一骨槽,将带股方肌蒂的骨瓣嵌插在股骨颈的骨槽内,在股骨大粗隆以下的股骨外侧,直视下插入加压钉或多枚针固定。

（6）带旋髂深血管蒂的髂骨瓣转位移植治疗股骨颈骨折:可用于青壮年新鲜股骨颈骨折。手术显露股动脉,直接在腹股沟韧带下找寻旋髂深血管。以此血管束为中心,设计取 6.0cm×1.5cm×1.5cm 全层骨块,用盐水纱布包绕骨块待用。

【注意事项】

1. 术后要卧床休息 2～3 周可从床上坐起,活动膝、踝关节。

2. 6 周后扶双拐下地不负重行走。

3. 骨折愈合后可弃拐负重行走。

4. 髋关节置换术后 1 周下地活动。

（二）股骨粗隆间骨折

【概述】

股骨粗隆间骨折是因间接或直接暴力作用引起，也可发生病理性骨折。股骨粗隆间骨折是老年人常见损伤，患者平均年龄比股骨颈骨折患者高5~6岁。由于粗隆部血运丰富，骨折后极少不愈合，但甚易发生髋内翻。高龄患者长期卧床引起并发症较多。

【临床表现】

1. 有粗隆部位疼痛、肿胀和淤斑，下肢不能活动。

2. 粗隆部位有压痛；下肢外旋畸形明显；粗隆部位有肿胀或淤斑；移动患肢或在患肢足跟部轴向叩击疼痛明显；有患肢活动障碍。

3. 影像学检查　X线可提供骨折的类型；CT检查可以更确切的提供骨折的情况，并可进行三维重建；MR可以进行是新近还是陈旧性骨折的判断。

【诊断要点】

1. 有明显外伤史或跌倒史。

2. 有上述的症状、体征及影像学检查的证据，特别是影像学检查不仅能确定诊断，同时还可以提供骨折的类型，为治疗方案的制订提供依据，并可判断预后。

3. 股骨粗隆骨折的分型　Tronzo-Evans分型。

（1）Ⅰ型：单纯的粗隆间骨折，骨折线由外上斜向内下，无移位。

（2）Ⅱ型：在Ⅰ型的基础上发生移位，合并小粗隆撕脱性骨折，但股骨距完整。

（3）Ⅲ型：合并小粗隆骨折，骨折累及股骨距，有移位，常有粗隆间后部骨折。

（4）Ⅳ型：伴有大小粗隆粉碎性骨折，可出现股骨颈和大粗隆冠状面粉碎性骨折。

（5）Ⅴ型：粗隆间骨折，骨折线由内上斜向外下，可有小粗隆和股骨距的破坏。

【治疗方案及原则】

1. 可以采取非手术或手术治疗，目前多主张早期手术治疗。

2. 对于稳定的骨折，或不稳定骨折手法复位良好，或不能耐受手术的患者采取非手术治疗。

3. 对于不稳定的骨折，或手法复位失败者，能耐受手术的患者应尽早采取手术治疗。

【处理】

1. 牵引疗法　适应所有类型的粗隆间骨折。尤其对无移位的稳定性骨折并有较重内脏疾患不适合手术者。牵引的优点是可控制患肢外旋,对Ⅰ、Ⅱ型稳定性骨折,牵引8周,然后活动关节,用拐下地,但患肢负重须待12周骨折愈合坚实之后才可,以防髋内翻的发生。

对不稳定性骨折牵引的要求是:①牵引重量,约占体重1/7;②一旦髋内翻畸形矫正后,需保持占体重1/7~1/10的牵引重量,以防髋内翻畸形再发;③牵引应维持足够时间,一般均应超过8~12周,骨折愈合初步坚实后去牵引。

2. 闭合经距多根斯氏针内固定 先行胫骨结节牵引,进行复位,行全身系统检查,伤后3~7天内在骨折台上手术。用4枚直径3.5mm斯氏针同股骨颈骨折多根斯氏针固定术。

3. 钉-板类内固定 本方法适用于成人各种类型骨折,常用的内固定有DHS(动力性髋螺钉)和Charnley滑动加压钉等。

4. Ender钉固定 钉从股骨内髁上2cm处凿孔,在X线电视荧光屏上观察Ender针,穿过骨折部直达股骨头关节面下0.5cm左右。使数根钉端呈扇形或渔叉样散开,以固定近端骨块。术后施皮牵引或防外旋鞋。

5. Gamma钉固定 90年代初,一些国家采用Gamma钉,即一根带锁髓内针,斜穿一根通过股骨头颈部粗螺丝钉,因主钉通过髓腔,从生物力学分析,力线离股骨头中心近,因此,Gamma钉股骨内侧可承受较大应力,可达到早期下地负重的目的。

【注意事项】

患者多为高龄老人,首先注意全身情况,预防由于骨折后卧床不起而引起危及生命的各种并发症,如肺炎、压疮和泌尿系感染等。骨折治疗目的是防止发生髋内翻畸形,具体治疗方法应根据骨折类型、移位情况、患者年龄和全身情况,分别采取不同方法。

(三)股骨干骨折

【概述】

股骨干骨折系指小粗隆下2~5cm至股骨髁上2~5cm的股骨骨折,占全身骨折的4%~6%,男性多于女性,约2.8∶1。10岁以下儿童占多数,约为总数的1/2。

股骨干骨折多由强大暴力所造成。主要是直接外力,如汽车撞击、重物砸压、碾压或火器伤等,骨折多为粉碎、碟形或近似横行,故骨折断端移位明显,软组织损伤也较严重。因间接外力致伤者如高处坠落,机器绞伤所发生的骨折多为斜形或螺旋形,旋转性暴力所引起的骨折多见于儿童,可发生斜形、螺旋形或青枝骨折。骨折发生的部位以股骨干中下1/3交界处为最多,上1/3或下1/3

次之。骨折端因受暴力作用的方向,肌群的收缩,下肢本身重力的牵拉和不适当的搬运与手法整复,可能发生各种不同的移位。

股骨上 1/3 骨折后,近折段受髂腰肌、臀中肌、臀小肌和髋关节外旋各肌肉的牵拉而屈曲、外旋和外展,而远近段则受内收肌的牵拉而向上、向后、向内移位,导致向外成角和缩短畸形。股骨中 1/3 骨折后,其畸形主要是按暴力的撞击方向而成角,远折段又因受内收肌的牵拉而向外成角。股骨下 1/3 骨折段受腓肠肌的牵拉而向后倾倒,远侧骨折端可压迫或刺激腘动脉、腘静脉和坐骨神经。

【临床表现】

1. 合并多处伤或内脏伤及休克者较常见。

2. 骨折部疼痛比较剧烈、压痛、肿胀、畸形和骨摩擦音及肢体短缩功能障碍非常显著,有的局部可出现大血肿,皮肤剥脱和开放伤及出血。

3. X 线片可显示骨折部位、类型和移位方向。

【诊断要点】

1. 多数伤者均有较严重的外伤史。

2. 有上述临床表现,X 线可以明确诊断。

3. 要注意对合并伤或骨折所引起的局部神经和血管损伤的诊断。

【治疗方案及原则】

1. 无论开放性还是闭合性股骨骨折,如有合并伤,必须考虑优先处理,如遗误诊断或处理不恰当,常为造成死亡的重要原因。

2. 由于股骨骨折,常有周围软组织严重挫伤,如急救输送时未做好固定,骨端活动反复刺伤软组织(肌肉、神经、血管),特别是股动静脉、腘动静脉的破裂,可以引起大出血。股骨骨折后骨髓腔的出血也常达 1000～1500ml。因此观察和治疗休克是治疗股骨骨折重要的一环,不可忽略。

3. 要注意骨折引起的全身性的病理改变,特别是脂肪栓塞等。

4. 非手术适应证

(1) 对比较稳定股骨干性骨折,软组织条件差的患者。

(2) 年龄过大,全身情况差,或合并有严重的心、肺、肝、肾等功能障碍不能耐受手术者。

5. 手术适应证

(1) 非手术治疗失败。

(2) 同一肢体或其他部位有骨折。

(3) 合并有血管神经损伤。

(4) 陈旧性骨折不愈合或影响功能的畸形愈合。

(5) 不宜长期卧床的患者。

（6）无污染或污染很轻的开放性骨折。

【处理】

1. 非手术疗法　股骨干骨折因周围有强大的肌肉牵拉,手法复位后用石膏或小夹板外固定均不能维持骨折对位。因此,股骨干完全骨折不论何种类型,皆为不稳定型骨折,必须用持续牵引克服肌肉收缩,维持一段时间后再用外固定。常用牵引方法有:

（1）悬吊牵引法:用于 4～5 岁以内儿童。

（2）动滑车皮肤牵引法［罗素（Russell）牵引法］:适用于 5～12 岁儿童。

（3）平衡牵引法用于青少年及成人股骨干骨折。

2. 手术方法

（1）股骨上 1/3 或中上 1/3 骨折多采用髓内针固定。此法具有术后不用外固定及早期下床活动的优点。过去用开放式打入髓内针的方法,近十年来已被在 X 线电视机（XTV）控制下,仅在穿针处作小切口,不显露骨折端的闭合穿针方法所代替。闭合法较开放损伤小,出血少,不破坏骨折端的血液供给,有利于骨折愈合。

（2）股骨中 1/3 或中下 1/3 骨折,传统方法是采用 6～8 孔接骨板螺丝钉固定及髋人字石膏固定。目前多采用加压钢板活动。加压钢板有多种类型,60 年代开始应用加压器的加压钢板固定,其后出现自身加压钢板固定沿用至今。

有关股骨干骨折手术及内固定材料选择,要严格掌握适应证,不可滥用。要力求手术成功,防止感染及骨折不愈合的发生。

3. 陈旧骨折畸形愈合或不愈合的治疗　开放复位,选用适当的内固定,并应常规植骨以利骨折愈合。

4. 火器伤骨折的治疗,应争取尽快做好初期外科手术,按火器伤处理原则进行,将送到后方医院进行。

5. 开放性股骨骨折可采用外固定架治疗。

【注意事项】

1. 要注重患者生命体征的稳定。

2. 检查时必须密切注意合并伤和休克的发生。

3. 要注意伤肢有无神经和血管的损伤。

4. 要注重预防脂肪栓塞。

六、锁 骨 骨 折

【概述】

锁骨呈"S"形架于胸骨柄与肩峰之间,是连接上肢与躯干之间的唯一骨性支架。锁骨位于皮下,表浅,受外力作用时易发生骨折,发生率占全身骨折的 5%～10%。

多发生在儿童及青壮年。儿童多为青枝状骨折,青壮年多为斜型、粉碎性骨折。

【临床表现】

1. 局部有疼痛,肩关节活动使疼痛加重。

2. 可以出现肿胀和淤斑,有骨擦感。

3. X线或CT有骨折的征象。

【诊断要点】

上肢外展跌倒或局部被暴力直接打击等外伤史,伤后肩部出现疼痛,上肢不敢活动。X线片可确诊并显示骨折移位及粉碎情况。

【治疗方案及原则】

1. 儿童多为青枝状骨折及青壮年无移位的骨折可不作特殊治疗。

2. 有移位的中段骨折采用手法复位,固定。

3. 有以下情况可以进行手术复位

(1) 不能耐受"8"字绷带的患者。

(2) 复位再移位。

(3) 合并有神经、血管损伤。

(4) 开放性骨折。

(5) 陈旧性骨折不愈合。

(6) 锁骨外端合并有喙锁韧带断裂。

(7) 肩锁关节脱位。

【处理】

1. 悬吊患肢　青枝骨折、不全骨折或内1/3移位不大的骨折,用三角巾或颈腕吊带悬吊患肢1～2周,疼痛消失后开始功能锻炼。

2. 复位固定　有移位的骨折,手法复位,"8"字形石膏固定4～5周。如患肢有麻木、疼痛、肿胀、苍白,应随时复查,将固定的石膏作必要的修整。

3. 手术治疗　内固定方法可视骨折的类型和部位等不同,选择"8"字钢丝、克氏针或钢板螺丝钉固定。

七、肱骨骨折

【概述】

肱骨近端包括肱骨头、大结节、小结节,与肩胛盂、肩峰共同形成肩关节。肱骨干与肱骨头有130°～135°夹角,是易致骨折的解剖因素;肱骨外科颈下1～2cm至肱骨髁上2cm内为肱骨干范畴,其远端至肘上为肱骨髁。直接暴力或间接暴力可以导致复杂的多部位肱骨骨折。上肢在伸展位摔伤,手掌着地产生肱骨颈骨折;上臂外侧直接暴力产生肱骨干横行或粉碎性肱骨干骨折,当肘关节处于过伸位跌倒而手掌着地,暴力经前臂向上传导,身体前倾,由上而下产生减切力,加上尺骨鹰嘴向前施加杠杆力导致肱骨髁上骨折等。其中,肱骨干骨折是最常见的肱骨骨折,本节重点对肱骨干骨折进行介绍。

【临床表现】

受伤后,上臂出现疼痛、肿胀、畸形及皮下淤斑,上肢活动障碍。体检可以发现假关节活动,骨擦感,骨传导音减弱或消失。常规的正侧位 X 线片可以确定骨折的类型、移位方向。值得注意的是摄片需要包括肱骨近端及肩关节,或远端及肘关节。如合并桡神经损伤,可出现垂腕,各手指掌指关节不能背伸,拇指不能伸,手背桡侧 3 个半指皮肤感觉减退或消失。

【诊断要点】

依据临床典型的体征结合 X 线摄片,可以迅速作出诊断。

【治疗方案及原则】

1. 手法复位外固定　多数肱骨干横行或短斜形骨折可以采用非手术治疗。在局麻或臂丛阻滞下,屈肘 90°,沿肱骨干纵轴持续牵引,矫正重叠及成角畸形。在 X 线照射下复位成功后,选择小夹板固定,屈肘 90°三角巾悬吊,成人固定 6~8 周,儿童固定 4~6 周。

2. 切开复位内固定术　以下情况考虑手术治疗:

(1) 反复手法复位失败,骨折对位对线不良。

(2) 骨折有分离移位,或有软组织嵌入。

(3) 合并神经血管损伤。

(4) 陈旧骨折不愈合。

(5) 影响功能和外形的畸形愈合。

(6) 同样肢体或其他部位的多发性骨折。

(7) 病理性骨折。

(8) 8~12 小时内污染不严重的开放性骨折。

内固定物可以采用钢板、带锁髓内钉或外固定架固定。对于严重血管及桡神经损伤,必须进行血管神经探查。

3. 康复治疗　无论手术及非手术治疗,均应早期进行功能锻炼。术后抬高患肢,主动进行手指伸屈活动。2~3 周后,开始主动的腕肘关节屈伸活动和肩关节外展、内收活动。6~8 周后加大活动量,并作肩关节旋转活动。

八、尺桡骨骨折

【概述】

前臂骨由尺骨及桡骨组成。尺骨近端的鹰嘴窝与肱骨滑车构成肱尺关节。

桡骨头与肱骨小头构成肱桡关节。尺骨下端为尺骨小头,借助三角软骨与腕骨近侧列形成关节。桡骨下端膨大,与尺骨小头一起,与近侧列腕骨形成桡腕关节。尺桡骨之间由坚韧的骨间膜相连,前臂处于中立位时,骨间膜最紧张,在极度旋前或旋后位时最松弛,骨间膜的纤维方向呈尺侧下方斜向桡侧上方,当单一尺骨或桡骨骨折时,暴力可以由骨间膜传达到另一骨干,引起不同平面的双骨折,或发生一侧骨干骨折,另一骨的上端或下端脱位。

尺桡骨干有多个肌组织附着,起止部位分散,当骨折时,由于肌的牵拉,常常导致复杂的移位,如尺桡骨干骨折、尺骨上 1/3 骨折合并桡骨头脱位(Monteggia 骨折)、桡骨干下 1/3 骨折合并尺骨小头脱位(Galeazzi 骨折)等。其中最常见的是尺桡骨干双骨折,本节仅选择此种作重点介绍。

【临床表现】

尺桡骨干骨折可以由直接暴力、间接暴力、扭转暴力引起,有时导致骨折的暴力因素复杂而难以分析。受伤后前臂出现疼痛、肿胀、成角畸形及功能障碍。检查局部明显压痛,可扪及骨折端、骨擦感及假关节活动。在临床实践中不强调骨擦感和假关节活动的检查,以免增加创伤及患者痛苦。听诊发现骨传导音减弱或消失。正位及侧位 X 线摄片应包括肘关节和腕关节,可以发现骨折的准确部位、骨折类型及移位方向,以及是否合并有尺骨小头或桡骨头的脱位。

【诊断要点】

依据前臂出现的疼痛、肿胀、成角畸形及功能障碍等,结合 X 线检查,都可以早期作出诊断。严重的尺桡骨干骨折往往合并神经血管的损伤,或因严重肿胀发生骨筋膜室综合征,故需认真检查可能存在的神经血管损伤。

【治疗方案及原则】

1. 手法复位外固定　手法复位可以在局麻或臂丛神经阻滞下进行。肩部外展 90°,屈肘 90°位。沿前臂纵轴向远端持续牵引,肘部向上作反牵引以克服重叠旋转畸形后,再用双手拇指在尺桡骨间用力挤压,使骨间膜分开,紧张的骨间膜牵动骨折端复位。经过 X 线证实复位成功后选择小夹板或石膏固定。

2. 切开复位内固定　随着人们对前臂功能和治疗结果不断要求的提高,目前更加倾向于切开复位内固定术。以下情况考虑手术治疗:

(1) 不稳定的骨折。

(2) 手法复位失败。

(3) 受伤时间较短,创口污染不严重的开放性骨折。

(4) 合并神经、血管、肌腱损伤。

(5) 同侧肢体有多发性损伤。

(6) 陈旧骨折有畸形愈合或交叉愈合,影响功能。

一般采用动力加压钢板螺钉固定,也有主张对尺骨骨折使用髓内钉固定,桡骨骨折用钢板固定。

3. 外固定架 以下情况首选外固定架:

(1) 尺骨干骨折合并桡骨远端粉碎性骨折。

(2) Ⅱ～Ⅲ度开放性骨折及复杂骨折。

外固定架一般在桡骨干和第 2 掌骨干上进针,针尖以恰好穿过对侧骨皮质为度,然后安放固定架。尺骨干骨折用钢板固定。

4. 康复治疗 术后均应该抬高患肢,严密观察肢体肿胀程度、感觉、运动及血运情况,预防骨筋膜室综合征。术后 2 周开始练习手指和腕关节的屈伸活动,4 周后肩肘关节活动,术后 8～10 周在 X 线证实骨折愈合的情况下可以进行前臂旋转活动。

九、手 外 伤

手是人类的劳动器官,手的伤残不但影响人们的劳动和生活,也影响美观和社交。手外伤常见的致伤原因有刺伤、锐器伤、钝器伤、挤压伤及火器伤。不同的致伤原因对手的损伤程度、性质、范围亦不同,临床应进行相应的检查和处理。我们对手的皮肤损伤、肌腱损伤、血管神经损伤和骨与关节损伤进行分别论述。

(一) 手部皮肤损伤

【概述】

手部皮肤损伤即为手的开放性损伤。需要对手部皮肤损伤的情况进行全面的检查。

【临床表现】

1. 了解创口的部位和性质 根据局部解剖关系,初步推测皮下各种重要组织如肌腱、神经、血管等损伤的可能性。

2. 皮肤缺损的估计 创口皮肤是否有缺损,缺损范围大小;能否直接缝合或直接缝合后是否影响创口的愈合;是否需要植皮,采取何种植皮方法。

【诊断要点】

主要对皮肤的活力进行判断,因为损伤性质是影响损伤皮肤活力的重要因素,如切割伤,皮肤边缘活力好,创口易于愈合。碾压伤可致皮肤广泛撕脱,特别是皮肤剥脱伤,皮肤表面完整,而皮肤与其下的组织呈潜行分离,皮肤与其基底部血液循环中断,严重影响皮肤的存活,要引起高度的重视。以下方法判断皮肤的活力:

(1) 皮肤的颜色和温度。

(2) 皮肤的毛细血管回流试验。

（3）撕脱皮肤的形状和大小。

（4）撕脱皮肤的长宽比例。

（5）撕脱皮肤为逆行或顺行。

（6）皮肤边缘出血情况。

【治疗方案及原则】

1. 单纯手指皮肤损伤　多可直接缝合创口。根据创口形状酌情选用手部皮瓣、前臂交叉皮瓣、锁骨下交叉皮瓣或腹股沟交叉皮瓣移位修复。对于指端缺损，多采用 V-Y 皮瓣推进、远位皮瓣及皮管修复，亦可以采用指掌侧皮瓣前移术修复。

2. 手背部皮肤损伤缺损　如无深部组织外露，且腱周组织完整，可以采用带真皮下血管网的皮肤移植修复。如深部组织裸露时可以采用带蒂或吻合血管皮瓣移植的修复方法。

3. 手部撕脱伤　其治疗是手外科的一大难题，效果不甚理想。

（1）拇指撕脱可以用吻合血管的拇甲皮瓣移植修复。

（2）对于单个手指脱套伤，因为对手功能影响不大，可以截指，亦可以采用锁骨下带蒂皮瓣形成皮管修复。

（3）全手皮肤撕脱处理极为棘手，可以考虑腹部皮下埋藏，但是长时间埋藏易导致手指关节僵硬、无感觉、皮瓣肿胀、血运差等，分指后创缘愈合差，严重影响手的外观和功能。如果采用纤维外科技术如皮瓣联合移植，可为全手撕脱伤修复提供新的方法。

（二）手部肌腱损伤

【概述】

肌腱是手部关节活动的传动装置，具体良好的滑动功能，肌腱损伤必将导致手部功能活动的严重障碍。

【临床表现】

肌腱断裂必将导致手的休息位发生改变，如屈指肌腱断裂时该手指伸直角度加大；而伸指肌腱断裂时表现为该手指屈曲角度加大，并且主动屈指或伸指功能丧失；指深、指浅屈肌腱断裂，该手指呈伸直状态；掌指关节伸指肌腱或伸腱扩张部的断裂，该关节主动伸直受限或消失，掌指关节呈屈曲位；值得注意的是同一关节功能有多条肌腱参与作用，其中一条肌腱的损伤可以不表现出明显的功能障碍。

【诊断要点】

手部肌腱损伤的诊断最重要的是手部屈指肌腱的检查方法。固定患指的中节，让患者主动屈曲远侧指间关节，若不能屈曲，则为指深屈肌腱断裂；固定除被检伤指外的其他三指,让患者主动屈曲伤指近节指间关节,如果不能屈曲则为指浅屈肌腱断裂;如指浅指深屈肌腱全断裂,则患指两指间关节皆不能屈曲;检查拇长屈肌腱功能则固定拇指近节,让患者主动屈曲拇指指间关节,但要注意,即使有拇长屈肌腱断裂,由于蚓状肌和骨间肌具有屈曲拇指掌指关节作用而不影响拇指掌指关节的作用。

【治疗方案及原则】

对屈伸肌腱的断裂处理总的原则是一期修复。

伸指肌腱无腱鞘,具有腱周组织,位于手背的疏松皮下组织中,术后粘连较轻,断裂后均主张一期修复;对于屈指肌腱,特别是指浅屈肌腱中节指骨的止点到掌指关节的屈肌腱鞘起点的指腱鞘区(俗称无人区),此区内单纯指浅屈肌腱损伤可以不予修复;但是在指腱鞘区内浅深屈肌腱全断裂,则建议切除指浅屈肌腱(保留腱纽),而修复指深屈肌腱,以减少粘连。

肌腱的缝合方法很多,最常用的是 Kessler、Kleinert、Tsuge 及 Pulvertaft 缝合法等。

（三）手部血管损伤

【概述】

手部血管损伤很少为单纯的损伤,多合并有其他组织的损伤。手部血液循环丰富,除了完全或不完全性断指、断掌、断手及严重压砸伤外,一般外伤很少引起手部坏死。

【临床表现】

手部血管损伤及血液循环状况可以通过手指的颜色、温度、毛细血管回流试验和血管搏动来判断。如皮肤苍白、皮温降低、指腹瘪陷、毛细血管回流缓慢或消失,提示为动脉损伤;如皮肤青紫肿胀、毛细血管回流加快、动脉搏动良好,则为静脉回流障碍。

【诊断要点】

依据临床表现的主要特点,便可以作出迅速的血管损伤的判断。

【治疗方案及原则】

在手部血管损伤的早期,如血液循环良好,可以按照一般手外伤处理,不需修复血管;对于腕部单一的尺动脉或桡动脉损伤,即使不影响手部循环,亦应该早期一期修复,以增加手部血供;如遇到血管缺损,可以采用对侧指动脉交叉缝合、邻指指动脉转移或小静脉移植的方法予以修复。

（四）手部神经损伤

【概述】

手部外伤导致神经损伤,主要表现在手部感觉功能和手内在肌功能障碍。

【临床表现】

手部运动和感觉功能分别由来自臂丛神经的正中神经、尺神经和桡神经支配。手腕和手指屈伸活动的肌群及其支配的神经分支均位于前臂近端。

（1）正中神经损伤：拇短展肌麻痹所致拇指对掌功能障碍及拇、示指捏物功能障碍，手掌桡侧半、拇、示、中指和环指桡侧半掌面，拇指指间关节和示、中指及环指桡侧半近侧指间关节以远的感觉障碍。

（2）尺神经损伤：骨间肌和蚓状肌麻痹所致环、小指爪形手畸形，骨间肌和拇收肌麻痹所致的 Froment 征，即示指用力与拇指对应时，呈现示指近侧指间关节明显屈曲、远侧指间关节过伸及拇指掌指关节过伸、指间关节屈曲以及手部尺侧、环指尺侧和小指掌侧感觉障碍。

（3）桡神经损伤：腕部以下无运动支，仅表现为手背桡侧及桡侧三个半手指近侧指间关节近端的感觉障碍。

【诊断要点】

依据上述的表现和神经支配的范围可以作出初步的诊断。

【治疗方案及原则】

手是一个感觉器官，手的神经损伤对手的外形及功能影响极大。手部神经为单纯感觉神经和运动神经，修复效果比较理想，要争取一期修复。对于手部神经的缺损，可选用废弃指神经、邻指神经及其他部位表浅神经支移植的方法予以修复。对于手部感觉神经缺损或手部皮肤损伤修复后无感觉障碍，亦可以采用感觉神经植入的方法重建感觉功能。

（五）手部骨与关节损伤

【概述】

手部骨与关节损伤类型复杂，易于漏诊，复位固定困难个别疗效差，临床处理应予重视。特别要注重早期的正确处理。

【临床表现】

（1）腕舟骨骨折：多因为跌倒时手部支撑地面、腕关节强烈背伸和桡偏引起。骨折后表现为腕关节肿胀、鼻咽窝部明显压痛、活动受限。

（2）第一掌骨基底部骨折：往往由直接外力引起，骨折位于第一掌骨基底部。伤后局部明显压痛。骨折近端受拇长展肌牵拉向桡背侧移位，远端受拇长屈肌和拇收肌牵拉向掌尺侧移位，使骨折向桡背侧成角移位。

（3）第二至四掌骨骨折：多因直接外力或扭转、传导外力引起横形或斜形、螺旋形骨折，常出现向背成角移位。

（4）掌骨颈部骨折：以第五掌骨多见，第二掌骨次之。多因外力传导或直接外力引起。骨折后因骨间肌牵引，掌骨头向掌侧屈曲，骨折向背成角。

(5) 指骨骨折：多发性居多，为外力直接引起。近节指骨骨折多向掌侧成角；中节指骨可以向背或掌侧成角。

(6) 月骨脱位：常见为月骨掌侧脱位，为跌倒时腕关节极度背伸使月骨向掌侧脱出。此时月骨可以旋转90°～270°，背侧韧带断裂。由于月骨压迫屈指肌腱和正中神经，使正中神经支配区域感觉区麻木。

【诊断要点】

对于手部骨折，除了常规的 X 线摄片外，CT 检查也有助于早期诊断。

【治疗方案及原则】

1. 腕舟骨骨折　均须作短臂石膏固定，以石膏管型从肘下至远端掌横纹及拇指近节，固定拇指于对掌位、腕关节中立位或伴轻度桡偏位。骨折制动时间为 6～10 周。

2. 第一掌骨基底部骨折　采用手法复位，可以在外展位牵引拇指，同时在掌骨基底部向尺侧加压，将拇指外展便可复位。用短臂石膏固定，拇指末节不固定，骨折制动时间为 4～6 周。

3. 第二至四掌骨骨折　可以用牵引手法及背部加压而复位，短臂石膏固定或加分骨垫后小夹板固定 6 周。而对多处骨折，可以使用微型钢板、螺钉或克氏针内固定术。

4. 掌骨颈部骨折　手法复位时必须将掌指关节屈曲 90°，使侧副韧带处于紧张状态，再沿近节指骨纵轴向上推，同时在背侧加压方能复位。将掌指关节和近指关节屈曲 90°位以石膏外固定 4 周。

5. 指骨骨折　一般用手法复位，尽量达到解剖复位，将伤指固定于功能位，可以将邻近两指一同固定，以防止侧偏或旋转变形；对于不稳定指骨骨折，可以考虑手术治疗。

6. 月骨脱位　早期复位制动 3 周，效果较好；但是陈旧性月骨骨折需要手术复位，且月骨极易缺血坏死，亦可以切除月骨。

十、膝关节损伤

（一）股骨髁上骨折

【概述】

股骨髁上骨折是指股骨下端，腓肠肌起点以上 2～4cm 范围内发生的骨折。易发生腘血管损伤，膝内、外翻畸形，关节粘连、僵直及继发骨关节炎等并发症。

【临床表现】

除骨折一般症状外，膝关节和髁上部位肿胀，有明显的畸形、压痛，骨折部位有异常活动和骨擦感。

【诊断要点】

1. 可出现肢体远端血管和神经损伤体征。

2. 需进行后前位及侧位的膝关节和髁上区 X 线片检查。

【治疗方案及原则】

1. 闭合复位者,较难达到解剖复位,从而遗留发生创伤性关节炎的解剖基础。

2. 骨折移位及出血,发生在膝关节髌上囊或股四头肌与股骨之间的滑动装置,经牵引或石膏固定治疗者,易发生关节内外粘连,致关节活动障碍,甚至僵直。

3. 切开复位者,需坚强外固定,早期锻炼活动膝关节,避免膝关节内外粘连。

【处置】

1. 非手术治疗 适用于较稳定的骨折。采用胫骨结节骨牵引直至骨折愈合,一般牵引 6～8 周。

2. 手术治疗

(1) 钉-板内固定:常用动力加压钉-板或 95°角 L 形板,适用于成人骨髁上稳定和不稳性骨折、陈旧性骨折,以及骨折不愈合者。

(2) 逆行带锁髓内针固定:经膝关节,由股骨髁间窝穿入,固定稳定。

【注意事项】

1. 应警惕血管损伤,可行多普勒超声检查或紧急动脉造影。

2. 如果腿部有组织紧张,则应该做筋膜室压力监测以排除筋膜室综合征。

(二) 胫骨平台骨折

【概述】

约占全部骨折的 4%,粉碎性骨折居多,闭合复位困难,可并发半月板损伤和韧带损伤。

【临床表现】

膝关节腔内多有积血,明显肿胀,并有膝内翻或外翻畸形。

【诊断要点】

1. 需注意有无腓总神经及腘血管损伤。

2. 影像学检查 X 线片可帮助明确诊断,CT 有利于从轴位上了解骨折移位的病理,MRI 可发现隐匿骨折,半月板和交叉韧带损伤。

【治疗方案及原则】

1. 非手术治疗 适应于无移位或轻度移位的骨折塌陷小于 2mm,侧向移位小于 5mm 的骨折。

2. 手术治疗 胫骨平台骨折系关节内骨折,故多主张早期手术治疗。

【处置】

1. 牵引方法　跟骨牵引,重量 3~3.5kg,牵引 4~6 周。并抽吸关节内血肿。

2. 手术方法　根据骨折分型采用不同手术切口、可采用内固定或外固定。

【注意事项】

1. 负重过早易发生塌陷。

2. 内固定不牢靠,骨折粉碎缺损未充分植骨易造成畸形愈合。

(三) 髌骨骨折

【概述】

髌骨骨折为关节内骨折,治疗不当会影响到髌骨关节和伸膝功能。

【临床表现】

髌前肿胀明显,可有皮肤损伤,伸膝功能障碍,膝关节呈半屈状态,早期移位明显时可触及骨折端。

【诊断要点】

1. 有外伤史。

2. 关节腔积液征。

3. 早期移位明显时可触及骨折端。

4. X 线检查应采取侧位及下肢外旋 45°斜位,如怀疑内侧损伤,取内旋 45°斜位,如疑有外侧纵形骨折,应加照髌骨切线位 X 线片。

【治疗方案及原则】

髌骨骨折的治疗原则是尽可能保留髌骨,做到解剖复位,保持关节面的平整,修复股四头肌的扩张部,在稳定固定的前提下早期活动。

【处置】

1. 非手术治疗　适用于无移位骨折或轻度移位骨折。如关节腔内积血较多,宜在严格无菌下抽出,用 10°屈膝位长腿前后石膏托固定。

2. 手术治疗

(1) 环形缝扎。

(2) 张力带缝合。

(3) 双半环髌骨周围缝合。

(4) 髌骨部分或全部切除。

【注意事项】

治疗髌骨骨折时,应修复肌腱扩张部的连续性。

(四) 半月板损伤

【概述】

半月板呈新月形,截面楔形,为纤维软骨组织,介于股骨髁和胫骨平台之间。

具有传导载荷、稳定、缓冲、协同润滑作用。半月板损伤是膝部最常见的损伤之一,多见于青壮年,男性多于女性。

【临床表现】

1. 外伤史　半数以上患者有膝关节"扭伤"史。

2. 疼痛　行走痛。

3. 交锁　患者走平路或下楼梯时,膝关节屈曲位负荷增加时,半月板后角易被夹住。

4. 失控感　有关节不稳定或滑落感,但并非为半月板损伤独有症状。

【诊断要点】

1. 半月板旋转挤压试验　又称麦氏试验,是检查半月板有无损伤最常用的方法。一般认为将膝关节充分屈曲,外展外旋或内收内旋小腿,出现疼痛、弹动感或咔嗒声,分别提示外侧或内侧半月板有损伤可能,若发生在膝近全屈位为后角损伤,发生在接近伸直位为前角损伤。

2. Appley 试验　又称研磨试验,通过胫骨长骨保持压力下,左右旋转胫骨,有时引起疼痛,表明为半月板损伤。

3. 负重下旋转挤压试验　双膝屈曲约 50°位时,负重下向同侧旋转,诱发疼痛和弹响者为阳性。

4. 影像学检查

(1) X 线平片:用于鉴别诊断,并了解并发症。

(2) 关节造影:气-碘溶液双重对比造影,可显示软骨面,发现表浅的软骨病变。

(3) MRI:可从不同角度观察不同层面的病变,诊断价值较高。

5. 关节镜检查　可直观地确定损伤部位和病理形态以及合并的损伤或病变。对膝关节疾病和损伤的诊断和治疗都有明确价值。

【治疗方案及原则】

1. 急性期处理　急性期很少考虑手术治疗。可抽出关节腔内积血,加压绷带包扎,长腿石膏包扎固定膝关节 3~4 周。

2. 手术治疗

(1) 半月板修复术:可在关节镜下,用专用器械缝合。

(2) 半月板切除术。

(五) 膝关节韧带损伤

【概述】

维系膝关节稳定的韧带结构为:

(1) 内侧副韧带

（2）外侧副韧带

（3）前交叉韧带

（4）后交叉韧带

（5）关节囊

韧带损伤后,其导致稳定作用受到破坏,膝关节可出现不稳定。

【临床表现】

膝关节肿胀、压痛、关节积液、功能丧失。

【诊断要点】

1. 体检

（1）侧方应力试验:0°位侧方应力试验阳性提示前交叉韧带和内侧副韧带合并损伤。

（2）抽屉试验和 Lachman 试验:抽屉试验要求在旋转中立位、外旋 15°和内旋 30°三个体位上进行。Lachman 试验是在屈膝 10°～15°时作抽屉试验,比在 90°位作抽屉试验阳性率高。

（3）轴移试验:阳性提示前外侧旋转不稳定,前交叉韧带功能不全。

（4）旋转试验:双膝 90°位时被动内旋和外旋,再在 45°和 0°位检查,与对侧对比如有差异提示内侧副韧带,前、后交叉韧带损伤,可能有旋转不稳定。

2. 影像学检查　X 线平片,注意发现因韧带牵引引起的撕脱骨折,并注意有无胫骨平台骨折。应力 X 线检查对韧带损伤和不稳定的诊断有价值。

MRI 检查须注意各层面显示的组织结构完整性,特别是异常信号。

3. 关节镜检查　有助于观察交叉韧带、半月板损伤,侧副韧带深面及关节囊韧带损伤,骨软骨骨折。

【治疗方案及原则】

目的是恢复韧带的正常力学功能,保持膝关节的稳定性。仅有少数韧带不完全断裂,没有急性期不稳定者可行非手术治疗外,其余均应采取手术治疗。

（1）内侧结构的修复:修复损伤的内侧副韧带、关节囊,原位修复困难者可行替代成形术。

（2）外侧结构修复:除外侧副韧带损伤外,应注意腘肌腱、股二头肌腱附着部、弓状韧带及交叉韧带的修复。

（3）前交叉韧带修复:自髁间隆起撕脱带有骨块者,可用钢丝通过胫骨打通的隧道原位固定。自股骨附着部撕脱者行端端吻合有困难时,可通过附着部做骨隧道以尼龙线或钢丝行腱-骨固定。体部断裂者断端多不整齐,如行端端吻合有困难,可反向通过附着部骨隧道作固定。

（4）后交叉韧带修复:修复方法与前交叉韧带损伤类似。

十一、胫腓骨骨折

【概述】

胫腓骨骨干骨折在长骨骨折中最多见,约占全身骨折的 12%。双骨折、粉碎性骨折及开放性骨折居多,软组织损伤重,治疗复杂。

【临床表现】

1. 伤后局部肿胀明显,压痛局限,常见畸形,反常活动及功能障碍。儿童青枝骨折及成人腓骨骨折后可负重行走。

2. 开放性骨折并有伤口流血。

3. X 线检查　明确骨折的部位、类型、移位、病理。投照应包括膝和踝关节。

【诊断要点】

1. 外伤史　了解受伤时间、机制、暴力种类、处理情况。

2. 除骨折体征外,特别要注意软组织损伤的严重程度、有无血管及神经的损伤。足背动脉存在及肢端温暖不能排除小腿血运障碍。可疑时,应测骨筋膜室内压及超声检查。

【治疗方案及原则】

1. 非手术治疗　主要适合于稳定性骨折。

2. 手术治疗　适于不稳定骨折或多段骨折以及污染不重并且受伤时间较短的开放性骨折。

3. 外固定器固定　外固定器使用于中度或重度骨折,尤其是开放骨折伴有感染。

4. 钢板内固定　多适用于骨折相对稳定及软组织损伤较轻的骨折。

5. 带锁髓针内固定　应用带锁髓内针固定治疗闭合或开放性胫腓骨骨干骨折已被广泛接受。

6. 开放性胫腓骨骨折治疗原则　①彻底清创;②有效的骨折固定;③根据清创后局部软组织条件,有区别地进行一期闭合伤口或延迟闭合。

十二、踝关节损伤

（一）踝韧带扭伤

【概述】

踝韧带是维持关节稳定的重要结构,当韧带受到过度牵拉或部分断裂,称为踝韧带扭伤,多个韧带完全断裂可出现不稳定。

【临床表现】

疼痛,常不能负重行走。伤踝肿胀,局部压痛,可有淤斑。

【诊断要点】

1. 有明确扭伤史。

2. 被动内翻时疼痛加重而外翻时不痛,常为外侧韧带损伤;内侧韧带损伤则相反。

3. 应力位 X 线片　内翻应力下与对侧相比,距骨颈倾斜,距骨滑车外侧降低,踝关节外侧间隙增宽,为外侧韧带损伤。外翻应力下摄片可判断内侧韧带损伤。

4. MRI 检查　可更直接显示韧带损伤。

【治疗方案及原则】

1. 外侧韧带扭伤应固定在踝外翻位;内侧韧带扭伤固定在踝内翻位。2 周后除去固定,以弹力绷带继续保护 2 周。

2. 韧带撕裂广泛可手术修复断裂韧带,术后石膏固定 4～6 周。

(二) 踝关节骨折脱位

【概述】

踝关节骨折脱位多为联合应力所致,骨折移位与踝足在受伤时的位置、暴力作用的方向和程度有关。

【临床表现】

疼痛,局部肿胀畸形明显。

【诊断要点】

1. 由于踝关节表浅,可损伤部位压痛明显。

2. Lauge-Hansen 分类　强调踝关节骨折在不同受伤体位、不同类型和程度暴力下的骨折移位病理形态,阐明了骨折的发生机制。分为旋后内翻、旋后外旋、旋前外展、旋前外旋四型。

3. 仔细分析 X 线片即可诊断、分型,并判断损伤的病理类型。

【治疗方案及原则】

1. 非手术治疗　按逆损伤机制实施手法复位,石膏外固定 6～8 周。

2. 手术治疗　手法复位不成功者采取切开复位内固定。内踝移位骨折,常用拉力螺钉内固定。后踝骨折片大于矢状面胫骨下关节面的 1/4,须手术固定。外踝骨折常用钢板塑型内固定。下胫腓则用密质骨螺钉穿三个皮质固定。

十三、足部损伤

（一）距骨骨折脱位

【概述】

距骨骨折通常为高能损伤，距骨颈骨折多见，距骨体和距骨头骨折少见。

【临床表现】

距骨及其关节表浅，症状和体征明显。

【诊断要点】

1. X线平片应包括斜位。

2. CT有助于了解骨折的分型和移位。

【治疗方案及原则】

1. 距骨颈或体部骨折无移位者，以石膏固定于中立位。有轻度移位闭合复位后，则应固定于轻度跖曲位。

2. 无论何种骨折脱位，如闭合复位失败，不宜反复操作，应及时切复内固定。

【注意事项】

1. 距骨骨折脱位最常见的并发症是距骨坏死。

2. 解剖复位和稳定的固定可减少坏死的发生。

3. 早期疑有坏死发生宜延长固定时间，避免负重。

（二）跟骨骨折

【概述】

跟骨骨折是足部常见骨折，多因高处跌下时足跟直接着地压缩引起，少数为撕脱骨折。

【临床表现】

伤后局部肿胀、淤血明显，足底扁平或足跟增宽及外翻。

【诊断要点】

1. X线包括跟骨正、侧、斜位及轴位。

2. CT检查应作为常规，以观察关节面状况。

【治疗方案及原则】

1. 闭合复位　采用手法或撬拨复位，小腿管型石膏固定4～6周，骨折愈合后负重。

2. 切开复位内固定　切开整复关节面骨折块和跟骨外侧壁，用拉力螺钉或跟骨钢板内固定。严重粉碎骨折手术难以复位固定者可行关节融合术。

（三）跖骨骨折及跖跗关节脱位

【概述】

在足部损伤中较多见,跖骨骨折多因直接暴力压砸所致。跖跗关节脱位可因前足强力扭转引起。

【临床表现】

足部肿胀、疼痛、畸形,有可能威胁前足血液供应。

【诊断要点】

足的正斜位片可明确显示骨折。

【治疗方案及原则】

1. 无移位骨折,应用小腿石膏托外固定4～6周。

2. 移位骨折,手法复位后石膏固定,或切开复位内固定。

十四、肩关节脱位

【概述】

肩关节由小而浅平的肩胛关节盂及大而圆的肱骨头构成,且关节周围韧带较薄弱,关节囊比较松弛。所以肩关节活动范围最大,但也易引起脱位。多因间接暴力所引起。如当上肢外展、外旋及后伸时,手或肘部着地,暴力即沿肱骨纵轴向近侧端冲击,肱骨头突破关节囊前壁或自下方脱出,移位至喙突下或锁骨下方。肩关节脱位多见于青壮年及男性中学生,有的患者还伴有肩部骨折。

【临床表现】

1. 患处疼痛、肿胀,头偏向伤侧,伤肩下垂,轻度外展,肘屈曲,并用健侧手托着伤侧前臂的姿势。

2. 有方肩畸形,扪摸伤肩可发现原肩胛盂处有空虚感。

3. Dugas征阳性。

4. X线或肩部CT有脱位的征像。

【诊断要点】

1. 有外伤史。

2. 有上述临床症状和体征。

3. 有X线或CT的依据,同时可以了解是否合并有骨折和脱位类型。

4. 脱位的分型

（1）前脱位

（2）后脱位

（3）盂下脱位

（4）盂上脱位

【治疗方案及原则】

1. 应尽早进行手法复位。

2. 手法复位失败者需及时切开复位及修复关节囊。

3. 选择合理的固定方法。

4. 采取循序渐进锻炼方法。

【处理】

1. 复位　采用局部麻醉下，Hippocrates 法手法复位；对于陈旧性骨折，手法复位失败者需及时切开复位及修复关节囊。

2. 固定方法　复位后肘关节屈曲 90°，三角巾悬吊 3 周，合并大结节骨折要延长 1~2 周。

3. 功能锻炼　固定期间须活动腕部和手指，固定解除后要进行循序渐进的肩关节锻炼。

【注意事项】

1. 检查患者时，应注意是否有骨折、神经、血管损伤。有条件的可做 X 线片检查。

2. 复位后的固定时间要充分。

3. 不能过早地活动肩关节。

4. 注意肩关节脱位与肱骨外髁颈骨折的区别，以免误诊导致治疗上的错误。怀疑有骨折时，应去医院诊查。

十五、肘关节脱位

【概述】

肘关节脱位的发生率较低，约占全身大关节脱位的五分之一。构成肘关节的肱骨远端内外宽厚，前后偏薄。关节囊的两侧有坚强的侧副韧带保护，而前后壁却相对薄弱，尺骨的冠状突较小，因此肘关节后脱位最常见。为此，该节介绍肘关节后脱位。

肘关节后脱位多为间接暴力所致，前臂旋后位时手掌撑地摔倒，由于肱骨滑车横轴线向外倾斜，使传达的暴力达到肘部时转变为肘外翻及前臂旋后过伸的应力。尺骨鹰嘴突在鹰嘴窝内呈杠杆作用，导致尺桡骨近端被同时推向后外侧，产生后脱位。可使肘前关节囊及肱前肌撕裂，后关节囊及内侧副韧带损伤，可以合并肱骨内上髁骨折、正中神经和尺神经损伤。

【临床表现】

肘关节后脱位一般皆可出现局部疼痛、肿胀和功能受限。亦可出现以下特异体征：

（1）畸形，肘后突，前臂短缩，肘后三角关系改变，鹰嘴突高出内外髁，肘前皮下可触及肱骨下端。

（2）弹性固定，肘处于半屈曲近于伸直位，屈伸活动有阻力。

（3）关节窝空虚，肘后可以触及鹰嘴的半月切迹。

【诊断要点】

除了临床体征外，就要靠 X 线检查来证实脱位及发现合并的骨折。

【治疗方案及原则】

1. 复位 一般都能通过闭合手法复位，助手沿着畸形关节方向对前臂和上臂作牵引和对牵引，术者从后用双手握住肘关节，以指压尺骨鹰嘴向前下，同时矫正侧方移位，助手复位过程中配合维持牵引并逐渐屈肘，出现弹跳感意味着复位成功。

2. 固定 用长臂超肘关节石膏夹板固定肘关节于功能位 3 周。

3. 功能锻炼 要求主动渐进活动关节，避免超限和被动牵拉关节。

十六、桡骨头半脱位

【概述】

桡骨头半脱位是小儿的常见损伤，俗称"牵拉肘"。多发生在 5 岁以内。

【临床表现】

患儿肘关节处于伸直位，前臂旋前时突然受到牵拉致伤。环状韧带远侧缘在桡骨颈附着处的骨膜发生横行断裂，桡骨头从环状韧带撕裂处脱出，环状韧带嵌于肱桡关节间隙内。患儿被牵拉受伤后，因疼痛而哭闹，并且不让触动患部，不肯使用患肢，特别是举起前臂。

【诊断要点】

前臂多呈旋前位，半屈；桡骨头处可有压痛，但是无肿胀畸形；肘关节活动受限，如能合作检查，可发现旋后受限明显。注意，X 线检查可以无阳性发现。无牵拉病史的其他损伤，一般不考虑桡骨头半脱位。

【治疗方案及原则】

1. 复位 闭合复位多能成功。手法是一手握住患儿的前臂和腕部，另一手握住肘关节，拇指压住桡骨头，使前臂旋后多能获得复位。复位成功时可以有弹响感，患儿疼痛立即停止，不再哭闹，并可抬前臂用手持物。

2. 固定 复位后用三角巾悬吊患肢于功能位一周。

十七、髋关节脱位

【概述】

髋关节脱位多为青壮年，由于髋关节结构稳固，只有在强大暴力下才能脱位。根据脱位后股骨头的位置，可分为前脱位、后脱位和中心性脱位三种，以后脱位最常见。髋关节脱位有时可合并髋臼或股骨头骨折。

【临床表现】

患者外伤后髋关节疼痛,伤后即不能行动,活动受限,下肢内收、内旋、前屈、短缩,粗隆位于 Nelaton 线上方。臀部可触及股骨头。

【诊断要点】

1. 明确的外伤史。

2. 髋关节疼痛,活动受限,下肢内收、内旋、前屈、短缩,粗隆位于 Nelaton 线上方。臀部可触及股骨头。

3. X 线检查可以明确诊断、有无伴发髋臼后股骨头骨折。

4. 应注意检查有无合并坐骨神经损伤。

【治疗方案及原则】

新鲜髋关节后脱位,应立即施行手法复位,即使合并髋臼或股骨头骨折,亦应即刻整复。凡手法未能复位者,应早期施行手术切开复位。

【处置】

1. 整复手法 Allis 法一般不需麻醉,如整复困难亦可选用腰麻或全身麻醉。患者仰卧于地上或低平板床上,术者站在患髋侧旁,一助手固定骨盆,术者一手握住患肢踝部,另一前臂屈肘套住腘窝,徐徐将患髋和膝屈曲至 90°,以松弛髂股韧带和髋部肌肉,然后用套在腘窝部的前臂沿股骨干长轴用力向上牵引,同时用握住踝部的手下压小腿,并向内外旋转股骨,此时多可感到或听到股骨头纳入髋臼时的弹响,畸形消失。然后伸直外展患肢,如肌肉松弛不够好,术者不能把股骨头拉到髋臼附近,另一助手可用手将大粗隆向前下推,协助复位。

2. 术后处理 单纯髋关节后脱位的患者手法复位后,可用皮牵引固定,于轻度外展位 3~4 周,即可扶拐下地活动,但应避免负重 2~3 个月。髋关节前脱位的患者,在术后牵引时,应保持患肢于内收、内旋、伸直位。

3. 凡手法未能复位者,应早期施行手术切开复位。

【注意事项】

1. 髋关节脱位可合并髋臼骨折或股骨头骨折,注意及时发现。

2. 约 10% 的髋关节后脱位患者可引起坐骨神经麻痹,应注意检查,及时发现、及时处理,必要时尽早手术探查。

3. 血管损伤虽然少见,但可引起股动脉、股静脉的压迫症状,此时应立刻在充分麻醉下采用手法复位,操作时避免暴力。

十八、颈　椎　病

【概述】

颈椎病系指因椎间盘退变及其继发性改变,刺激或压迫相邻脊髓、神经、血管和食管等组织,并引起相应的症状或体征者,称为颈椎病。

【临床表现】

依据受累的脊髓、神经、血管等产生的病理变化,颈椎病有以下临床分型和表现:

1. 神经根型 此型发病率最高。由于颈椎退变,致压物压迫脊神经根或被动牵拉产生神经根症状。表现为与受累神经一致的神经干性痛或神经丛性痛,同时有感觉障碍、感觉减退和感觉过敏等。神经支配区的肌力减退,肌萎缩,以大小鱼际和骨间肌为明显。上肢腱反射减弱或消失。因脊神经根被膜的窦椎神经末梢受到刺激,而出现颈项痛。当颈椎间盘和骨赘压迫神经根,则有明显的颈项痛和上肢痛。由于 $C_{4,5}$,$C_{5,6}$ 和 $C_{6,7}$ 发病率最高,患者表现颈肩痛,前臂桡侧 3 指痛。压颈试验出现阳性,表现为诱发根性疼痛。

2. 脊髓型 脊髓型颈椎病占颈椎病的 $10\%\sim15\%$,由于颈椎退变结构压迫脊髓,为颈椎病各型中症状最严重的类型。锥体束在脊髓内的排列由内及外,依次为发自颈上肢、胸腰下肢及骶部的神经纤维。通常分为三型。

(1)中央型:锥体束深部邻近中央管处先被累及,先出现上肢症状,以后出现下肢症状。

(2)周围型:锥体束表现受累,先出现下肢症状,当进一步发展累及锥体束深部,则出现上肢症状,但症状严重度仍以下肢为重。

(3)前中央血管型:脊髓中央动脉受累,上下肢同时出现症状。

患者出现上肢或下肢麻木无力、僵硬、双足踩棉花感,足尖不能离地,感觉障碍,束胸感,双手精细动作笨拙,夹东西、写字颤抖,手持物经常掉落。在后期出现尿频或排尿、排便困难等大小便功能障碍。

3. 椎动脉型颈椎病 由于颈椎退变机械性压迫因素或颈椎退变所致颈椎节段性不稳定,致使椎动脉受压或刺激,使椎动脉狭窄、折曲或痉挛,造成椎-基底动脉供血不全,出现偏头痛、耳鸣、听力减退或耳聋、视力障碍、发音不清、突发性眩晕而猝倒。因椎动脉周围有大量交感神经的节后纤维,还可出现自主神经症状,表现为心慌、心悸、心律失常、胃肠功能减退等。

4. 交感型颈椎病 中年妇女为多,职业多与长期低头、伏案工作有关。表现为症状多,客观体征少。患者感颈项痛,头痛头晕,面部或躯干麻木发凉,痛觉迟钝。易出汗或无汗,感心悸、心动过速或过缓,心律不齐。亦有耳鸣、听力减退、视力障碍或眼部胀痛、干涩或流泪等。

【诊断要点】

除了上述的临床表现外,影像学检查对颈椎病的诊断极为重要。

X线片可以显示颈椎曲度改变,生理前凸减少、消失或反常,椎间隙狭窄,椎体后缘骨赘形成,椎间孔狭窄。动力位片可以见到颈椎节段性不稳定。表现为过伸过屈位椎间移位大于3mm,有时可以观察到椎管矢状径小于13mm。CT可以显示颈椎间盘突出,椎管矢状径变小,黄韧带肥厚,硬膜间隙脂肪消失,脊髓受压。MRI的T_2像硬膜囊间隙消失,椎间盘低信号,脊髓受压或脊髓内出现高信号区。T_1像示椎间盘向椎管内突入等。

【治疗方案及原则】

颈椎病治疗分为非手术治疗和手术治疗。

1. 非手术治疗 神经根型、椎动脉型和交感型颈椎病主要进行非手术治疗,包括颈椎牵引、理疗、改善不良工作习惯等。颈椎牵引取端坐位颌枕带牵引,牵引重量3~5kg,每次持续20~30分钟,一日2~3次,2周为一疗程。服用扩血管药物如复方丹参片等。

2. 手术治疗 当保守治疗半年无效或严重影响正常生活和工作;或神经根性疼痛剧烈,保守治疗无效;或上肢某些肌肉,尤其手的内在肌无力、萎缩,经过保守治疗4~6周后仍有发展趋势,则应该实施手术治疗。

脊髓型颈椎病,由于疾病自然史显示症状将逐步加重,故应确诊后尽早手术治疗。

十九、血管损伤

【概述】

身体各部位血管损伤中,以四肢血管损伤较多,其次为颈部、骨盆部、胸腹部。动脉损伤多于静脉。严重的血管损伤如延误诊断或处理不当,往往因失血过多而丧失生命,或受伤肢体因缺血而发生功能障碍,重者可以发生坏死以致截肢。

【临床表现】

1. 出血 锐性血管损伤一般在受伤当时均有明显的伤口出血。搏动性鲜红出血是动脉出血,暗红色出血是静脉出血。出血除向伤口流出外,也可周围软组织间隙渗透,或形成较大血肿。

2. 休克 由于出血、创伤及疼痛,一般患者均可发生不同程度的创伤性或失血性休克。胸腹大血管损伤常导致严重失血性休克。

3. 血肿 损伤部位的皮下血肿常与血管裂孔相沟通,表现为膨胀性或搏动性血肿。因为血管中央的血流仍然通畅,所以可不显示远端肢体缺血。有时血肿可呈炎性反应,显示红、肿、热、痛现象。

4. 震颤和杂音 受伤部位出现交通性血肿,动脉血液可通过损伤裂孔流入血肿而产生涡流,听诊可闻及收缩期杂音,触诊时感到震颤。

5. 组织缺血表现　周围动脉的搏动减弱或消失；皮肤血流减少发生苍白；肢体缺血发生疼痛；肢体感觉神经缺血出现麻木，触觉减弱或消失；肢体运动神经也将失去功能，出现肌肉麻痹。

【诊断要点】

1. 询问病史了解锐性物体的长度，损伤部位的方向及深度，以推测有无血管损伤的可能。如为钝性损伤，必须了解钝性暴力的程度及冲击部位。还须询问受伤肢体是否感到麻木、皮肤发冷及肢端疼痛等缺血症状。

2. 首先检查全身情况，对胸腹做一般的物理检查，然后检查伤肢：远端组织有无缺血，检查内容有动脉搏动、皮肤颜色及温度、感觉及运动神经功能和皮下毛细血管充盈时间等。

3. X线摄片检查　了解有无与血管损伤有关的骨折、关节脱位及枪弹、异物等。

4. 动脉造影术　可显示血管狭窄、缺损、中断或造影剂逸出等血管损伤表现。动脉造影术的指征：肢体钝性损伤伴骨折或关节脱位；肢体主干动脉附近穿透伤；疑及胸、腹或颅底部血管损伤；肢体多发子弹穿孔伤。

【治疗方案及原则】

1. 伤口止血　用消毒纱布填塞后，外面用绷带加压包扎。紧急情况下，可采用手指压迫近端动脉暂时控制动脉出血。检查伤口时，可用消毒手套指尖压迫破口，或用无创血管钳钳夹出血的动脉，然后送手术室处理。止血带止血法有增加静脉出血及远端肢体缺血的机会，现已较少运用，紧急情况下应用不能超过1～2 小时。

2. 手术处理　原则上血管损伤的诊断一经确立，一般都应采取手术治疗。最好在 4～6 小时内手术。时间过晚将发生血栓蔓延及远端肢体严重缺血。

二十、浅表软组织损伤

【概述】

浅表软组织损伤主要是指皮肤与浅肌层之间的创伤，不包括重要血管、神经、骨骼和其他器官的损伤。

【临床表现】

1. 软组织扭伤和挫伤　局部疼痛、肿胀、触痛，伴皮肤发红或青紫。

2. 软组织刺伤　根据锐器不同，伤口大小各异。外观伤口虽然常较小，但探查时伤口却多较深。出血多不严重，但伤道内可形成血肿。

3. 浅部切割伤　切口多为线性或唇状，较整齐。有出血及疼痛、红肿等局部组织的炎症反应。

4. 兽咬伤 较广泛的组织水肿、疼痛、皮下出血、血肿甚至大出血,创口多带齿痕、深而不规则,撕裂严重。

5. 毒蛇咬伤 无毒蛇咬伤局部有一排或两排细牙痕,仅有局部损伤表现,无全身中毒症状;若为毒蛇咬伤除局部有大而深的牙痕外,常伴有头昏、嗜睡、恶心呕吐、视力模糊、呼吸困难、发绀、全身瘫痪及心肾功能不全等全身表现,局部可有剧痛、肿胀、流血不止、皮肤发绀、皮下出血、淤斑、水疱、血疱及淋巴管炎和淋巴结炎的表现。

6. 蜂蜇伤 局部剧痒、疼痛,甚至可有发热、头晕、恶心呕吐、胸闷、四肢麻木及脉搏细弱、面色苍白、血压下降等过敏性休克的表现。

【诊断要点】

1. 多有明确的受伤史。

2. 局部多有疼痛、肿胀、出血等症状。

3. 毒蛇咬伤、蜂蜇伤者多有相应的中毒及过敏症状。

【治疗方案及原则】

软组织扭、挫伤和刺伤:

1. 限制活动四肢,必要时可行患肢固定。

2. 扭伤早期局部冷敷,12 小时后可作热敷。

3. 刺伤积极清创后,伤口清洁者缝合包扎,若伤口污染重者清创后换药或延期缝合。

4. 肌内注射破伤风抗毒血清,尤其是伤口刺伤较深者。

5. 口服或肌内注射抗菌药物。

兽咬伤:

1. 表浅而小伤口可用碘酊、酒精进行消毒后包扎即可。

2. 深而大的伤口,应先清创,伤口原则上不作一期缝合。

3. 注射破伤风抗毒血清及狂犬疫苗。

4. 抗生素的应用。

毒蛇咬伤:

1. 在距咬伤处近端约 5~10cm 处用止血带阻断静脉血和淋巴回流。

2. 用 1:5000 高锰酸钾液、过氧化氢、生理盐水反复冲洗伤口。

3. 扩创排毒 以牙痕为中心切开伤口,挤或吸出毒液。

4. 局部浸润注射胰蛋白酶 2000U 加 0.5% 普鲁卡因 10ml。

5. 局部冷敷(4~7℃为宜,不低于 4℃,以防冻伤)。

6. 服用蛇药如南通蛇药片或广州蛇药。

7. 注射单价或多价抗蛇毒血清,注射前需作皮肤过敏试验。

8. 注射破伤风抗毒血清和广谱抗菌药物。

9. 补液等支持治疗，必要时输注血浆、红细胞。

10. 出现呼吸困难者，必要时行气管切开、吸氧或呼吸机辅助呼吸，同时注意保护其他各脏器功能。

蜂蜇伤：

1. 用小针挑拨或胶布粘贴，取出蜂刺。

2. 用弱碱性或弱酸性溶液冲洗或湿敷。

3. 群蜂蜇伤伴全身过敏反应者用 1∶1000 肾上腺素 0.5ml 皮下注射及抗过敏处理。

4. 全身对症处理，如伴全身肌肉痉挛或烦躁者可肌内注射解痉及镇静药物。

【处置】

1. 单纯软组织扭伤或挫伤患者经适当处理后可带药回家继续治疗。

2. 行清创缝合包扎的患者可带药回家继续治疗或在门诊给予输液治疗，定期伤口换药。

3. 对于毒蛇咬伤或群蜂蜇伤的患者应留观或收住入院治疗。而入院时即有全身中毒症状或过敏性休克的患者，应即刻抢救。

【注意事项】

1. 诊断单纯软组织损伤时应排除重要血管、神经、骨骼和其他器官损伤的可能。

2. 四肢行加压包扎的患者应嘱其严密观察末梢血液循环情况。

3. 所有需用注射破伤风抗毒血清或者抗蛇毒血清的患者，均需常规行皮肤过敏试验。

二十一、疖

【概述】

疖是单个毛囊及其所属皮脂腺的急性化脓性感染，常累及皮下浅层组织。

【临床表现】

1. 初期，局部出现红、肿、痛的小硬结，逐渐肿大呈圆锥形隆起。

2. 数日后，结节中央组织坏死而软化，出现黄白色小脓头，红、肿、痛范围扩大。

3. 随后，脓栓脱落并排出脓液，炎症逐渐消退而愈。

4. 一般无明显的全身反应，但若发生在血液丰富的部位且全身抵抗力减弱时，可有全身不适、畏寒、发热、头痛和厌食等毒血症状。

【诊断要点】

1. 好发于颈、背、腋、臀等部位。

2. 开始时在毛发根部出现圆形、有刺痛、红肿的小硬结。

3. 2～4 天后，肿胀显著突出，中央有灰白色脓头形成。

4. 6～7 天后，中心坏死组织脱落，脓液排出，肿胀及疼痛减轻。

5. 发生于脸部者常有不同程度的全身症状如高热、脉搏加快、呼吸急促、食欲减退及白细胞增高等。

【治疗方案及原则】

1. 早期局部炎症反应期可局部用 2.5％碘酊外涂、鱼石脂软膏或金黄膏外敷。

2. 后期成脓局部有波动感时，应及时切开引流，换药处理。

3. 对伴发全身症状者，应静脉给予抗菌药物治疗。

【处置】

1. 对于单发疖患者可在门诊给予外敷药物、物理疗法等对症治疗。

2. 有脓液形成时，应行切开引流。

3. 对于同时、连续或反复发生几个疖的患者，应同时检查其原因，如营养不足、免疫缺陷、糖尿病等疾病可能。

【注意事项】

1. 疖周围皮肤应保持清洁，并用碘酊或 70％酒精涂抹，以防感染扩散到附近的毛囊。

2. 切忌挤压。

3. 发生于上唇周围和鼻部（"危险三角"）者，应防止出现化脓性海绵状静脉窦炎的可能。

4. 合并糖尿病者必须同时治疗糖尿病。

二十二、痈

【概述】

痈是由于金黄色葡萄球菌所引起的多个相邻的毛囊及其所属皮脂腺或汗腺的急性化脓性感染。或由多个疖融合而成。

【临床表现】

1. 局部表现

（1）早期呈一片稍微隆起的紫红色浸润区，质地坚硬，界限不清，其上有许多小脓头。

（2）随后，中央部逐渐坏死、溶解、塌陷，形似"火山口"，其内含有脓液和大量坏死组织。

2. 全身症状 常有发热、寒战、头痛、疲乏、患处剧痛等及局部淋巴结肿大和疼痛。

3. 实验室检查 白细胞总数及中性粒细胞计数增加等。

【诊断要点】

1. 多见于中老年人。

2. 好发于皮肤和韧带厚的颈项、背部，有时也见于上唇和腹壁。

3. 局部呈紫红色稍微隆起的浸润区，逐渐发展为呈蜂窝状或"火山口"状，内含脓液和大量坏死组织，同时伴局部剧痛及局部淋巴结肿大疼痛。

4. 多有明显的全身表现如发热、寒战、头痛及乏力等。

【治疗方案及原则】

1. 全身治疗 适当休息，加强营养，必要时用镇痛剂，选用磺胺类或青霉素、红霉素等抗菌药物。

2. 局部治疗

（1）早期可用50％硫酸镁或70％酒精湿敷。

（2）已破溃者，需及时作切开引流，常用"＋"或"＋＋"形切口，应深达深筋膜，尽量剪去所有坏死组织，伤口内用纱布或碘附纱布填塞止血。

（3）待肉芽组织健康时，可考虑植皮，以缩短疗程。

【处置】

1. 早期可在门诊给予局部湿敷及口服抗生素治疗。

2. 病变范围较大、需切开引流或全身症状明显者可住院治疗。

【注意事项】

1. 注意个人卫生，保持皮肤清洁，及时治疗疖，以防止感染扩散。

2. 诊断检查中应测尿糖、血糖、血清蛋白、血脂等，有糖尿病应同时治疗。

3. 唇痈容易引起颅内的海绵状静脉窦炎，危险性更大，且不能手术治疗。

4. 伤口内填塞的纱布应于术后三日左右取出，以后每日换药。

二十三、急性蜂窝织炎

【概述】

急性蜂窝织炎是皮下、筋膜下、肌间隙或深部蜂窝组织的一种急性化脓性感染。其特点是病变不易局限，扩散迅速，与正常组织无明显界限。

【临床表现】

1. 临床表现常因致病菌的种类、毒性和发病的部位、深浅而不同。

2. 表浅的急性蜂窝织炎，局部明显红肿、剧痛，并向四周迅速扩大，病变区与正常皮肤无明显分界。

3. 深在急性蜂窝织炎,局部红肿多不明显,常只有局部水肿和深部压痛,但病情严重,全身症状剧烈,有高热、寒战、头痛、全身无力、白细胞计数增加等。

4. 捻发音性蜂窝织炎 可发生在被肠道或泌尿道内容物所污染的会阴部、腹部伤口,局部可检出捻发音,蜂窝组织和筋膜有坏死,且伴有进行性皮肤坏死,脓液恶臭,全身症状严重。

5. 口底、颌下和颈部的急性蜂窝织炎 可发生喉头水肿和压迫气管,引起呼吸困难,甚至窒息。

【诊断要点】

1. 好发于下肢、足、臀部、外阴及肛周等处。

2. 皮肤及皮下组织红、肿、热、痛显著。

3. 炎变区域与正常组织分界不清,严重者可发生广泛的皮下组织坏死。

4. 局部淋巴结肿大疼痛。

5. 一般有发热、寒战、乏力等全身表现。

6. 炎变区域有明显的触痛及凹陷性水肿,甚至皮肤水疱形成、皮下积脓或组织坏死。

7. 病变发生于四肢或颈部者,常有功能障碍。

【治疗方案及原则】

1. 休息,适当加强营养,必要时给予止痛、退热药物。

2. 局部用热敷、中药外敷或理疗(超短波治疗)。

3. 应用磺胺药或抗菌药物。

4. 脓肿形成者应及时切开引流。但口底、颌下和颈部的急性蜂窝织炎经及时抗感染治疗,短期无效者应及早切开减压。

5. 捻发音性蜂窝织炎也应及早作广泛的切开引流,切除坏死组织,伤口用3‰过氧化氢溶液冲洗和湿敷。

【处置】

1. 对于炎症较局限,全身症状不明显的患者可留观治疗。

2. 全身症状明显或发生于口底、颌下和颈部的急性蜂窝织炎患者应住院治疗。

【注意事项】

1. 急性蜂窝织炎应与丹毒鉴别 后者损害边界清楚、表浅、局部水肿轻,不化脓。

2. 新生儿急性蜂窝织炎应与尿布疹和硬皮病相鉴别。

3. 口底、颌下蜂窝织炎手术时有发生喉头痉挛的危险,应提高警惕,做好急救的准备。

二十四、急性腰扭伤

【概述】

急性腰扭伤是指腰部肌肉、筋膜、韧带、关节囊等软组织的急性损伤。

【临床表现】

1. 多数患者在劳动或运动时突感腰部剧痛,甚至伴有局部撕裂感或响声。

2. 腰痛在咳嗽、喷嚏或做腰部活动时加重。

3. 检查见腰部僵硬、活动受限。

4. 棘突上、棘突间、棘突旁、骶棘肌、髂棘后部或腰骶关节、骶髂关节等部位可有压痛。

5. 少数患者有下肢放射痛,直腿抬高试验可呈阳性,但加强试验阴性。

【诊断要点】

1. 有明显的受伤史。

2. 伤后出现疼痛和肌紧张。

3. 在俯卧位肌肉松弛情况下,腰部常可找到压痛点。

4. 一般无下肢痛。

5. X 线检查无骨折及小关节脱位。

【治疗方案及原则】

1. 急性疼痛期应绝对卧床休息,必要时佩戴腰围制动或行骨盆牵引。

2. 对症处理　可选用吲哚美辛、布洛芬、跌打丸或外用止痛膏等。

3. 封闭治疗　1%普鲁卡因或1%利多卡因 5～10ml,加入泼尼松 25～50mg,做腰部痛点封闭,5～7 天/次,3 次为一疗程。此法较佳。

4. 针刺及推拿按摩治疗。

【处置】

1. 排除其他疾患,诊断明确的患者可带药回家,嘱其卧床休息,需要封闭治疗者定期来院行局部封闭。

2. 需要行骨盆牵引者可留观或收住治疗。

【注意事项】

1. 诊断时应排除骨折或小关节脱位的可能,以免误诊或漏诊。

2. 嘱患者急性疼痛期应绝对卧床休息,以防再受伤。

3. 急性症状缓解后,可配合理疗及腰背部肌肉功能锻炼,以促进局部血液循环,防止组织粘连、变性及迁延成慢性腰痛。

二十五、挤压综合征

【概述】

是指人体肌肉丰富部位受重物挤压，筋膜间隔内的肌肉缺血、变性、坏死，组织间隙出血、水肿，筋膜腔内压力升高，继而引起以肌红蛋白血症、肌红蛋白尿、高血钾和急性肾衰竭为特征的临床综合征，称为挤压综合征。

【临床表现】

1. 局部表现　当受压肢体在外部压力解除后早期即出现疼痛、肿胀、感觉异常、压痛、触之硬韧、缺乏弹性、肌力下降、功能障碍和被动牵拉痛。晚期可出现感觉逐渐减退或消失、皮肤发亮有光泽，甚至血管闭塞、脉搏消失，肢体发凉等表现。

2. 全身表现

(1) 休克：心率增快、脉搏细弱、口渴、烦躁、血压下降等。

(2) 意识障碍：烦躁不安、意识恍惚或呈兴奋状态，有的可出现表情淡漠呈嗜睡状态，甚至出现昏迷。

(3) 肌红蛋白尿：伤后早期尿呈深褐色或红棕色，12小时达高峰，持续一般为12～24小时，部分患者可导致急性肾衰竭。

(4) 高钾血症：在少尿期，血钾可每日上升2mmol/L，甚至在24小时内上升到致命水平。早期常无特殊症状，有的可呈现轻度的神志改变、感觉异常和四肢软弱等，甚至心功能不全的表现如低血压、心跳缓慢、心律不齐等，严重者发生心搏骤停。

(5) 氮质血症：挤压伤后体内蛋白分解增加，代谢产物不能经肾排出，血中尿素氮升高。

(6) 代谢性酸中毒：组织缺氧、乏氧代谢，出现代谢性酸中毒，血 pH<7.35，BE、SB下降，$PaCO_2$ 正常或稍降低。

(7) 其他脏器损伤：如心功能衰竭，呼吸窘迫综合征及肝脏等脏器功能障碍。

【诊断要点】

1. 局部症状和体征　受压肢体肿胀，皮肤发亮、张力高，筋膜腔内组织压测定>4.0kPa(30mmHg)或者比舒张压低2.67～6.00kPa(20～45mmHg)。

2. 严重肌红蛋白尿，少尿。

3. 脱水、创伤性休克的临床表现。

4. 高血钾、高血磷、低血钙和氮质血症等。

5. 代谢性酸中毒和肾功能测定异常。

6. 尿常规 尿中红细胞少而潜血试验强阳性时,应做尿肌红蛋白定性检查。

【治疗方案及原则】

1. 现场急救

(1) 解除受压物后将伤员移至安全地带。

(2) 患肢制动:处理开放性损伤但避免加压包扎或使用止血带。

(3) 服用碱性饮料:可用碳酸氢钠 8g 溶于 1000ml 开水中饮用。

(4) 转运中严禁抬高肢体或按摩和热敷。

(5) 伴创伤性休克者行液体复苏:扩充血容量、纠正低血容量性休克和中毒性休克,一般先给平衡盐或生理盐水、5%碳酸氢钠点滴,后给低分子葡萄糖苷等胶体液,不易大量输注库存血。

2. 院内治疗

(1) 局部处理:早期切开减压,切开深筋膜解除对肌肉的压迫,清除失活组织。

(2) 保护肾脏功能:轻症者可输入平衡盐;重症者可按 2 份等渗盐水、1 份碱性溶液的比例输入;严重者可输入高渗碱性溶液,成人可每日输入 5%碳酸氢钠 200～800ml;补充血容量有助于肾脏排出肌红蛋白、代谢产物和组织毒素,目前常用 20%甘露醇,24 小时每公斤体重 2g,分次输入,也可选用呋塞米和依他尼酸钠等药物。

(3) 抗休克治疗:补充血容量,防止或纠正休克。

(4) 防治感染:给予抗生素预防和控制感染。

(5) 防治高血钾:严格控制含钾量高的食物和药物,避免输入长期库存血液。

(6) 营养供给:宜用高糖、高脂肪和低蛋白饮食。

(7) 血液净化措施:包括血液透析疗法和持续血液过滤等以挽救患者的生命。

【处置】

1. 对有挤压史,即使伤肢外观无明显变化,远端动脉搏动仍可触及,毛细血管充盈试验正常的患者,也应收住入院或留观,严防出现挤压综合征的可能。

2. 对有休克或早期肾衰竭迹象的患者,应即刻收住 ICU,密切监测生命体征:如体温、尿量、心电图、血液生化、电解质及肝肾功能指标。

3. 对受挤压时间长,患者中毒症状严重,受伤肢体肌肉已坏死者,应积极术前准备,急诊手术治疗。

【注意事项】

1. 对于肢体受压的患者,应尽量及早作出诊断,才能降低死亡率。

2. 诊断挤压综合征时,应排除同时合并骨折或脱位的可能。

3. 防治高钾血症,除早期切开减压外,应严格控制含钾量高的食物及药物。不宜输入长期库存的血液。

4. 一旦急性肾衰竭的诊断成立,早期使用透析疗法可降低死亡率。

二十六、伤 口 处 理

【概述】

各种致伤原因造成的人体皮肤、软组织不同程度的创伤,从而形成各种不同的伤口。根据外力致伤的程度分为浅伤口和深伤口;依据伤后伤口是否有污染和感染可分为清洁伤口、污染伤口和感染伤口三种。

【临床表现】

1. 疼痛　其程度与伤口的部位、范围及深度等有关。

2. 肿胀与出血　伤后肿胀、出血的程度与创伤的程度、是否并发伤口污染或感染等有关。

3. 功能障碍　局部疼痛或组织结构的破坏等常可并发功能障碍。

4. 全身反应　一般性体表软组织损伤不并发全身性反应,但个别创伤重、伤口深或受伤部位波及机体重要脏器的患者常可伴发全身症状,如创伤性、失血性休克,挤压综合征、血气胸、多脏器功能障碍等的表现,或者伤口感染患者出现发热甚至出现脓毒血症的表现。

【诊断要点】

1. 外伤史或手术史。

2. 局部表现　疼痛、出血、肿胀或并发伤口内异物。

3. 全身表现　可有发热、白细胞计数增高等,创伤重者可出现心率增快、血压下降等创伤性休克的表现或其他并发症。

【治疗方案及原则】

1. 明确伤口类型和损伤程度。

2. 局部处理

(1) 清洁伤口、表浅伤口及受伤时间在 6~8 小时内的沾污伤口,均应及时施行清创,争取一期愈合。

(2) 污染较重的伤口,应及时清创后延期缝合。

(3) 感染伤口应及时清除坏死组织、脓液,敞开病灶,换药处理。

(4) 抗生素的应用:要根据伤口和患者机体的抗感染能力决定是否应用抗

生素及剂量,根据伤口细菌培养选用敏感抗生素。

【处置】

1. 清洁、表浅、不伴发重要组织和器官损伤者,门诊施行清创缝合后,带药回家休息,定期来医院更换敷料。

2. 对不伴发全身反应的感染伤口患者,门诊清创引流后,仍然可带药回家,定期门诊换药处理。

3. 对于不能排除合并其他部位脏器损伤者,或感染伤口并发全身反应者,应留观治疗。

4. 合并其他脏器损伤、创伤性休克、挤压伤、皮肤大面积撕脱、伤口感染并发全身感染表现者均应住院治疗。

【注意事项】

1. 在现场救治时避免伤口再污染的发生。

2. 创伤搬运和制动时避免继发性再损伤。

3. 伤口清创处理应及时,愈早愈快愈好,尽可能保留存活的皮肤。

4. 清创时应尽量去除伤口内异物,避免异物残留。

5. 严重污染的伤口,不宜在清创后行一期缝合。

第十九章　妇科急腹症

第一节　异　位　妊　娠

【概述】

受精卵在子宫体腔以外部位种植并形成妊娠物,称为异位妊娠。受精卵可种植于输卵管、卵巢、腹腔、阔韧带及子宫颈等部位,其中以输卵管最为常见,输卵管妊娠占异位妊娠的 95% 左右。腹腔内出血是异位妊娠最为严重的并发症,是妊娠部位破裂或流产的结果,出血性休克可致患者死亡,是孕产妇死亡的常见原因之一。

【临床表现】

1. 症状

(1) 停经史:多有 6~8 周的停经史,但有 20%~30% 患者无明显停经史。部分患者的停经病史比较隐匿,但是经仔细询问均有停经史。

(2) 腹痛:可表现为下腹隐痛、剧烈疼痛、肛门坠胀痛及上腹部或肩胛后背部疼痛,几乎所有的患者都有腹痛。疼痛表现多变,疼痛史患者的主要主诉。患者可感觉下腹隐痛或肛门坠胀,当妊娠部位破裂或流产出血较多时,患者常感一侧下腹部撕裂样疼痛,伴恶心、呕吐。血液聚于子宫直肠陷凹处时,可有肛门坠胀感。内出血时血液可刺激腹膜或横膈,出现全腹疼痛、胃部或肩胛部放射性疼痛。

(3) 阴道流血:常有少量不规则阴道流血,色暗红或深褐色,阴道流血可伴有脱膜管型或蜕膜碎片排出。

(4) 晕厥与休克:常因腹腔内大量出血及剧烈腹疼引起,轻者出现晕厥,严重者出现失血性休克。内出血速度越快,症状越严重。

(5) 盆腔及下腹部包块:当输卵管妊娠流产或破裂内出血量较多、时间较长形成的血肿,血肿与周围组织或器官粘连形成盆腔包块。若包块较大或位置较高者,可于下腹部扪及。

2. 体征

(1) 一般情况:可呈贫血貌。急性大出血时,患者面色苍白、脉搏加快、血压下降等休克表现。体温多正常。

（2）腹部检查：下腹部有压痛及反跳痛，尤以患侧为重，有轻度的肌紧张。内出血较多时，有移动性浊音。部分患者下腹部可扪及包块。

（3）盆腔检查：输卵管妊娠未发生流产或破裂时，子宫较软略大，可有宫颈举痛，可触及一侧附件软性包块，有触痛。输卵管妊娠发生流产或破裂者，阴道后穹隆饱满，有触痛，宫颈举痛或摇摆痛明显。内出血多时，检查子宫有漂浮感。或在子宫一侧或其后方可触及较大肿块，边界多不清，触痛明显。

【诊断要点】

1. 临床表现　患者有停经、腹痛，阴道流血及内出血的表现。严重者可呈贫血貌。

2. HCG 检测　尿 β-HCG 呈阳性。但尿 β-HCG 为定性试验，敏感性不高。血清 β-HCG 升高，血清 β-HCG 测定敏感性高，且可定量动态观察血中 β-HCG 的变化（48 小时 β-HCG 增高<50％者异位妊娠可能性大）。

3. 超声检查　B 型超声显像检查有助于异位妊娠诊断。

4. 阴道后穹隆穿刺及腹腔穿刺　当可疑腹腔内出血时可以行后穹隆穿刺，急性大量内出血，腹部移动性浊音阳性者做腹腔穿刺。腹腔内出血时可抽出不凝血液。

5. 诊断性刮宫　阴道流血较多不能排除宫内妊娠流产者，诊断性刮宫可以迅速止血；宫腔内容物有助于异位妊娠的诊断：宫腔内容物病理检查为绒毛和蜕膜时，为宫内妊娠流产。

6. 腹腔镜检查　当可疑输卵管妊娠或腹腔内出血时，可以行腹腔镜检查。

7. 剖腹探查术　当腹腔内出血明确，并可疑异位妊娠时，可以行剖腹探查术。

8. 鉴别诊断　输卵管妊娠在诊断时应注意与流产、卵巢黄体破裂、急性盆腔炎、急性阑尾炎、卵巢囊肿蒂扭转及卵巢巧克力囊肿破裂等急腹腔症相鉴别。

【治疗方案及原则】

治疗原则是以手术为主，其次为药物治疗。

1. 紧急抢救　异位妊娠破裂，有腹腔内大出血，休克患者应及时补充血液容量，快速输液、输血，在纠正休克同时作好急诊手术准备。

2. 手术治疗　术式应根据患者年龄、生育状态、患侧输卵管的状况选用输卵管切除或保留输卵管的保守性手术。

3. 非手术治疗

适应证：

（1）输卵管妊娠未发生破裂或流产，无明显内出血或内出血。

（2）输卵管包块直径<3cm。

（3）血 β-HCG<2000U/L。

（4）肝肾功能及血常规检查正常。

药物治疗：

（1）MTX：全身用药：0.4mg/（kg·d），肌内注射，5 日为一疗程；1mg/kg，隔日一次肌内注射，连续 3 次，次日四氢叶酸解毒；50mg/m²，单次肌内注射，次日四氢叶酸解毒。局部用药：可采用 B 型超声引导下或腹腔镜直视下穿刺输卵管的妊娠囊，吸出部分囊液后注入 MTX 20mg。

（2）其他药物：5-氟尿嘧啶、前列腺素 PGF-2α、天花粉等亦有采用。

药物治疗的观察：治疗期间患者应收入院严密观察，药物治疗未显效之前，妊娠部位随时都有破裂出血导致失血性休克的可能。

处置及注意事项：治疗期间应严密监测患者症状、血 β-HCG 及盆腔 B 超，药物治疗有效的标志是：间隔一周血 β-HCG 呈对数下降，附件包块缩小。若上述项目下降未达此标准，或较前加重，则应采用手术治疗，或酌情再次给予一个疗程的药物治疗。

第二节 黄 体 破 裂

【概述】

在女性的月经周期中，卵巢正常排卵后，黄体逐渐形成。在黄体形成过程中，黄体可能发生破裂，而引起黄体出血，导致腹腔内出血。

【临床表现】

（1）腹痛：发生在月经周期后半期，为突发性，一侧下腹痛伴肛门坠胀感。

（2）阴道流血：部分患者有阴道流血，量如月经。

（3）休克：当出血量较多时，可出现休克的症状。

（4）盆腔检查：宫颈轻度举痛及摆痛，后穹隆有触痛，子宫正常大小，一侧附件区压痛。腹部检查：一侧下腹压痛，内出血多时可有压痛、反跳痛及移动性浊音阳性。

【诊断要点】

1. 临床表现　多数患者在剧烈运动或性生活后出现上述症状和体征，据此可做出初步诊断。

2. 辅助检查　后穹隆穿刺可抽出不凝血液；B 超可发现一侧附件低回声区，盆腹腔内有无回声暗区或直肠子宫陷凹内积液；β-HCG 阴性。腹腔镜检查可确诊。

在诊断黄体破裂时,注意须与异位妊娠、流产、急性输卵管炎等进行鉴别。

【治疗方案及原则】

根据出血量多少可进行非手术治疗和手术治疗。

1. 若内出血较多,患者休克应进行抗休克治疗,并及时剖腹探查,修补或切除出血的黄体。

2. 若患者生命体征平稳,内出血不多,可采用保守治疗,患者卧床休息,给予止血药物,并用抗生素预防感染,并密切观察病情变化。

3. 对部分患者,有条件医院可采用腹腔镜手术进行止血。

第三节　卵巢输卵管囊肿蒂扭转

【概述】

卵巢输卵管囊肿的蒂由盆骨漏斗韧带、卵巢固有韧带和输卵管组成,当患者体位突然改变或在妊娠期及产后子宫大小位置改变时,卵巢输卵管囊肿的蒂均易发生扭转,发生扭转后,囊肿可发生出血坏死,破裂和继发感染。

【临床表现】

1. 有盆腔或附件包块史患者,突发一侧下腹剧痛,常伴恶心、呕吐甚至休克。当扭转蒂部自然复位或肿瘤完全坏死时,腹痛可减轻。

2. 盆腔检查宫颈有抬举痛和摇摆痛,子宫正常大小,一侧附件区可以触及包块。肿物张力高,有压痛,以蒂部最明显。

【诊断要点】

1. 临床表现　根据患者的临床表现可做出初步诊断。

2. 辅助检查　B超发现一侧附件低回声区,边缘清晰,有条索状蒂。

本病在诊断过程中须与异位妊娠、急性附件炎等进行鉴别。

【治疗方案及原则】

1. 确诊后应尽早手术探查。术中若发现肿瘤完全坏死,应在根蒂扭转下方钳夹,将肿瘤和扭转的蒂一并切除,钳夹前不可回复扭转,以防蒂血管栓塞栓子脱落。

2. 若为不全扭转,肿瘤未坏死,可酌情剥除包块,保留卵巢,可进行快速冰冻病理检查,确定肿瘤性质。

第四节　卵巢囊肿破裂

【概述】

卵巢囊肿可发生外伤性和自发性破裂。外伤性破裂常因腹部受击、分娩、性交、妇科检查及穿刺等引起。自发性破裂常因肿瘤生长过速,多数为肿瘤浸润性生长突破囊壁所致。

【临床表现】

1. 症状轻重与破口大小、流入腹腔囊液的性质和量有关。小囊肿或单纯浆液性囊腺破裂时,患者仅感轻度腹痛;大囊肿破裂或成熟畸胎瘤破裂后,常致剧烈腹痛、伴呕吐,有时可导致内出血、腹膜炎及休克。

2. 检查时可发现腹部压痛、腹肌紧张或移动浊音阳性;盆腔检查,原有囊性肿块摸不到或扪及缩小低张的肿块。

【诊断要点】

1. 临床表现　根据患者有附件包块,突发剧烈腹痛,腹膜炎样表现或休克等。

2. 辅助检查　B超可发现附件区包块消失或缩小,盆腹腔内有杂乱回声。后穹隆穿刺可抽出囊内容物。有条件可进行腹腔镜检查。

【治疗方案及原则】

疑有肿瘤破裂应立即进行剖腹探查。术中尽量吸净囊液,并行细胞学检查;彻底清洗盆腹腔,切除标本送病理学检查。

第五节　浆膜下子宫肌瘤蒂扭转

【概述】

子宫浆膜下肌瘤继续向浆膜面生长,形成仅有一蒂与子宫肌壁相连,称为带蒂的浆膜下子宫肌瘤,此蒂可发生扭转,属妇科急腹症之一。

【临床表现】

1. 症状　突发下腹痛,若扭转后肿瘤嵌顿于盆腔,有下腹坠胀感。

2. 体征　盆腔检查子宫正常或增大,子宫表面或一侧可触及实性肿块并有压痛。压痛最明显为近子宫的根蒂处。腹部检查可扪及下腹实性肿块,有压痛。

【诊断要点】

1. 根据临床表现。

2. 辅助检查　B超检查或腹腔镜检查。

浆膜下子宫肌瘤蒂扭转应与卵巢囊肿蒂扭转进行鉴别,在妇科检查中应注意肿块的质地与子宫的关系,B超检查有助于鉴别。

【治疗方案及原则】

浆膜下子宫肌瘤扭转一经诊断后应手术治疗,可采用剖腹或腹腔镜手术。一般浆膜下子宫肌瘤可为多发或合并有壁间间肌瘤,在切除扭转肌瘤的同时,对其他部位肌瘤应同时治疗,根据肌瘤大小、部位、患者年龄、症状等情况,采用肌瘤切除,子宫全(次)切除等方法。

第六节　子宫肌瘤红色变性

【概述】

子宫肌瘤的红色变为一种特殊类型肌瘤变性坏死,其发生原因不清,常见于妊娠期和产褥期,非妊娠期的子宫肌瘤也可发生。红色变性可能是肌瘤体积迅速变化,小血管破裂,出血弥散于肌瘤组织内切面呈暗红色,质软如牛肉。

【临床表现】

多在妊娠期或产后急性发作。

1. 下腹部突发疼痛,伴有发热,恶心及呕吐。体温一般为38℃左右。

2. 肿瘤局部明显压痛,肌瘤体积可增大,白细胞明显增高。

【诊断要点】

根据临床表现,结合B超及白细胞检查可提高诊断率。

【治疗方案及原则】

子宫肌瘤的红色变性以保守治疗为主,可给予对症治疗(止痛、止血、预防感染及补液等治疗),症状多在治疗一周左右好转,不需手术治疗。

若症状加重,或缺血坏死严重,或不能排出其他病变时,可行剖腹探查术,非妊娠妇女可酌情作肌瘤切除术或子宫切除术。一般妊娠期不作肌瘤切除术。

第七节　急性盆腔炎

【概述】

急性盆腔炎是指发生于子宫内膜、子宫肌层、输卵管、卵巢、子宫旁组织、盆腔腹膜等上生殖道及其周围组织的急性炎症。急性盆腔炎绝大部分由阴道和宫颈的细菌经生殖道黏膜或淋巴系统上行感染引起,少数是由邻近脏器炎症(如阑尾炎)蔓延及血液传播引起。常见的病原体主要有链球菌、葡萄球菌、大肠杆菌、厌氧菌、淋球菌、铜绿假单胞杆菌、结核杆菌以及衣原体、支原体等。

【临床表现】

1. 腹痛　多数会出现下腹痛,弥漫性腹膜炎时为全腹痛。

2. 发热　可出现高热,伴畏寒、寒战、头痛。

3. 阴道分泌物增多　脓性或脓血性白带;月经期患者出现经量增多、经期延长。

4. 消化系统症状 恶心、呕吐、腹胀、腹泻等。

5. 膀胱直肠刺激症状 排尿困难、尿急、尿频和里急后重、排便困难。

6. 全身检查 患者可出现急性中毒症状，急性病容，体温高、心率快，严重者出现腹膜炎表现：腹胀、下腹部肌紧张，压痛、反跳痛，肠鸣音减弱或消失。

7. 妇科检查 阴道可有充血，宫颈举痛，宫颈口可有脓性分泌物流出；子宫略大有压痛，一侧或两侧附件增厚，压痛明显，扪及块状物；宫骶韧带增粗、触痛；若有脓肿形成且位置较低时，可扪及穹隆有肿块且有波动感。

【诊断要点】

1. 病史 常有产后、流产后和盆腔手术感染史或有经期卫生不良、放置宫内节育器、慢性盆腔炎及不良性生活史等。

2. 发热、下腹痛、白带增多、膀胱和直肠刺激症状，腹膜刺激征阳性、宫颈举痛，宫颈口可有脓性分泌物流出；子宫略大有压痛，附件增厚，压痛明显，扪及块状物。

3. 实验室检查

(1) 白细胞及中性粒细胞升高、血沉增快、C 反应蛋白增高。

(2) 血液培养，宫颈管分泌物和后穹隆穿刺液涂片找到淋球菌可确诊。

(3) 后穹隆穿刺抽出脓液有助于盆腔炎诊断。

(4) B 超可发现输卵管卵巢脓肿、盆腔积脓。

4. 诊断标准 需同时具备三项必备条件，即下腹压痛、附件压痛和宫颈举痛或摇摆痛。下列附加条件可增加诊断的特异性，包括体温 >38℃、血 WBC>10×10⁹/L、C 反应蛋白升高，宫颈分泌物涂片或培养见淋球菌或沙眼衣原体阳性、后穹隆穿刺抽出脓液、双合诊或 B 超发现盆腔脓肿或炎性包块。

5. 鉴别诊断 需与急性阑尾炎、输卵管妊娠流产或破裂、卵巢囊肿蒂扭转或破裂相鉴别。

【治疗原则与方案】

患者一般情况差，病情重，诊断不清或门诊疗效不佳，或已有盆腔腹膜炎及输卵管卵巢脓肿，均应住院治疗。

1. 一般治疗

(1) 卧床休息，半卧位，使脓液积聚于子宫直肠陷窝。

(2) 给予高热量、高蛋白、高维生素流食或半流食，补充水分，纠正水、电解质紊乱，必要时少量输血。

(3) 高热采用物理降温，腹胀需行胃肠减压。

(4) 避免不必要的妇科检查以免炎症扩散。

(5) 重症病例应严密观察，以便及时发现感染性休克。

2. 抗感染治疗　　最好根据药敏试验选用抗感染药物,根据经验选择抗感染药物。由于急性盆腔炎常为需氧菌、厌氧菌及衣原体等的混合感染,故常需联合应用抗菌药。抗感染治疗 2～3 日后,如疗效肯定,即使与药敏不符亦不必更换抗菌药。如疗效不显或病情加重,可根据药敏改用相应抗感染药物。常用的药物有:青霉素类＋甲硝唑、头孢菌素＋甲硝唑、喹诺酮、氨基糖甙类。当病情控制、炎症局限后可以考虑手术清创。

第二十章 儿 科 急 诊

第一节 小儿心力衰竭

【概述】

心力衰竭是儿童时期急危重症之一。充血性心力衰竭是指心脏工作能力下降，包括心脏收缩或舒张功能下降，即心排血量绝对或相对不足，不能满足全身组织代谢的需要的病理状态。

【临床表现】

1. 心力衰竭的常见诱因　以先天性心脏病引起者最多见，也可继发于病毒感染、川崎病、心肌病、心内膜弹力纤维增生症等。儿童时期以风湿性心脏病和急性肾炎最为多见。贫血、营养不良、电解质紊乱、严重感染、心律失常和心脏负荷过重等都是儿童心力衰竭发生的诱因。

2. 婴幼儿心力衰竭　小儿时期心力衰竭以1岁以内发病率最高，常见症状为呼吸快速、表浅，频率可达50～100次/分，喂养困难，体重增长缓慢，烦躁多汗，哭声低弱，肺部可闻及干啰音或哮鸣音。水肿首先见于颜面、眼睑等部位，严重时鼻唇三角区呈现青紫。

3. 年长儿心力衰竭　与成人相似，主要表现为乏力、活动后气急、食欲减低、腹痛和咳嗽。安静时心率增快，呼吸浅表，颈静脉怒张，肝大、有压痛，肝颈反流试验阳性。病情较重者尚有端坐呼吸、肺底部可听到湿啰音，并出现水肿，尿量明显减少。心脏听诊除原有疾病产生的心脏杂音和异常心音外，常可听到心尖区第一心音减弱和奔马律。

【诊断要点】

1. 临床诊断依据　①安静时心率增快，婴儿＞180次/分，幼儿＞160次/分，不能用发热或缺氧解释者；②呼吸困难，青紫突然加重，安静时呼吸达60次/分以上；③肝大达肋下3cm以上，或在密切观察下短时间内较前增大，而不能以横膈下移等原因解释者；④心音明显低钝，或出现奔马律；⑤突然烦躁不安，面色苍白或发灰，而不能用原有疾病解释者；⑥尿少、下肢水肿，以除外营养不良、肾炎、维生素 B_1 缺乏等原因所造成者。前四项为临床诊断的主要依据。尚可结合其他两项以及下列 1～2 项辅助检查进行综合分析。

2. 辅助检查

（1）胸部 X 线检查：心影多呈普遍性扩大，搏动减弱，肺纹理增多，肺门或肺门附近阴影增加，肺部淤血。

（2）心电图检查：不能表明有无心力衰竭，但有助于病因诊断及指导洋地黄的应用。

（3）超声心动图检查：可见心室和心房腔扩大，M 型超声心动图显示心室收缩时间延长，射血分数降低。心脏舒张功能不全时，二维超声心动图对诊断和引起心力衰竭的病因判断有帮助。

【治疗方案及原则】

1. 一般治疗　充分的休息和睡眠可减轻心脏负担，平卧或取半卧位，应给予容易消化及富有营养的食品，一般饮食中钠盐应减少，很少需要严格的极度低钠饮食。

2. 镇静　尽力避免患儿烦躁、哭闹，必要时可适当应用镇静剂，苯巴比妥、吗啡（0.05mg/kg）皮下或肌内注射常能取得满意效果，但需警惕抑制呼吸。

3. 氧疗　心力衰竭时，供氧往往是需要的。一般使用鼻导管供氧。

4. 洋地黄类药物　小儿时期常用制剂为地高辛，可口服和静脉注射，作用时间较快，排泄亦较迅速，因此剂量容易调节，药物中毒时处理也比较容易。地高辛口服吸收率更高。儿童常用剂量和用法见表 20-1。

（1）洋地黄化法：如病情较重或不能口服者，可选用毛花苷丙或地高辛静脉注射，首次给洋地黄化总量的 1/2，余量分两次，每隔 4～6 小时给予，多数患儿可于 8～12 小时内达到洋地黄化；能口服的患者开始给予口服地高辛，首次给洋地黄化总量的 1/3 或 1/2，余量分两次，每隔 6～8 小时给予。

（2）维持量：洋地黄化后 12 小时可开始给予维持量。

（3）洋地黄毒性反应（表 20-1）：心力衰竭愈重、心功能愈差者，其治疗量和中毒量愈接近，故易发生中毒。最常见的表现为心律失常，如房室传导阻滞、室性期前收缩和阵发性心动过速等；其次为恶心、呕吐等胃肠道症状；神经系统症状如嗜睡、头昏、色视力缺乏等较少见。中毒时应立即停用洋地黄和利尿剂，同时补充钾盐。轻者每日用氯化钾 0.075～0.1g/kg，分次口服；严重者每小时 0.03～0.04g/kg 静脉滴注，总量不超过 0.15g/kg，滴注时用 10% 葡萄糖稀释成 0.3% 浓度。肾功能不全和合并房室传导阻滞时忌用静脉补钾。

5. 利尿剂　使用洋地黄类药物心力衰竭仍未完全控制或伴有显著水肿者，宜加用利尿剂（表 20-2）。对急性心力衰竭或肺水肿者可选用快速强效利尿剂如呋塞米或依他尼酸。慢性心力衰竭一般联合使用噻嗪类与保钾利尿剂。

表 20-1　洋地黄类药物的临床应用

洋地黄制剂	给药法	洋地黄化总量（mg/kg）	每日平均维持量	效力开始时间	效力最大时间	中毒作用消失时间	效力完全消失时间
地高辛	口服	<2岁 0.05～0.06 >2岁 0.03～0.05 （总量不超过 1.5mg）	1/5 洋地黄化量分 2 次	2 小时	4～8 小时	1～2 天	4～7 天
	静脉	口服量的 1/2～2/3		10 分钟	1～2 小时		
毛花甙丙（西地兰）	静脉	<2岁 0.03～0.04 >2岁 0.02～0.03		15～30 分钟	1～2 小时	1 天	2～4 天

表 20-2　各种利尿剂的临床应用

药　名	剂量和方法	作 用 时 间	并发症及注意事项	作用强弱
碱性利尿剂 依他尼酸 25mg/支、 20mg/片	静脉注射：每次 1mg/kg，稀释成 2mg/ml，5～10 分钟缓推，必要时 8～12 小时可重复，口服：2～3mg/（kg·d），分 2～3 次	静脉注射后 15 分钟，口服 30 分钟开始起作用，1～2 小时为利尿高峰	可引起脱水，低钾，低氯，碱中毒，肾功能衰竭者用依他尼酸有耳聋危险，婴儿慎用	++++
呋塞米 25mg/支、 20mg/片				
噻嗪类 氢氯噻嗪 25mg/片	口服：1～5mg/（kg·d），分 2～3 次，维持治疗服 4 天停 3 天，<6 个月者，0.5～0.75mg/（kg·d），分 2～3 次	1 小时开始，4～6 小时达高峰，持续 12 小时	常用可致电解质紊乱（低钾，低氯）及心律失常，粒细胞减少	+++
保钾利尿剂 螺内酯 20mg/粒	口服：1～5mg/（kg·d），分 2～3 次	8～12 小时开始，3～4 小时达高峰，持续 2～3 天	有保钾、保氯作用，和氯噻嗪类使用，可增强疗效	+
氨苯蝶啶 50mg/片	口服：1～5mg/（kg·d），分 2～3 次	1 小时开始，4～6 小时达高峰，持续 12 小时		+

6. 血管扩张剂

（1）血管紧张素转换酶抑制剂：卡托普利（巯甲丙脯酸）剂量为每日 0.4～0.5mg/kg，分 2～4 次口服，首剂 0.5mg/kg，以后根据病情逐渐加量。依那普利（苯脂丙脯酸）剂量为每日 0.05～0.1mg/kg，一次口服。

（2）硝普钠：剂量为每分钟 0.2μg/kg，以 5%葡萄糖稀释后点滴，以后每隔 5 分钟，可每分钟增加 0.1～0.2μg/kg，直到获得疗效或血压有所降低。最大剂

量不超过每分钟 $3\sim5\mu g/kg$。

（3）酚妥拉明（苄胺唑啉）：剂量为每分钟 $2\sim6\mu g/kg$，以 5%葡萄糖稀释后静脉滴注。

（4）多巴胺：每分钟 $5\sim10\mu g/kg$。必要时剂量可适当增加，一般不超过每分钟 $30\mu g/kg$。如血压显著下降，给予肾上腺素每分钟 $0.1\sim1.0\mu g/kg$ 持续静脉滴注，这有助于增加心搏出量、提高血压而心率不一定明显增快。

【处置】

1. 心力衰竭是一般要求住院治疗，不宜在家庭和门诊治疗，也不宜在普通输液室内观察。

2. 难治性心力衰竭和使用洋地黄，尤其出现中毒表现时，应当在 ICU 内严密监测。

【注意事项】

1. 洋地黄对左心瓣膜反流、心内膜弹力纤维增生症、扩张型心肌病和某些先心病等所致的充血性心力衰竭均有效。尤其是合并心率增快、房扑、房颤者更有效。而对贫血、心肌炎引起者疗效较差。

2. 早产儿对洋地黄比足月儿敏感，足月儿又比婴儿敏感。所以洋地黄的剂量要个体化。

3. 急性肾炎合并心力衰竭者往往不需用维持量或仅需短期应用；短期难以去除病因者如心内膜弹力纤维增生症或风湿性心瓣膜病等，则应注意随患儿体重增长及时调整剂量，以维持小儿血清地高辛的有效浓度。

4. 使用洋地黄前应了解患儿在 $2\sim3$ 周内的洋地黄使用情况，以防药物过量引起中毒。

5. 低血钾可促使洋地黄中毒，应予注意。心力衰竭易发生酸中毒、低血糖和低血钙，新生儿时期更是如此，应予及时纠正。

6. 肝肾功能障碍、电解质紊乱、低钾、高钙、心肌炎和大剂量利尿之后的患儿均易发生洋地黄中毒。

7. 心力衰竭时应重视病因治疗。如心力衰竭由甲状腺功能亢进、重度贫血或维生素 B_1 缺乏、病毒性或中毒性心肌炎等引起者需及时治疗原发疾病。

8. 硝普钠对急性心力衰竭（尤其是急性左心衰竭、肺水肿）伴周围血管阻力明显增加者效果显著。在治疗体外循环心脏手术后的低心排综合征时联合多巴胺效果更佳。应在动脉压力监护下进行。

第二节 小儿感染性休克

【概述】

感染性休克是严重感染时致病微生物及其产物所引起的机体急性循环障碍、有效循环血容量减少和组织血流灌注不足形成的复杂综合病征。多种病原微生物感染均可发生，尤以革兰阴性菌所致者最多见。

【临床表现】

1. 休克早期（代偿期）　以脏器低灌注为主要表现。患者神志尚清，但烦躁焦虑、神情紧张，可烦躁或意识不清；面色和皮肤苍白或面色青灰，四肢厥冷，口唇和甲床轻度发绀，眼底和甲皱微循环检查可见动脉痉挛，肢端湿冷，肛指温差增大，皮肤毛细血管再充盈时间＞3秒；尿量减少或少尿，因缺氧代偿性呼吸、心率增快，血压正常、偏高或略低。

2. 休克晚期（失代偿期）　由于基础疾病的加重，或常规抗休克治疗难以纠正，患儿表现为血压明显下降，心音极度低钝，常合并肺水肿或ARDS、DIC、肾衰、脑水肿和胃肠功能衰竭等多脏器功能衰竭。实验室检查可出现酸中毒、高乳酸血症和低氧血症。

【诊断要点】

1. 对易于并发休克的一些感染性疾病患者应给予足够的警惕和实施适当的监护，尤其注意休克早期（代偿期）表现。

2. 外周血象　白细胞计数大多增高，在$(10\sim30)\times10^9/L$之间；中性粒细胞增多伴核左移现象。血细胞比容和血红蛋白增高为血液浓缩的标志。并发DIC时血小板进行性减少。

3. 病原学检查　在抗菌药物治疗前常规进行血（或其他体液、渗出液）和脓液培养（包括厌氧菌培养）。分离得到致病菌后做药敏试验。鲎溶解物试验（LLT）有助于革兰阴性菌内毒素的检测。

4. 尿常规和肾功能检查　发生肾衰竭时，尿比重由初期的偏高转为低而固定（1.010左右）；尿/血肌酐比值＞15，尿/血毫渗量之比＜1.5；尿钠排泄量＞40mmol/L。

5. 酸碱平衡的血液生化检查　存在呼吸衰竭或混合性酸中毒时，应同时作血气分析。血清电解质测定：血钠偏低，血钾高低不一，取决于肾功能状况。

6. 血清酶的测定　血清丙氨酸转氨酶（ALT）、肌酸磷酸激酶（CPK）、乳酸脱氢酶同工酶的测定可反映组织脏器的损害情况。

7. 血液流变学和有关DIC的检查　休克时血液黏滞度增高，初期呈高凝状态,其后纤溶亢进而转为低凝。发生 DIC 时,血小板计数进行性降低,凝血酶原时间及凝血活酶时间延长,纤维蛋白原减少,纤维蛋白降解产物增多;凝血酶时间延长,血浆鱼精蛋白副凝试验(3P 试验)阳性。

8. 其他 心电图、X 线检查等可按需进行。

【治疗方案及原则】

1. 积极控制感染和病因治疗。

2. 抗休克治疗

(1) 补充血容量:扩容治疗是抗休克治疗的基本和重要手段。首批快速输液应于 10～20 分钟快速静脉滴注 20ml/kg 等张含钠液,用生理盐水补充血容量。评估后不足可再补充生理盐水 10～20ml/kg,还可给予第三次,即第一小时内可以达到 40～600ml/kg。重症者可用低分子葡萄糖苷,可同时用晶体与胶体液扩容。

(2) 继续输液:轻症休克首批快速输液后血压多可回升,并趋稳定。重症患儿血压仅略有回升,此时需继续输液,在 6～8 小时内给予液体 30～60ml/kg,有时酌情可用至 80～100ml/kg,依生化结果给予 1/2～2/3 张液体。宜"先浓后淡",必要时也可再用低分子葡萄糖苷 5～10ml/kg。经上处理,若患儿安静入睡或神志清楚,四肢温暖,毛细血管再充盈时间<1 秒;收缩压>90mmHg,脉压>30mmHg,脉搏有力,尿量>1ml/(kg·h)可视为休克得到纠正。

(3) 维持输液:用于维持生理需要。在抗休克阶段已输入大量液体,休克基本纠正后第 1 个 24 小时输液量为 50～80ml/kg,多用含钾维持液均匀输入。

3. 纠正酸中毒 用 1.4%碳酸氢钠等张液体,应视血气结果调整继续输液成分。5%碳酸氢钠 0.5ml/kg 可使 CO_2CP 提高 0.449mmol/L,可按以下公式计算碳酸氢钠液量:(22－测得患者的 CO_2CP mmol/L)÷0.449×0.5×体重(kg)＝所需 5%碳酸氢钠量(ml),一般以 pH 维持在 7.25 以上即可。婴幼儿已有脏器功能衰竭时纠酸应慎重进行,更不可快速给予高渗碳酸氢钠。

4. 血管活性药物的应用

(1) 扩血管药物:①抗胆碱能药:山莨菪碱(盐酸山莨菪碱)、阿托品及东莨菪碱,常用山莨菪碱 1～3mg/kg 每 10～15 分钟静脉注射一次,直至面色转红,肢体温暖,血压回升,尿量增多。此后逐渐延长用药间隔时间,病情稳定后再逐渐减量。若患儿同时伴有惊厥,或呼吸衰竭则选用东莨菪碱,剂量 0.01～0.1mg/kg,用法同盐酸山莨菪碱;②α 受体阻滞剂:代表药物为酚妥拉明 0.1～0.2mg/kg 以葡萄糖液稀释后静脉滴注,开始时宜慢,以后根据反应调整滴数;③β 受体兴奋剂:目前应用较多的是多巴胺,常用剂量 2～5μg/(kg·min)。

(2) 缩血管药物:仅在下列情况下考虑应用:冷休克伴有心力衰竭者,可于应用扩血管药的同时,加用缩血管药物防血压骤降,可加强心肌收缩;应用扩血管药病情未见好转者可同用缩血管药。常用间羟胺剂量 10～20mg/100ml,滴速为 20～40 滴/分。

5. 强心剂 由于心肌缺血、缺氧及扩容时快速大量输液,感染性休克患儿易导致心功能不全,应给予快速强心药如毛花苷丙 15～20μg/kg,必要时再继续洋地黄化。

6. 糖皮质激素 小剂量、中疗程及早使用糖皮质激素,抑制炎症介质和细胞因子的分泌等发挥作用。常用制剂氢化可的松(每天 3～5mg/kg)、甲泼尼龙或地塞米松。有非特异性抗感染、抗内毒素、抗过敏作用,减轻和抑制毛细血管渗漏;稳定补体系统,抑制中性粒细胞等的活化;维护肝脏线粒体的正常氧化磷酸化过程和肝酶系统的功能;抑制花生四烯酸代谢。

7. 呼吸支持 包括氧疗和各种方式的机械通气。新生儿、小婴儿可应用鼻塞持续气道正压给氧。严重呼吸困难或呼吸衰竭时宜及时气管插管应用呼吸机治疗。

8. 抗内毒素治疗和抗炎症介质治疗 如内毒素拮抗剂、内毒素 LPS 类似物 E-5531、抗 CD14 单克隆抗体、外源性 IL 受体拮抗剂、抗单克隆抗体、NO 活性抑制剂、中性粒细胞黏附分子拮抗剂、蛋白 C 活化剂、组织因子通路抑制剂、抗凝血酶Ⅲ等,以及采用 G-CSF 提高重症败血症患者的吞噬细胞功能等,研究均在进行之中,有些已进入临床试验阶段。

【处置】

1. 感染性休克要求住院治疗,不宜在家庭和门诊治疗,也不宜在普通输液室内观察。

2. 感染性休克的早期表现应严密监测,早期抗休克治疗,积极有效补充血容量,防止发展到晚期。

3. 严重并发症时,应当在 ICU 内积极抢救。

【注意事项】

1. 感染性休克常见病原菌为痢疾杆菌、脑膜炎球菌、铜绿假单胞菌、大肠杆菌、克雷白杆菌、沙门菌属及变形杆菌等,因 G⁻ 细菌能分泌内毒素,极易引起内毒素休克。

2. 在有全身免疫功能缺陷时,如患有慢性病、白血病、淋巴瘤等,器官移植、长期应用免疫抑制剂、抗癌药物、放射治疗和放置静脉插管和导尿管等,极易诱发 G⁻ 细菌感染而导致感染性休克。

3. 感染性休克的特殊类型中毒性休克综合征(TSS)应予重视,包括金葡菌 TSS 和链球菌 TSS,是由金黄色葡萄球菌或链球菌某些特殊菌株产生的外毒素引起的一种少见的急性综合征。

4 少数"暖休克"病例早期表现为面色暗红、四肢温暖,易误诊。

5. 小儿正常尿量为婴儿不少于 10ml/h,儿童 20ml/h;明显减少尿量为婴儿少于 5ml/h,儿童少于 10ml/h。

6. 小儿血压降低是指收缩压<(年龄×2+60)mmHg。

第三节　急性上呼吸道梗阻

【概述】

呼吸道梗阻是发生于呼吸道任何部位的正常气流被阻断。急性上呼吸道梗阻包括上呼吸道和隆突以上所有气道的梗阻。阻断后往往会迅速引起窒息,危及生命。上呼吸道梗阻危及患儿的情况取决于多方面的因素,包括梗阻的部位、梗阻的程度、梗阻发展的速度以及患儿的心脏和肺的功能状态。

【临床表现】

1. 引起急性上呼吸道梗阻病因　包括严重的面部创伤和骨折、咽部异物和咽旁脓肿、扁桃体周围脓肿、咽后壁脓肿与出血、颈椎损伤后水肿、烫伤和化学性损伤、颌下蜂窝织炎、急性会厌炎、声门损伤与声带麻痹、急性喉炎与喉痉挛、异物、喉气管炎、膜性喉气管炎、食管异物、呕吐物急性吸入等。

2. 气道部分梗阻　可听到喘鸣音,可见到呼吸困难,呼吸费力,辅助呼吸肌参与呼吸活动。肋间隙、锁骨上窝、胸骨上窝凹陷。

3. 严重病例　呼吸极度困难,头向后仰,发绀并窒息,如瞪眼、口唇凸出和流涎。患儿欲咳嗽,但咳不出。辅助呼吸肌剧烈运动,呈矛盾呼吸运动,吸气时胸壁下陷,而腹部却隆起,呼气时则相反。虽然拼命用力呼吸,但仍无气流,旋即呼吸停止,继而出现心律失常,最终发生致命的室性心律,可因低氧和迷走神经反射引起心跳停止而迅速死亡。

4. 相关表现　由于上呼吸道与食管相毗邻,上呼吸道梗阻可引起进食困难,婴儿还常伴有窒息。口咽梗阻均影响吞咽。咽后壁脓肿及声门上腔炎症,不仅极不愿吞咽而且引起流涎。

【诊断要点】

1. 临床上常以喘鸣音作为诊断的依据。喘鸣是由鼻和气管之间的一股湍流所产生。胸外气道梗阻会产生吸气性喘鸣,胸内气道梗阻会产生呼气性喘鸣。较大的病变会产生吸气性和呼气性双相气流梗阻,从而引起双相(往返)喘鸣。喉部病变多产生双相喘鸣。双相喘鸣比单相喘鸣有更紧急的临床严重性。

2. X 线　①肺充气量趋于正常或减少,与其他原因的呼吸困难所见的肺过度膨胀相反；②气道可见狭窄的部分；③若下咽腔包括在 X 线片内，则可见扩张。

【治疗方案及原则】

1. 恢复气道通畅　立即设法使其气道通畅，尽量使患儿头向后仰。让患儿仰卧，抢救人员将一手置于患儿颈部，将颈部抬高，另一手置额部，并向下压，使头和颈部呈过伸状态，此时舌可自咽后部推向前，使气道梗阻缓解。若气道仍未能恢复通畅，抢救者可改变手法，将一手指置于患儿下颌之后，然后尽力把下颌骨推向前，同时使头向后仰，用拇指使患儿下唇回缩，以便恢复通过口、鼻呼吸。如气道恢复通畅后，患儿仍无呼吸，应即刻进行人工通气。

2. 迅速寻找病因并取出异物　如果气道已经通畅，患儿仍无自主呼吸，应立即用手指清理咽喉部。患儿宜侧卧，医师用拇指和示指使患儿张口，用另一只手清除患儿口、咽部，以排除堵塞物。亦可用一长塑料钳，自口腔置入，深入患儿咽后部探取异物，切勿使软组织损伤。亦可通过突然增加胸内压的方法，以形成足够的呼出气压力和流量，使气管内异物排出。具体做法是用力拍其肩胛间区或自患儿后方将手置于患儿的腹部，两手交叉，向上腹部施加压力。较安全的方法是手臂围绕于胸廓中部，婴儿围绕于下胸廓，用力向内挤压或用力拍击中背部，亦可得到类似结果。因为大部分吸入异物位于咽部稍下方的狭窄处，不易进一步深入，患儿因此无足够的潮气量将阻塞的异物排出。但此时患儿肺内尚有足够的残气量，故对胸或腹部迅速加压，排出的气量足以将异物排出。如有条件可在气管镜下取异物。

3. 气管插管（切开）或环甲膜穿刺通气　紧急窒息时，如手足抽搐症喉痉挛、咽后壁脓肿、甲状舌骨囊肿等，可先作气管插管，必要时可作气管切开。来不及作气管切开时，可先用输血浆用针头作环甲膜穿刺，或连接高频通气，以缓解患者缺氧，然后再作气管插管或作气管切开，并置入套管。

4. 病因治疗　新生儿及小婴儿常见喉软化、声门下狭窄、声带麻痹、气管软化、血管畸形、血管瘤、咽后壁脓肿等。1～2 岁常见喉气管炎、会厌炎、异物等。3～6 岁常见有肿大的扁桃体及腺样体、鼻充血等。

【处置】

1. 急性上呼吸道梗阻可迅速引起窒息和危及生命，要求争分夺秒现场紧急抢救。

2. 紧急现场急救时还要紧急呼叫，及时启动急诊医疗体系。

3. 救治时特别强调协调配合，快速转 ICU 严密监测。

【注意事项】

1. 喘鸣的听觉特征可能对诊断有帮助，如喉软化症的喘鸣为高调、鸡鸣样、吸气性。声门梗阻亦产生高调喘鸣。而声门上病变通常产生低调、浑厚的喘鸣。粗糙的鼾声是咽部梗阻的表现。

2. 喘鸣的发音特征对上呼吸道梗阻的病因也可能提供诊断线索。如声音嘶哑,常见于急性喉炎、喉气管炎、白喉和喉乳头状瘤病;声音低沉或无声,常见于喉蹼、会厌炎和喉部异物。

3. 咳嗽的声音也有一定诊断意义。犬吠样咳嗽高度提示声门下腔病变;"钢管乐样"咳嗽常提示气管内异物。

4. 部分梗阻如果发生在气道内径能发生变化的部位,当气道变为最小时,梗阻将是最严重的。

5. 喉是一固定性结构,其内径不随呼吸发生明显变化,婴儿喉腔最窄部位在声带处,该部黏膜水肿仅 1mm 时,可使气道面积减少 65%。

第四节 脱 水

【概述】

脱水是指水分摄入不足或丢失过多所引起的体液总量尤其是细胞外液量的减少,脱水时除丧失水分外,尚有钠、钾和其他电解质的丢失。体液和电解质丢失的严重程度取决于丢失的速度及幅度,而丢失体液和电解质的种类反映了水和电解质(主要是钠)的相对丢失率。

【临床表现】

1. 等渗性脱水 细胞内外无渗透压梯度,细胞内容量保持原状,临床表现视脱水的轻重而异,临床表现在很大程度上取决于细胞外容量的丢失量。

(1) 轻度脱水:患儿精神稍差,略有烦躁不安;体检时见皮肤稍干燥,弹性尚可,眼窝和前囟稍凹陷;哭时有泪,口唇黏膜略干,尿量稍减少。

(2) 中度脱水:患儿精神委靡或烦躁不安;皮肤苍白、干燥、弹性较差,眼窝和前囟明显凹陷,哭时泪少,口唇黏膜干燥;四肢稍凉,尿量明显减少。

(3) 重度脱水:患儿呈重病容,精神极度委靡,表情淡漠,昏睡甚至昏迷;皮肤发灰或有花纹、弹性极差;眼窝和前囟深凹陷,眼闭不合,两眼凝视,哭时无泪;口唇黏膜极干燥。因血容量明显减少可出现休克症状,如心音低钝、脉搏细逯、血压下降、四肢厥冷、尿极少甚至无尿。

2. 低渗性脱水 水从细胞外进入细胞内,使循环容量在体外丢失的情况下水向细胞内转移更进一步减少,严重者可发生血压下降至休克。出现尿量减少、尿中钠和氯离子极度减少、尿比重较低、氮质血症。若继续补充非电解质溶液,则可产生水中毒、脑水肿等严重后果。由于脱水明显,故临床表现多较严重。除一般脱水现象如皮肤弹性降低、眼窝和前囟凹陷外,多有四肢厥冷、皮肤发花、血压下降、尿量减少等休克症状,嗜睡等神经系统症状,甚至发生惊厥和昏迷。当伴有酸中毒时常有深大呼吸;伴低血钾时可出现无力、腹胀、肠梗阻或心律失常;当伴有低血钙、低血镁时可出现肌肉抽搐、惊厥和心电图异常等。

3. 高渗性脱水 水从细胞内转移至细胞外使细胞内外的渗透压达到平衡,其结果是细胞内容量降低,临床脱水体征并不明显。皮肤常温暖、有揉面感;但患儿常有剧烈口渴、高热、烦躁不安、肌张力增高等表现,甚至发生惊厥。由于细胞外液钠浓度过高,渗透压增高,使体内抗利尿激素增多,肾脏回吸收较多的水分,结果尿量减少和氮质血症。

【诊断要点】

1. 脱水的程度 以丢失液体量占体重的百分比来表示。因患者常有液体丢失的病史及脱水体征,一般根据前囟、眼窝的凹陷与否、皮肤弹性、循环情况和尿量等临床表现综合分析判断。常将脱水程度分为三度。

(1) 轻度脱水:表示有 3%～5% 体重或相当于 30～50ml/kg 体液的减少。

(2) 中度脱水:表示有 5%～10% 体重减少或相当于体液丢失 50～100ml/kg。

(3) 重度脱水:表示有 10% 以上的体重减少或相当于体液丢失 100～120ml/kg。

2. 脱水的性质 反映水和电解质的相对丢失量,临床根据血清钠及血浆渗透压水平对其进行评估。血清电解质与血浆渗透压常互相关联,因为渗透压在很大的程度上取决于血清阳离子,即钠离子。低渗性脱水时血清钠低于130mmol/L;等渗性脱水时血清钠在 130～150mmol/L;高渗性脱水时血清钠大于 150mmol/L。但在某些情况下,如发生在糖尿病患者存在酮症酸中毒时因血糖过高或在患者应用甘露醇后,血浆渗透压异常增高,此时的高渗性脱水也可发生在血清钠水平低于 150mmol/L 时。临床上等渗性脱水最为常见,其次为低渗性脱水,高渗性脱水少见。

3. 病史 详细的病史常能提供估计失水性质与程度的信息,故应详细询问患者的摄入量与排出量、体重变化、排尿次数及频率、一般状况及儿童的性情改变。当患儿有腹泻数天,摄入水量正常而摄入钠盐极少时,常表现为低渗性脱水;当高热数天而摄入水很少时,将配方奶不正确地配成高渗或使用高渗性液体时,可出现高钠血症;当使用利尿剂、有肾脏失盐因素存在而摄入又不足时,可出现低钠血症。

【治疗方案及原则】

1. 液体原则 脱水患儿均需补充液体,轻度脱水无呕吐者可口服补液,中度、重度脱水则需静脉输液,补液量包括三方面:①补充累积损失;②补充继续损失;③补充生理需要。危重患儿对上述三项需要,其中补充生理需要是每个疾病必需外,其余两项均应根据脱水程度和病情而定。

2. 口服补液　适用于轻度无呕吐患儿,应用 ORS 液,按每日 100～150ml/kg,分多次口服。

3. 静脉输液　适用于中、重度脱水及呕吐者。输液双原则:①三定:定输液量、定输液种类、定输液速度;②三先:先快后慢,先盐后糖,先浓后淡。第一个 24 小时输液量见表 20-3。如输液合理,第 2 日以后输液只补充继续损失量和生理需要量。

表 20-3　第一个 24 小时不同脱水程度的输液量(ml/kg)

指标	轻度	中度	重度
累积损失量	50	50～100	100～200
继续损失量	10～20	10～30	10～30
生理需要量	60～80	60～80	60～80
总输液量	90～120	120～150	180～200

(1) 输液成分:液体的组成根据脱水性质而定,一般等渗性脱水用 1:1 的钠:糖液,低渗性脱水用 2:1 的钠:糖液,高渗性脱水用 1:2 的钠:糖液。无条件测定血清钠时,可按 1:1 的钠:糖液补给,以后随病情好转,逐步改为 1:2 的钠:糖液。

(2) 输液速度:决定于脱水程度,原则上先快后慢,可将累积损失量(相当总量的 1/2)在 8 小时内滴完,如有休克则将其中的液体配成等张液,按 10～20ml/kg,1 小时快速滴入或缓慢静脉注射,所余继续损失及生理需要量(相当总量 1/2)在余下的 16 小时缓慢静脉滴注。

4. 纠正酸中毒　常用 5%碳酸氢钠或 11.2%乳酸钠。

5. 纠正电解质紊乱　①低血钾一般按 200～300mg/(kg·d)补充,轻者可分 3 次口服,重者应予静脉滴注,浓度不应超过 0.3%,时间不应少于 6 小时,需在有尿后静脉滴注。②佝偻病、营养不良患儿输液纠正酸中毒后易出现低钙惊厥,可予 10%葡萄糖酸钙 5～10ml 加 10%葡萄糖 10ml 稀释后静脉缓推,长期腹泻后惊厥患儿用钙剂无效时应考虑低血镁,可每次用 25%硫酸镁 0.2ml/kg,深部肌内注射,每日 3～4 次,症状消失后停药。

【处置】

1. 轻度无呕吐脱水患儿在医师指导下可在家庭和门诊治疗,原发疾病不严重时可在输液室内输液观察。

2. 中度、重度脱水一般要求住院治疗。出现休克等严重情况者应当在 ICU 内严密监测。

【注意事项】

1. 在严重营养不良患儿往往对脱水程度估计过重。眼窝凹陷常被家长发现,其恢复往往是补液后最早改善的体征之一。

2. 中度与重度脱水的临床体征常有重叠,有时使估计单位体重的液体丢失难以精确计算。

3. 脱水的不同性质与病理生理、治疗及预后均有密切的关系。

4. 患儿有原发性或继发性肾源性尿崩症而水的摄入受限时,也可能发生高渗性脱水。

5. 一般腹泻的大便呈低渗,随着低渗液体的部分口服补充,使最终的脱水呈等渗性。

第五节　新生儿窒息

【概述】

新生儿窒息是指婴儿出生后无自主呼吸或呼吸抑制而导致低氧血症和混合性酸中毒。国内发病率约为 5%～10%,是引起新生儿死亡和儿童伤残的重要原因之一。窒息的本质是缺氧,凡是影响胎盘或肺气体交换的因素均可引起窒息。可出现于妊娠期,但绝大多数出现于产程开始后。新生儿窒息多为胎儿窒息(宫内窘迫)的延续。

【临床表现】

1. 胎儿宫内窒息　早期有胎动增加,胎心率≥160 次/分;晚期则胎动减少,甚至消失,胎心率<100 次/分;羊水胎粪污染。

2. 新生儿窒息　Apgar 评分是一种简易的、临床上评价刚出生婴儿有无窒息及其程度的方法,内容包括皮肤颜色、心率、对刺激的反应、肌张力和呼吸五项指标(表 20-4)。分别于生后 1 分钟、5 分钟和 10 分钟进行,如婴儿需复苏,15、20 分钟仍需评分。1 分钟评分仅是窒息诊断和分度的依据,5 分钟及 10 分钟评分有助于判断复苏效果及预后。8～10 分为正常,4～7 分为轻度窒息,0～3 分为重度窒息。

3. 并发症　①中枢神经系统:缺氧缺血性脑病和颅内出血;②呼吸系统:羊水或胎粪吸入综合征、持续性肺动脉高压及肺出血等;③心血管系统:缺氧缺血性心肌损害,表现为心律失常、心力衰竭、心源性休克等;④泌尿系统:肾功能不全、衰竭及肾静脉血栓形成等;⑤代谢系统:低血糖或高血糖、低钙及低钠血症等;⑥消化系统:应激性溃疡、坏死性小肠结肠炎及黄疸加重或时间延长等。

表 20-4　新生儿 Apgar 评分标准

体征	0分	1分	2分
皮肤颜色	青紫或苍白	身体红,四肢青紫	全身红
心率(次/分)	无	<100	>100
弹足底或插鼻管反应	无反应	有些动作,如皱眉	哭,喷嚏
肌张力	松弛	四肢略屈曲	四肢活动
呼吸	无	慢,不规则	正常,哭声响

【诊断要点】

1. 认识和判断病因　孕母有无慢性或严重疾病或妊娠并发症、孕妇吸毒、吸烟或被动吸烟、年龄≥35 岁或<16 岁及多胎妊娠等。有无前置胎盘、胎盘早剥和胎盘老化、脐带脱垂、绕颈、打结、过短或牵拉等。

2. 了解分娩因素　有无头盆不称、宫缩乏力、臀位、使用高位产钳、胎头吸引、臀位抽出术、产程中麻醉药、镇痛药或催产药使用不当等。是否早产儿、巨大儿、先天性畸形、宫内感染、羊水、黏液或胎粪吸入等。

3. 评分与血气分析　对宫内缺氧胎儿,可通过羊膜镜了解羊水胎粪污染程度或胎头露出宫口时取头皮血行血气分析,以评估宫内缺氧程度;出生时对婴儿进行精确评分。

4. 辅助检查　出生后应检测血糖、电解质、血尿素氮和肌酐等生化指标。

【治疗方案及原则】

1. 复苏步骤和程序

(1) 最初复苏步骤(要求在生后 15～20 秒内完成):①保暖:新生儿娩出后立即置于预热的开放式抢救台上,设置腹壁温度为 36.5℃;②减少散热:用温热干毛巾揩干头部及全身;③摆好体位:肩部以布卷垫高 2～3cm,使颈部轻微伸仰;④清理呼吸道:立即吸净口、咽和鼻腔的黏液,应先吸口腔,后吸鼻腔,吸引时间不应超过 10 秒。如羊水混有较多胎粪,应于肩娩出前即吸净口腔和鼻腔;肩娩出后、第一次呼吸前,应气管插管吸净气道内的胎粪;⑤触觉刺激:经上述处理后婴儿仍无呼吸,可拍打足底 1～2 次,或沿长轴快速摩擦腰背皮肤刺激呼吸。

(2) 建立呼吸:①触觉刺激后如出现正常呼吸,再评估心率。如心率>100次/分,再评估肤色,如红润或仅手足青紫可观察;②如无规律呼吸或心率<100次/分,应立即用复苏气囊进行面罩正压通气,通气频率 40～60 次/分,吸呼比为

1：2，压力为 20～30cmH$_2$O，以可见胸动和听诊呼吸音正常为宜；③15～30 秒后，再评估心率，如心率＞100 次/分，出现自主呼吸可评估肤色，吸氧或观察；④如无规律性呼吸或心率＜100 次/分，需进行气管插管正压通气。

（3）维持正常循环：如气管插管正压通气 30 秒后，心率＜60 次/分或心率在 60～80 次/分不再增加，应同时进行胸外心脏按压。用中、示指或双拇指按压胸骨体下 1/3 处，频率为 100～120 次/分（每按压 3 次，正压通气 1 次），按压深度为 2～3cm，或胸廓前后径的一半。

2. 复苏药物治疗

（1）肾上腺素：经胸外心脏按压 30 秒后，心率＜80 次/分或心率为 0，应立即给予 1：10 000 肾上腺素 0.1～0.3ml/kg 静推或气管内注入，5 分钟后可重复一次。

（2）扩容剂：给药 30 秒后，如心率＜100 次/分，并有血容量不足表现时，给予全血、血浆、5％白蛋白或生理盐水等，剂量为每次 10ml/kg，于 5～10 分钟以上静脉输注。

（3）碳酸氢钠：经上述处理效果不明显，确定或考虑有代谢性酸中毒，可给予 5％碳酸氢钠 3～5ml/kg，加等量 5％葡萄糖液，缓慢静脉推注（＞5 分钟）。

（4）多巴胺或多巴酚丁胺：有循环不良者可加用，剂量为 5～20μg/(kg·min)，静脉点滴。多巴胺的作用与剂量大小有关，使用时应从小剂量开始，根据病情逐渐增加剂量，最大不超过 20μg/(kg·min)。多巴酚丁胺是多巴胺的衍生物，能增强心脏的收缩力、增加心搏出量，但不增快心率，不影响周围血管的扩张和收缩。

（5）纳洛酮：用于其母产前 4～6 小时用过吗啡类麻醉或镇痛药所致新生儿呼吸抑制时，每次 0.1mg/kg，静脉或气管内注入，间隔 0.5～1 小时可重复 1～2 次。

3. 复苏后监护与转运 复苏后仍需监测体温、呼吸、心率、血压、尿量、肤色及窒息引起的多器官损伤。如并发症严重，需转运到 NICU 治疗，转运中需注意保温、监护生命指标和予以必要的治疗。

【处置】

1. 推广 ABCDE 复苏技术，培训产、儿科医护人员。加强围产期保健，及时处理高危妊娠。加强胎儿监护，避免宫内胎儿缺氧。

2. 各级医院产房、儿科需配备复苏设备。

3. 窒息持续时间对婴儿预后起关键的作用。窒息复苏后应当在 ICU 内严密监测。

【注意事项】

1. 要严格采用和推广国际公认的 ABCDE 复苏方案。①A(airway)清理呼吸道;②B(breathing)建立呼吸;③C(circulation)维持正常循环;④D(drugs)药物治疗;⑤E(evaluation)评估。前三项最重要,其中 A 是根本,B 是关键,评估贯穿于整个复苏过程中。

2. 呼吸、心率和皮肤颜色是窒息复苏评估的三大指标,要遵循评估→决策→措施→再评估→再决策→再措施程序,如此循环往复,直到完成复苏。

3. 应严格按照 A→B→C→D 步骤进行复苏,其步骤不能颠倒。大多数经过 A 和 B 步骤即可复苏,少数则需要 A、B 及 C 步骤,仅极少数需 A、B、C 及 D 步骤才可复苏。

4. 生后应立即进行复苏及评估,而不应延迟至 1 分钟 Apgar 评分后进行,并由产、儿科医师共同协作进行。

5. Apgar 评分易受多种因素影响,如早产儿肌张力低或孕母应用镇静药等,评分均较实际的低,故近年认为出生时加做脐血血气可增加判断窒息的正确性。

6. 窒息缺氧时脑细胞最敏感,其次为心肌、肝和肾上腺;而纤维、上皮及骨骼肌细胞耐受性较高,因此,各器官损伤发生的频率和程度则有差异。

7. 窒息时胎儿向新生儿呼吸、循环的转变受阻,呼吸停止或抑制,致使肺泡不能扩张,缺氧、酸中毒引起表面活性物质产生减少及肺血管阻力增加,胎儿循环重新开放、持续性肺动脉高压,导致不可逆器官损伤。

8. 窒息早期儿茶酚胺及胰高血糖素释放增加,血糖正常或增高,继之糖原耗竭而出现低血糖。酸中毒抑制胆红素与白蛋白结合,降低肝脏酶活力,使未结合胆红素增加。缺氧时血压降低,可激活左心房壁的压力感受器,引起抗利尿激素分泌异常,发生稀释性低钠血症;钙通道开放、钙泵失灵钙内流可引起低钙血症。

第六节 小儿支气管哮喘

【概述】

支气管哮喘简称哮喘,是一种气道变应原性慢性炎症疾病。可引起不同程度的反复发作性、可逆性气道阻塞症状,患者气道具有对刺激的高反应性。因此,哮喘发作有阻塞性、阵发性、可逆性的特点。

【临床表现】

1. 常有明显诱发因素　如呼吸道感染;环境过敏源;强烈情绪变化;运动和过度通气;冷空气;药物如阿司匹林;职业粉尘及气体等。

2. 有反复发作史。

3. 伴随症状 婴儿期湿疹,过敏性鼻炎,荨麻疹等。

4. 典型症状 反复咳嗽、胸闷、喘息及呼吸困难。儿童慢性或反复咳嗽有时可能是支气管哮喘的唯一症状,即咳嗽变异性哮喘。

5. 起病或急或缓,婴幼儿发病前1～2日往往有上呼吸道感染。年长儿起病较急,且多在夜间。一般发病初仅有干咳,以后表现喘息,持续数分钟至数小时不等,随支气管痉挛缓解,排出黏稠白色痰液,呼吸逐渐平复。

6. 胸廓饱满,叩诊呈过清音,呼气相延长,全肺可闻喘鸣音及干性啰音。有时只有呼气延长而无喘鸣,让患者用力呼气可诱导出潜在的喘鸣。

7. 重症哮喘或哮喘持续状态 患儿惶恐不安,端坐呼吸,面色苍白、鼻翼翕动、口唇及指甲发绀,大汗。极危重者两肺几乎听不到呼吸音,是哮喘最危险的体征。

8. 胸片 可有肺气肿、支气管周围间质浸润及肺不张等。偶见气胸、纵隔气肿。

9. 肺功能检查 适用于 5 岁以上病儿。1 秒用力呼气容积/用力肺活量(FEV_1/FVC)低于 $70\%\sim75\%$,提示气流受限,吸入支气管扩张剂 15～20 分钟后增加$\geq15\%$。

10. 动脉血气 PaO_2 不同程度降低,初期过度通气使 $PaCO_2$ 降低,后期因呼吸肌疲劳 $PaCO_2$ 潴留,预示病情严重。

【诊断要点】

1. 有反复发作史。

2. 常有触发因素 如气候变化,运动,感染等。

3. 典型发作表现 呼吸困难伴哮鸣音。

4. 支气管扩张剂或 β 受体激动剂治疗可缓解。

【诊断标准】

1. 婴幼儿哮喘诊断标准 ①喘息发作≥3 次;②发作时双肺闻呼气相哮鸣音,呼气相延长;③具有特应性体质,如过敏性湿疹、过敏性鼻炎等;④父母有哮喘病等过敏史;⑤除外其他引起喘息的疾病。具有①、②、⑤即可诊断哮喘。如喘息发作仅 2 次,但有②、⑤,诊断为可疑哮喘或喘息性支气管炎。

2. 3 岁以上儿童哮喘诊断标准 ①喘息反复发作(或可追溯与某种变应原或刺激因素有关);②发作时双肺可闻以呼气相为主的哮鸣音,呼气相延长;③支气管舒张剂有明显疗效;④除外其他引起喘息、胸闷和咳嗽的疾病。

3. 咳嗽变异性哮喘诊断标准(不分年龄大小) ①咳嗽持续或反复发作>1个月,常在夜间和(或)清晨发作、运动后加重,痰少,临床无感染征象,或经较长期抗生素治疗无效;②气管舒张剂治疗可使咳嗽发作缓解(基本诊断条件);③有个人过敏史或家族过敏史,变应原试验阳性(辅助诊断条件);④气道呈高反应性特征,支气管激发试验阳性(辅助诊断条件);⑤除外其他原因引起的慢性咳嗽。

【治疗方案及原则】

治疗原则是控制发作、去除病因和预防发作。

1. 氧疗 可根据病情选用鼻导管、面罩吸氧。重症予经鼻持续气道正压(NCPAP)或气管插管、机械通气。

2. β_2 受体激动剂气雾剂或溶液雾化吸入 常用 0.5% 沙丁胺醇每次 0.01～0.03ml/kg,最大量 1ml,以生理盐水 2～3ml 稀释,雾化吸入,Q4～6h;其气雾剂每揿 $100\mu g$,每次 1～2 揿,3～4 次/天。

3. 抗胆碱能药物 0.025% 异丙托溴铵,<2 岁每次 0.5ml,>2 岁每次 1ml,用生理盐水 2～3ml 稀释,雾化吸入,3～4 次/天;其气雾剂每揿 $20\mu g$,每次 1～2 揿,3～4 次/天。

4. 氨茶碱 首剂 6mg/kg,30 分钟静脉输入。如果在 6 小时内曾用过氨茶碱,则开始剂量减半,维持量 1mg/(kg·h)至哮喘缓解,肺内喘鸣音消失。治疗过程中需监测茶碱血浓度。

5. 糖皮质激素 轻症布地奈德气雾吸入,每次 $100\mu g$,2～4 次/天。病情较重者氢化可的松每次 5～10mg/kg,Q4～6h;或甲泼尼龙每次 1～2mg/kg,静脉滴注。

6. 伴有感染者,予抗感染治疗。

7. 严重烦躁者可予 10% 水合氯醛,每次 0.3～0.6ml/kg 口服或灌肠;或地西泮,每次 0.1～0.3mg/kg,肌内注射或静脉注射。但须注意镇静剂可能导致呼吸抑制。

8. 哮喘持续状态的治疗 原则同成人。

【处置】

同成人。

【注意事项】

1. 询问病史要注意有无哮喘家族史、既往喘息发作及其治疗情况,有无湿疹、过敏史、鼻炎、胃食管反流等病史。反复发作者需详细询问用药史。

2. 长期咳嗽者需注意咳嗽变异性哮喘的可能。

3. 哮喘持续发作治疗效果不佳或突然加重时,需注意气胸。

4. 患者烦躁,必须使用镇静药物时,须注意可能抑制呼吸,要做好气管插管准备。

第七节 小儿支气管肺炎

【概述】

支气管肺炎是小儿时期最常见的肺内感染,全年均可发病,冬、春季节较多。病原体以病毒、细菌、支原体为主。病原体常由呼吸道侵入,少数经血行入肺。

【临床表现】

1. 前驱感染 发病前可先有流涕、咳嗽等上呼吸道感染症状数日。

2. 呼吸系统 咳嗽逐渐加重,有痰,呼吸增快,严重者喘憋,呼吸困难。肺部体征早期不明显,以后可闻固定性中、细湿啰音,部分有喘鸣音。病灶融合累及部分或整个肺叶,则出现肺实变体征。小婴儿咳嗽和肺部体征不明显,常见鼻塞,拒食,口吐沫,呛奶,呕吐或呼吸困难等表现。

3. 感染中毒症状 主要为发热,头痛,纳差或拒食,嗜睡或烦躁。体弱儿或小婴儿可无发热或仅低热。

4. 其他系统症状和体征 多见于重症患者。

(1) 循环系统:常合并心力衰竭。表现为:①呼吸突然加快＞60 次/分。②心率＞180 次/分。③烦躁不安,明显发绀,面色发灰,指(趾)甲微血管充盈时间延长。④心音低钝,奔马律,颈静脉怒张。⑤肝脏迅速增大。⑥尿少或无尿,颜面眼睑或双下肢水肿。具有前 5 项即可诊断。

(2) 神经系统:轻度缺氧表现烦躁、嗜睡;脑水肿时出现意识障碍,惊厥,呼吸不规则,前囟隆起等。

(3) 消化系统:轻症有纳差、吐泻、腹胀等;重症可引起中毒性肠麻痹、消化道出血。

5. 并发症

(1) 脓胸:常由葡萄球菌引起,多累及一侧胸膜。患儿呼吸困难加重、患侧呼吸运动受限,叩诊浊音,呼吸音减弱或消失。积液较多时,纵隔、气管移向对侧。

(2) 脓气胸:病情突然加重,咳嗽剧烈、烦躁不安、呼吸困难、面色青紫。胸部叩诊在积液上方为鼓音,下方为浊音,呼吸音明显减弱或消失。

(3) 肺大泡:多见于金黄色葡萄球菌肺炎。体积小者可无症状,大者引起急性呼吸困难。

6. 血常规检查 细菌性肺炎白细胞总数和中性粒细胞多增高,可见核左移,胞浆中可有中毒颗粒。

7. C 反应蛋白 细菌性肺炎时多增高;病毒性肺炎时多正常或稍高。

8. 胸片 是肺炎的确诊手段。肺野内斑片状阴影,以双肺下野、中内带及心膈区居多,可伴肺不张或肺气肿。有并发症时见脓胸、脓气胸、肺大泡等征象。

9. 病原学检查 血细菌培养,血病毒抗体、支原体、衣原体抗体测定,咽拭子和痰培养等检查有助明确病原。

10. 血气分析 了解重症患者是否缺氧、严重程度及酸碱失衡的类型。Ⅰ型呼吸衰竭时 $PaO_2 \leqslant 50mmHg$;Ⅱ型呼吸衰竭时 PaO_2 分压$\leqslant 50mmHg$,$PaCO_2 \geqslant 50mmHg$。

11. 血生化和血糖 重症患儿易出现电解质紊乱,低血糖或高血糖。

【诊断要点】

1. 典型呼吸道感染症状 发热、咳嗽、气促或呼吸困难。

2. 肺部体征 有较固定的中细湿啰音。

3. 胸部 X 线见肺部片状影可确诊。

【治疗方案及原则】

应采取综合措施,积极控制炎症,改善肺的通气功能,防止并发症。

1. 鼓励患儿饮水,少量多餐。重症纳差者,给予静脉输液,以保证液量和热卡摄入,维持水、电解质与酸碱平衡。

2. 抗感染治疗 按不同病原体选择药物。

(1) 抗生素:重症肺炎多由细菌感染引起,或在病毒感染的基础上合并细菌感染,故需用抗生素治疗。

我国卫生部对轻症肺炎推荐使用头孢氨苄。头孢菌素类药物抗菌谱广,抗菌活性强,特别对产酶耐药菌感染效果较好。大环内酯类如红霉素、交沙霉素、罗红霉素、阿奇霉素等对支原体肺炎、衣原体肺炎等均有效。

(2) 抗病毒:常用利巴韦林 $10mg/(kg \cdot d)$,静脉滴注,亦可超声雾化吸入,对呼吸道合胞病毒、腺病毒、流感病毒等有效。

3. 氧疗 保持呼吸道通畅,可根据病情选用鼻导管、面罩吸氧,必要时予经鼻持续气道正压(NCPAP)或气管插管、机械通气。

4. 退热 体温高于 38.5℃时应用退热药。见"发热"节。

5. 化痰平喘

(1) 氨溴索:糖浆口服,>12 岁:10ml,2 次/天;6~12 岁:5ml,2~3 次/天;2~6 岁:2.5ml,3 次/天;1~2 岁:2.5ml,2 次/天。静脉注射,7.5~15mg,1~3 次/天。

(2) 沙丁胺醇气雾吸入:有喘憋者选用,用法见"支气管哮喘"节。与糖皮质激素联合应用效果更佳。

6. 纠正心力衰竭 原则为镇静、给氧、增强心肌收缩力、利尿等。常用洋地黄类强心药物。如毛花苷丙,饱和量为 $30\sim40\mu g/kg$,首剂用 1/2,静脉注射,隔 $4\sim6$ 小时后用 1/4 量,共 2 次达到洋地黄化,维持量 $8\sim10\mu g/(kg \cdot d)$,Q12h。

7. 糖皮质激素 适用于严重喘憋,合并胸腔积液,中毒性脑病、感染性休克时。常用氢化可的松 $5\sim10mg/(kg \cdot d)$,或甲泼尼龙 $1\sim2mg/(kg \cdot d)$,疗程 $3\sim5$ 天。

8. 其他 并发脓胸、脓气胸时应及时抽脓、排气,必要时胸腔闭式引流或外科手术治疗。

【处置】

1. 轻症肺炎可带药回家继续治疗或门诊治疗。

2. 门诊治疗效果不佳或病情进行性加重的患儿可考虑收住院。

3. 对小婴儿、感染中毒症状重或喘憋的患儿需留在急诊观察室进一步治疗观察。

4. 有呼吸衰竭、心力衰竭等并发症的危重患儿应收入 ICU 进行监护治疗。

【注意事项】

1. 婴幼儿,尤其是小婴儿容易因痰液堵塞气道,造成严重呼吸困难,甚至窒息,必须做好气道管理,保持气道通畅。

2. 先天性心脏病合并肺炎常迁延不愈,容易出现心力衰竭,应适当限制液量,并强心、利尿。并采取 NCPAP 优先策略。

3. 治疗效果不理想时,应积极查找原因,如耐药菌感染、是否合并气道畸形等。

第八节 小儿高热惊厥

【概述】

是小儿惊厥最常见的原因,属发生于小儿时期的特殊癫痫综合征之一。多在 6 个月至 5 岁发病。分为简单型和复杂型。

【临床表现】

1. 非首次发作者既往有热惊厥病史。

2. 近半数患儿家族其他成员有高热惊厥史或癫痫史。

3. 简单型

(1) 多见于 6 个月至 6 岁小儿,6 岁以后少见。患儿平素体质较好。

(2) 惊厥多发生在病初体温骤升≥39℃时。

(3) 急性病毒性上呼吸道感染初期最常见。

(4) 惊厥呈全身性发作,次数少,绝大部分在一次发热过程中仅出现一次惊厥,时间短,持续数秒至 10 分钟。

（5）意识恢复快,多无异常神经系统症状和体征。

（6）热退一周后脑电图正常。

（7）30%～50%患儿以后发热时亦易惊厥,一般到学龄期不再发生。

（8）简单型高热惊厥预后良好,对智力、学习、行为多无影响。

4. 复杂型 有以下特点之一时称为复杂型高热惊厥。

（1）发病年龄在 6 个月以前或 6 岁以后。

（2）低热也发生惊厥。

（3）发作持续时间长,超过 10 分钟。

（4）一次发热性疾病中反复惊厥多次。

（5）表现为局限性惊厥。

（6）热退一周后脑电图可有棘、尖波。

5. 血常规检查 细菌感染时白细胞总数和中性粒细胞多增高,可见核左移,胞浆中可有中毒颗粒。

6. C反应蛋白 细菌感染时多增高;病毒感染时正常或稍高。

7. 其他 根据发热的可能病因选择辅助检查。

【诊断要点】

1. 惊厥发作时有发热。

2. 意识恢复快,缺乏神经系统阳性体征。

3. 排除中枢神经系统感染及曾有无热惊厥病史者。

【治疗】

1. 控制惊厥发作

（1）首选地西泮:每次 0.3～0.5mg/kg,最大剂量 10mg,缓慢静脉注射,必要时 15 分钟后可重复一次。

（2）咪达唑仑:每次 0.1～0.3mg/kg,缓慢静脉注射。

（3）苯巴比妥钠:常用于多次发作者或伴高热的惊厥持续状态。肌内注射吸收较慢,不宜用于急救,故应选择静脉制剂。负荷量 10mg/kg,肌内注射或静脉注射,无效可于 20～30 分钟后再给 10mg/kg。12 小时后使用维持量,5mg/(kg·d),Q12h。

2. 保持呼吸道通畅,吸氧。

3. 及时有效降温 见"发热"节。

4. 抗感染治疗 尽早明确导致高热惊厥的病因,酌情选择抗生素或抗病毒药物。

【处置】

1. 所有高热惊厥患儿均应在急诊观察室留观治疗。
2. 简单型高热惊厥患儿热退后若一般情况较好可带药回家。
3. 复杂型高热惊厥患儿热退后应看神经专业门诊。
4. 个别热惊厥持续状态的患儿应收入神经专业病房或 ICU 病房。

【注意事项】

1. 询问病史时应详细询问发作的具体表现、发作频率、每次发作持续时间。
2. 积极控制体温,并治疗引起发热的原发病。
3. 婴幼儿注意与急性代谢紊乱所致惊厥,如低血糖、低钙血症等鉴别。

第九节 小儿发热

【概述】

各种原因导致人的体温增高,超过正常范围称发热。肛温超过 37.8℃,舌下温度超过 37.5℃,腋下温度超过 37.4℃,即为发热。肛温在 37.8～38.5℃称为低热,超过 39.0℃为高热,超过 41.5℃为过高热。

【病因】

发热的病因可分为感染性和非感染性疾病两类。小儿以感染性疾病多见,其中上或下呼吸道感染是小儿发热最常见的原因。

【临床表现及诊断要点】

1. 病史 对确定病因有重要意义。应注意发病年龄、季节,询问发热的诱因、热型、持续时间、精神状态及发热时的伴随症状。传染病接触史、免疫接种史、既往健康状况对提示诊断亦有重要意义。

2. 体格检查 应全面细致。首先应观察患儿的精神状态、面容以及血压、呼吸、脉搏等生命体征。

3. 伴随症状 常提示病变部位或诊断。

(1) 伴皮疹:以出疹性传染病最常见。应注意皮疹的形态、出疹时间等。麻疹、风疹、幼儿急疹多为斑丘疹,猩红热则为弥漫性粟粒样皮疹。起病至出疹时间,风疹为 1 天,猩红热 2 天,麻疹、幼儿急疹 3～4 天。发热伴出血性皮疹应注意流行性脑脊髓膜炎、脓毒症及血液病。皮疹伴关节痛者,应考虑风湿热或类风湿病。伴药疹的药物热常见于用药 6～10 天后。

(2) 伴呼吸道症状:如咳嗽、流涕等,应考虑呼吸道感染性疾病。

(3) 伴消化道症状:如恶心、呕吐、腹痛等,应考虑消化系统疾病。

(4) 伴神经系统症状,如头痛、呕吐、惊厥、昏迷,脑膜刺激征阳性,病理反射阳性,常提示中枢神经系统感染,如各种脑炎、脑膜炎等。

（5）伴尿频、尿急、尿痛,应考虑泌尿系统感染。

（6）伴淋巴结肿大:局部淋巴结肿大见于局部急性感染、皮肤黏膜淋巴结综合征等。枕后淋巴结肿大可由风疹、幼儿急疹或局部皮肤感染引起。全身淋巴结肿大,应考虑血液病、结核病、传染性单核细胞增多症等。

（7）伴肝脾肿大:应考虑病毒性肝炎、白血病、溶血性贫血、恶性淋巴瘤等。

（8）伴多系统损害:见于某些结缔组织病,如系统性红斑狼疮等。

4. 辅助检查　根据病史和查体提供的线索,选择性的进行辅助检查,以尽快明确诊断。

（1）血、尿、便常规:简单易行,常可提供有用的资料。血白细胞总数及分类计数对感染性疾病的诊断有重要参考价值;尿常规检查是诊断泌尿系统疾病所必需;大便常规检查则是肠道疾病诊断所必需。

（2）胸部 X 线检查:可协助诊断呼吸系统疾病及心血管系统疾病。

（3）超声心动图及腹部 B 超检查:前者可以协助诊断心脏疾患,后者可以协助诊断腹部各脏器疾患及占位性病变。

（4）特殊检查:脑脊液检查对中枢神经系统感染的诊断有重要价值。尿、粪、血液、脑脊液、胸水、腹水的细菌培养和病毒分离及血清学检查等有助于明确病原。疑有血液系统疾病可做骨髓检查。疑有结核可做结核菌素试验。

【治疗方案及原则】

1. 发热患儿最根本的治疗是原发病的治疗,应尽早查明病因,开始对因治疗。

2. 对症治疗

（1）退热治疗

1）去掉多余的衣被,鼓励多次水。

2）药物治疗:体温超过 38.5℃时应用。布洛芬:每次 5～10mg/kg,口服;乙酰氨基酚:每次 10～15mg/kg,口服或直肠给药;阿司匹林:每次 10～15mg/kg,口服或静脉注射。上述药物用药间隔均应 4～6 小时以上。

3）物理降温:35％酒精擦浴降温等。

（2）伴惊厥者,立即予地西泮每次 0.3～0.5mg/kg,最大剂量 10mg,静脉注射;或苯巴比妥钠 10mg/kg,肌内注射。

【处置】

1. 精神反应好,生命体征平稳的轻度感染患儿,退热后可带药回家治疗或门诊治疗。

2. 控制体温后根据其病因决定是否需要住院治疗。

3. 有谵妄、惊厥的高热患儿,应留在急诊观察室治疗观察并查找病因。

4. 患儿若长期发热超过 2 周且诊断不明,一般需收住院进一步诊治。

【注意事项】

1. 所有患儿,尤其是婴幼儿,均应考虑菌血症和脑膜炎的可能,并注意排除。

2. 病毒感染导致的发热,使用阿司匹林有可能诱发瑞氏综合征,应慎用。

3. 既往有高热惊厥史者,再次发热时,应积极退热,以防再次惊厥发作。

4. 不能除外细菌感染者,在应用抗生素前,应留取细菌培养标本,如血、尿、便、脑脊液等。

5. 儿童发热程度常与病情不成正比,轻微疾病即可出现高热,新生儿或感染性休克患儿急性期可无发热。

第十节 小儿细菌性脑膜炎

【概述】

细菌性脑膜炎简称化脑,是小儿时期较常见的神经系统感染。我国 2 岁以内发病者约占 75%,高峰发病年龄为 6～12 个月。新生儿常见致病菌为大肠杆菌、B 组溶血性链球菌和葡萄球菌;婴幼儿多由 B 型嗜血流感杆菌、肺炎链球菌引起;学龄前和学龄儿童以奈瑟脑膜炎双球菌和肺炎链球菌多见。

【临床表现】

1. 起病形式 多急性起病,发病前数日常表现为上呼吸道或胃肠道症状。急骤起病见于流脑的暴发型,迅速出现休克、皮肤淤斑、DIC 及中枢神经系统症状,可在 24 小时内死亡。

2. 非特异性表现 常见发热、纳差和喂养困难、上呼吸道感染症状、皮肤出血点或紫癜等。小婴儿化脑早期可出现易激惹、烦躁哭闹、眼神呆滞等。

3. 中枢神经系统表现

(1) 脑膜刺激征:包括颈强直、克氏征和巴氏征阳性。但在婴幼儿可不明显。

(2) 颅内压增高:典型表现为剧烈头痛和喷射性呕吐。婴幼儿可出现前囟膨隆、紧张或骨缝增宽。

(3) 局灶体征:可见偏瘫、感觉异常、脑神经受累。

(4) 惊厥和意识障碍:可为局限性或全身性惊厥发作。意识障碍表现为嗜睡、迟钝、谵妄和昏迷。一旦昏迷,常预后不良。

4. 新生儿化脑的临床特点 多起病隐匿,可无发热甚至体温不升、缺乏典型的症状和体征,极易误诊。

5. 并发症

（1）硬脑膜下积液：多发生于起病 7~10 天之后。颅部 X 线照射或 CT 扫描有助确诊。对临床高度怀疑而无条件作影像学检查者，可进行试验性硬膜下穿刺，取积液行常规和细菌学检查。如积液量＞2ml，蛋白质＞0.4g/L，即可确诊。

（2）脑室炎：多见于小婴儿革兰阴性杆菌脑膜炎。对可疑病例应及时行头颅 CT 和侧脑室穿刺确诊。

（3）脑积水：治疗延误或不恰当的新生儿和小婴儿多见。可为梗阻性或交通性脑积水。

（4）其他：如抗利尿激素异常分泌综合征；炎症波及视神经和听神经可出现失明和耳聋。脑实质病变可产生继发性癫痫、瘫痪及智力低下等。

6. 外周血象　白细胞总数多明显增高，分类以中性粒细胞为主，伴明显核左移。部分重症患儿或新生儿化脑，可见白细胞总数减少。

7. C 反应蛋白　多明显增高。

8. 脑脊液检查　典型表现为外观混浊，压力增高；白细胞总数明显增多，达 $(500~1000)×10^6/L$ 以上，分类以中性粒细胞为主；糖含量显著降低；蛋白质增高，多＞1g/L。沉渣涂片找菌是早期明确致病菌的重要方法。脑脊液细菌培养是确定致病菌最可靠的方法。

9. 头颅 CT 或磁共振（MRI）　当疑诊颅内有局限脓肿、硬脑膜下积液或脑积水时可做此检查。

10. 其他

（1）血培养：新生儿化脑或早期未用抗生素者阳性率较高。

（2）局部病灶分泌物培养：如咽培养、皮肤脓疱液或新生儿脐炎分泌物培养等，若分离出致病菌对化脑的病原诊断有重要参考价值。

（3）皮肤淤点涂片：是奈瑟双球菌脑膜炎病因诊断的重要方法，阳性率可达 50%以上。

【诊断要点】

1. 早期诊断首先有赖于对化脑早期非特异性症状的警觉，应及时作腰穿。

2. 前驱感染的证据。

3. 有感染中毒症状和脑功能异常表现。

4. 脑膜刺激征和颅内压增高表现。

5. 确诊主要依靠脑脊液检查。

【治疗方案及原则】

1. 抗生素治疗

（1）早期（经验）治疗：对疑为化脓性脑膜炎患者腰穿检查后应立即给予抗生素治疗。病原菌未明确前常用青霉素 40 万～60 万 U/(kg·d)，3～4 次/天，加三代头孢菌素，如头孢曲松钠 80～100mg/(kg·d) 静脉注射。疑为革兰阴性菌脑膜炎时则应用头孢菌素加氨基糖苷类抗生素。

（2）调整治疗：脑脊液细菌涂片或培养阳性的病例，可结合细菌类型及药物敏感试验结果，酌情调整抗生素。耐药菌感染可选用碳氢酶烯类抗生素。

2. 降颅压

（1）甘露醇：每次 0.5～1g/kg，Q4～6h，脑疝时加大剂量至 2g/kg，Q2～4h。

（2）呋塞米：每次 0.5～1mg/kg，静脉注射。

3. 并发症的治疗

（1）硬膜下积液：积液量大，出现明显颅内压增高等症状时，应穿刺放液，引流量每次不超过 30ml。可予局部冲洗并注入适当抗生素（剂量同侧脑室注射）。

（2）脑室炎：行侧脑室穿刺引流以缓解症状，并局部注入抗生素。常用青霉素每次 5000～20 000U 或氨苄西林每次 50～100mg。

4. 肾上腺皮质激素　可减少脑积水、脑神经麻痹等后遗症。常用地塞米松 0.5mg/(kg·d)，2～4 次/天，静脉注射。

5. 其他　及时处理高热、惊厥等，并发休克者积极抗休克治疗。

【处置】

1. 一般情况下，所有患者均应收住院。

2. 生命体征不稳定、严重颅高压、昏迷、需要特殊护理的患儿，应收入 ICU。

【注意事项】

1. 新生儿和小婴儿细菌性脑膜炎表现常不典型，对可疑病例要及早行腰穿检查脑脊液，并在腰穿后立即开始抗生素治疗，不要等待脑脊液检查结果。

2. 早期病例或经过不规则治疗者，脑脊液常规检查可能无明显异常，此时应结合病史、症状体征及治疗过程综合分析，或于 24 小时后复查脑脊液，以免延误诊断。

3. 治疗效果不理想时，要注意是否出现并发症、是否为耐药菌感染，及早查明原因，调整治疗方案。

4. 对流行性脑脊髓膜炎患儿要做好隔离。

第十一节　小儿感染性腹泻病

【概述】

感染性腹泻病是由多种病原体引起的急性肠道感染。常见病原体包括轮状病毒、诺沃克病毒、大肠杆菌、空肠弯曲菌、耶尔森菌、志贺痢疾杆菌、沙门菌等。

【临床表现】

1. 可有不洁饮食史。

2. 共同表现 呕吐、腹痛、腹泻，重症呕吐、腹泻频繁，可吐出黄绿色或咖啡色液体，大便每日可达十余次至数十次。

3. 伴有精神委靡、嗜睡、面色苍白、高热或体温不升等感染中毒症状。

4. 腹部平软或腹胀，肠鸣音活跃。

5. 重者合并脱水、电解质及酸碱平衡紊乱。

（1）脱水程度

1）轻度脱水：失水量约为体重5%。患儿精神稍委靡，略有烦躁，尿量减少，口唇稍干燥，眼窝和前囟稍凹陷。

2）中度脱水：失水量约为体重5%～10%。患儿精神委靡或烦躁不安，尿量明显减少，口唇干燥，哭时泪少，皮肤苍白，弹性较差，眼窝和前囟明显凹陷，四肢稍凉。

3）重度脱水：失水量约在体重10%以上。患儿精神极度委靡，表情淡漠，昏睡甚至昏迷。尿量极少或无尿，口唇极度干燥，哭时无泪，皮肤干燥、有花纹、弹性极差，眼窝前囟极度凹陷，甚至出现休克症状。

（2）脱水性质

1）等渗性脱水：最常见，血清钠为130～150mmol/L。

2）低渗性脱水：血清钠<130mmol/L，可出现头痛、嗜睡、抽搐、昏迷等神经系统症状。

3）高渗性脱水：血清钠>150mmol/L。出现皮肤黏膜干燥、烦渴、高热、昏睡、惊厥等。

6. 便常规 病毒或非侵袭性细菌感染者，大便外观常为水样或蛋花汤样便，显微镜检查无或仅有少数白细胞；侵袭性细菌所致者外观多为脓性便或黏液脓血便，镜检有较多白细胞，或同时有红细胞。

7. 血常规 白细胞总数及中性粒细胞比例增高提示细菌感染。

8. 大便病毒抗原检测和细菌培养有助明确病原体。

9. 血气分析和血生化检查可帮助判定电解质和酸碱平衡紊乱。

10. 几种常见类型肠炎的临床特点。

（1）轮状病毒肠炎：秋冬季节多发，常见于6个月至2岁婴幼儿，起病急，常先有发热和呼吸道感染症状，并有呕吐，之后出现腹泻，为黄色水样或蛋花汤样，常合并脱水和酸中毒。病程约3～8天。

（2）大肠杆菌肠炎：5～8月份多发。①致病性大肠杆菌肠炎：多见于婴幼儿和新生儿。感染后 12～24 小时发病,多为水样便。病程 1～2 周。②产毒性大肠杆菌肠炎:2 岁以下婴幼儿多见,大便呈蛋花汤样或水样。病程 3～7 天。③侵袭性大肠杆菌肠炎:主要感染学龄儿童,表现为黏液脓血便。④出血性大肠杆菌肠炎:常先有腹痛,后出现腹泻,初为稀便或水样便,随后转为血水便。

(3) 空肠弯曲菌肠炎:夏季多发,6 个月至 2 岁小儿发病率最高。起病急,大便初为水样,迅速转为黏液样或脓血便。大便镜检可见大量白细胞和数量不等的红细胞。

(4) 细菌性痢疾:由志贺菌属引起的急性肠道传染病。3 岁以上儿童多见,以发热、腹痛、腹泻、黏液、脓血便为主要表现。其中毒性痢疾起病凶险,可迅速发生呼吸循环衰竭。大便镜检北京市标准:每一高倍镜视野脓细胞>15 个并见红细胞,门诊即可诊断并报传染病卡片。确诊依靠便培养。

(5) 鼠伤寒沙门菌小肠结肠炎:多见于新生儿和婴儿,夏季多见,起病急,主要症状为发热和腹泻。大便每日数次至数十次,性状多变。

【诊断要点】

1. 大便性状有改变,呈水样稀便、黏液便或脓血便。

2. 大便次数比平时增多。

3. 便常规、便培养等检查有助于诊断。

【治疗】

1. 预防和纠正脱水、酸中毒和电解质紊乱。

(1) 口服补液:可用 WHO 推荐的口服补液盐(ORS),少量频服,8～12 小时将累积损失补足。若呕吐频繁或腹泻、脱水重时,应改为静脉补液。

(2) 静脉补液:适用于中度以上脱水、吐泻严重或腹胀患儿。应遵循先快后慢、先浓后淡、先盐后糖、见尿补钾的原则,分批给予,一般每批 20ml/kg。输入后重新评价患儿情况,适当调整补液方案。

1) 中、重度脱水有明显周围循环障碍者:先予 2:1 等张含钠液 20ml/kg,30～60 分钟内快速静脉滴入。循环功能改善后继续补充累积损失,至脱水纠正。

2) 中度脱水无循环障碍者:无需扩容。根据脱水性质选用不同种类的液体,等渗性脱水用 1/2 张含钠液;低渗性脱水用 2/3 张含钠液;高渗性脱水用 1/3 张含钠液。若根据临床表现判断脱水性质有困难,可先按等渗脱水处理。输液速度一般为 8～10ml/(kg·h),于 8～12 小时内基本纠正脱水。

3) 维持输液阶段:脱水基本纠正后,继续补充生理需要量和继续丢失量。若吐泻缓解,可改为口服补液并酌情减少静脉补液量。

4) 补液同时应注意纠正酸中毒和电解质紊乱,如低钾血症、低钙血症等。

2. 调整饮食　婴儿继续母乳喂养;人工喂养儿,<6 个月者,可用等量米汤或水稀释牛奶喂养,逐渐恢复正常饮食;>6 个月者,可给清淡饮食;病毒性肠炎多有双糖酶缺乏,暂停乳类喂养,改为米汤及特制豆制代乳品。

3. 控制感染　病毒或非侵袭性细菌所致者多不需抗生素治疗。侵袭性细菌感染者应针对不同病原菌选用抗生素。

(1) 多粘菌素 E:每次 25 万～50 万单位,Q6～8h,口服。

(2) 小檗碱:10～20mg/(kg·d),Q8h,口服。

(3) 氨苄西林:100mg/(kg·d),Q6h,口服或静脉注射。

(4) 头孢菌素类药物。

4. 猪免疫球蛋白口服液　10ml/d,3 次/天。用于治疗轮状病毒肠炎。

5. 微生态疗法　常用双歧杆菌、嗜酸乳杆菌、地衣芽胞杆菌等。

6. 蒙脱石　<1 岁,1 袋/日,3 次/天;1～2 岁,1～2 袋/日,3 次/天;>2 岁,2～3 袋/日,3 次/天,口服。

【处置】

1. 年龄 3 个月以下的细菌性腹泻患儿或中毒症状较重的患儿应收住院。

2. 合并重度脱水、休克、严重酸中毒和电解质紊乱的患儿应收入 ICU。

3. 确诊细菌性痢疾的患儿应收住传染病隔离病房或转传染病医院,同时报传染病卡片。

【注意事项】

1. 作好胃肠道隔离。

2. 及时更换尿布,每次大便后用温水冲洗臀部。

3. 腹胀常与缺钾有关,可补充钾盐。腹胀严重时注意排除急腹症。